イラストでわかる
人間発達学

上杉 雅之 監修

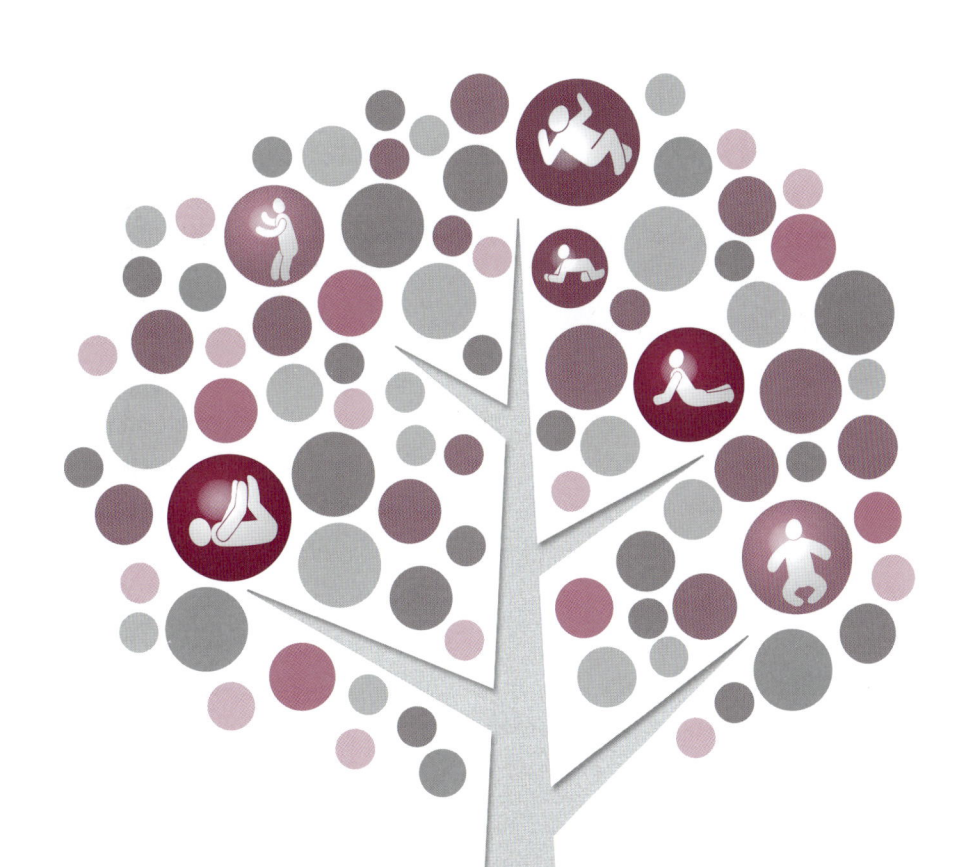

医歯薬出版株式会社

執筆者一覧

監修者

上杉　雅之（うえすぎ　まさゆき）　神戸国際大学リハビリテーション学部理学療法学科

執筆者（50音順）および担当章

浅野　大喜（あさの　だいき）　日本バプテスト病院リハビリテーション科（第13章）
上杉　雅之（うえすぎ　まさゆき）　前掲（第8章）
押野　修司（おしの　しゅうじ）　埼玉県立大学保健医療福祉学部作業療法学科（第11章）
倉本アフジャ亜美（くらもと　あふじゃ　つぐみ）　国際医療福祉大学保健医療学部理学療法学科（第2章）
島谷　康司（しまたに　こうじ）　県立広島大学保健福祉学部理学療法学科（第9章）
浪本　正晴（なみもと　まさはる）　九州中央リハビリテーション学院理学療法学科（感覚運動発達ノート）
成瀬　進（なるせ　すすむ）　神戸国際大学リハビリテーション学部理学療法学科（第14章）
原　義晴（はら　よしはる）　大和大学保健医療学部総合リハビリテーション学科作業療法学専攻（第12章）
樋室　伸顕（ひむろ　のぶあき）　札幌医科大学医学部公衆衛生学講座（第3章）
森田　正治（もりた　まさはる）　国際医療福祉大学福岡保健医療学部理学療法学科（第7章）
藪中　良彦（やぶなか　よしひこ）　大阪保健医療大学保健医療学部リハビリテーション学科理学療法学専攻（第10章）
山川　友康（やまかわ　ともやす）　大阪人間科学大学人間科学部理学療法学科（第1章）
横井裕一郎（よこい　ゆういちろう）　北海道文教大学人間科学部理学療法学科（第4章）
横山美佐子（よこやま　みさこ）　北里大学医療衛生学部リハビリテーション学科理学療法学専攻（第8章）
吉田　勇一（よしだ　ゆういち）　九州看護福祉大学看護福祉学部リハビリテーション学科（第5, 6章）

This book was originally published in Japanese
under the title of :

Irasuto-de Wakaru Ningen Hattatsugaku

(Human development to understand by Illustration)

Editor :
Uesugi Masayuki
　Professor, Faculty of Rehabilitation, Kobe International University

© 2015　1st ed.

ISHIYAKU PUBLISHERS, INC.
　7-10, Honkomagome 1 chome, Bunkyo-ku,
　Tokyo 113-8612, Japan

監修者の序

　人間発達学に関する書籍は多く見受けられますが，いずれも，教育学・心理学的な視点で書かれたものが多く，理学・作業療法士養成校の学生が使いやすいテキストは少ないように思います．そこで，本書は，多くの読者からご支持をいただいた『イラストでわかる小児理学療法』（医歯薬出版，2013年）同様に，理学・作業療法士養成校の学生を対象に，「わかりやすい」・「興味がもてる」・「ポイントを絞った」を目標にして，平易な文章でイラストを多用しコンパクトにまとめました．

　国試の重要項目でもある「運動発達」，「発達検査」，「反射／反応」を中心に，学生に必要不可欠な内容を掲載しました．「運動発達」の章では，健常児と障害児の姿勢・運動を提示・比較し，「観察のポイント」を設けて理解を促すようにしました．「発達検査」の章では，イメージしやすいように，検査項目などを提示して具体的な内容を紹介するようにしました．「反射／反応」では2章を設け，反射／反応の紹介だけでなく，運動発達に関連して理解を促すようにしました．

　Sissela Bokは「どの子どもも多くのとらえがたい秘密を持ち，個性的であり，ユニークな存在であり，この地球上で二つとない存在である」（『乳幼児の運動発達検査』2010）と述べています．監修者自身も研究のために100名以上の乳幼児に出会いましたが，彼・彼女の姿勢・運動のなかにはユニークなものもあり驚いたことがありました．ですから，読者は，本書に掲載されていることは標準的なもので，異なることもあるということを，とくに臨床においては忘れないでほしいと思います．

　乳幼児の発達は学生にとってかわいく思えるようです．どうか「かわいい」だけでなく，「なぜ？」，「どうして？」という疑問をもち，謎の多いこの世界を探索してください（私はいまも五里霧中ですが）．そして，ぜひ，小児理学・作業療法に興味をもち，セラピストとして，児・保護者に還元してもらえればありがたく思います．

　監修にあたりできるだけ読みやすさを心がけました．また，不適切な用語がありましたらご教授いただければうれしく思います．最後に，ご多忙のところ，監修者のいろいろなお願いを心安くお聞き入れてくださいました著者の先生方，および出版に労をいとわずにご尽力くださった医歯薬出版株式会社編集部担当者に深くお礼申し上げます．

2015年8月

監修者　上杉　雅之

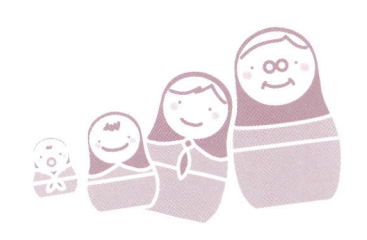

目次 イラストでわかる 人間発達学

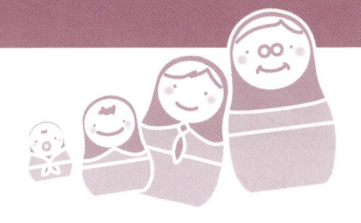

執筆者一覧 ………………………… ii 　　監修者の序 ………………………… iii

第1章　発達概念　山川友康 …………………………………………………… 1

エッセンス ……………………………… 1	生活年齢課題を知る ……………………… 8
人間発達期の区分 ……………………… 2	運動・姿勢獲得の要素を知る …………… 9
発達に関する定義 ……………………… 2	発達領域間の相互関連性を知る ………… 10
身長と体重の変化：成長曲線と発育曲線 … 2	スキャモンの臓器別発育曲線 …………… 10
発達の原則 ……………………………… 6	胎芽と胎児の発達過程 …………………… 11
治療における発達の重要性 …………… 7	運動発達 …………………………………… 13
生涯の全ライフステージを知る …… 7	確認してみよう！・解答 ………………… 23
各ステージ固有の疾患を知る ……… 7	●トピックス／22
発達年齢課題を知る ………………… 8	

第2章　人間発達（発達理論）　倉本アフジャ亜美 ……………………………… 25

エッセンス ……………………………… 25	非漸成的発達論 …………………………… 37
発達理論とは？ ………………………… 26	確認してみよう！・解答 ………………… 39
漸成的発達論 ………………………… 26	●トピックス／36

第3章　発達検査　樋室伸顕 ……………………………………………………… 41

エッセンス ……………………………… 41	発達検査の選択 …………………………… 43
発達検査とは？ ………………………… 42	発達検査の実施 …………………………… 43
発達検査の目的 ……………………… 42	発達検査を実施する意義 ………………… 44
発達検査の方法 ……………………… 42	臨床評価としての発達検査 ……………… 44
標準化された発達検査とは？ ………… 42	確認してみよう！・解答 ………………… 59
評価尺度の分類 ……………………… 42	●トピックス／43

第4章　姿勢反射／反応　横井裕一郎 …………………………………………… 63

エッセンス ……………………………… 63	原始反射 (primitive reflex) ……………… 64
原始反射，姿勢反射／反応とは？ …… 64	姿勢反射／反応 (postural reflex, postural
原始反射の出現・消失（統合）とは？ … 64	reaction) ………………………………… 71
姿勢反射／反応検査の意義 …………… 64	確認してみよう！・解答 ………………… 77
原始反射，姿勢反射／反応 …………… 64	●トピックス／64

第5章 運動発達（0〜3カ月） ●吉田勇一 …… 79

- エッセンス …… 79
- 1カ月 …… 80
  - 背臥位 …… 80
  - 腹臥位 …… 80
  - 座位 …… 81
  - 立位 …… 82
- 2カ月 …… 82
  - 背臥位 …… 82
- 腹臥位 …… 83
- 3カ月 …… 84
  - 背臥位 …… 84
  - 腹臥位 …… 85
  - 座位 …… 86
  - 立位 …… 87
- 確認してみよう！・解答 …… 89
- ●トピックス／88

第6章 運動発達（4〜6カ月） ●吉田勇一 …… 91

- エッセンス …… 91
- 4カ月 …… 92
  - 背臥位 …… 92
  - 腹臥位 …… 93
  - 座位 …… 95
  - 立位 …… 95
- 5カ月 …… 95
  - 背臥位 …… 96
  - 腹臥位 …… 97
  - 座位 …… 98
- 立位 …… 99
- 6カ月 …… 99
  - 背臥位 …… 99
  - 腹臥位 …… 100
  - 座位 …… 102
  - 立位 …… 102
- 確認してみよう！・解答 …… 104
- ●先輩からのアドバイス／98, 101　トピックス／94, 103

第7章 運動発達（7〜9カ月） ●森田正治 …… 107

- エッセンス …… 107
- 7カ月 …… 108
  - 背臥位 …… 108
  - 腹臥位 …… 108
  - 四つ這い位 …… 109
  - 腹這い移動 …… 110
  - 四つ這い位から座位へ …… 110
  - 座位 …… 111
  - 座位から四つ這い位へ …… 112
  - 歩行 …… 112
- 8カ月 …… 112
  - 背臥位 …… 112
  - 腹臥位 …… 112
  - 座位 …… 113
  - 座位から四つ這い位へ …… 114
  - 四つ這い移動 …… 115
- 膝立ち・立ち上がり …… 115
- 立ち上がり・立位 …… 116
- よじ上り …… 117
- つかまり立ち …… 117
- 9カ月 …… 119
  - 座位 …… 119
  - 四つ這い移動 …… 121
  - 高這い …… 122
  - 膝立ち …… 122
  - よじ上り …… 123
  - 立ち上がり・しゃがみ …… 124
  - 伝い歩き …… 124
  - 歩行 …… 126
- 確認してみよう！・解答 …… 127
- ●先輩からのアドバイス／109, 115　トピックス／110, 114, 121

第8章 運動発達（10〜12カ月） 横山美佐子，上杉雅之 …… 129

- エッセンス …………………………………… 129
- 10カ月 ………………………………………… 130
- 11カ月 ………………………………………… 132
- 12カ月 ………………………………………… 135
- 立位から歩行の発達経過 …………………… 137
- 確認してみよう！・解答 …………………… 138
- ●先輩からのアドバイス／137　トピックス／133

第9章 運動発達（13〜18カ月） 島谷康司 …… 141

- エッセンス …………………………………… 141
- 伝い歩き ……………………………………… 142
- 始歩 …………………………………………… 142
- 初期歩行 ……………………………………… 144
- 安定した独り歩き（上手に歩く） ………… 146
- 応用歩行 ……………………………………… 146
- 幼児の粗大運動発達 ………………………… 146
- 確認してみよう！・解答 …………………… 150
- ●トピックス／143

第10章 姿勢反射／反応と6歳までの発達 藪中良彦 …… 153

- エッセンス …………………………………… 153
- 6歳までの発達 ……………………………… 154
- 6歳までの粗大運動発達の概観 …………… 154
  - 胎児期（屈曲期） ………………………… 154
  - 伸展期（0〜3カ月） …………………… 154
  - 回旋期（4〜6カ月） …………………… 154
  - 座位期（7〜9カ月） …………………… 154
  - 立位期（10〜12カ月） ………………… 154
  - 歩行／走行期（1歳） …………………… 154
  - 非対称的両側活動期（2〜3歳） ……… 154
  - 平衡反応期（4〜6歳） ………………… 154
- 姿勢反射／反応と6歳までの発達 ………… 155
  - 伸展期（0〜3カ月，屈曲 → 伸展） … 155
  - 回旋期（4〜6カ月，伸展＋屈曲 → 回旋） ……………………………………… 155
  - 座位期（7〜9カ月，抗重力位へ：座位へ） ……………………………………… 155
  - 立位期（10〜12カ月，抗重力位へ：立位へ） ……………………………………… 157
  - 歩行／走行期（1歳，立位で伸展＋屈曲 → 回旋） ……………………………………… 157
  - 非対称的両側活動期（2〜3歳，片脚立位バランス向上） ……………………… 157
  - 平衡反応期（4〜6歳，立ち直り反応 → 平衡反応へ） ………………………… 158
- 6歳までの各領域の発達の概観 …………… 158
  - 手指機能 ………………………………… 158
  - 摂食機能 ………………………………… 159
  - 更衣動作 ………………………………… 160
  - 排泄動作 ………………………………… 160
  - 言語能力 ………………………………… 161
  - 社会性 …………………………………… 162
- 確認してみよう！・解答 …………………… 163
- ●トピックス／162

第11章 上肢機能の発達 押野修司 …… 165

- エッセンス …………………………………… 165
- 上肢機能とは？ ……………………………… 166
- 上肢機能の発達とは？ ……………………… 166
- 物の把握・保持機能の発達 ………………… 166
- 把持発達過程のクラスターとは？ ………… 166
- 手伸ばし（リーチ）の発達 ………………… 166
- 握りとつまみ動作の発達 …………………… 168
- 手内操作の発達 ……………………………… 170

移動	170	第1段階 0〜3カ月：目と手の出合いと正中位指向	174
シフト	170	第2段階 4〜6カ月：リーチ，握りの開始	175
回転	170	第3段階 7〜9カ月：上肢機能の発達と目と手の協調性の獲得	175
操作の発達	171	第4段階 10〜12カ月：目と手のさらなる発達	175
クレヨン・鉛筆の握り方の発達	172	確認してみよう！・解答	176
放す動作（リリース）の発達	173	●トピックス／172	
投球と捕球の発達	174		
投球	174		
捕球	174		
目と手の協調性の発達	174		

第12章 ADLの発達（遊び・食事・排泄・更衣）　原　義晴 …… 179

エッセンス	179	排尿コントロールの発達過程	192
保護者から児へ伝えるADL	180	排便コントロールの発達過程	194
文化の伝承作業としてのADLの発達	180	トイレトレーニングにおける保護者との発達関係	195
「しつけ」という側面	180	更衣の発達	196
遊びの発達	181	更衣の意義	196
遊びとは	181	更衣における体の動かし方の特徴	196
遊びを通して獲得するもの	181	更衣自立に伴い発達する要素	196
小学校入学前までの遊びの発達過程	181	更衣の発達過程	197
小学校就学以降の遊び	185	装いの発達	200
食事の発達	186	確認してみよう！・解答	201
発達過程における現代の食事事情	186	●先輩からのアドバイス／195，200　トピックス／186，192	
食事の発達過程	187		
食具の操作の特性と発達	190		
排泄の発達	192		

第13章 感覚・知覚・認知・社会性の発達　浅野大喜 …… 203

エッセンス	203	手と目の協調	206
感覚・知覚・認知の階層性	204	手の微細（巧緻）動作の発達	207
感覚・知覚の重要性	204	模倣の発達	207
体性感覚（触覚）の発達	204	知的活動の発達	208
化学感覚（味覚・嗅覚）の発達	204	言語の発達	208
聴覚の発達	204	共同注意	209
視覚の発達	205	心の理論	209
臨界期	206	確認してみよう！・解答	211
異種感覚間統合	206	●トピックス／208	
音源定位	206		

第14章　学童・青年・成人・老年期の発達　●成瀬 進 ……… 213

エッセンス	213	成人期とは？	224
学童期	214	成人期の特徴	224
学童期とは？	214	**老年期**	230
学童期の特徴	214	老年期とは？	230
青年期	219	超高齢社会	231
青年期とは？	219	老年期の特徴	231
青年期の特徴	219	**確認してみよう！・解答**	236
成人期	224	●トピックス／ 217, 225, 230, 235	

感覚運動発達ノート　●浪本正晴 …… 239

解答 ……… 261

索引 ……… 275

カバー・表紙・本扉・目次デザイン／三宅正登
イラスト／町田あつ子，花輪泰憲

第1章 発達概念

発達概念

エッセンス

- 人間発達期は，**胎生期**（胚芽期・胎芽期・胎児期），**新生児期**，**乳児期**，**幼児期**（前期・後期），**学童期**，**青年期**（前期・後期），**成人期**（前期・中期・後期），**老年期**（前期高齢期・後期高齢期）に分けることができます．
- 人間発達を表現する用語には，生物学的成長に基づく**成熟**，成人に向かう量的な増大を示す**成長**，環境との相互作用で構造・機能が分化する過程を示す**発達**，経験による行動の変化を表す**学習**，成熟過程で大きさの増加を示す**発育**があります．
- 個人の月齢または年齢ごとの計測値をつないだ曲線を**成長曲線**といいます．身長と体重の成長曲線は，乳児で最も急上昇がみられ，次いで思春期が急峻になります．
- 発達のおもな原則には，①発達の**連続性**，②発達の**順序性**，③発達の**方向性**，④発達の**異速性**，⑤発達の**個人差**，⑥**分化・統合**の原則，⑦**相互関連性**の原則，⑧**個体と環境の相互作用**の原則などがあります．
- 発達学を学ぶことによって，①生涯の全ライフステージ，②各ステージ固有の疾患，③発達年齢課題，④生活年齢課題，⑤運動・姿勢獲得の要素，⑥発達各領域間の相互関連性などの知識を得ることができます．
- **スキャモンの臓器別発育曲線**は，出生後の身体各臓器の成長速度が均一ではなく，遅速のリズムがあることを示します．**リンパ型**は，幼少期から急速に発達して12歳ごろがピークで，その後は徐々に成人レベルに到達します．脳・脊髄などの**神経型**は，5～6歳までに90％，12歳までに100％の成長を遂げます．身長や体重などの**一般型**は，7歳ごろまでと青年期前期において急峻な発達がみられます．**生殖型**は思春期以降に急峻な発達がみられます．
- **胎芽**と**胎児**の発達過程では，受精後の約1週間で胎芽の心臓の拍動が開始し，3～8週の胎芽期にはヒトの構造が形成されます．8週以降の胎児期は組織や器官が形態的，機能的に成熟を達成する時期となります．
- 運動発達には，座る，四つ這い移動，立つ，歩くなどの全身運動に関わる**粗大運動**と，リーチや把握，摂食などの**微細（巧緻）運動**に分けられます．1歳ころには，移動や姿勢，手の操作能力などの面で自立を達成します．

人間発達期の区分

発達は成長に伴って生体の有する組織や器官が変化して，それらの諸機能が発現する過程です．環境と相互作用を積み重ねながら，「頭部から尾部（cephalocaudal direction）」，あるいは「中心部から末端部（proximo-distal direction）」など，特定の方向に向かう連続的な過程とも考えられます[1]．その過程の一定の期間に，身体・運動面，心理・社会性の面などに特徴のある行動様式がみられます．これらの発達過程を整理して区分すると，各期の発達過程における行動様式や精神活動の特徴が把握できます．発達の速度は，各期によって量的な変化も質的な変化も異なります．これらの発達区分は時間的に均等に区分されるのではなく，多くの人に共通する特徴によって区分されます．それぞれの発達期は単なる発達過程の順序を示すものではありません．現段階の発達は，それまでの発達の特徴を包含し，その基盤の上に立って次の発達段階が形成されていきます．したがって，ある発達期における課題が達成されないと，次の新たな発達課題に向かうことが困難になります．

人間発達期の区分は，発達心理学の立場や医療・看護の立場，教育の立場，福祉の立場など，区分を利用するそれぞれの立場から固有の区分が提案されます．発達心理学の分野で貢献したハヴィガースト（RJ Havighurst, 1953）は，6段階のライフステージ各期に，身体的成熟や個人を取り巻く社会の要求，自我やパーソナリティーを形成する個人的価値と抱負などから課題を設定して，生涯をとおして果たすべき課題を示しました[1]．

本章では，リハビリテーションを担う理学療法士（physical therapist：PT）および作業療法士（occupational therapist：OT）が，発達の知識を発達障害児の療育や理学療法，作業療法に役立てるために，胎生期から老年期までを区分しています．具体的には，受精から出生までを「胎生期」，出生に伴う急激な外界への心身の適応がみられる「新生児期」，随意運動の発現とともに発育が目覚ましい「乳児期」，運動とともに認知や言語，対人面の発達が著しい「幼児期」，運動スキルを獲得する「学童期」，生殖機能などの身体機能の変化が著しい「青年期」，社会生活や家庭生活で重要な役割を担う「成人期」，老化とともに身体的，精神的，社会的な喪失が顕著になる「老年期」に区分します（表1）．

発達期の特徴と年齢固有の課題を把握することによって，PTやOTは，担当児により適切に対応することができます．そして最も的確な治療目標を設定し，理学療法・作業療法プログラムを立案して，児の真のニーズに沿ったリハビリテーションアプローチが可能となります．

発達に関する定義

人間発達や小児療育の臨床場面では，「成長」や「発達」，「成熟」，「学習」，「発育」などの用語が一般的に使用されます．これらの用語の定義は別表のとおりです（表2）．また，それぞれの用語に関連した障害や未熟さ，不全状態など，正常な発達を阻害されたときに使用する用語についても説明を加えます．

身長と体重の変化：成長曲線と発育曲線

個人の月齢，または年齢ごとの計測値の変化を示す曲線が成長曲線です．横軸に月齢または年齢を，縦軸に身長と体重，頭位などの測定値を図表に配置して，経時的に成長の軌跡を記録したグラフです[3]．

成長曲線は，成長が著しい1歳までの乳児期と，1歳以降の幼児期に分けられます．乳児期のグラフは月齢で，幼児期のものは年齢で表示されます．個人の成長曲線は，男子と女子の標準成長曲線と比較して評価され，成長の状態を把握することができます．身長と体重の標準成長曲線の上昇カーブは，乳児期に最も急激な上昇がみられます．思春期は乳児期に次いで急峻です[6]．乳幼児

表1 人間発達期の区分[1,2)]

区　分		年　齢	特徴点
胎生期	胚芽期	受精〜2週	・受精卵が子宮内に着床するまでの期間で，卵体期ともよぶ．
	胎芽期	3〜8週	・ヒトの構造をもつまでに至る時期． ・外胚葉，内胚葉，中胚葉の順に発達する．
	胎児期	9〜40週	・2カ月でヒトの外観を示し，3カ月で性別がはっきりする． ・組織や器官が形態的，機能的に成熟を遂げる時期．
新生児期		出生〜4週	・体の生命維持機能が変化し，身体活動は外界に適応する． ・反射的行動が優位で，感覚の発達が目覚ましい．
乳児期		0〜1歳	・生涯で最も発育が著しく，体重は出生時に比べて約3倍になる． ・大脳皮質の急速な発達で，運動，言語，学習能力が発達する．
幼児期	前期	1〜3歳	・身体や運動面の発達が急速に進む． ・自我意識が強くなり，「第一次反抗期」を迎えて手がかかる．
	後期	4〜6歳	・探索活動が盛んで，何にでも興味を示す質問期． ・食事や排泄などの基本的生活習慣が確立する．
学童期		6〜12歳	・身長や体重の増加とともに，運動能力とスキルが向上する． ・第二次性徴期が始まる．
青年期	前期	12〜17歳	・青年期前期を思春期という． ・第二次発育急伸期を迎える「思春期スパート」とよばれる時期． ・体格面の急激な成長に伴って性的成熟が起こる．
	後期	18〜22歳	・アイデンティティーの確立が課題となる． ・独立した1人の人間としての存在を確信する．
成人期	前期	22〜35歳	・子どもを産み育てるとともに多様な社会活動に取り組む．
	中期	35〜50歳	・身体機能の低下や生理学的な変化を受容する．
	後期	50〜64歳	・老化による変化がみられる．
老年期	前期高齢期	65〜74歳	・喪失の時期とよばれる． ・体力低下や健康の減退，収入減少の時期．
	後期高齢期	75歳以上	・配偶者の死を経験する． ・やがて訪れる「死」への準備が求められる．

期の成長が著しい時期を**第一次発育急伸期**，思春期のそれを**第二次発育急伸期**といいます．男子の身長と体重は女子よりもやや大きいのですが，思春期の成長曲線の上昇は女子のほうが早くに始まります[10)]．

図1，2は，2010（平成22）年の厚生労働省雇用均等・児童家庭局によって，全国の乳幼児の体の発育状態が調査された結果です[11)]．図の7本の曲線は身長と体重の基準線です．上から97，90，75，50，25，10，3**パーセンタイル曲線**とよびます．97パーセンタイル値は，同年齢の児100人を，身長または体重の低いほうから並べたときに97番目に当たり，3パーセンタイル値は低い方から3番目に当たる数値を示します．個々の児の発育状態をとらえるために**発育曲線**を作成します．児の月齢・年齢に当たるところから上方に線（縦線）を延ばして，身長または体重の値（横線）が交わるところに点を打ち，点と点を結ぶと，身長または体重の発育曲線になります．基準線と基準線のあいだはチャンネルといい，発育曲線がこのチャンネルを横切って上向きか下向きになるときは異常と判断されます．体重の発育曲線がチャンネルを横切って上向きパターンを示すときは，将来的に肥満になることを予測して対応する必要があり，逆に発育曲線がチャンネルを横切って下向きになる場合は，体がやせた**るい痩**（weight loss）が疑われます[12)]．

表2　発達の周辺概念

成熟 maturation	● 経験や学習によらず，生物学的成長に基づいて，組織や器官が安定した構造と機能を獲得する質的変化をいう[3]． ● 生得的・遺伝的要因により，時間の経過とともに自然に生じる変化で，どの個体にも共通して現れる．性の成熟，骨の成熟，脳の成熟など[4]．	
未熟 immaturity	◇ 十分に成熟していないこと． ◇ 「未熟児」は臨床的用語であり，胎外生活に適応するのに十分な成熟度に達していない未熟徴候を備えた新生児をいう[5]．	
成長 growth	● 卵子から個体が発生し，成人になるまで成熟に向かって生物学的に量的な増大が生じる過程． ● 身長，体重，頭囲などの計測値によって個体の量的増減が認識できる．個体の量的増大は，細胞の増大と細胞数の増加による[6]．	
成長障害 （成長不全） failure to thrive	◇ 乳幼児，未就学児，就学児，青年の成長が不十分で，期待される成長を満たさないこと．成長障害のなかでは低身長が多く取り上げられる． ◇ 体質や生活環境，病気，心身機能の障害などが原因で，成長段階でありながら同年齢の児と比較すると成長が抑えられている状態． ◇ 原因には内分泌疾患や骨関連疾患，染色体異常等の病的な要因と，家族性や体質的なもの，生活環境の影響など病的でないものに分けられる．	
発達 development	● 生命の誕生から死に至るまでの生活体と環境との相互作用を通して，生物学的構造や機能が分化，多様化，統合化する過程[4]． ● 運動機能や知的能力，臓器などの機能的成熟に関するもの． ● 人間が健全で幸福な発達を遂げるために，各発達段階で達成しなければならない課題を**発達課題**という．	
発達障害 developmental disorders	◇ 発育期の脳に何らかの要因が加わり，脳の発達が阻害された結果，運動や行動，コミュニケーションあるいは社会性に障害をきたした状態． ◇ 発達の遅れ（知的障害）と発達の偏り（注意欠陥多動性障害など），発達の歪み（自閉症など）に分ける[5]．	
学習 learning	● 生きていくための大切な事柄を環境から自然に学ぶこと．経験を通じて行動に持続的な変化が生じる，または行動パターンが変化する現象． ● 行動パターンの変化には，学習以外にも疲労や動機づけによる一過性の行動変化，成熟による発達の行動形成などがあり学習とは区別される． ● 特別な練習や経験の反復により生じる変化で，各個体を環境に適応させることができる．練習量と反応時間の関係は，**学習曲線**によって表される．学習においては，**臨界期**または**敏感期**が重視される．	
学習障害[7] learning disorders	◇ 全般的な知的発達の遅れはないが，読み，書き，計算，概念構成などの障害，多動や寡動などの行動水準の異常，注意障害，固執性，衝動性などが特徴である． ◇ 学習障害の原因は，中枢神経系の機能の未熟さに何らかの障害があると推定される．	
発育 growth & development	● 成長と発達の意味が含まれる． ● 心身の成熟過程で，大きさの増加，とくに肥大に関して用いる[3]．	
発育不全[8] （低形成） （形成不全） hypoplasia	◇ 発育途上における，体の成長と体重増加の遅れ． ◇ 生後1年までの環境的，社会的要因により，適切な栄養摂取ができないことで生じる． ◇ 口唇裂や口蓋裂による飲み込み困難，**胃食道逆流症**，食道狭窄，腸の吸収不良などに起因するもの，感染症や腫瘍，ホルモン異常疾患，心疾患，腎臓病，遺伝性疾患，HIV感染症などに起因するものがある． ◇ 親の育児放棄や**虐待**，親の精神疾患，恒常的な家庭環境の混乱状態，十分に与えられない栄養のある食事などで，児の食欲や食物摂取が妨げられる．	
老化 senescence	● 成長がピークに達したあとの，分子的，生理的，形態学的な退行的変化を指す．**老化現象**の基準に，普遍性，固有性，進行性，有害性がある． ● **加齢**（aging）とは受精から死までの全生涯の変化を指す[9]．	

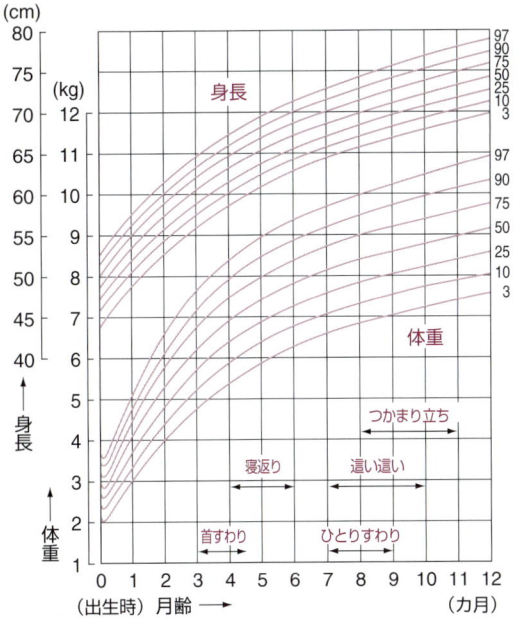

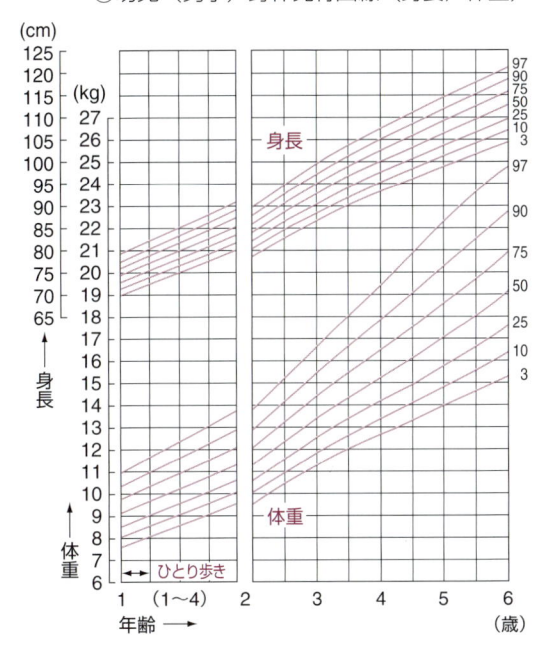

①乳児（男子）身体発育曲線（身長，体重）　　②幼児（男子）身体発育曲線（身長，体重）

図1 男子の身体発育曲線（2010年調査値）[11]

①乳児（女子）身体発育曲線（身長，体重）　　②幼児（女子）身体発育曲線（身長，体重）

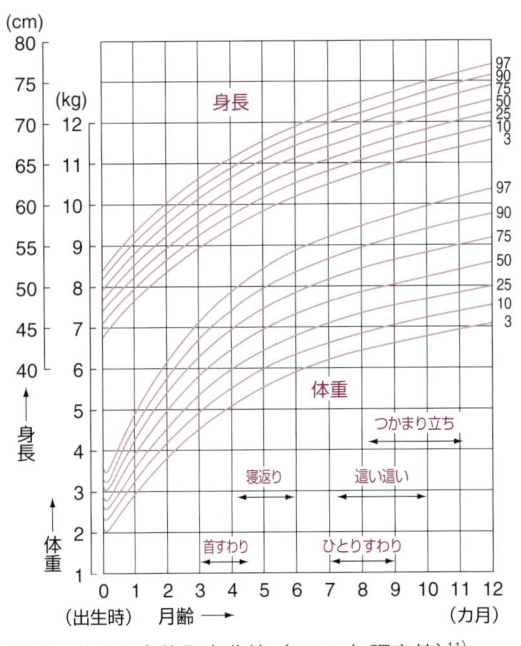

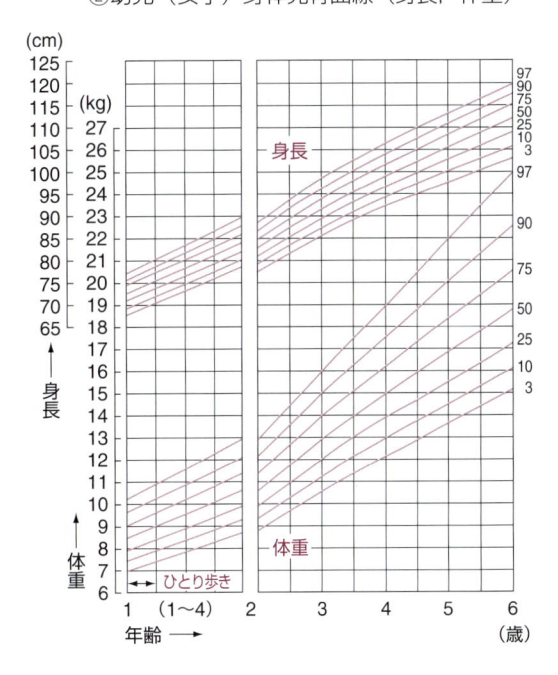

図2 女子の身体発育曲線（2010年調査値）[11]

発達の原則

発達とは，個人がもっている構造や機能が質的・量的に変化していくことを意味します．この変化の過程で，共通にみられる一般的な特徴や傾向などが存在します．これらを発達の原則または原理，あるいは法則とよびます（**表3**）．

1）発達の連続性

発達は階段状に起こるものものでもなく，飛躍的に一足飛びに起こるものでもなく，誕生から死まで螺旋状の連続的で漸進的な過程です．たとえば，背臥位を完結したら腹臥位に移行し，腹臥位が完成したら座位に，座位を獲得したら立位に移行するといった，発達指標（milestone）を次から次へと段階的・完結的に獲得していく過程ではありません．背臥位の発達を進行させながら，腹臥位も座位も，寝返り動作も上肢機能も，同時に発達していきます[4]．

2）発達の順序性

発達は予測可能な一定の順序で起こります．胎児期から歩行獲得までには一定の順序があります．乳児は，定頸，寝返りをする，這う，座る，四つ這い移動，立ち上がる，立位をとる，歩くといった一定の順序をたどりながら歩行能力を獲得していきます．手の機能や摂食機能などの微細（巧緻）動作の獲得，言語や社会性の発達においても，粗大運動の発達と同じように一定の順序がみられます[4]．遠城寺式・乳幼児分析的発達検査法や日本版デンバー式発達スクリーニング検査などの発達スケールは，発達領域別に発達の順序を整理して，固有の発達概念のもとに発達表が作成されています．

3）発達の方向性

発達には一定の方向がみられます．「頭部から尾部（cephalocaudal direction）」，あるいは「中心部から末端部（proximo-distal direction）」などです[4]．背臥位では頭部の正中位保持能力の獲得から始まり，生後4〜5カ月で両手動作の獲得に至る正中位指向がみられます．腹臥位は生理的屈曲状態で，呼吸のための気道確保も困難な姿勢か

表3　発達の原則

①	連続性	発達は誕生から死までの連続的な変化である．
②	順序性	胎児期から処女歩行まで，一定の決まった順序で進行する．
③	方向性	「頭部から尾部」，「中心部から末端部」など，一定の方向性がある．
④	異速性	身体各部位によって，発達の速度が異なる．
⑤	個人差	成長や成熟，老化など，発達の速度に個人差がある．
⑥	分化・統合	未分化な状態から，分化・組織化されてより複雑な全体を構成する．
⑦	相互関連性	心身の全領域が相互に関連し合って発達する．
⑧	相互作用	個体と環境との相互作用によって発達が実現する．

ら始まり，頭部の挙上能力が発達して，頸部から腰椎下部へと抗重力伸展活動の発達がみられます．手の操作能力や下肢の分離運動の獲得過程においては，上肢は肩甲帯の安定性，下肢は骨盤帯が安定する時期を経たあとに，四肢末梢部の分離運動が獲得されます．そのほかには，「全身性から分節性へ」，「原始反射から高次の反応へ」，「従重力姿勢から抗重力姿勢へ」などがあげられます[3]．

4）発達の異速性

発達の過程には一定のリズムがみられます．身体各部位の発達は，その速度が異なり遅速のリズムがあります．発達の変化は非連続とも思えるほど急激な変化を示すときや，緩やかで止まっているようにみえるときもあります[4]．後述のスキャモン（RE Scammon）の臓器別発育曲線において表示されるように，脳・脊髄の神経型は6歳で，すでに成人の90％の重量になりますが，睾丸や卵巣などの生殖型は12歳ころの思春期に到達するまではほとんど重量が変化しない[20]などの異速性がみられます．

5）発達の個人差

遺伝的にも環境的にも一人ひとり異なる人間の発達は，その違いが発達の個人差になって現れます．乳幼児の体重や身長の増加，独座や歩行開始

表4 発達各期と療育サービス

発達期	新生児期	乳児期	幼児期	学童期	青年期	成人期	老年期
療育サービス	新生児集中治療室						
		通園センター・療育施設					
			特別支援学校				
		重症心身障害児施設等					
						訪問リハビリテーション	

などの運動機能面，言葉の獲得経過，記憶などの精神機能面，思春期の性的成熟，老年期の老化の速度など，心身の機能や構造の発達の経過に関して，さまざまな領域において個人差がみられます[4]．したがって，人間の発達を評価する際には個人差が存在することを前提に，出現した差は個人差の範囲内であるのか，病的な発達上の問題となる差なのかを判断する必要があります．

6）その他の発達の原則[1]

発達の初期の混沌とした未分化な状態から分化した状態に進んで，次第にそれぞれの機能を発揮する状態に統合され，より複雑な全体を構成する「**分化・統合の原則**」，運動や心理，精神，社会性など，心身のすべての発達領域が相互に関連し合って発達していく「**相互関連性の原則**」，個体が主体的に環境に働きかけ，また環境から個体に影響を与えるように，発達が相互作用のなかで実現する「**個体と環境の相互作用の原則**」などがあります．

治療における発達の重要性

●生涯の全ライフステージを知る

小児リハビリテーションにおいて障害児・者の**ライフステージ**にかかわる重要さが認められるようになってきましたが，PT・OTが障害児・者にかかわるステージは，多くの場合，全生涯の一部の時期に限定されます．主として新生児集中治療室などで新生児期にかかわるPT・OT，通園センターなどで乳幼児期にかかわるPT・OT，特別支援学校などの学童期や青年期にかかわるPT・OT，学校卒業後の成人期にかかわるPT・OT，デイサービスや在宅訪問で，老年期にかかわるPT・OTなどです（**表4**）．したがって，生涯における各ライフステージの特徴と課題を把握し認識することによって，障害児・者のステージの一部にかかわるPT・OTが全ライフステージの視点からリハビリテーションアプローチを進めることが可能になります．

●各ステージ固有の疾患を知る

生涯における各ライフステージには，それぞれのステージの特徴を反映した固有の発達学的疾患がみられます．代表的な疾患として，形態的成長が目覚ましい胎児期には**外表奇形（鰓弓症候群や口唇裂など）や内部奇形（横隔膜ヘルニアや腸管回旋異常など）** の先天性異常が，粗大運動発達が著しい新生児期から乳児期には脳性麻痺や二分脊椎などが，精神発達が目覚ましい幼児期では自閉症などの**軽度発達障害**が，学童期や青年期では自立を阻害する引きこもりやパーソナリティー障害が，社会的にも家庭的にも責任を求められる成人期には，更年期障害や**生活習慣病**である脳血管障害や心疾患などが，老化が進行する老年期では**認知症**や転倒による骨折などが認められます．成人期以降の体力や運動能力は，青年期をピークに低下が認められます（**図3**）[13]．また，脳性麻痺などの中枢神経疾患では，学童期後半から成人期には関節拘縮や変形，疼痛などの**二次障害**が生じま

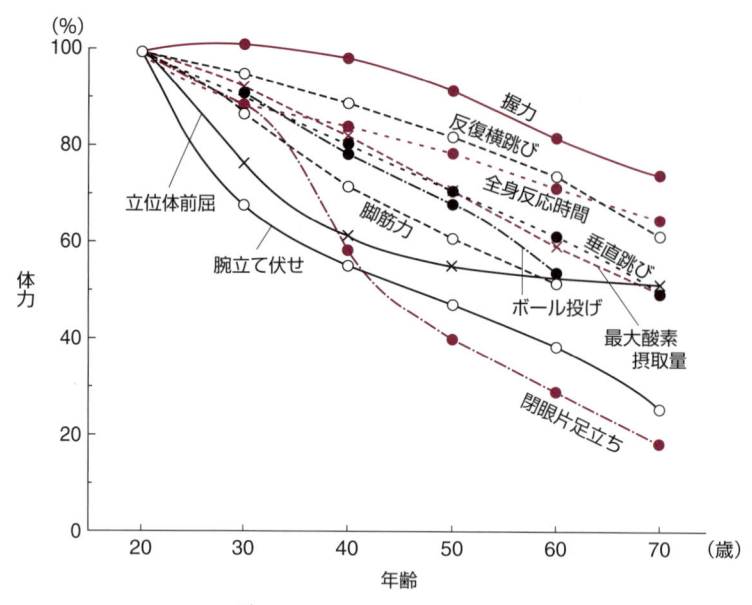

図3 加齢と体力低下 [13]

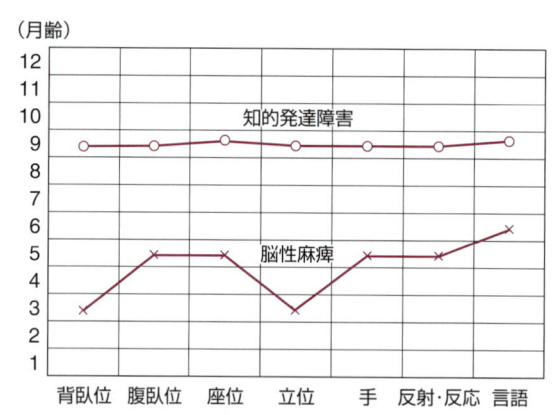

図4 運動発達表（月齢：15カ月児）

す [14,15].

それぞれのライフステージで治療を担当するPT・OTは，各ステージでみられる固有の疾患に対する知識をもちながら，原疾患に対する理学療法・作業療法アプローチとリハビリテーションを進めます．

● 発達年齢課題を知る

新生児期から乳児期においては，**発達年齢課題**に対する運動発達の促進に主眼がおかれます．背臥位や腹臥位，座位，立位・歩行などの粗大運動の発達過程の指標は，乳幼児の評価と治療に役立ちます．児は各姿勢において何カ月レベルに到達しているのか，到達できていない発達指標は何かを把握することができます．運動発達の評価結果を示す発達プロフィールから，全体的な遅延なのか部分的な遅延なのかを判断します．知的発達障害児の多くは，**生活年齢（歴年齢）** と比較して，すべての領域でほぼ同じレベルの発達の遅れを示します．他方，脳性麻痺児では，各姿勢の発達レベルがそれぞれの姿勢で不均衡な発達を示します（図4）．前者では，発達の全領域を底上げする治療プログラムが必要です．全体的な発達を促進する際には，運動発達とともに，心理・精神領域，言語領域，認知領域など，児の発達の全領域を視野に入れながら**療育アプローチ**を展開します．後者では，発達の遅れがとくに著しい姿勢の発達をまず促しながら，全体的な発達の促進も視野に入れて理学療法・作業療法を展開します．運動発達スケールから，脳性麻痺のタイプによる特徴を把握したうえで理学療法・作業療法アプローチに反映させます．

● **生活年齢課題**を知る

脳性麻痺や二分脊椎などの運動発達障害児の多くは，12カ月の運動発達年齢に到達することができずに，ある一定の運動発達段階に長期間にわたって停滞します．中等度痙直型四肢麻痺の5歳児が，独歩はおろかロフストランド杖を使用しても，実用的な歩行の獲得には至らないことも多く

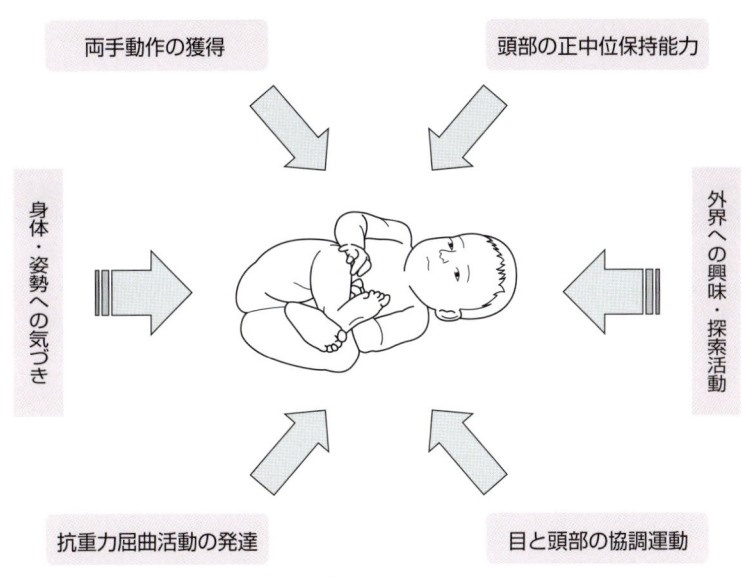

図5 寝返りの獲得に必要な要素

（上部の図内ラベル：両手動作の獲得／頭部の正中位保持能力／身体・姿勢への気づき／外界への興味・探索活動／抗重力屈曲活動の発達／目と頭部の協調運動）

みられます．この生活年齢5歳の痙直型四肢麻痺児の運動発達段階が4カ月レベルと評価されたとき，発達レベルに相応する運動発達を促進するために，寝返りや腹這い移動を理学療法・作業療法の目標にすべきでしょうか．5歳児の生活年齢にふさわしい，生活面からの課題を目標とした課題志向型アプローチ[17]が重要です．社会的存在としての児の生活年齢にふさわしい生活上の課題や生活環境の課題から，ニーズに沿った治療目標を設定して，制約のある児の治療時間を有効に使う必要があります．1歳未満児とは異なり，社会的存在として成長する幼児期以降では社会との接点が多くなり，それらの養育や社会生活の環境から求められる課題やニーズが治療目標になる必要があります．

● 運動・姿勢獲得の要素を知る

各姿勢の発達は，それぞれ機能の獲得に影響を与えます．たとえば，背臥位は正中位指向（midline orientation）の発達です．頭部が正中位で安定して保持できると，注視や追視などの視覚機能が発達します．目と頭部の協調運動（eyes-head coordination），目と手の協調運動（eyes-hands coordination），手と口の協調運動（hand-mouth coordination）の発達は両手の操作能力を高めていきます．腹臥位では，座位や立位などの抗重力姿勢を保持する全身の伸展活動能力を獲得する準備を進めます．また，腹臥位で左右両側への重心移動を経験してから，四肢の協調運動を伴う腹這い移動を獲得していきます．これらの姿勢における経験が，次の座位や立位の発達を準備します．

日本版デンバー式発達スクリーニング検査では，背臥位から腹臥位のへの寝返り動作は，25％の乳児が4カ月で，75％の乳児が6カ月で獲得します[16]．寝返りを獲得するまでの乳児の運動発達の過程を分析すると，寝返り動作に必要な運動の要素を理解することができます．3～4カ月の乳児は主として背臥位を多くとるので，背臥位における構えの発達が寝返り動作の準備姿勢であると考えることができます．引き起こし反射にみられる頭に働く体の立ち直り反応，両手動作や頭部，体幹部，骨盤などの正中位指向の発達，外界への興味とリーチの発達が，背臥位からの寝返りに必要な重心移動を促す要因になることがわかります（図5）．日本版デンバー式発達スクリーニング検査によると，座位の獲得は25％の乳児が約5カ月半で，80％が7カ月前後に獲得します．4～5カ月の乳児は，腹臥位で過ごすことが多くなります．5カ月までの背臥位や腹臥位の構えの姿勢の変化から，座位の獲得に必要な運動要素を分析することが可能になります．

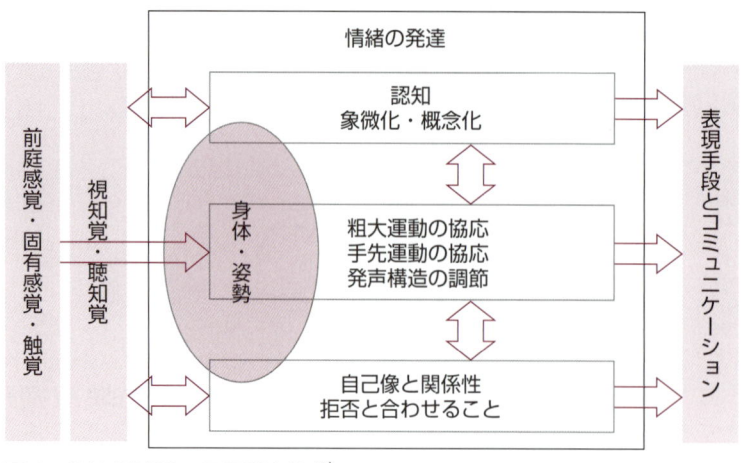

図6 発達領域間の相互関連性[18]

●発達領域間の相互関連性を知る

　粗大運動や微細（巧緻）動作，臥位や抗重力姿勢などの発達と，視覚や聴覚などの感覚の発達，情緒や認知面および社会性の発達，言語の発達などの各発達の領域間には重要な関連性がみられます．乳児は前庭・迷路覚や固有感覚，触覚によって，初期の「身体・姿勢」への気づきが芽生えます（**図6**）[18]．コミュニケーションの発達においては，3カ月ごろに背臥位で頭部の安定を獲得すると注視や追視が可能になり，母親との**アイコンタクト**（eye contact）が生じます．さらに粗大運動の発達とともに，音声や表情，しぐさ，上肢，移動などによるコミュニケーション手段が増えます．口腔機能の発達では，背臥位の正中位指向によって，手指や握った玩具を口に入れることが口腔周辺の感覚の発達を促進します．定頸によって，下顎や舌，口唇などの口腔器官の発達が促されます．5カ月以降で**離乳食**が摂取できるようになると，口唇音や前舌音の産出が増えてきます．**摂食運動**の発達によって口輪筋や頰筋が発達すると表情が豊かになり，母子間のコミュニケーション意欲を高めることになります[19]．この発達領域間の相互関連性から，療育における**チームアプローチ**や**協働**（co-working）が重要になります．身体・姿勢の制御を基盤とした治療から，手の操作能力やコミュニケーション能力，表出能力を促進させます．

スキャモンの臓器別発育曲線

　発達には，連続性の原則や分化・統合の原則，相互関連性の原則，個体と環境の相互作用の原則とともに，異速性の原則があることはすでに述べました．この異速性の原則は，発達の速度が身体各部位によって異なる**遅速のリズム**を示します．

　米国の解剖学者である**スキャモン**（1930）は，出生後に身体各臓器の重量が変化する過程を臓器発育類型として図式化しました（**図7**）[20]．20歳（成熟時）の重量を100％としたときの各年齢の値を百分比で示しています．図は縦軸に各要素の機能が発揮される比率を，横軸には年齢を表して機能の年齢による推移を表示します．全身の臓器を，**リンパ型，神経型，一般型，生殖型**の4つに分類して，身体の各部位によって発達の速度は均一ではなく，その成長速度が機能の種類や時期によって異なり，遅速のリズムがあることを明らかにしました．

　胸腺，扁桃腺，リンパ節，間質性リンパ組織など免疫力に関係するリンパ型は，幼少期から急速に発達して12～13歳でピークを迎え100％を超えますが，徐々に大人のレベルに戻っていきます．脳や脊髄などの中枢神経系，末梢神経系，感覚器官，頭径を示す神経型は出生から急激に発達して4歳で80％が完成し，5～6歳で90％の成長を遂げて，12歳ころにはほぼ100％に達しま

す．一般型である身長・体重，骨格や筋，呼吸器や消化器，腎臓，心臓，大動脈，腱，血液量などの身体組織の発育状況は，1〜2歳の第一次発育急伸期以降，7歳ころまで急激に発達し，学童期前期には成長速度が緩やかになり，14歳前後の第二次発育急伸期にふたたび著しく発達します．

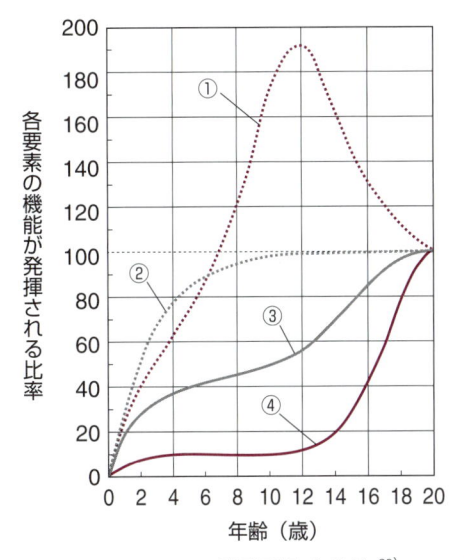

図7 スキャモンの臓器別発育曲線[20]
①リンパ型：胸腺，扁桃腺，リンパ節，②神経型：脳，脊髄，③一般型：骨格，筋，呼吸器，消化器，④生殖型：卵巣，精巣，子宮

睾丸や卵巣，副睾丸，子宮，前立腺などの生殖型は，12歳ころの思春期に入るまではほとんど重量が変化しませんが，12歳を超えると急速に発達して性差が明確に現れます[4]．以上のように，身体各器官の発育は年齢によって，その速度が異なります．乳幼児期は神経型の発達が，幼児期から学童期にはリンパ型が，思春期には生殖型の発達が重要になります．

胎芽と胎児の発達過程

妊娠は，女性の体内で受精卵が子宮粘膜に定着（**着床**）して始まり，胎児に発育して出産するまでの期間をいいます（**表5**）[21〜23]．妊娠の期間は，最終月経の第1日目から出産までの満週数で表現し40週（280日）です．妊娠期間は受精から2週までの**胚芽期**（受精卵期）と，3〜8週までの**胎芽期**，9週〜出生の**胎児期**に分けられます．受精後約1週間で，胎芽の心臓は拍動を開始します．最初は1分間65回程度で，妊娠15週では心拍動が活発になり約150回程度に，妊娠末期までは140回前後で維持されます[21]．

重要な臓器が形成される3〜12週までの時期は，ウイルスや薬物，放射線などに敏感で影響を

表5 胎児の発達過程[21〜23]

胎齢 （月数）	発達状況	
	形態・外観	感覚器・臓器
1カ月 後期	・身長は0.6 cm ・大きさは鳩卵大 ・体を丸めて頭部と尾部が接する	・肝臓が形成される ・心臓が確認される ・脳の発現が確認される
2カ月	・身長が2.5〜3 cm．体重は1 g ・大きさは鶏卵大 ・ヒトの外観を備え四肢が明瞭になる ・頭部が不均衡に大きい	・脳が急速に成長する ・眼，鼻，耳が発生する ・口蓋と上唇が形成される ・消化管が発達する ・泌尿性器が形成される
3カ月	・身長7.5 cm，体重は28 g ・組織の成長・成熟が進む ・自発運動を確認する ・呼吸様運動が反射活動とともにみられる ・頸部の輪郭が明確になる ・瞼が閉じる ・手指，爪先がみられ，爪が形成される	・9週：触刺激に対する反応が出現する ・10週：顔全体の触覚が発達する ・12週：手と口の接触が発達する ・脳の組織的特徴が観察される ・口蓋が完全に形成される ・骨がエナメル質と象牙質を形成する ・胆汁が確認される ・腎臓は10週ごろから分泌を開始する ・外陰部で両性を区別できる

表5 続き

胎齢 (月数)	発達状況	
	形態・外観	感覚器・臓器
4カ月	• 身長 15〜18 cm，体重 112 g • 母親は胎動を感じる • 頭部に産毛がみられる • 超音波画像で呼吸運動の増加を確認する • 皮膚下に血管が透けて見える	• 前庭機能が解剖学的に完成する • 唾液や消化の酵素を分泌する • 心拍動が活発化する • 体内血液量 100 ml 以上 • 羊水総量 150〜280 ml
5カ月	• 身長 25 cm，体重 224〜280 g • 頭部は鶏卵大，全身の約 1/3 • 頭髪の発生のきざしをみる • 全身に産毛がみられる • 眉毛がみられる • 手足の指の爪がはっきり見える • 皮膚の透明感が減少する • 脂肪や脂肪層がみられる	• 冷覚：羊水中に冷たい生理食塩水を注入すると胎動がみられる • 聴診器で心音を認める
6カ月	• 身長 30.5 cm，体重 672 g • 身体の均整が整ってくる • 皮膚の皺がみられ，透明感が消失する • 脂肪の量が増加する • 眉毛と睫毛が明らかになる • 全身が産毛で覆われる	• 24 週：指しゃぶりが可能になる • 呼吸活動が明確になる
7カ月	• 身長 37.5cm，体重 1,120 g • 頭髪が発育する • 瞼が開く • 老人用顔貌を示す • 皮膚は赤く皺があり，胎脂に覆われる • 皮下脂肪を認める	• 痛み刺激に，手足を動かす，顔をしかめる，泣き出すなどの反応を示す • 両眼の輻輳運動が可能で，強い光刺激に顔をそむける • 音に対する反応を認める • 鼠径輪の内部または下方に精巣を認める
8カ月	• 身長 37.5〜42.5 cm，体重 1,568〜1,792 g • 皮膚はピンク色で滑らか • 産毛が全身にみられる • 頭髪が全体を覆うようになる • 乳輪は平坦	• 開眼して凝視する • 聴覚がほぼ完成し，外界の音に反応する • 筋が発達してよく動く • 男子は睾丸が鼠径管から下がってくる • 女子は大陰唇が分かれ，陰核が突出する
9カ月	• 身長 47.5 cm，体重 2,240〜2,688 g • 皮下脂肪が増して体が丸みを帯びる • 皮膚の赤みが薄れ，白っぽくなる • 老人用顔貌は消失する • 顔面や腹部の産毛は消失する • 胸部組織が乳首の下で発達する	• 胃腸，腎臓の活動が活発になる
10カ月	• 身長 50 cm，体重 3,136〜3,360 g • 身体が丸々とする • 胎脂が消失する • 耳の形がはっきりする	• 胎盤を通じて母体から抗体を得る

受けやすく，重大な構造学的異常が引き起こされることが多くなります．この臓器形成期に障害を受けると奇形が起こります．胎児とは，受精卵の胚子から身体の基本構造や主要な臓器が形成されて，ヒトの外形を整えた妊娠第8週以降の生命体をいいます．胎児期前半には臓器の微細構造が完成し，後半には胎児と臓器の量的な増大がみられます[21]．妊娠9週ごろには自発運動が始まり，触刺激に対して胎児は反応を返します．妊娠4カ月ごろには，母親は胎動を感じるようになり，胎動は胎児が元気な状態にあることを示す指標となります．

運動発達

運動発達は，姿勢（体位と構え）や，課題を達成するための動作，社会的意味や意図をもつ行動が，加齢に伴って一定の規則に基づいて変化していく過程です．胎児期から出産を経て，新生児期から乳児期までの健常児の運動発達の過程は，移動や姿勢，手の操作能力などの面で自立を達成する過程です．運動発達は大別して，座る，四つ這い移動，立つ，歩くなどの全身の運動に関わる**粗大運動**と，リーチや手指で物をつかむ，箸を使う，ひもを結ぶなどの**微細（巧緻）運動**に分けることができます[3]．

乳児期の運動発達は，中枢神経系の成熟に関連します．とくに新生児期から3カ月ごろまでの運動行動は反射活動に依存し，環境との相互作用は相対的に少ない状態です．生後3～4カ月以降になると随意運動が出現し，視覚および聴覚などの外受容器や固有受容器，前庭迷路からの感覚情報を受けて環境との相互作用が顕著にみられます．背臥位においては，正中位指向や抗重力屈曲活動，頭部の安定性を基盤とした注視や追視，目と頭部および目と手の協調運動，両手の操作能力，手や足部，口などの身体像の発達がみられます（図8-1）．腹臥位においては，新生児期にみられた生理的屈曲位の漸減とともに，全身の抗重力伸筋の活動性が高まっていきます．頭部の挙上能力とともに，胸腰椎の脊柱伸筋群および殿筋群や，下肢の抗重力伸筋群である大腿四頭筋および下腿三頭筋などの筋活動が高まります．また，上肢の前腕体重支持や手掌体重支持能力，重心の側方移動や前方移動，腹這い移動や寝返りなどの重心移動に基づく移動能力，腹臥位から四つ這いを経て座位に移行する姿勢の変換，姿勢コントロールを伴った手の操作能力が発達します（図8-2）．座位では，座位への引き起こし反射にみられる頭部の立ち直り反応や座位の姿勢保持能力，座位からの姿勢変換，座位バランス能力を獲得していきます（図8-3）．立位では，姿勢保持能力や抗重力伸展活動，歩行能力の獲得および歩行バランス，歩行スキルを獲得します（図8-4）．

乳幼児の運動発達は，小児科領域においては，**健康診査**や**育児指導**，発達の遅れや歪みを示す疾患の**早期診断**，発達遅延や発達の歪みを示す疾患の**療育**に応用されます．小児理学・作業療法の領域では，運動発達の評価，**発達援助**や運動発達の促進，短期的および長期的な治療効果の判定などに使われます．

図8-1 背臥位の発達

新生児	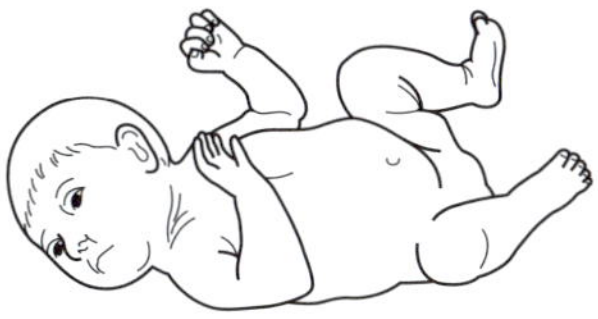	生理的屈曲位 四肢は屈曲位になる
		文献25より
1カ月	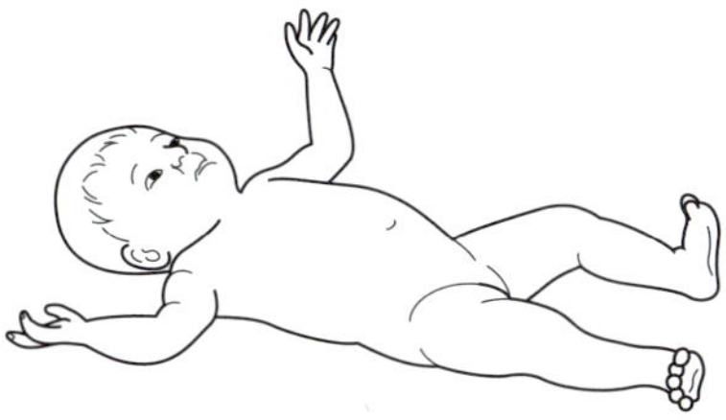	四肢が左右対称的な肢位をとる 両側性の対称的足蹴り

図 8-1 続き

2カ月	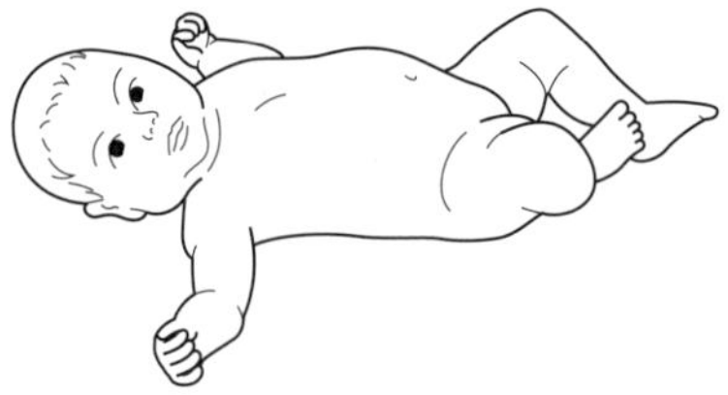	肘・膝の伸展位が増える 非対称性緊張性頸反射（ATNR）様の肢位をとる
3カ月	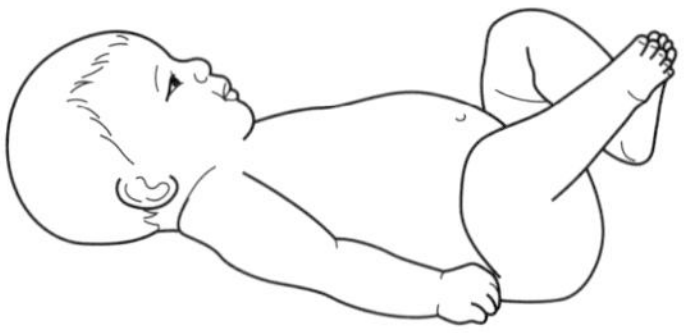	正中位指向（midline orientation）の始まり 追視や注視がみられる
4カ月	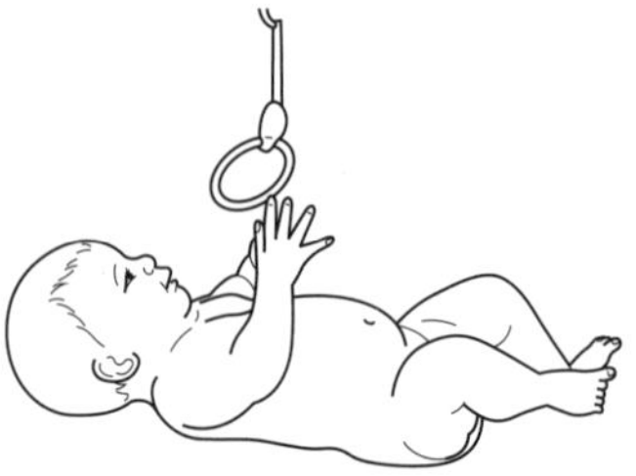	対称性の姿勢で殿部を持ち上げる 両手が正中位で合う
5カ月	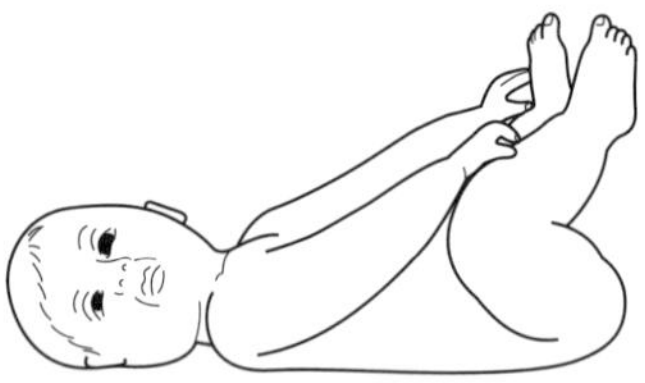	足指を持って遊ぶ 足趾を口に入れて遊ぶ 殿部を上げてブリッジ姿勢をとる
6カ月	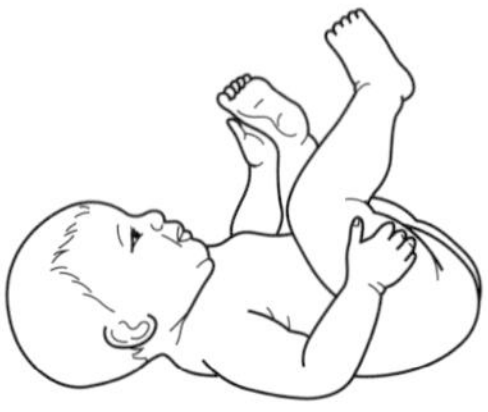	両足部に両手を伸ばして遊ぶ 背臥位から偶発的に寝返る
7カ月	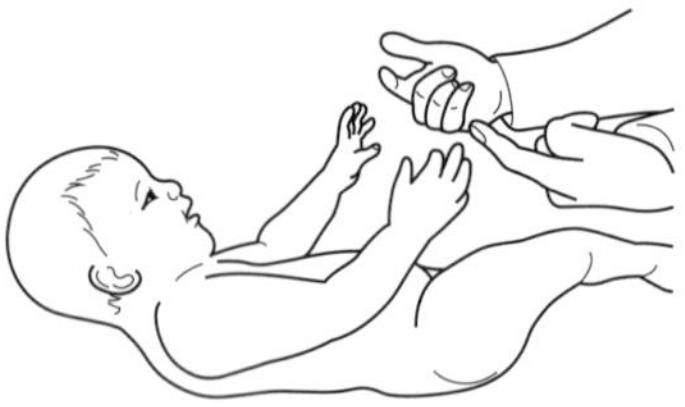	頭部を床から挙上する 背臥位からすばやく寝返る
8カ月	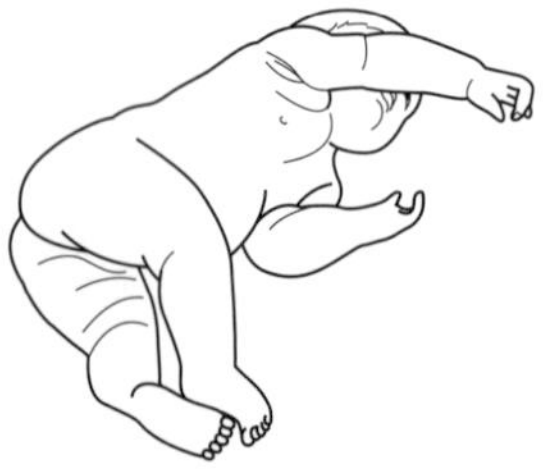	背臥位を好まず腹臥位に寝返る 寝返りは体軸内回旋を伴う

図 8-2　腹臥位の発達

新生児	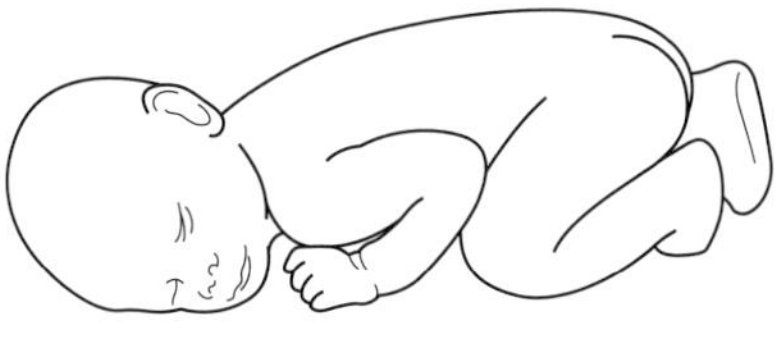	生理的屈曲位で丸くなる 頭部は一側に回旋する
1カ月	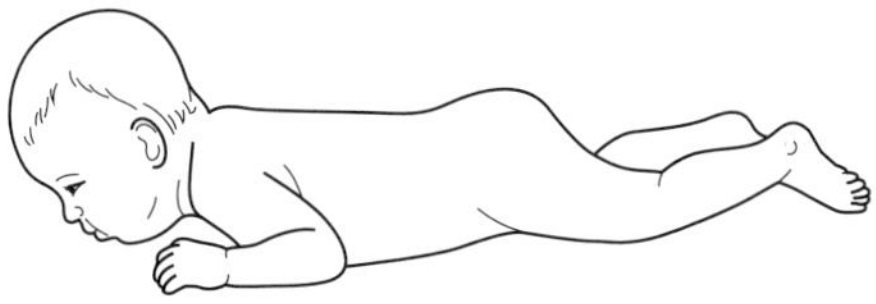	骨盤前傾と股関節屈曲が減少する 四肢が体幹部から離れる
2カ月	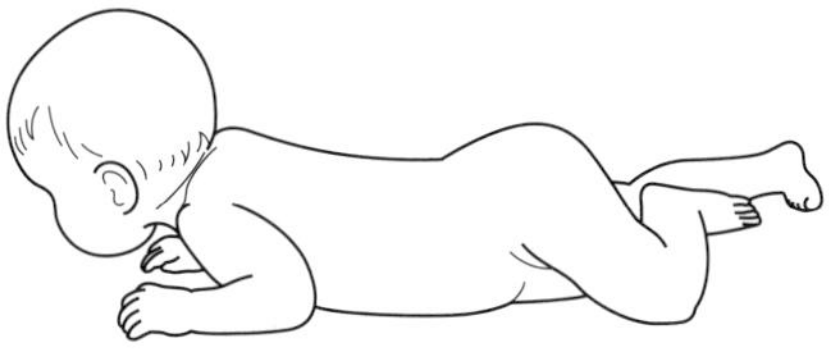	頭部を間欠的に挙上する 頭部を45°まで上げる
3カ月	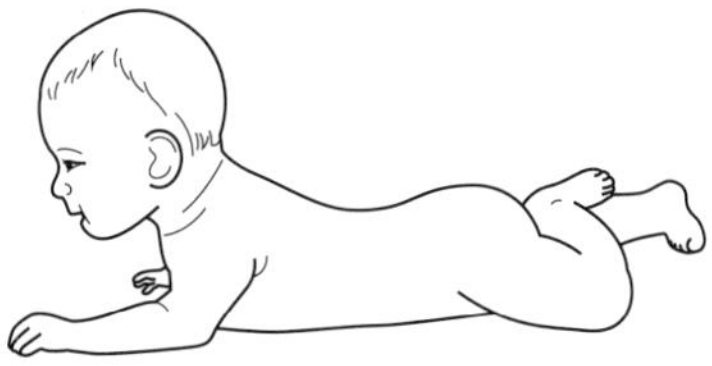	頭部を45〜90°まで上げる 前腕で体重を支持する
4カ月	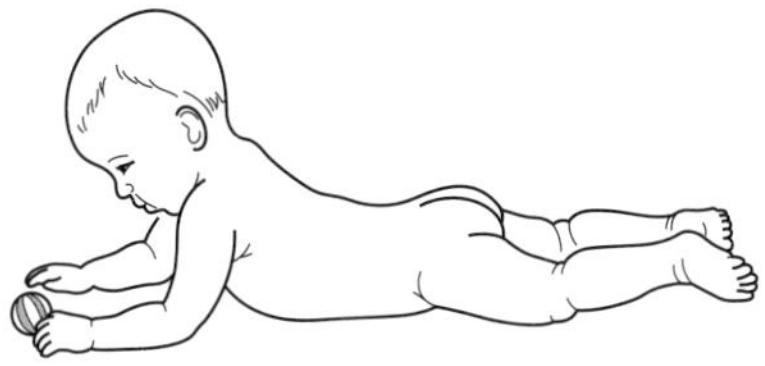	対称性の両側活動が増える 頭部を90°まで上げる
5カ月	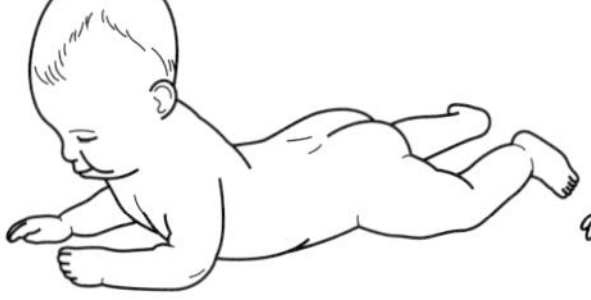 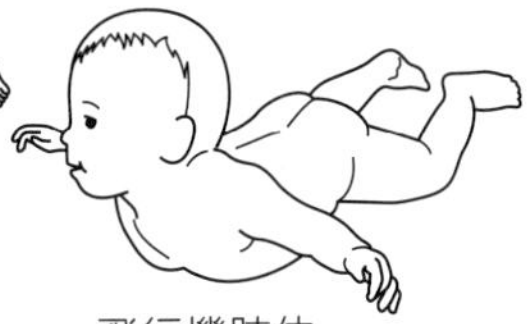 飛行機肢位	両手で体重を支持する 飛行機肢位（airplane position）
6カ月	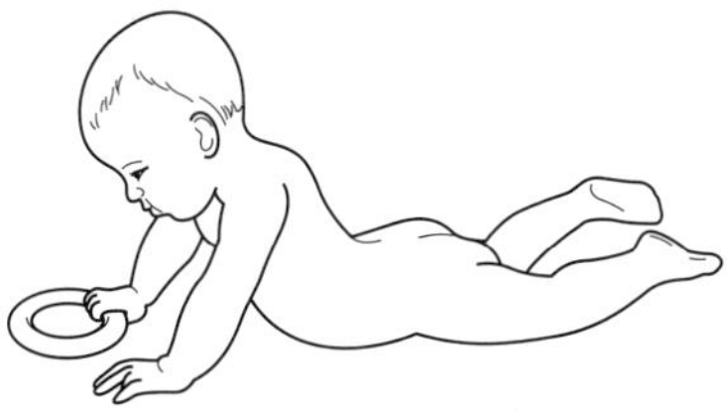	片手で体重を支持する 腹臥位の平衡反応が出現する 四つ這い位になる

図 8-2 続き

6カ月	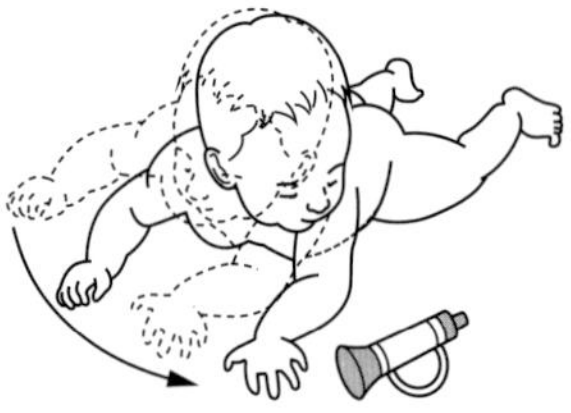 文献 29 より	ピボットターン（pivot turn）ができる 一側前腕で支持して側臥位をとる
7カ月	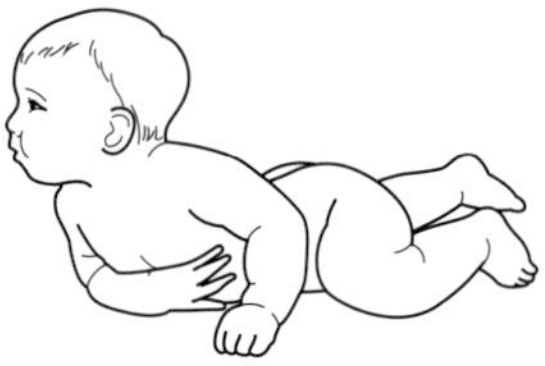	腹這い移動（creeping）* をする
8カ月	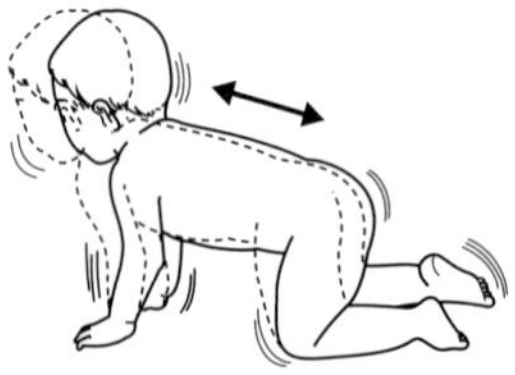 文献 29 より	四つ這い位で、前後、側方にロッキングする 四つ這い移動
	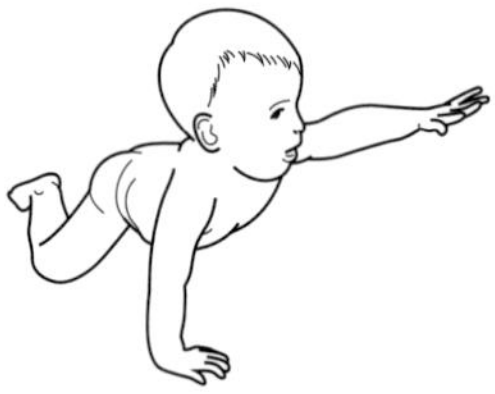	一側上肢を空間に保持して、3点支持の姿勢を保持する
9カ月	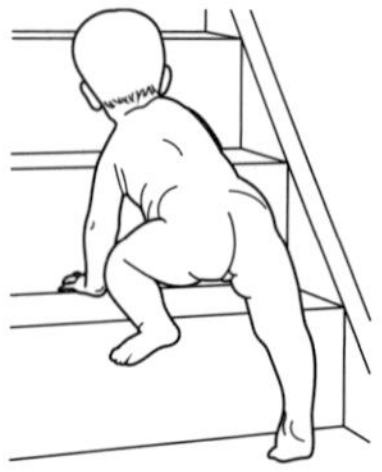 文献 29 より	階段を四つ這いで上がる
	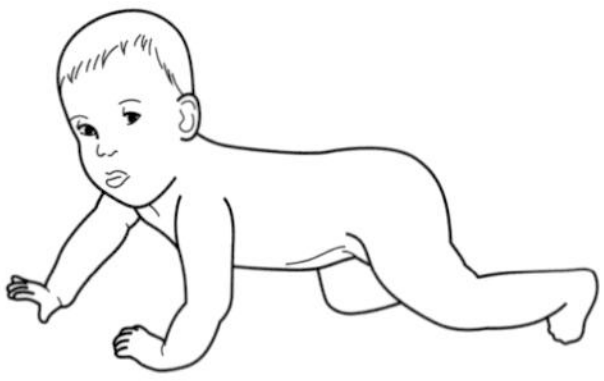	四つ這い移動（crawling）* をする 四つ這いから容易に座位に戻る
10カ月	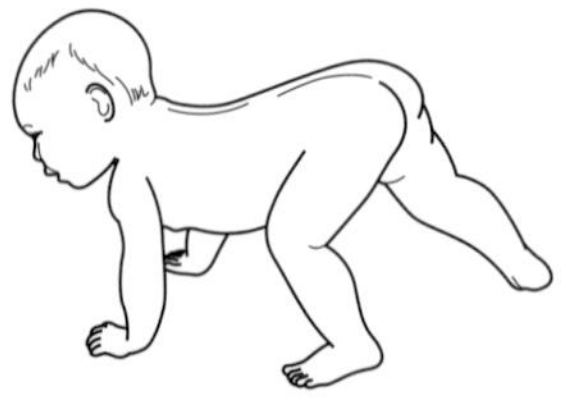 文献 26 より	高這い姿勢をとる 高這い移動（熊歩き）（bear walking）をする

*注：creeping と crawling；腹這い移動（creeping）と四つ這い移動（crawling）には、語句の使用について混乱があり、Lois Bly（2005）[24] や Brazelton（1969）[30] による定義に基づいて、本書では、腹這い移動（creeping）は乳児が腹部を地面につけて移動すること、四つ這い移動（crawling）は両手と両膝をついて移動することと区別します。

図 8-3　座位の発達

新生児	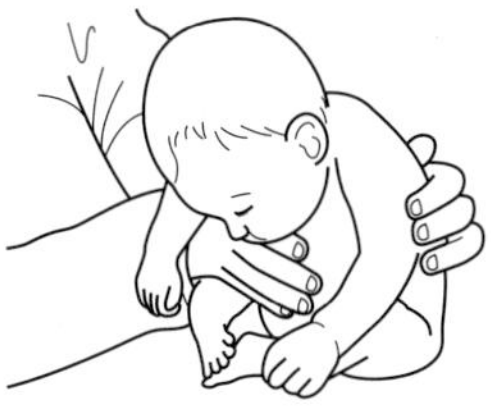	座位への引き起こしで頭部は挙上しない 体は二つ折れで前方に倒れる
1カ月	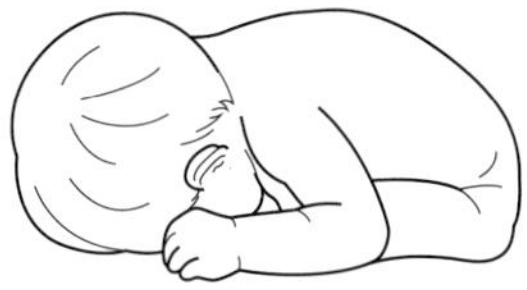	頭部と脊柱が屈曲する 股関節は屈曲・外転・外旋位をとる
2カ月	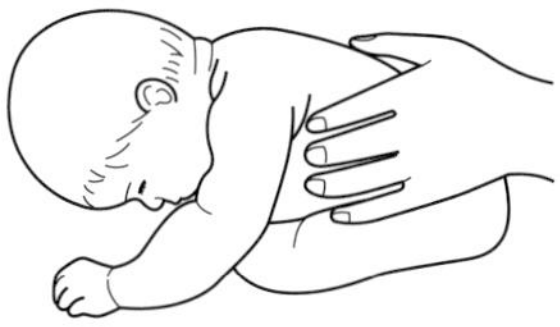	引き起こしで瞬間的に頭部が上がる 頭部を間欠的に上げようとする
3カ月	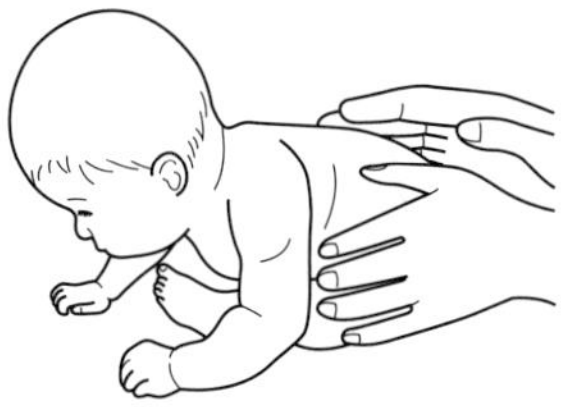	頭部が正中位で持ち上がる 上肢は支持しない
4カ月	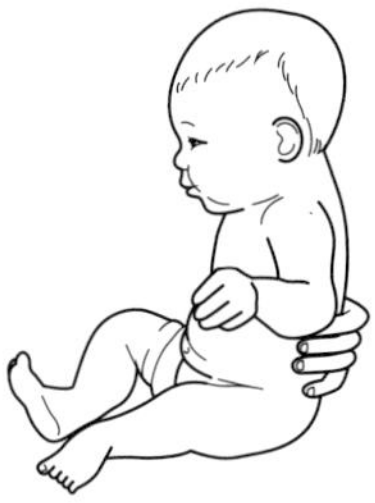	頸椎は伸展するが脊柱は丸い 介助されると，頭部は正中位になる
5カ月	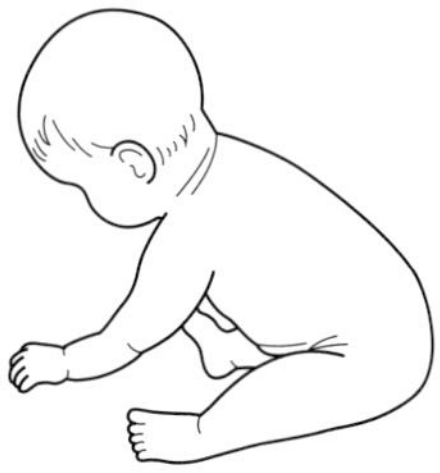	頭部から胸椎まで伸展する 座位にすると頭部はぐらつかない 体重心のわずかな移動で倒れる
6カ月	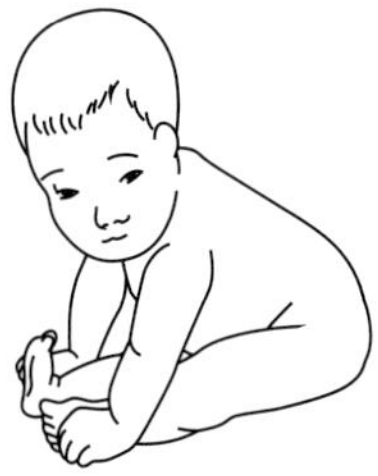	両手を前方で支持する 少しの時間，座位を保持する 重心の移動で側方に倒れる

図 8-3 続き

7カ月			両手を支持しないで座位を保つ あぐら座位（ring sitting）を保つ 座位から四つ這いに移る
8カ月			長座位を1分間保持する 座位で体軸内回旋する
9カ月			座位を保持して，下方や後方を見る 両脚は多様な肢位をとることができる（あぐら座位，割り座，長座位，横座り）
10カ月		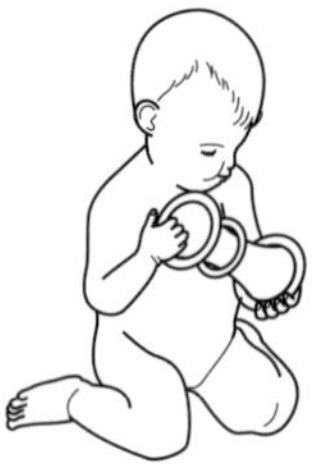 文献24より	自由自在に両脚の位置を変えて，多様な座位に移行したり姿勢を変換したりする
11カ月			一側坐骨で体重を支持する 靴下の着脱に興味をもつ
12カ月			しゃがみ座りで遊ぶ 座位から片膝立ちに姿勢を変える

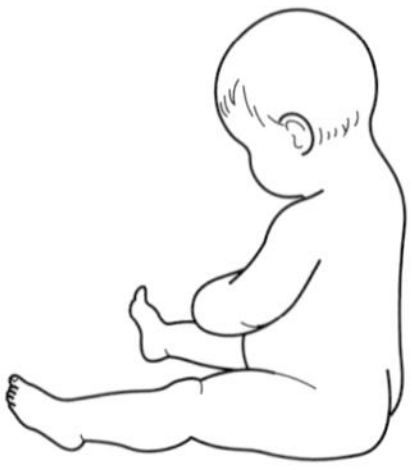

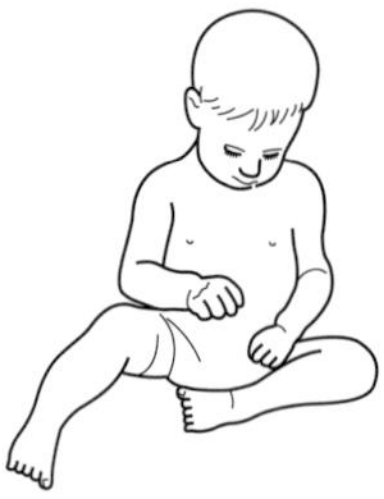

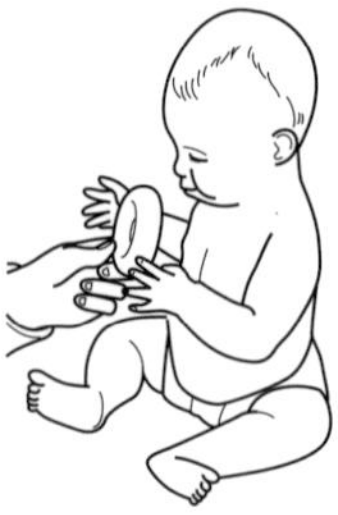

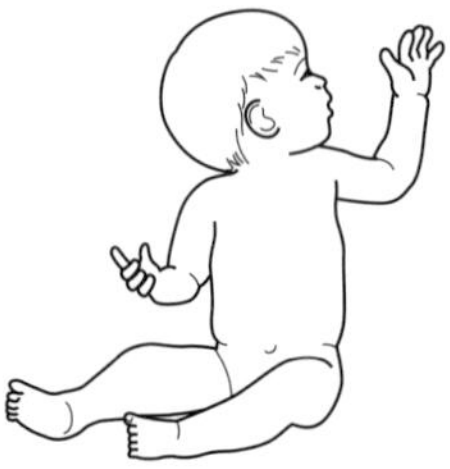

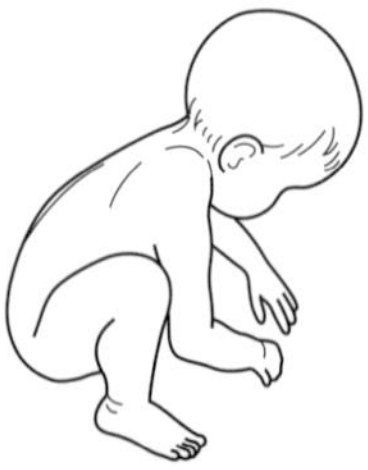

図 8-4　立位の発達

新生児	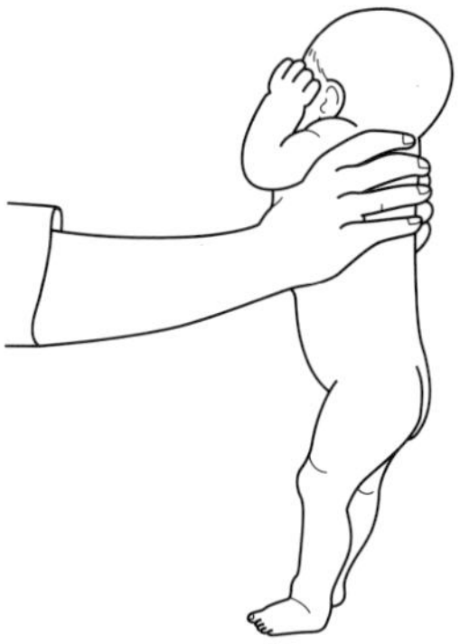	初期起立（primary standing） 自動歩行（automatic walking） 足の台のせ反射第一相
1カ月	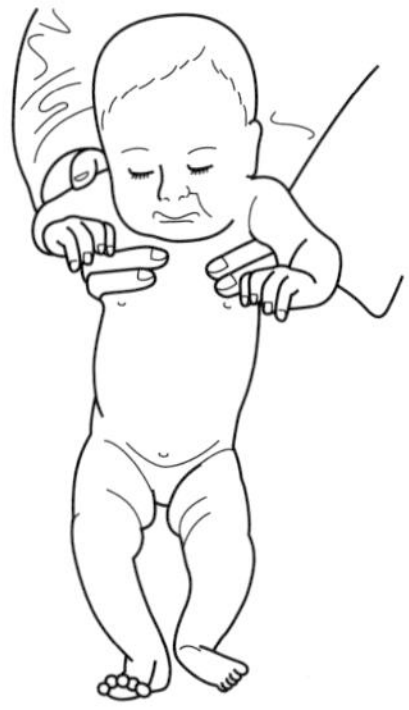	立位の姿勢は股関節屈曲・外旋位, 膝関節は半屈曲位となる 自動歩行が続く
2カ月	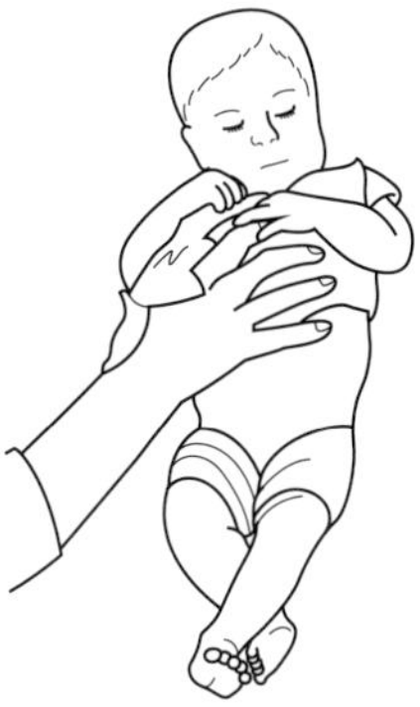	失立期（astasia） 初期起立と自動歩行が消失（統合）する
3カ月	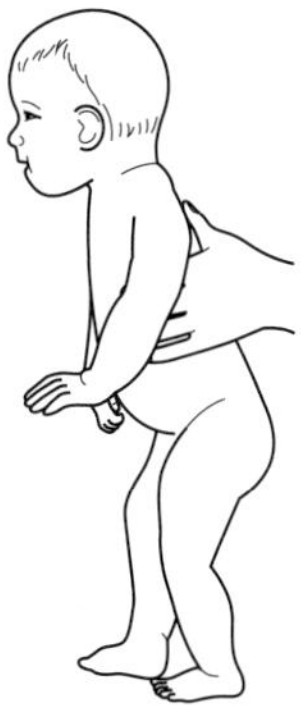	介助立位では両足で体重を支持する 足底把握反射（plantar grasp reflex）陽性

図 8-4 続き

4カ月	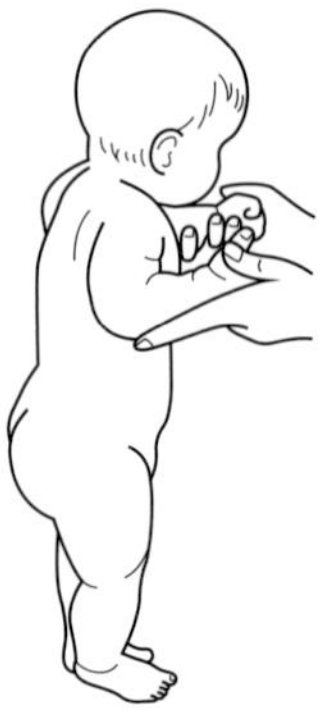	両前腕からの介助で立位を保つ 股・膝の伸展が増大する
5カ月	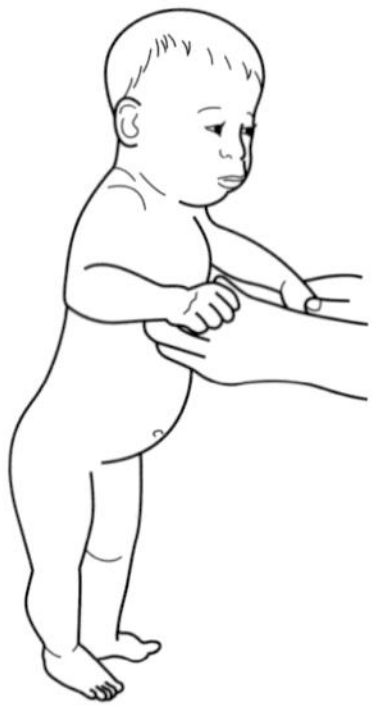	両下肢で全体重を支持する 膝の屈伸運動がみられる
6カ月	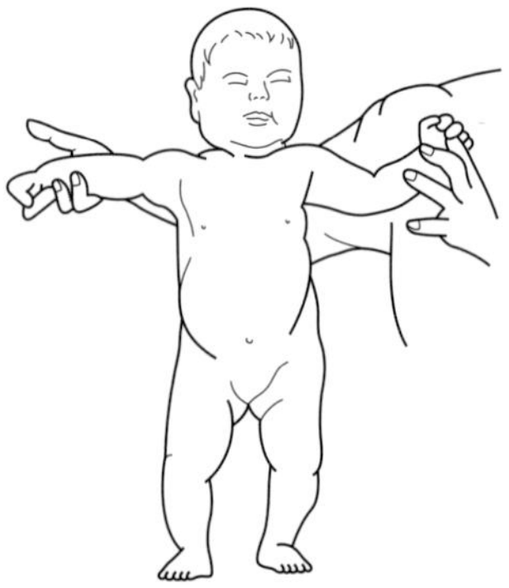	両手からの介助で静止立位を保つ 活発な両膝の弾む運動
7カ月	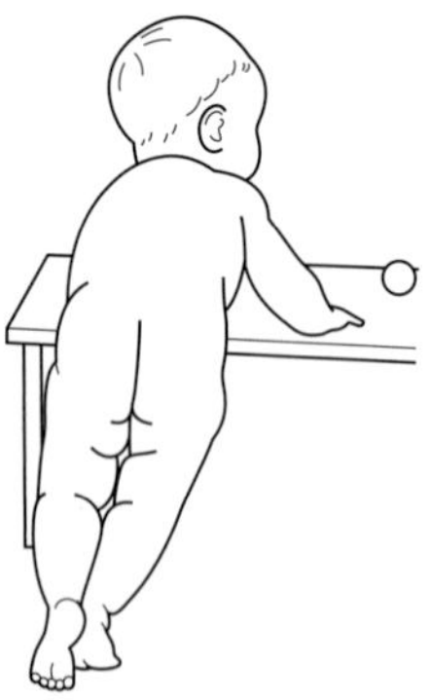	机に寄りかかりながら独力で立ち上がる 支えられると歩く

文献 26 より

図 8-4 続き

8カ月	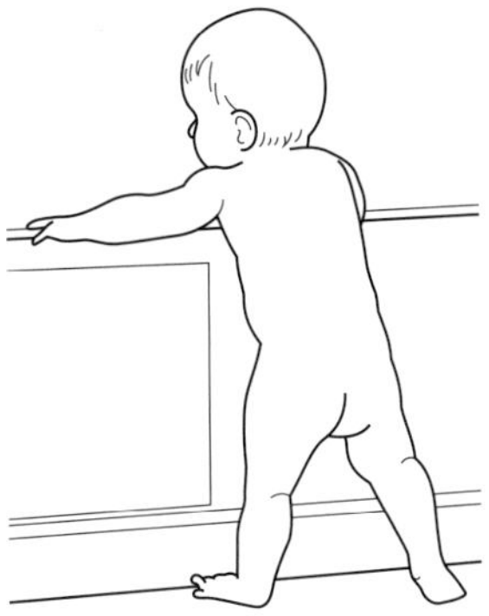	家具につかまって立ち上がる 側方へ伝い歩きをする
9カ月	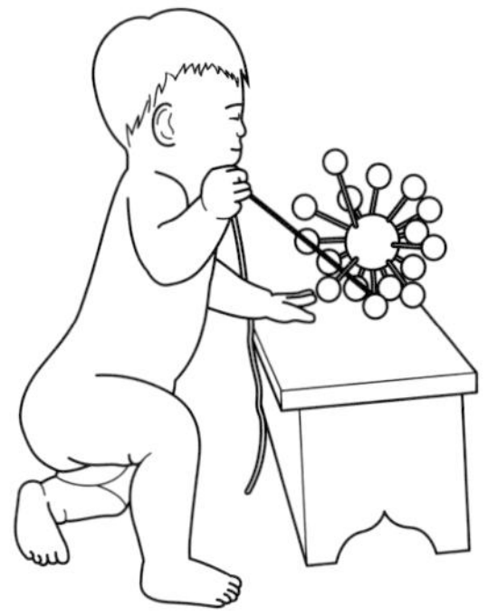 文献29より	立位からしゃがみ，床に座る 膝立ちや片膝立ちで遊ぶ
10カ月	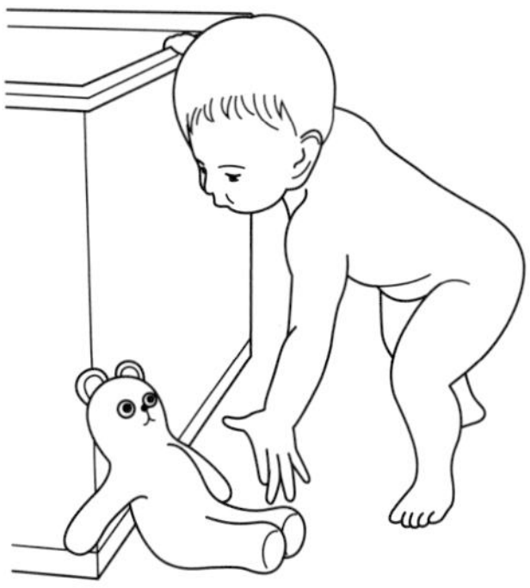 文献29より	片手を支持してしゃがむ 大きなボールに両手で支えて立つ
11カ月	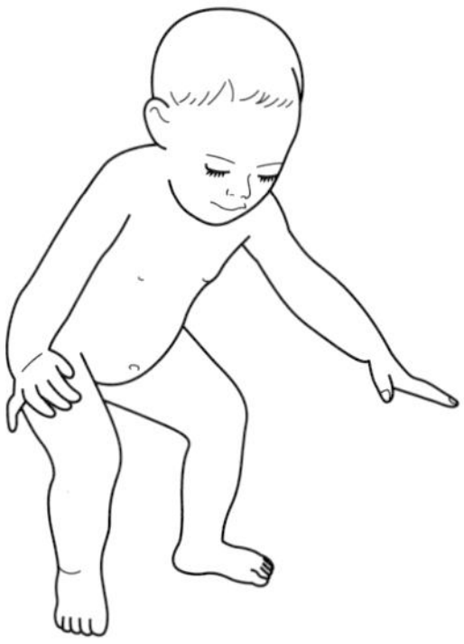	両手を支えないでしゃがむ 独歩にチャレンジする 足底把握反射が消失（統合）する

第1章 発達概念

図 8-4 続き

12 カ月	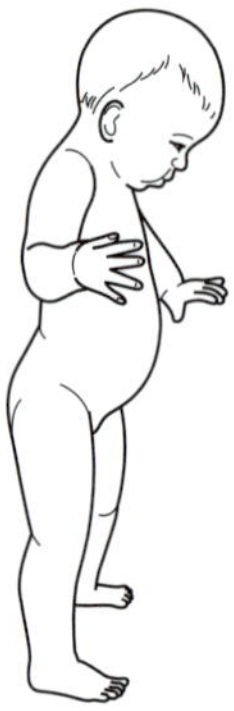	四つ這い位から立ち上がる 支えなしで立位を保持する 中腰姿勢で遊ぶ
13 カ月	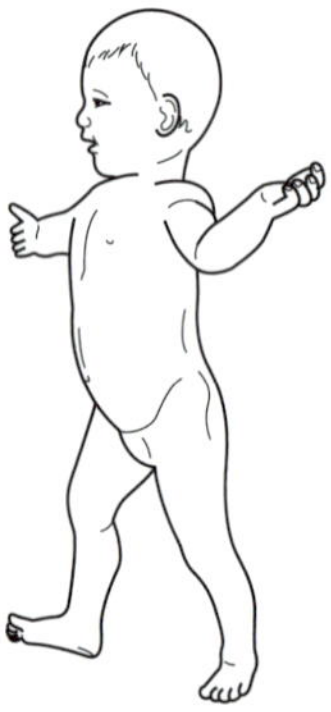	広い支持基底面（ワイドベース：wide base）で数歩歩く 上肢が側方に挙上する（ハイガード：high guard）
14 カ月		床にある物を拾い上げる
15 カ月		上手に歩く
16 カ月		靴を履いて歩く

> **トピックス**
>
> ・乳幼児期は，運動機能や知覚機能の成熟が顕著にみられる時期です．その成熟過程には，ある機能を獲得するために限られた期間があると考えられています．これを発達の**臨界期**（critical period）または**敏感期**（sensitive period）とよびます．この時期に適切な刺激と環境が与えられることで，発達が促進されます．しかし，最近の知見では，臨界期は，変化させることができない固定した決定的な時期ではないこと，さらに，さまざまな環境条件を整えることで変化させることができること，刺激を与え過ぎると臨界期の出現が遅くなることなどが明らかになってきました[28]．

確認してみよう！

- 発達に関する定義で，形態や機能の量的な変化を（ ① ），生物学的な構造や機能が分化・統合する過程を（ ② ），人の心や体が成長して生じる自然な変化を（ ③ ），経験を通じて行動に変化が現れるのを（ ④ ）といいます．
- 発達の原則には，一定の順序をたどる（ ⑤ ）の原則や，未分化な状態から有機的な状態に変化する（ ⑥ ）の原則，発達の速度に多様性がみられる（ ⑦ ）の原則，個人の主体的な環境への働きかけによる（ ⑧ ）の原則があります．
- 運動発達の方向性としては，（ ⑨ ）から（ ⑩ ），体の（ ⑪ ）部から体の（ ⑫ ）部，体全体を使う（ ⑬ ）運動から手指や口腔機能などの（ ⑭ ）運動へと獲得されていきます．
- 胎生期は，受精から2週目までを（ ⑮ ）期，3～8週を（ ⑯ ）期，9～40週を（ ⑰ ）期とよびます．出生から4週までを（ ⑱ ）期，0～1歳までを（ ⑲ ）期，1～6歳までを（ ⑳ ）期，6～12歳までを（ ㉑ ）期，12～22歳を（ ㉒ ）期，22～64歳を（ ㉓ ）期，65歳以上を（ ㉔ ）期とよびます．
- スキャモンの臓器別発育曲線において，（ ㉕ ）は出生から急激に発達して，5～6歳までに成人の90％の成長を遂げます．（ ㉖ ）の発達は，幼少期に急激に発達して12～13歳でピークに到達します．（ ㉗ ）の発達は，12歳ごろの思春期に入るまでは変化がほとんどみられず，12歳を超えると急速に発達します．一般型である（ ㉘ ）の発育状況は，7歳ごろまでは急激に発達し，学童期前期では成長の速度が緩やかになります．
- 乳児の背臥位の発達において，対称性姿勢で両手動作を獲得するのは（ ㉙ ）カ月ごろです．腹臥位で平衡反応が出現するのは（ ㉚ ）カ月ごろです．両手を支持しないで座位を保持できるのは（ ㉛ ）カ月ごろです．支えなしで立位を保持できるのは（ ㉜ ）カ月ごろです．

解答

①成長　②発達　③成熟　④学習　⑤連続性　⑥分化・統合　⑦個人差　⑧相互作用　⑨頭部　⑩尾部　⑪中心　⑫末端　⑬粗大　⑭微細（巧緻）　⑮胚芽　⑯胎芽　⑰胎児　⑱新生児　⑲乳児　⑳幼児　㉑学童　㉒青年　㉓成人　㉔老年　㉕神経型　㉖リンパ型　㉗生殖型　㉘身体組織　㉙4～5　㉚6　㉛7　㉜12

（山川　友康）

引用・参考文献

1) 高橋一公・中川佳子編著:生涯発達心理学15講. 北大路書房, 2014, pp11-15.
2) 二宮克美ほか編:生涯発達心理学第2版. ナカニシヤ出版, 2014.
3) 内山靖編:理学療法学辞典. 医学書院, 2006, pp461-627.
4) 山内光哉, 秋山俊夫, 祐宗省三:発達心理学用語辞典(山本多喜司監修). 北大路書房, 1999, 39-173.
5) 仁志田博司:新生児学入門第4版. 医学書院, 2013, pp8-9, p379.
6) 相川直樹ほか編:南山堂医学事典 第19版. 南山堂, 2006, p1380.
7) 松本昭子・土屋圭子編:発達障害児の医療・療育・教育. 金芳堂, 2005, pp84-85.
8) http://merckmanuals.jp/home
9) 石倉健二:発達と老化の理解(蘭香代子他編). 中央法規, 2009, pp22-23.
10) 原 寿郎・高橋孝雄・細井 創:標準小児科学第8版(内山聖監修). 医学書院, 2013, pp6-7.
11) 厚生労働省:乳幼児身体発育評価マニュアル. 2012. http://www.niph.go.jp/soshiki/07shougai/hatsuiku/index.files/katsuyou.pdf
12) 文部科学省スポーツ・青少年局学校健康教育課監修:児童生徒の健康診断マニュアル(改訂版). 日本学校保健会, 1996, pp39-42.
13) 安部 孝, 琉子友男編:これからの健康とスポーツの科学第2版. 講談社サイエンティフィック, 2005, p72.
14) 梶浦一郎:総論;脳性麻痺の二次障害. 総合リハ 26(4):309-313, 1998.
15) Andersson C, Mattsson E : Adults with cerebral palsy : a survey describing problems, needs, and resources, with special emphasis on locomotion. Dev Med Child Neurol 43(2): 76-82, 2001.
16) 上田礼子:日本版デンバー式発達スクリーニング検査-JDDSTとJPDQ-. 医歯薬出版, 1980.
17) 藤田博暁ほか:中枢神経系に対する理学療法アプローチ-課題志向型アプローチからMotor Relearning Programへ. 理学療法科学 22:319-324, 2007.
18) 宇佐川 浩:感覚と運動の高次化から見た子ども理解. 学苑社, 2008, pp37-41.
19) 山川眞千子:第9章脳性まひ児へのコミュニケーション支援. ことばの障害の評価と指導(大石敬子編), 大修館書店, 2001, pp178-201.
20) Scammon, R. E.: The Measurement of man. In Harris, J.A., Jackson, D. G., Paterson, D, G. & Scammon, R. E.(Eds.) : The measurement of body in childhood. Minneapolis. University of Minnesota Press, 1930.
21) 小松美穂子・茅島江子:母性看護学第2版(氏家幸子監修). 廣川書店, 2008, pp108-115.
22) Polan EU et al : Journey Across the Lifespan : Human Development and health promotion. Third Edition. FA Davis, 2007.
23) 舟島なをみ:看護のための人間発達学第4版. 医学書院, 2014, pp63-65.
24) Lois Bly(木本孝子・中村勇共訳):写真でみる乳児の運動発達. 協同医書出版, 2005.
25) J. H. de Hass監修(高橋孝文監訳):乳児の発達 写真で見る0歳児. 医歯薬出版, 1977.
26) Rona Alexander, et al.(太田真美・佐野幹剛・西 範子ほか訳):機能的姿勢-運動スキルの発達. 協同医書出版社, 2001.
27) Martha C. Piper, et al.(上杉雅之他監訳):乳幼児の運動発達検査. 医歯薬出版, 2010.
28) 榊原洋一:子どもの脳の発達 臨界期・敏感期. 講談社α新書, 2009.
29) 上杉雅之監修, 辛島千恵子編:イラストでわかる小児作業療法. 医歯薬出版, 2015.
30) Brazelton:Infants and mothers. Delta Publishing, New York, 1969.

第2章 人間発達（発達理論）

人間発達（発達理論）

エッセンス

- 人間の生命が生み出され，その生命を終えるまでを一生涯と表されるなら，理学療法士や作業療法士は人間の一生涯のすべての段階にかかわりうる職業といえます．さまざまな人間発達に関する理論を理解することにより，理学療法や作業療法の対象である人間の生涯にわたる発達の，そのときどきの身体的・精神的・社会的側面を統合して考えることができるようになるでしょう．それによって，あらゆる年代にわたる患者一人ひとりのおかれている背景や抱えている問題を想像することができるようになり，治療に必要な共感的コミュニケーションが可能になります．
- 人間の発達理論は，単なる「小さな大人」と思われていた子どもが，17世紀になって，大人とは異なる存在であることに気づいたところから始まったため，当初は，子ども時代の発達理論について説明したものがほとんどでした．そのようななかで**エリクソン**（Erik H. Erikson）は，乳児期から老年期までの一生涯を発達の過程とみなし，**人生周期説（life cycle theory）** を提唱しました．
- **ピアジェ**（Jean Piaget）は子どもの**知能の発達**に焦点を当てて，独自の理論を展開しました．ピアジェの知能の発達の論理モデルは，いまだに現代の心理学や教育学に大きな影響を及ぼしています．

発達理論とは？

発達理論とは，人間が生涯を通していかに発達するのかということに関する理論です．一般的に，古代より，子どもは単なる「小さな大人」に過ぎないと思われていました．17世紀になって，イギリスの医学者のロックは，子どもは大人とは異なる存在で，もともと人間は「白紙」の状態で生まれ，学習と経験が人間の精神を作っていくと考えました．その後，18世紀に入ると，フランスの思想家ルソーもロックと同様，子どもは大人とは異なる存在と考えましたが，ルソーは，子どもは生まれるときすでに自分自身の感性を備えていると論じました．

このように20世紀以前の発達理論はそのほとんどが，子ども時代の発達理論について説明するものでした．20世紀に入り**エリクソン**（Erik H. Erikson, 1902～1994）が，乳児期から老年期までの一生涯を発達の過程とみなしたことは画期的でした（図1）．一般的に，発達とは無縁に思われがちな成人期から老年期にかけてのプロセスでも，年を重ねることによってこそ深まる家族への感謝や人間性の深みを「発達」ととらえ，人間を生涯発達し続ける存在としてみることは，幅広い年齢の人々にかかわる機会の多い理学療法士や作業療法士にとっても大切なことなのかもしれません．

●漸成的発達論

「漸成」とは「少しずつ形成されていく」という意味で，生物学での「漸成説」は「生物の形態や構造は段階ごとに（＝漸次に）形成されていく」という意味です．心理学でも基本的な意味は変わらず，漸成的発達論は，簡単にいうと「人間は生を受けてから少しずつ発達していく」という考えに基づいて発達をとらえているということです．これから紹介するエリクソン，ピアジェ，フロイトは，漸成的発達論を基本にしながら独自の発達理論を築きました．

1）エリクソンの発達理論の特徴

エリクソンはドイツ出身の精神分析家で，第二次世界大戦中に米国に亡命し，その後は米国内で臨床と研究を行いました．「**精神分析**」は，20世紀初頭に，精神科医であるジークムント・フロイト（Sigmund Freud, 1856～1939）が創めた神経症に対する治療法の一種です．人間には，意識している心と無意識の心の両方があり，人間の行動は無意識の心によって左右されるという考えを基本にしています．「精神分析」の目的は，人間の苦痛をやわらげ取り除くことです．そのためには，人間をみる目は「人間を機械的・部分的にみるというより，常に1人の人間として1個の人格的存在としてみる」[9] ことが必要です．エリクソンは，精神分析に直接かかわり，1人の人間を「人格的存在としての人間の生涯」[9] という視点からみるようになりました．さらに，人間の生涯にわたる発達を考えるうえで，その人にかかわる身体的・心理社会的・文化的・時代的側面を無視したり，軽視したりすることなく，総合的にみつめて独自の発達理論を展開しました．

人生周期説

エリクソンは，人間の発達は，子どもが成人に達する時点で終わってしまうものではなく生涯にわたるものであると考え，生まれてから死ぬまで

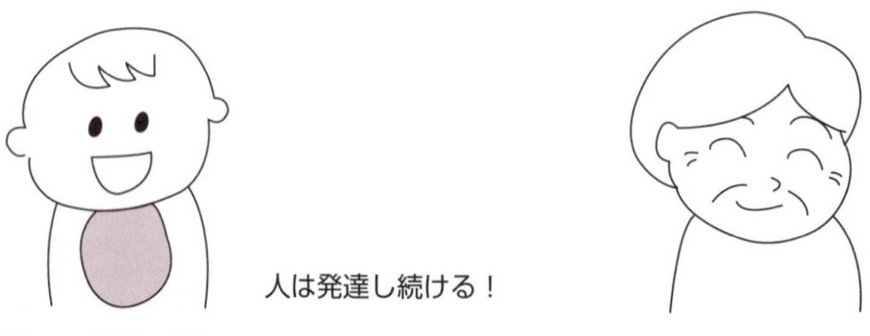

人は発達し続ける！

図1　人間の発達

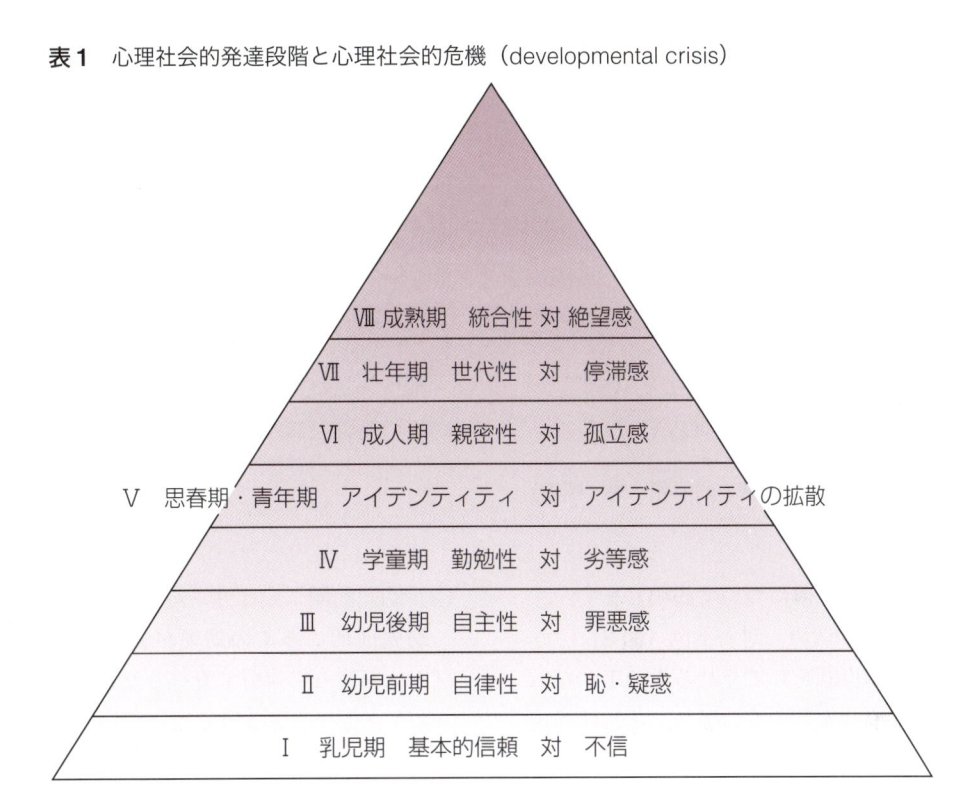

表1 心理社会的発達段階と心理社会的危機（developmental crisis）

```
          Ⅷ 成熟期    統合性   対  絶望感
         Ⅶ 壮年期    世代性   対  停滞感
        Ⅵ 成人期    親密性   対  孤立感
      Ⅴ 思春期・青年期  アイデンティティ 対 アイデンティティの拡散
       Ⅳ 学童期    勤勉性   対  劣等感
      Ⅲ 幼児後期   自主性   対  罪悪感
     Ⅱ 幼児前期   自律性   対  恥・疑惑
    Ⅰ 乳児期    基本的信頼  対  不信
```

の心理社会的発達段階の図式を世界で初めて示しました（**表1**）．**人生周期（life cycle）**には，一人ひとりの人間が「自分自身の1回限りの生涯をたどる」[2]という意味と同時に，一人ひとりの人間が「次の世代につながり，次々とのちの世代に引き継がれていく」[2]という意味があります．このように，子どもは子どもなりに，親は親なりに互いに発達しうる存在として，人間の生涯にわたる発達をとらえているのがエリクソンの**人生周期説（life cycle theory）**です．表1に示されているようにエリクソンは人生周期を，乳児期，幼児前期，幼児後期，学童期，思春期・青年期，成人期，壮年期，成熟期の8つの段階に分けています．

心理社会的危機とは人生そのときどきのテーマまたは**主題**です．表1によると，「対」の左に記されているのがその時期の主題です．エリクソンは，人間はそれぞれの時期に，定められた主題を達成することができなければ，心の発達にとって危機的な状態（表1における「対」の右に記されている心の状態のこと）が訪れると述べていま

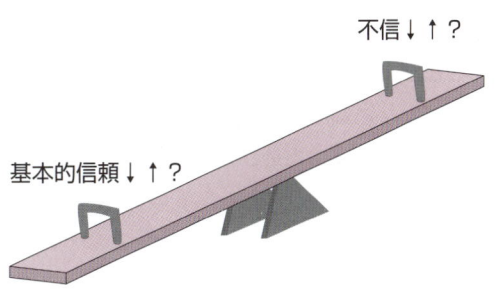

図2 相反する心理状態の均衡状態
その人の心の中で，基本的信頼と不信がどのようなバランスで保たれているのかということを表しています．

す．人生の8つの段階（時期）それぞれに，「人間の生涯を通して次々と展開されていく」心理社会的危機，すなわち主題がありますが，エリクソンは，この心理社会的危機を心の発達のために不可欠なものととらえています．心理社会的危機の「対」は，「○○校 対 △△校」のような「対」ではなく，**図2**のシーソーの図にあるように，たとえば，信頼感と不信感という相反する2つの心の状態が，どのようなバランスを保っているのか，というように，**相反する心理状態の均衡状態**を表している「対」と考えます．次に，それぞれ

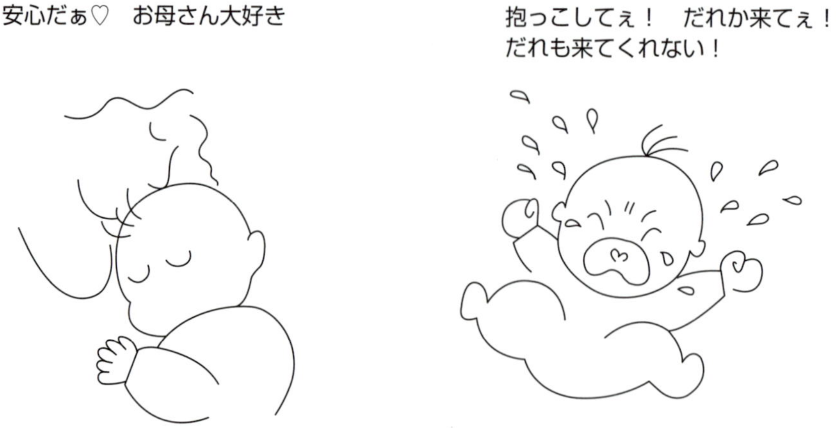

図3 乳児期（基本的信頼 対 不信）

の時期の心理社会的危機について説明します．

(1) 乳児期：基本的信頼 対 不信（図3）

　乳児は，自分の世話をしてくれる人の手がないと生きてはいけません．多くの場合，それは母親を介して，おっぱいを飲んでおなかがいっぱいになったり，オムツを替えてもらったり，という快刺激を1日に何回も途切れることなく繰り返し与えられます．やがて乳児は，このような快刺激を止むことなく続くものとして疑わなくなり，同時にそのような快刺激を与えてくれる人を信じるようになります．そのため，母親がたとえ目の前にいなくとも不安に思わなくなるのです．母親が「予測できる信頼のある外的存在」[9]となり，「心のなかに確実性をもつ存在」[9]になったということです．このような母親とのかかわりを通して，乳児は外界への信頼を得て，外界への信頼をもてるようになった自分自身や自分の力を信頼できるようになります．自分を信じる自己肯定は，生きる力そのものともいえる大切な心です．

　その反対に，乳児期に望む快刺激を得ることができず，生きていくことに対して絶えず不安な精神状態にあれば，外界を信じることはできません．外界に対する不信感ができてしまうと，「周囲は悪意に満ちてみえ，それに対して防衛する猜疑的な態度で生きていくほかなくな」[9]るのです．大人になっても周囲の人々に対して攻撃的な態度で接する人の場合は，この時期の不信感の表れと考えることができます．

(2) 幼児前期：自律性 対 恥・疑惑（図4）

　幼児前期に多くの幼児が独り歩きを始め，スプーンを使って自分で食べるなど少しずつ身の回りのことができるようになっていきます．このように，身の回りのことが自分でできるようになることを「自律性」といいます．ただし，「自律性」を獲得する過程とはつまり，生まれた家庭や社会，さらには文化により受け継がれた「しつけ」という形で，親からコントロールされ始める，ということでもあるのです．乳児期は，自分の欲求のままに好き勝手やっていても親には何もいわれなかったのに，幼児前期では「自律性」獲得の過程で，親という「外部からの圧力」の支配を受けなければなりません．1人でこれができる，という喜びだけに終わらず，児は，親が何気なく使う「外から帰って手を洗わない子はブタさんになっちゃうよ」などという言葉によって，「自分がブタ!?」という恥の感覚を経験することになります．このような経験が多すぎる場合，自分が他者に支配されている感覚と同時に，自分は何もできないという無力感から自己疑惑の感覚を経験することにもなりかねません．「しつけというプロセスが，決して簡単に自律性を獲得する方向のみで動いていくものではなく，必然的に多少なりとも恥や疑惑の体験を引き受けていかざるをえない」[9]のです．

　幼児前期に，「自分は母親とは違う」ということが理解できるようになり，自意識が育っていき

すごいでしょ！　1人で食べられるもんね！　　　　手洗ってないけど私ブタじゃないもん！

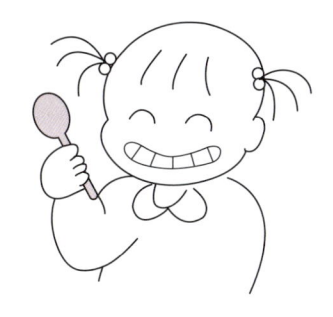

図4　幼児前期（自律性　対　恥・疑惑）

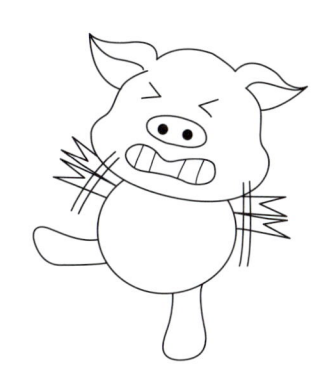

わぁ～い！　何して遊ぶ？！　あれして遊ぼ！　　　ぐっぐっ，先生に怒られた…！

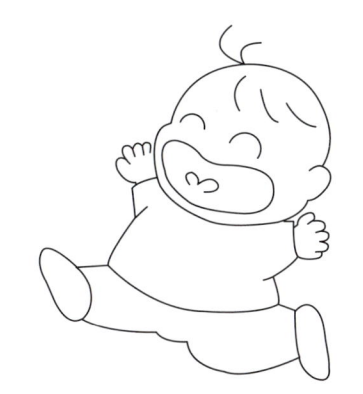

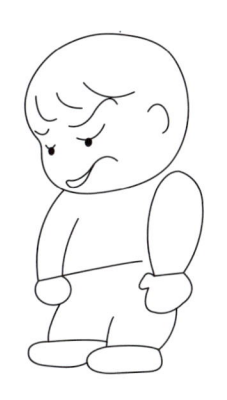

図5　幼児後期（自主性　対　罪悪感）

ます．「"自分"の心理的内界として，他人と区別された領域が形成され始める」[9]時期と，このしつけのプロセスは密接に関係しているのです．

(3) 幼児後期：自主性　対　罪悪感（**図5**）

　4，5歳の幼児は，活動的でエネルギーに溢れています．**「"自分"から"自発的"に動こうとすること」**を**「自主性」**とよびます．自主性は，その後の児に必要な，やる気や独立心の感覚の獲得に必要です．しかし，この時期の幼児は，「1つの目的のために，同じ行動を飽くことなく繰り返し動き回る」ため，同じ年ごろの幼児とぶつかり，ケンカになることも少なくありません．そのため，自分にとってとても強く，また素敵にみえるあこがれの存在である親や先生から叱られることにもなりがちで，大好きな人から怒られるという不安や罪悪感につきまとわれることにもなります．このように，幼児後期は，**確固たる自主性の感覚を優先させすぎたあとに起こりうる，不安や罪悪感とのあいだを行き来しながらも，同じ年ごろの児と何かを一緒に作ったり計画したりする**ことをひたすら望み，積極性の感覚を得ていくのです．

(4) 学童期：勤勉性　対　劣等感（**図6**）

　エリクソンは，乳児期の自分は「与えられた自分」，幼児前期の自分は「なりたい自分」，幼児後期の自分は「こうなると思い描く自分」だといっています．その言葉を借りると，**学童期の自分は「学習することによって作られる自分」**[13]です．学校では自己を律し，徹底した義務感のもと課題をこなしていくことが求められます．それは，たとえ課題を完成させたとしても楽しいばかりではなく，苦しいことが多いものです．学童期の課題

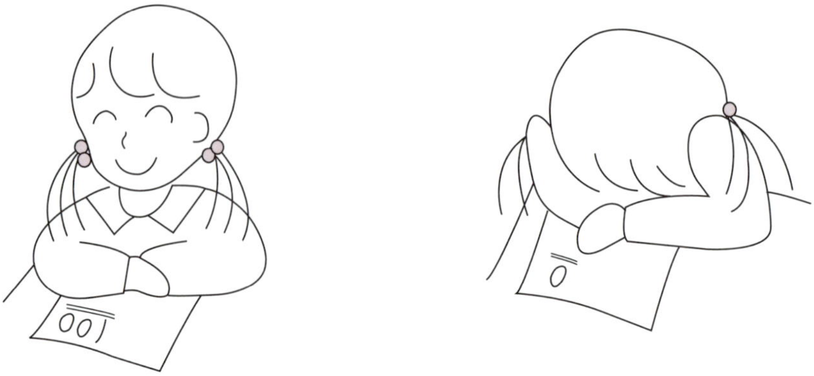

イエ〜イ！ また100点！　　　どうしよう…もうやだ

図6　学童期（勤勉性　対　劣等感）

を苦痛な仕事として終わらせないためには，乳児期に基本的信頼を得て，幼児前期に自律性を獲得し，幼児後期に自主性をもって行動できるようになる必要があります．学校という1つの世界は，それ独自の目標や限界をもち，児にとって達成感や失望感を感じる場所として存在するともいえます．学校の勉強についていけなかったり，友達とうまくつきあえなかったりすれば「劣等者としての自己意識」が植えつけられます．そして，自分を信じて仕事に取り組むために必要な心の状態である「自己有能感」を感じることは困難となってしまいます．

(5) 思春期・青年期：アイデンティティ　対　アイデンティティの拡散（図7）

　子ども時代に別れを告げたいま，思春期の主題は「自分探し」となります．アイデンティティとは一言でいうと，「"自分とは何者？"という問いに対して肯定的かつ確信的に答えられる」[5]ことです．ただそれは，「他者もおおむね自分と同様の見方でみてくれているという相互の認識の一致が必要」[5]だといわれています．そのため，自分とは何者かという答えを探すためには，「集団のなかで自己や他者をみつめること」[5]が必要となります．

　エリクソンは，アイデンティティの形成には2つの要素があるといっています．要素の1つは，歴史性または時間性です．これは過去の自分と現在の自分とのつながりを絶とうとせず，現在の自

自分探し中…

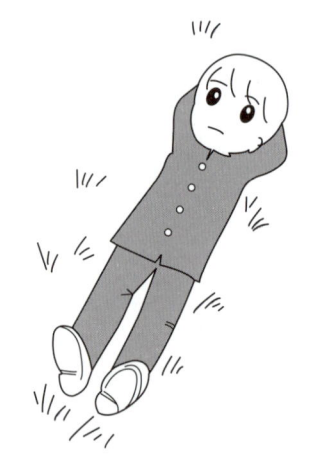

何だよ，自分って… 見つかんないし…

図7　思春期・青年期（アイデンティティ　対　アイデンティティの拡散）

分が過去の自分にしっかりと根ざしているということに自信がもてる感覚です．たとえば，性同一性障害をもつ人の場合は，自分自身の過去の性別と現在の性別とのあいだのつながりに確信がもてないため，性のアイデンティティの確立はより困難なものになることが推測できます．要素のもう1つは空間性です．これは他人と自分との共通性を認めながらも，自分自身の独自性も認めることができる感覚です．自分も他人も受け入れるためには，「自分は自分であり，他人は他人である」[9]という意識が必要なのです．しかし，たとえば移民としてある国に暮らす2世や3世の場合，自

この人を選んだ！　この人と一緒に！　　　　　　　１人で不安…寂しい…怖い

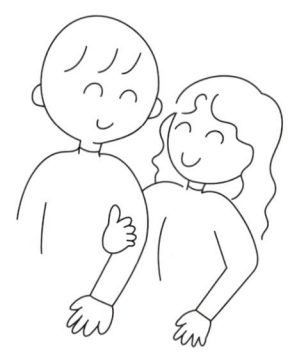

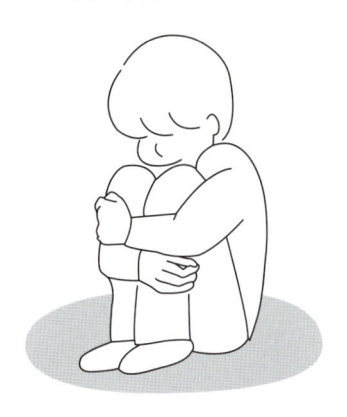

図8　成人期（親密性　対　孤立感）

宅では自身のルーツともいえる民族的文化のなかで暮らしているものの，学校や外ではその国の文化にさらされることになります．自分が立っている場所による異なる経験によって，他人と自分との共通性や自分自身の独自性への答えすら見つからず，自分はいったい何者なのかわからなくなることもあるでしょう．そうすると，「できるだけ他人と心理的距離をとろうとしたり，他人に自分が飲み込まれてしまう恐怖を感じて」[9]しまうかもしれません．そのような孤独や敵対を感じることは，空間的な「自分」を確認しようとするアイデンティティの形成が困難な状態だといえます．さらに，けがや病気によって障害を抱えることになった場合も，アイデンティティの再形成が必要になり，新たな自分探しは容易ではないことが推測されます．

(6) 成人期：**親密性　対　孤立感**（図8）

思春期・青年期が終わるまでに，これが本当の自分だとわかった人は，他者と真の親密な関係をもつことができるでしょう．親密性とは「**自己を喪う危機にさらされても他者と親密な関係を作りあげることができる能力**」[9]のこと，つまり結婚です．異性と出会い，それまでの人生で，もがいて探してたどり着いた本当の自分を無にしてもかかわり合いたいと思えることが，「無にすべき自己がしっかりとしている」[9]ことであり，「無にしても喪われない自己への信頼」[9]があるということです．「自己喪失の恐怖」のために対人関係に入り込まず，常に「心理的距離」をとっていればその人は社会から孤立してしまいます．エリクソンは，孤立とは「**誰からも離れ，"誰からも目を向けられぬ状態"にあることへの恐怖**」[4]だといっています．特筆すべきは「状態」ではなくて「状態への恐怖」だという点です．

親密性の獲得と経験によって，「他者と共有する或る生活パターンに対する確信を与え」[4]，それを，より広い世界に適用させることができるようになるのです．と同時に，「個人的同一性（アイデンティティ）を保証し」[4]，一人ひとりが深く親しい"相手"を通して"私"を確認するのです．

(7) 壮年期：**世代性　対　停滞感**（図9）

成人期の後半ともいえる壮年期の主題は世代性です．世代性とは，**次の世代を育て，導くことへの関心**を指しています．簡単にいえば児を生み育てることですが，単に自分の児を生み育てることだけではなく，職場で後輩を育てたり，芸術の世界で弟子に指導したりなどのように，社会的な育成や芸術的な伝達も含まれます．成人になるということは「**生んだもの，作ったものに責任をもつ**」[9]ということです．次の世代にかかわることは，「次の世代に"何かしてやる"」[9]のではなく，「求められることによって与え，与えることによって求められる」[9]関係のなかで，自らの世界も広がり，**自己愛的な生き方から逃れることができる**ということなのです．

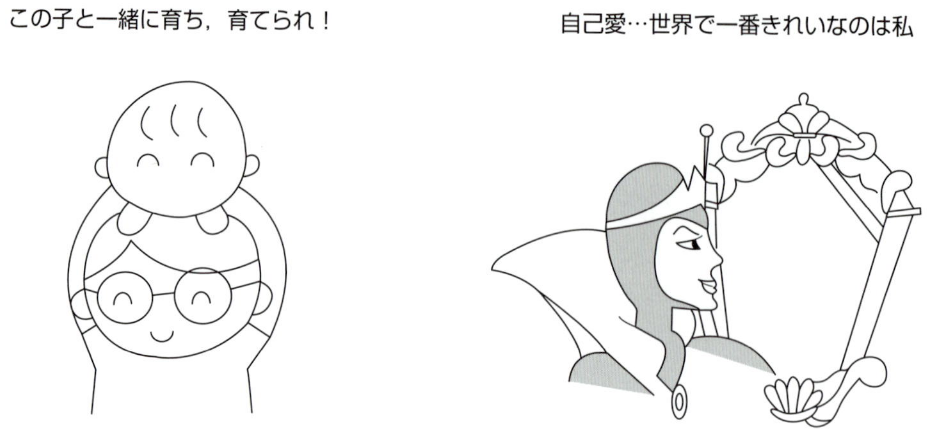

この子と一緒に育ち，育てられ！　　　　　自己愛…世界で一番きれいなのは私

図9　壮年期（世代性　対　停滞感）

いい人生だった…
もう何も思い残すことはないよ　　　　　わが人生後悔ばかり…

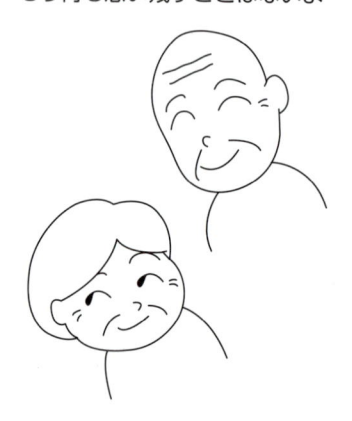

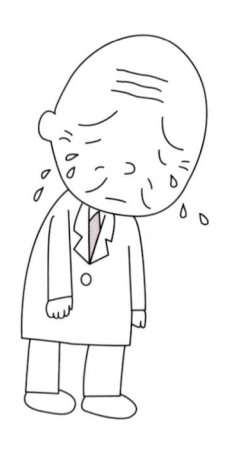

図10　成熟期（統合性　対　絶望感）

　世代的なかかわりの経験がなければ，自分自身にしか関心がもてず，自己没頭あるいは過度の自己愛的な生き方に傾きがちで，人格が停滞してしまうことにもなりかねません．

(8) 成熟期：統合性　対　絶望感（図10）

　人生最後の成熟期は，人間の生涯を完結させる重要なときです．統合性とは「自分の唯一の人生を，取り替えを許されない，あるべき人生だったとして受け入れる力」[9]です．統合性を獲得できれば，心理的に安定し，人間的に円熟し，平安な境地に至り，自分のそれまでの人生を受け入れることができます．と同時に，そうして初めて，死を避けることができないものとして受け入れることができるのです．また，それは「自分が残すものを引き継ぐ，次の世代が信じられる」[9]ということでもあります．

　自分のたった1つの人生を受け入れることができなければ，後悔や死は恐怖となり絶望となって迫ってくるでしょう．

　最後に，エリクソンによると，それぞれの段階の主題を達成するかしないかは，次の段階の主題の達成に大きな影響を与える．しかし，主題を達成するしないにかかわらず，人間はすべての発達段階を通過していくということです．

2）ピアジェの発達理論の特徴

　ピアジェ（Jean Piaget, 1896〜1980）はスイスの児童心理学者で，思考（知能）の発達段階のモデルを理論化しました．1920年代に研究所付属幼稚園での児の思考の発達について研究を始めると，1930年代には知能の発達の基本的概念を

生きるためにおっぱいを吸います

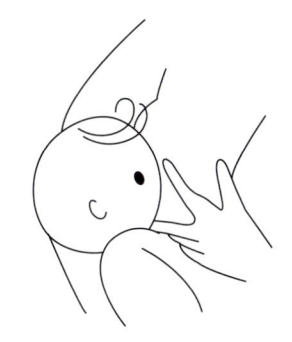

図11 感覚運動的段階，第1段階－生後0〜1カ月

（2つの手を見て）これはなんだ？
動くわぁ．楽しいかも

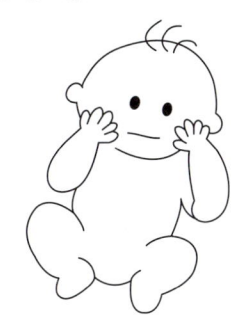

図12 感覚運動的段階，第2段階－生後1〜4カ月

おもちゃも持てるようになったし，
ガラガラは楽しいわぁ〜

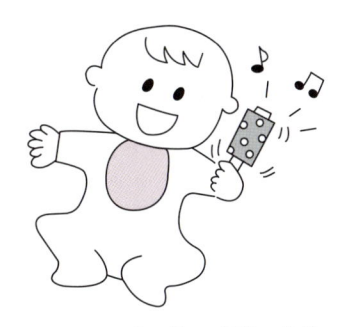

図13 感覚運動的段階，第3段階－生後4〜8カ月

明らかにし，1950年以降には**「発生的認知理論」**を提唱し，知能の発達における発生的段階説を示しました．

発生的認知理論

　ピアジェは心理学者ですが，もともと生物学を研究していたため，生物学的な考え方が基本にあるといわれています．知能の発達も同じで，その発生過程を生物学的に理解しようとするなかで，発生的認知理論の体系を築きました．ピアジェによると，思考（知能）の発達は出生直後から働く反射的運動から始まって，高次の思考形態へと変化していくその過程だということです．その過程で児は**シェマ（schema．自分が行うことができる行動）** を通して外界とかかわり，順序に合わせて生じる新しいシェマを獲得しながら知的好奇心を満たしていきます．

　ピアジェはそれぞれのシェマが出現する順序性に重きをおいています．ただし，シェマが順序を踏んで生じてくるのは，児が環境とかかわっているからであって，「経験の果たす役割」が重要になると述べられています．

　ピアジェが示した発生的認知理論は，出生直後から2歳までの**感覚運動的段階**と，2歳以降の**表象的思考段階**に大きく分けられます．感覚運動的段階はさらに6段階に，表象的思考段階は4段階にそれぞれ分けられています．ここでは乳児以降の知能がどのように発達していくのか，ピアジェの発生的認知理論を通して詳しくみていきましょう．

（1）感覚運動的段階－0〜2歳

①第1段階－生後0〜1カ月（図11）

　おっぱいを吸うなどの**反射的な活動**，反射的なシェマを行使して外界を取り入れていく段階．

②第2段階－生後1〜4カ月（図12）

　自分の体に限った繰り返しの感覚運動，たとえば，手を開いたり閉じたりなどのシェマを行使して外界を取り入れていく段階．これは**第一次循環反応**とよばれます．

③第3段階－生後4〜8カ月（図13）

　物を使用しての繰り返しの感覚運動，たとえばガラガラを繰り返し振って喜ぶなどのシェマを行使して外界の事物（ガラガラ）に働きかけ，外界に変化（ガラガラを振って音を出す）をもたらす自分の動作に興味をもっていく段階．これは**第二次循環反応**とよばれます．また，第3段階以前は，「見る」ことと「つかむ」ことが独立してい

隠したって無駄だよ〜ここにあるの，わかってるから

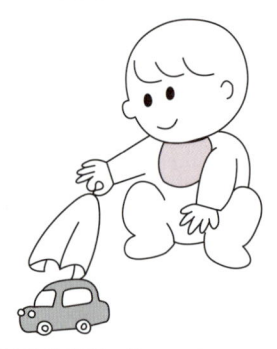

図14 感覚運動的段階，第4段階−生後8〜12カ月

えーっと，こうでもない，ああでもない！

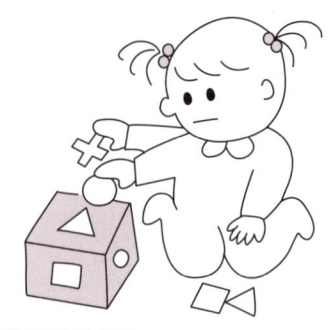

図15 感覚運動的段階，第5段階−生後12〜18カ月

たのが，第3段階からはこの2つが統合されて，「見た物をつかむ」という新しいシェマが生み出されます．さらに，普段使っている哺乳瓶を布でくるんで，乳首の部分だけ見せられても，第2段階ではそれが一体何なのかわかりませんが，第3段階になると哺乳瓶だとわかります．このように，第3段階では物の一部を見るだけで，その物がわかるようになります．

④**第4段階−生後8〜12カ月**（図14）

児が遊んでいた玩具に布をかぶせてみると，第3段階までの乳児は，玩具が見えない＝玩具は存在しないと考えます．しかし，第4段階になると，すぐに布を払いのけて，玩具を取り出します．これは，「**物の永続性**」の理解とか，「**物の保存**」**の成立**とよばれています．物が見えなくなっても，物は物自体として存在するという，物の概念の基本ができ上がるということです．また，布を払いのけて玩具を取り出すという行動のなかでは，手で布を払いのけるという手段的なシェマと，玩具を取って遊ぶという目的的なシェマの2つが協応して働き「**手段−目的関係**」として組み立てられます．このことは，乳児が自分の行動を引き起こす前に，何のために行動するのかという目的をもてるようになる，言い換えれば「**事前に意図をもった行為が可能になる**」[8]ということです．

⑤**第5段階−生後12〜18カ月**（図15）

物を使用したバリエーションのある繰り返しの行動ができるようになります．たとえば，1つの

このあいだこれやったから，もうわかるよ

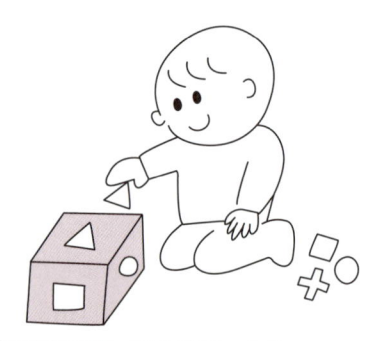

図16 感覚運動的段階，第6段階−生後18〜24カ月

ボールを単に，投げて喜ぶのではなく，高く投げてみたり遠くに投げてみたりなど，投げ方をいろいろ変えることを試みる段階ということです．これは，**第三次循環反応**とよばれています．第一，二次循環反応と異なり，「調節的要素が大きくなり，それが柔軟性を伴ってきて，自分で変化を作り出す」[8]反応です．別の言い方では，**ある目的のために試行錯誤ができるようになる**，ということでもあります．

⑥**第6段階−生後18〜24カ月**（図16）

第6段階で感覚運動的段階が完成します．第6段階になると，それまで自分が行っていたさまざまな**シェマが内面化**してきます．ある目的のために，実際に試行錯誤しなくても，それまでの経験から頭のなかである程度「ああすればこうなるからこうして」のように考えることができるようになります．それまでは外に出していた行動を外へ

ちらしずしです．どうぞ

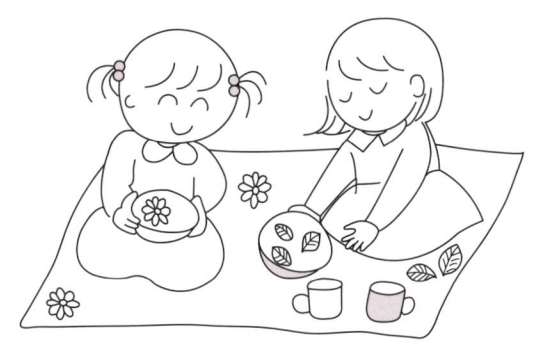

図17　象徴的思考段階－2〜4歳ごろ

こっちが多い！

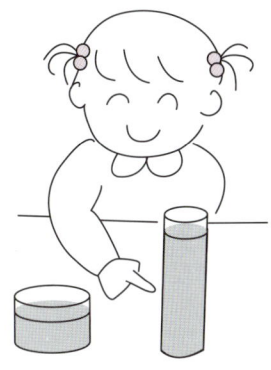

図18　直観的思考段階－4〜7, 8歳ごろ

出さずに頭のなかでやれるようになることは，感覚運動的段階に続く，表象的思考段階における表象活動として，「イメージや概念」とともに思考活動の基本になっていきます．

(2) 表象的思考段階－2歳から（図17）

①象徴的（前概念的）思考段階－2〜4歳ごろ

　積み木を車にみたてたり，葉っぱをお皿にみたてたりなど，さまざまな物を他のさまざまな物にみたてて遊ぶ象徴的遊びが盛んになります．言葉も増えていく時期ですが，知っていることの分類や整理はまだできず，前概念的思考段階といえます．

②直観的思考段階－4〜7, 8歳ごろ（図18）

　「直観」は，感覚的に物事を瞬時に感じ取る「直感」とは異なり，「自然のままの経験的データ」または「推理を用いず直接的に物事を知覚すること」です．この時期になると，知っていることの分類や整理ができるようになり，「概念」の枠組みができてきます．バラバラだった経験や事象がお互いにつながりまとまるのです．ただ，その際の判断はまだ直観的で，状況の理解のしかたが，そのときどきの知覚的に目立った特徴によって左右されます．たとえば，同じ量のジュースを，細長いコップと幅広いコップにそれぞれ注ぎ，どちらが多いかと聞かれたら，直観的思考段階の児は，縦長のコップに入っている水面の高さで勝っているジュースのほうが多いと答えるでしょう．これは不変量の「保存」が十分成立していないということです．論理的な思考の枠組みが

クワガタがどの木に集まるか調べたよ

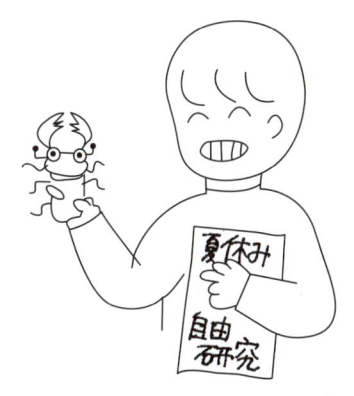

図19　具体的操作段階－7, 8〜11, 12歳ごろ

できつつあるものの，「『知覚の束縛』から抜け出せない」[8] 時期なのです．

③具体的操作段階－7, 8〜11, 12歳ごろ（図19）

　具体的操作段階では，その対象は自分が具体的に経験し，理解し，確かめられる範囲のものに限られますが，「知覚に惑わされることなく，自分の頭のなかで筋道を立てて物事を考えることができる」[8] ようになります．

④形式的操作段階－11, 12歳ごろ〜（図20）

　形式的操作段階では，具体的な対象物から離れて思考を進めることができるようになります．仮説を立てて検証的に物事を考えることができるため，現実にはありえない結論に到達したとしても，それがある仮定から出発して，正しい論理形

論理として，ヒトは素足で水面に立つことができるか？

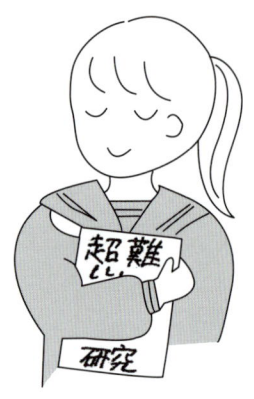

図20 形式的操作段階－11, 12歳ごろ～

式に導かれて出された結論であれば受け入れることができます．なぜなら，形式的操作は現実そのものを扱うのではなく，命題を扱う操作だからです．

3）フロイトの発達理論の特徴

フロイトはオーストリア出身で精神分析学の創始者です．精神分析学では人間の心は「イド（id）」，「自我（ego）」，「超自我（superego）」の3つの要素からなり，発達するにつれて要素同士の関係が複雑になると説明しました．これを，「心的装置理論」といいます．イドは本能や衝動の源で，出生時から存在しているものです．自我は，外界とイドの欲求とのあいだの葛藤を調節する心の部分です．超自我は，社会のなかでの他者とのかかわりを通して学んだ「善し悪し」の原則で，心の道徳的な部分です．外界とイドの欲求とのあいだの葛藤を調節する自我は，常に葛藤をうまく調節できるとは限りません．その際に自我は「防衛機制」を使い，自分を守ります．

心理性的発達論

心理性的発達論とは，人格が幼少時代にいかに形成されるかを説いたもので，フロイトは，人格の発達は，乳幼児期から青年期にかけて，口唇期（乳児期），肛門期（幼児前期），男根期（幼児後期），潜在期（学童期），性器期（思春期以後）の5つの発達段階を踏むと考えました．また，それぞれの段階には特定の身体的快感帯があり，その快感をエネルギーとして人格が発達していくと説いています．

(1) 口唇期－生後0～12カ月

生後1年間の乳児の身体的快感帯は口唇です．おっぱいを吸う吸引・吸啜反射は生きるために重要な反射だといえますし，乳児は何でも口に入れてしまうように，口唇部の刺激に対して快感を感じます．フロイトは，口唇部の刺激が満たされない場合は，過度に他人に依存し，喫煙や飲酒，過食，また爪噛みといった問題につながりやすいといっています．

(2) 肛門期－1～3歳

1～3歳の幼児は，排泄時の肛門が身体的快感帯です．この時期，幼児は，親によるトイレ（排尿や排便）のしつけを経験し，叱られたり褒められたりします．それらを通して自分をコントロールできるようになると，自信がつき，達成感や自立を感じます．フロイトは，この時期の親の態度が児の人格形成に多大な影響を与えるといっています．たとえば親がトイレトレーニングに対して厳しすぎると，けちで頑固，几帳面，神経質な性格が形成されやすいといわれます．

Topics トピックス

・ピアジェの「心の理論」は，人間にとって非常に大切な理論です．「他者は自分とは別の心をもっている」という「心の理論」の形成が不十分の場合，他者の立場に立って物事を考えることができないからです．ピアジェは，幼児期の思考の特徴として「自己中心性」があり，「自分の知っていることは他の人も知っている，自分が見えているものは他の人も見えている」と考えるとしています．5歳を過ぎたころから，徐々に自己中心性から脱却し，心の理論が形成されると，他人の視点から物事をとらえることができるようになります．

(3) 男根期－3～6歳

3～6歳の幼児は性器に関心がいきます．そしてこの時期，幼児は男女の違いを学びます．男児は父親に対して母親の愛情を奪うライバルのようにみて，父親と代わりたいと思うようになります．それを「エディプス・コンプレックス」とよびます．児はそれぞれ異性の親の愛を得るために，男らしさや女らしさを身につけていき，同性の親のパーソナリティを摂取して成長していきます．

(4) 潜在期－6～12歳

この時期は性的感情が静かになります．学校に入り，学習や知的活動，友人づくりにエネルギーが注がれるためです．潜在期には，さまざまな社会的スキルやコミュニケーションスキルを通して自信をつけることが重要になります．

(5) 性器期－12歳以降

この時期は思春期にあたり，第二次性徴の発現とともに性的衝動や性欲が高まります．異性への強い性的関心が発達します．フロイトによると，性器期までの心理性的段階が満たされていれば，他人の幸福を思いやれる人になります．

●非漸成的発達論

ここでは漸成的発達論とは異なる視点から発達をとらえた研究者とその発達論について簡単に紹介します．

1) ゲゼルの発達理論の特徴

ゲゼル（Arnold L. Gesell, 1880～1961）は米国の発達心理学者です．乳幼児の発達過程を観察し，児の発達には「成熟」が優位な影響を及ぼすという「成熟優位説」を説きました．これは，一卵性双生児を対象に階段上りの研究を行ったところ，階段上り練習の有無にかかわらず，2人とも同じ程度に階段を上ることができたという結果に基づいています．児が階段を上ることができるようになるためには，早くから練習をさせればよいというわけではなく，階段を上るには身体的に適した成熟期があり，そこに達していることが必要，つまり，児は身体的に十分成熟すれば，いずれ自然に階段を上るようになるということです．ある課題を行うことができるまでに，身体的，神経生理学的に準備が整っていることを，成熟優位説に基づき「レディネス」とよんでいます．

2) マックグローの発達理論の特徴

マックグロー（Myrtle McGraw, 1899～1988）は米国の発達心理学者です．マックグローによる，ジミーとジョニーという双子に対する研究はよく知られていますが，その研究によって，マックグローは，乳児の初期の運動スキルのうち，トレーニングによって獲得されるものと，自然に起こる運動発達として決まっているものを分類しようとしました．そのため，双子の1人であるジョニーは，座位や歩行などの一般的な運動スキルから，水泳やローラースケートなどの運動トレーニングを日常的に行いました．その結果，ジョニーの運動スキルのパフォーマンスは，最初のうちはある程度の効果を示したものの，長期的にみると，2人の運動スキルに大きな違いを示すことはありませんでした．マックグローもゲゼルと同様に，成熟優位説を支持し，とくに児の移動能力に関しては，練習による特定の運動スキルの向上と大脳皮質の発達は同時に起こると主張し，「レディネス」の重要性を明言しました．

3) テーレンの発達理論の特徴

テーレン（Esther Thelen, 1941～2004）は米国の発達心理学者です．テーレンは，乳児の歩行やリーチ動作観察を通して，既存の発達理論では説明できない点があることに気づきました．既存の発達理論での，乳児を受け身の存在とみなし，乳児の運動発達は遺伝的な決定の結果だとする見解に対して，「ダイナミックシステム論（dynamic systems theory）」とよばれる新しい発達理論を展開しました．「ダイナミックシステム論」によると，乳児の行動は，神経系の発達が決定するのではなく，乳児のおかれた状況に影響を受けること，また，行動は，決まった運動プログラムや反射や反応のまとまりのなかにあるのではなく，環境によると説いています．

「ダイナミックシステム論」の根本的概念は，発達はダイナミックで，動作は臨機応変でありながら安定しているということです．これは，試行錯誤を経て，一度自分にとってベストな動作パ

ターンが決まると，その動作パターンは変わることなく，頻繁に行われるようになるということです．さらに，ある動作パターンを決めるのは，その児のスキルや意図，環境や課題そのものの性質で，それらが緩やかに関係し合う状態などさまざまな要因が考えられると述べています．

4）エーデルマンの発達理論の特徴

エーデルマン（Gerald Maurice Edelman, 1929〜2014）は，1972年にノーベル医学・生理学賞を受賞した米国の脳神経科学者です．エーデルマンは「神経細胞群選択説（Theory of Neuronal Group Selection = TNGS）」を提唱することで，脳や神経系の柔軟で複雑なシステムがどのように発達していくかを説明しています[14]．同説によると，脳はその発生過程において，変化に満ちた環境に対応しながら，さまざまな神経細胞群やシナプス結合パターンを形成し，出生後も児の脳内神経細胞群やシナプス結合パターンは，おのおのの環境に適応するために必要とされるものだけが生き延びて保存され，より多彩に変化し強化される一方で，必要とされず活動しない神経細胞群やシナプス結合パターンは消滅していく「自然淘汰」が働くということです．つまり，乳児が行動を通して経験するさまざまな外部刺激が変化すれば，脳は生き残るために，自らを環境に適応させるべく，変化した刺激に適応している神経細胞群を選択的に保存し，適応していない細胞群を衰退させると示唆しました．さらに，エーデルマンは，見たり聞いたり触れたりなどの感覚刺激や情報が，新たな脳内のシナプス結合の生成や強化にとって非常に重要であると述べています．

確認してみよう！

- 発達は子どもの時代で終わってしまうのではなく，一生涯を発達の過程とみなし，人生周期説を唱えたドイツ生まれの精神分析家は（ ① ）です．
- 人生周期説では人間の生涯を（ ② ）段階に分けています．それぞれの段階には，その時期の心の発達のためにはなくてはならない主題である（ ③ ）が定められています．
- 「"自分とは何者？"という問いに対して肯定的かつ確信的に答えられる」ことを（ ④ ）といいます．
- 思考（知能）の発達段階のモデルを理論化したスイスの児童心理学者は（ ⑤ ）です．
- 発生的認知理論は，出生直後から2歳までの（ ⑥ ）段階と（ ⑦ ）段階に大きく分けられます．
- 児の知能は，自分が行うことができる行動である（ ⑧ ）を通して外界とかかわることによって発達します．
- 物が見えなくなっても，物は物自体として存在するという概念の形成を（ ⑨ ）の理解とよびます．
- 「知覚の束縛」から抜け出せない時期を（ ⑩ ）思考段階とよびます．具体的操作段階では，知覚に惑わされることなく，自分の頭のなかで筋道を立てて物事を考えられるようになります．

解答

①エリクソン　②8　③心理社会的危機　④アイデンティティ　⑤ピアジェ　⑥感覚運動的　⑦表象的思考　⑧シェマ　⑨物の永続性　⑩直観的

（倉本アフジャ亜美）

引用・参考文献

1) 佐々木正美：あなたは人生に感謝できますか？ 講談社，2014．
2) 服部祥子：生涯人間発達論．第2版，医学書院，2011．
3) 上田礼子：生涯人間発達学．改訂第2版，三輪書店，2005, pp13-15.
4) E.H.エリクソン：ライフサイクル，その完結．みすず書房，2001．
5) 宮下一博：友人関係とアイデンティティ発達．発達77(20)：49-55，1999．
6) 新井清三郎：ゲゼル，A.L.．別冊発達4 発達の理論をきずく（村井潤一編），ミネルヴァ書房，1997, pp105-125.
7) 三好暁光：フロイト，S.．別冊発達4 発達の理論をきずく（村井潤一編），ミネルヴァ書房，1997, pp11-32.
8) 岡本夏木：ピアジェ，J.．別冊発達4 発達の理論をきずく（村井潤一編），ミネルヴァ書房，1997, pp127-162.
9) 鑪幹八郎：エリクソン，E.H.．別冊発達4 発達の理論をきずく（村井潤一編），ミネルヴァ書房，1997, pp193-216.
10) 麻生 武：I 認知論の系譜 ピアジェ．別冊発達20 発達の理論－明日への系譜（浜田寿美男編），ミネルヴァ書房，1996, pp16-32.
11) 衣笠隆幸：IV 精神分析学の系譜 フロイト・ユング・エリクソン．別冊発達20 発達の理論－明日への系譜（浜田寿美男編），ミネルヴァ書房，1996, pp156-194.
12) 子安増生：ピアジェ課題．別冊発達15 現代発達心理学入門（無藤 隆編），ミネルヴァ書房，1993, pp170-180.
13) Erikson, EH : Identity and the Life Cycle. W. W. Norton & Company, Inc., 1980, p87.
14) ジェラルド・M・エーデルマン（冬樹純子訳）：脳は空より広いか 「私」という現象を考える．草思社，2007, pp49-66.

第3章　発達検査

発達検査

エッセンス

- 発達検査は，児を客観的に評価するために，障害の有無の鑑別，重症度や症状の分類，発達の確認，介入の効果判定などに使用します．
- 検査の方法には**間接検査法**と**直接検査法**があります．
- 発達検査は**標準化**されている評価尺度を使用しなければなりません．数ある検査法のなかから使用目的に応じて正しく使い分ける必要があります．
- 評価尺度には，**判別的な尺度**，**予測的な尺度**，**評価的な尺度**があります．
- 新生児期の評価には，**Dubowitz新生児神経学的評価法**，**自発運動評価（General Movements Assessment：GMs Assessment）**などがあります．
- スクリーニング検査には，**DENVER Ⅱ－発達判定法**，**遠城寺式・乳幼児分析的発達検査法**，**日本版ミラー幼児発達スクリーニング検査**などがあります．
- 包括的な発達検査法には，**新版K式発達検査**，**乳幼児精神発達質問紙（津守式）**，**ベイリー乳幼児発達検査**などがあります．
- 運動評価には，**アルバータ乳幼児運動発達検査法（Alberta Infant Motor Scale：AIMS）**，**ミラニーの発達チャート**などがあります．
- 障害児のための評価には，**粗大運動能力尺度（Gross Motor Function Measure：GMFM）**，**粗大運動能力分類システム（Gross Motor Function Classification System：GMFCS）**，**子どもの能力低下評価法（Pediatric Evaluation of Disability Inventory：PEDI）**などがあります．
- 知能検査には，**ウェクスラー児童用知能検査 第4版（WISC-Ⅳ）**，**田中ビネー知能検査Ⅴ**などがあります．

発達検査とは？

児の理学療法・作業療法評価を実施するうえで最も重要なことは，児を理解することです．そのための方法の1つが発達検査です．児の発達を理解するためには，発達を記録する必要があります．そして発達を単に記録するだけでなく，他の児とどこがどのように違うのか，発達のどの部分に問題があるのか，どのような発達の遅れや歪みがあるのかといった客観的な評価も当然必要です．また，1人の児を経過観察するためにも発達の評価と記録が必要です．

●発達検査の目的

一人ひとりの児に対する介入計画を立て，適切な理学療法・作業療法の介入方法を選択する臨床判断をするうえで，発達検査はとても有用です．発達検査は，障害の有無を鑑別したり，児の発達レベルや活動レベルを同年齢の健常児と比較したり，障害の重症度や症状を分類したり，予後予測したり，介入の効果判定をしたり，保護者への指導の達成度を評価したりする目的で使用します．また，臨床評価のなかでの仮説を裏づけたり，介入の必要性を検討したり，適切なゴール設定などの臨床判断をしたりする際に，発達検査の結果はとても役に立ちます．

●発達検査の方法

発達検査は，本人や家族へのインタビューやアンケート，児の動作や行動の観察，児へ課題を提示してその達成度を評価することなどによって実施します．いくつかの検査を組み合わせることで，児の発達を包括的に評価することができます．その組み合わせ方や使用方法については，経験者の意見を参考にすることが重要です．また研究による今後の検討が必要です．

検査の方法は間接検査法と直接検査法に分けられます．**間接検査法**は，保護者など日常的に児の養育をしている者への質問をもとに発達を検査します．回答者の期待や誤解が反映されやすく客観性に劣る可能性がありますが，特別な設備や道具を使わずに簡便に実施できる利点があります．**直接検査法**は児自身に直接課題を与え，その反応をもとに発達状況を把握しようとするものです．比較的厳密な結果が得られますが，専用の検査用具を必要とすることが多く，限定的な場面での反応をもとにするため，日常行動がそのまま反映されるとは限らないことに注意が必要です．

標準化された発達検査とは？

児の発達を客観的に評価するために，発達検査は**標準化**されている必要があります．つまり，検査の目的が明確に示されており，**信頼性**（どの程度一致した結果を得られるか），**妥当性**（対象をどの程度測定できているか），**反応性**（どれだけ重要な変化を反映するか），**実用性**（評価に要する時間・労力）などの条件を適切に備えていなければなりません（トピックス参照）．

標準化された発達検査には，正常発達と比較する検査と，特定の障害や疾病について評価する検査があります．正常発達と比較する検査を実施する際に注意しなければならないことは，検査が開発されたときに参照した正常発達児の特性を十分に考慮しなければならないことです．というのも，発達は社会や文化に強く影響されます．欧米で開発されて，欧米の児の発達を基準にしている場合，そのままわが国の児に当てはまるかどうかの判断には十分な注意が必要です．また，特定の疾患や障害，特定の年齢層を対象とした評価尺度を，それ以外の対象者に適用することは基本的にできません．

●評価尺度の分類

Kirshnerら[1]は，発達検査を行う評価尺度を①判別的，②予測的，③評価的の3つに分けています．**判別的な尺度**とは，集団を分類化，あるいは層別化して分析を容易にする尺度のことです．障害を重症度別，あるいはタイプ別に分けることにより，診断・重症度の判定に使用します．判別的な尺度は時間的な安定性をもつ尺度です．**予測的な尺度**とは，将来を予測することを目的とした尺度です．児の現在の能力から将来問題をもつかどうかを予測できる尺度のことです．**評価的な尺**

度とは，治療効果の判定および継時的な変化をとらえる尺度です．臨床的に重要な変化に反応してスコアが変化する反応性をもつ尺度です．各尺度の目的を理解して使用することが大切です．たとえば，判別的な尺度を治療効果の判定や継時的な変化を追うという目的に使用してはいけません．

● **発達検査の選択**

担当児について，どんなことを知りたいかを決定することが第一です．多くの検査法が開発されているので，目的や対象者に応じて使い分けることが重要です．まず，国際生活機能分類[2]（International Classification of Function, Disability and Health：ICF）に基づいて（**図1**），児の能力面（何ができるか）を知りたいのか，遂行能力（実際の生活のなかで何をしているのか）を知りたいのか，環境面を知りたいのかなど，評価の目

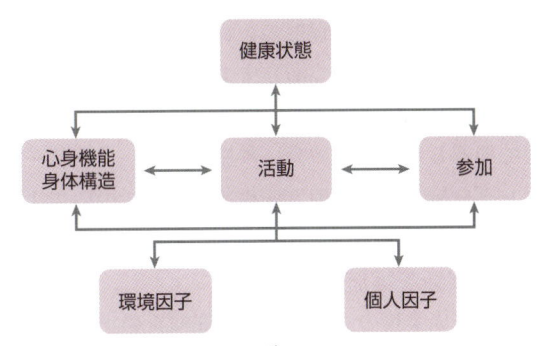

図1 国際生活機能分類[2]

的を明確にしたうえで，対象者に適した検査法を選択することが大切です．

● **発達検査の実施**

発達検査を実施し，その結果を正確に解釈するためには，それぞれの検査法の目的や背景をしっかり理解していなければなりません．また検査を

Topics トピックス

・発達検査は**信頼性**，**妥当性**が高くなければなりません．

・高い信頼性とは，対象者の状態が一定に保たれている場合，誰が，いつ，どこで，何回実施しても結果にほとんど差がないことです．信頼性には，内的一貫性，再テスト信頼性，検者内信頼性，検者間信頼性，測定誤差があります．もし信頼性が低ければ，真の差や変化を正確に知ることができない可能性があります．臨床評価において高い信頼性を維持するためには，特定のトレーニングを受けた検者が，マニュアルをきちんと読んで理解したうえで，マニュアルに従って評価とスコアリングの手順を一貫して実施・採点することが必要です．

・高い妥当性とは，評価尺度が，検査したい目的を十分に満たしている尺度であることです．妥当性には，構成概念妥当性（構造的な妥当性，仮説の検定，異文化間の妥当性），内容的妥当性（表面的な妥当性），基準関連妥当性などがあります．これらは証明するものというより，どれだけ妥当性に関する根拠を提示できるかにより判断されます．

・評価尺度の開発時，あるいは臨床や研究で使用する前にこれらの検証を行い，ほんとうに評価や診断に使用可能な尺度なのかを十分に検討します．発達検査を実施するときには，これら信頼性，妥当性が検討されている評価尺度であるかしっかりと確認したうえで使用するようにしましょう．

(Mokkinkら 2010)[3]

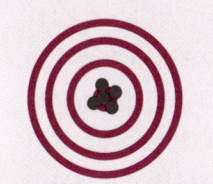

当たる場所が一定 ＝ 信頼性高い
的に当たっている ＝ 妥当性高い

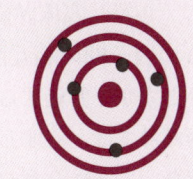

当たる場所が一定でない ＝ 信頼性低い
的に当たっていない ＝ 妥当性低い

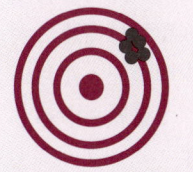

当たる場所が一定 ＝ 信頼性高い
的に当たっていない ＝ 妥当性低い

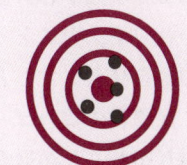

当たる場所が一定でない ＝ 信頼性低い
的に当たっている ＝ 妥当性高い

実施するために一定程度のトレーニングや学習を必要とするものが多くあります．経験者と一緒に評価したり，マニュアルや研究論文をしっかり読んで理解したり，講習会に参加したりしてトレーニングを積んで，評価方法や採点方法についてよく知ることが必要です．

● 発達検査を実施する意義

日常臨床業務のなかでは，発達検査の実施やその結果の解釈に十分な時間がとれないことが多く，発達検査の実施や普及を制限してしまっている現状があります．しかし，各種の検査法を日常業務のなかで十分に使用している理学療法士・作業療法士は，発達検査の使用は，児や保護者とのコミュニケーションを深め，介入計画を直接助けてくれるものであると報告しています[4]．また，評価記録を残していくことはデータを蓄積していくこととなり，それはエビデンスの蓄積となります．適切な検査法を実施して正確に評価することは科学的な根拠に基づく医療（evidence based medicine：EBM）の実践にもつながるのです．

● 臨床評価としての発達検査

当然のことですが，発達検査から得られた評価結果だけではなく，児の生活機能に影響を与えている他の因子について，臨床観察や聞き取りによる情報も十分に考慮して総合的な評価をしなければなりません．

発達検査の結果からICFの5つの因子（心身機能・身体構造，活動，参加，環境因子，個人因子）についての情報を得ることができるかもしれません．しかし臨床評価において大切なことは，それらの因子間の相互関係，つまりICFの矢印の向きと太さを評価することです．発達検査結果の内容だけでは，必ずしも児の理解につながるわけではないことに注意が必要です．とくに背景因子である環境因子の評価は重要です．障害の有無にかかわらず，児にとっての家族環境は発達に大きな影響を与えます．とくに幼少期の介入においては，保護者の望むゴールに向けて家族を中心として取り組むことが最も大切です．

1）新生児期の評価

（1）Dubowitz新生児神経学的評価法

Dubowitz新生児神経学的評価法（the neurological assessment of the preterm and full-term newborn infant）は1998年にデュボヴィッツ（Dubowitz）らによってスコアリングシステムが考案され[5]，新生児の成熟度評価，神経障害の早期診断に用いられるようになりました．

内容：6つのカテゴリー，①姿勢と筋緊張（posture and tone：10項目），②筋緊張のパターン（tone patterns：5項目），③反射（reflexes：6項目），④動き（movements：3項目），⑤異常所見／パターン（abnormal signs/patterns：3項目），⑥反応と動き（orientation and behavior：7項目）に分けられた全34項目から構成されます．

対象年齢：修正37〜42週

所要時間：15〜20分

スコアリング：各項目につき5段階（column 1〜5）で採点します（図2）[6]．修正週数別の採点表をもとにスコアリングし，合計点を算出します．

評価の実施：出版されているマニュアル[7]に従って評価します．一定のトレーニングを積むことで，より正確な評価が可能になります．

（2）自発運動評価（General Movements Assessment：GMs Assessment）

プレヒトル（Prechtl）ら[8]は早産児の運動を動画記録により観察し，外的な刺激に無関係に内因性に発生してくる明らかに識別できる自発運動様式を**general movements（GMs）**と名づけました．その後GMsの質の変化を乳児の神経学的予後を予測する指標として診断法を確立しました．

内容：GMsは受精後7週ごろより出現する，2〜3秒から数分間持続する全身を含む粗大運動です．変化しながら出生後も継続し，随意運動の出現とともに満期後15〜20週ごろまで観察されます．正常なGMsは，複雑（complex）で多様性（variable）があり，流暢（fluent）で優雅（elegant）な運動です．GMsは，受精後36〜38週以降に観察される力強いライジングムーブメント

姿勢 背臥位. 主に下肢の姿勢を観察するが, 上肢にも注意する. *主な姿勢を記録する.*	上・下肢ともに伸展位, もしくはごくわずかに屈曲している	下肢がわずかに屈曲	下肢は十分に屈曲しているが, 内転はしていない	下肢は十分に屈曲し, 腹部の近くまで内転している	異常な姿勢: a) 後弓反張 b) 著しい下肢の伸展と上肢の強い屈曲
上肢リコイル 児の両手を持ち, 体幹に沿って肘を伸展し, そのまま3秒数えて離す. 3回繰り返す.	肘は屈曲しない	肘はゆっくりと屈曲するが, 常にとは限らない. また不完全である	肘はゆっくりとより完全に屈曲	肘はすばやく完全に屈曲	強く曲がっていて肘の伸展が困難である
上肢牽引 手首を持ち上方に引き上げる. 肩がベッドから離れて持ち上がる間の上肢屈曲と抵抗感に注意する. *左右別々に検査する.*	肘は伸展したまま. 抵抗感なし	肘はわずかに屈曲するか, 少し抵抗を感じる	肘は肩が持ち上がるまで十分屈曲し, その後, 伸展する	肘の屈曲を約100°で保持する	肘屈曲を100°未満で保持し, 体幹も挙上する
下肢リコイル 児の両足首を検査者の片手で保持し, 股関節・膝関節を屈曲したのち, すばやく伸展し離す. 3回繰り返す.	屈曲なし	不完全または種々の屈曲	完全だがゆっくりと屈曲	完全にすばやく屈曲	強く曲がっていて下肢の伸展が困難である
下肢牽引 足首を持ち, 上方へ下肢を引き上げる. 殿部が持ち上がるまでの膝の屈曲と抵抗感に注意する. *左右別々に検査する.*	膝は伸展したまま. 抵抗感なし	膝はわずかに屈曲するか, 少し抵抗を感じる	膝は殿部が持ち上がるまで十分屈曲する	殿部が持ち上がったとき膝は屈曲したまま	背部と骨盤が持ち上がっても膝は屈曲したまま
膝窩角 膝を腹部につけ, 足首の後方から検査者の示指で優しく押しながら膝を伸展する. *左右別々に検査する.*	180°	≈150°	≈110°	≈90°	<90°

図2 Dubowitz 新生児神経学的評価法の一部[6]

(writhing movements) に, さらに満期後6〜9週ごろには小さくて優雅なフィジティームーブメント (fidgety movements) へと置き換わっていきます. フィジティームーブメントは出産予定日後20週ごろには随意的な運動へ移行し観察されなくなります. これらの要素が欠如し, ライジングムーブメントが単調でぎくしゃくしている場合や, フィジティームーブメントが異常だったり欠如したりしている場合に異常であると判定されます. ライジングムーブメント時期の異常なGMsには, 一連の運動が単調で多様性がみられない poor repertoire, 硬直しているようにみえる cramped-synchronized GMs, 振幅が大きく四肢の運動が突然出現する chaotic GMs などがあります.

対象年齢:理論上では在胎8週〜修正60週
所要時間:動画の撮影時間は5〜10分

スコアリング:児を裸に近い状態で背臥位に寝かせ, 覚醒して機嫌よく動いている状態に近いときを選び動画撮影します. 外的な刺激を与えないよう環境に配慮が必要です. 動画記録を観察し, 全身の運動パターンを視知覚による判断で評価します.

評価の実施:出版されているマニュアル[9]に従って評価します. 一定のトレーニングを積むことで, より正確な評価が可能になります. 非侵襲的・経済的でいつでもどこででも行うことができ, 画像診断と同程度の精度であることが確認されています. トレーニングを積んだ検者であれば検者間の一致率は高く, 予後予測において感受性, 特異性に優れています. 児にストレスを与えることなく出生早期より中枢神経機能の状況を把握することが可能です. 1回のGMsの観察だけで予後を予測することは難しく, 経過を追う必要

があり，継続的に異常な GMs を認める場合には神経学的後遺症が示唆されます．

2) スクリーニング検査

(1) DENVER II — 発達判定法

1967年に米国の Frankenburg と Dodds が，発達の遅れや歪みの疑いのある児を早期に発見することを目的としたスクリーニング検査であるデンバー式発達スクリーニング検査（DDST）を考案しました[10]．これをもとにわが国の人種的および文化的・社会的背景に合わせて開発されたのが日本版デンバー式発達スクリーニング検査（JDDST）です[11]．1992年に DDST が改訂され DDST II[12] となったことに伴い，日本小児保健協会によって DDST II の標準化が進められ，2003年に日本人乳幼児の標準化を完了し，**DENVER II — 発達判定法**[13] を発表しました．

内容：直接法による個別検査です．発達上問題がありそうな児のスクリーニング，周産期に異常の既往があるなどハイリスク児の経過観察，明白な症状はないが発達的問題をもっている可能性の高い児の早期発見などに使用します．

個人-社会（25項目），微細運動-適応（29項目），言語（39項目），粗大運動（32項目）の4領域125項目から構成されています．それぞれの項目には標準的な児が達成する通過率（25％，50％，75％，90％）が示されています（図3）[12]．

対象年齢：生後16日〜6歳

所要時間：約20分

スコアリング：評価は，記録票に年月齢線を引き，各領域で年月齢線に近い3つの項目と年月齢線上の項目を実施します．標準的な児の75〜90％が達成する項目を実行できない場合に，その項目について「要注意」と判定されます．年月齢線の左側の項目が実行できない場合「遅れ」と判定されます．総合的な判定として4領域においていくつの「要注意」「遅れ」「拒否」の項目があるかによって「正常」「疑い」「判定不能」を評価します．

評価の実施：本検査法の使用には日本小児保健協会主催の判定技術講習会を受講したうえで，マニュアルを参照しながら実施します．

(2) 遠城寺式・乳幼児分析的発達検査法

遠城寺式・乳幼児分析的発達検査法は，九州大学附属病院の遠城寺宗徳を中心に考案され，1958年に標準化されました．現在は1977年に改訂された「九州大学小児科改訂版」が用いられています[14]．

内容：乳幼児の発達を「運動（移動運動・手の運動）」「社会性（基本的習慣・対人関係）」「言語（発語・言語理解）」の3分野6領域から評価します．児の発達を6つの領域から分析的に観察し把握することで，発達を全体的にとらえ，その特徴を明らかにすることができます（図4）[14]．発達段階を乳児期は1カ月ごとの12段階，1歳から1歳6カ月までは2カ月ごとの3段階，1歳6カ月から3歳までは3カ月ごとの6段階，3歳から4歳8カ月までは4カ月ごとの5段階に分けています．

対象年齢：0カ月〜4歳8カ月

所要時間：約15分

スコアリング：まず，生活年齢に該当する問題を行います．それが合格であれば，上の問題へ進み，不合格が3つ続けば，それ以上の検査を行いません．下のほうにも合格が3つ続けば，それ以下の検査をする必要はありません．各問題のところに合格と不合格を○と×で記入します．

合格に相当する発達年齢をグラフにプロットし，折れ線グラフを描くことで，発達の全体像がとらえやすくなっています．同一の検査用紙に，検査結果を何回も記入でき，前の検査結果と比較して発達の状況を継時的にみることができます．グラフを示すことで保護者への説明や指導の際，伝えやすく理解してもらいやすいという利点があります．

評価の実施：出版されているマニュアルに従って実施します．すべての問題について年齢ごとの通過率を示してあり，検査しやすい問題（検査が容易，特別な器具，技術を必要としない）で構成されていて，簡便，時間がかからないといった特徴があります．

(3) 日本版ミラー幼児発達スクリーニング検査

ミラー幼児発達スクリーニング検査は1982年

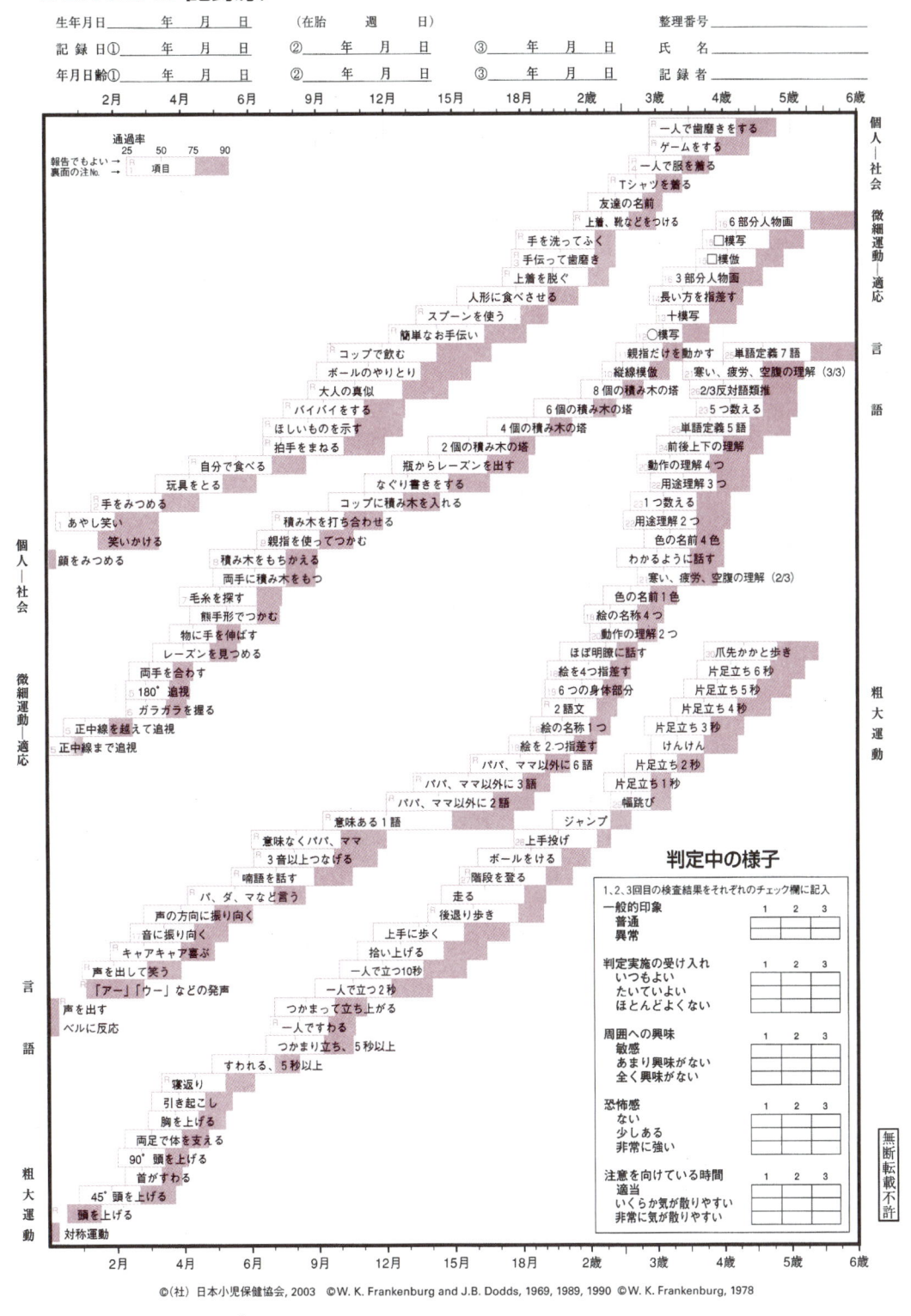

図3 DENVER II 記録票[13]

氏名		男	外来番号		検査年月日	1.　年　月　日	3.　年　月　日
		女	外来番号			2.　年　月　日	4.　年　月　日
	生年月日	年　月　日	診断				

(年:月)	移動運動	手の運動	基本的習慣	対人関係	発語	言語理解
4: 8	スキップができる	紙飛行機を自分で折る	ひとりで着衣ができる	砂場で二人以上で協力して一つの山を作る	文章の復唱（2/3）（子供が二人ブランコに乗っています．山の上に大きな月が出ました．きのうお母さんと買物に行きました．）	左右がわかる
4: 4	ブランコに立ちのりしてこぐ	はずむボールをつかむ	信号を見て正しく道路をわたる	ジャンケンで勝負をきめる	四数詞の復唱（2/3）5-2-4-9 6-8-3-5 7-3-2-8	数の概念がわかる（5まで）
4: 0	片足で数歩とぶ	紙を直線にそって切る	入浴時、ある程度自分で体を洗う	母親にことわって友達の家に遊びに行く	両親の姓名、住所を言う	用途による物の指示（5/5）（本，鉛筆，時計，いす，電燈）
3: 8	幅とび（両足をそろえて前にとぶ）	十字をかく	鼻をかむ	友達と順番にものを使う（ブランコなど）	文章の復唱（2/3）（きれいな花が咲いています．飛行機は空を飛びます．じょうずに歌をうたいます．）	数の概念がわかる（3まで）
3: 4	でんぐりがえしをする	ボタンをはめる	顔をひとりで洗う	「こうしていい？」と許可を求める	同年齢の子供と会話ができる	高い，低いがわかる
3: 0	片足で2～3秒立つ	はさみを使って紙を切る	上着を自分で脱ぐ	ままごとで役を演じることができる	二語文の復唱（2/3）（小さな人形，赤いふうせん，おいしいお菓子）	赤，青，黄，緑がわかる（4/4）
2: 9	立ったままでくるっとまわる	まねて○をかく	靴をひとりではく	年下の子供の世話をやきたがる	二数語の復唱（2/3）5-8 6-2 3-9	長い，短いがわかる
2: 6	足を交互に出して	まねて直線を引く	こぼさないでひとり	友達とけんかすると	自分の姓名を言う	大きい，小さいが
0: 7	腹ばいで体をまわす	おもちゃを一方の手から他方に持ちかえる	コップから飲む	親しみと怒った顔がわかる	おもちゃなどに向って声を出す	親の話し方で感情をききわける（禁止など）
0: 6	寝がえりをする	手を出してものをつかもうとする	ビスケットなどを自分で食べる	鏡に映った自分の顔に反応する	人に向かって声を出す	
0: 5	横向きに寝かせると寝がえりをする	ガラガラを振る	おもちゃを見ると動きが活発になる	人を見ると笑いかける	キャーキャーいう	母の声と他の人の声をききわける
0: 4	首がすわる	おもちゃをつかんでいる	さじから飲むことができる	あやされると声を出して笑う	声を出して笑う	
0: 3	あおむけにして体をおこしたとき頭を保つ	頬に触れたものを取ろうとして手を動かす	顔に布をかけられて不快を示す	人の声がする方に向く	泣かずに声を出す（アー，ウァ，など）	人の声でしずまる
0: 2	腹ばいで頭をちょっとあげる	手を口に持っていってしゃぶる	満腹になると乳首を舌でおし出したり顔をそむけたりする	人の顔をじいっと見つめる	いろいろな泣き声を出す	
0: 1	あおむけでときどき左右に首の向きをかえる	手にふれたものをつかむ	空腹時に抱くと顔を乳の方に向けてほしがる	泣いているとき抱きあげるとしずまる	元気な声で泣く	大きな音に反応する
0: 0						
暦年齢・移動運動・手の運動・基本的習慣・対人関係・発語・言語理解	運動	運動	社会性	社会性	言語	言語

図4　遠城寺式・乳幼児分析的発達検査用紙[14)]

に米国において開発されました[15)]．軽度発達障害児の知能，運動，感覚系の問題を有する児の早期発見を目的とした検査法で，世界的に広く使用されています．わが国においても1989年に日本全国にまたがる655名の児のデータを標準サンプルとして**日本版ミラー幼児発達スクリーニング検査（Japanese version of Miller Assessment for Preschoolers：JMAP）**[16)]が標準化されました．JMAPは，日本の文化，日米幼児の発達差を考慮し，新項目の追加，旧項目の削除などの変更が加えられています．

内容：感覚運動能力，知的能力，およびそれらの統合発現である複合能力に分類された計26項目から構成されています（**図5**）[16)]．検査内容は，対象年齢により課題が異なり，全項目実施できなければ評価できないため，田中ビネー知能検査Vで精神年齢が最低27～36カ月以上でなければ検査は不能といわれています．明らかな発達障害が疑われるならば，まず，従来の発達検査〔遠城寺式・乳幼児分析的発達検査法，乳幼児精神発達質問紙（津守式），DENVER II ―発達検査法など〕を行います．また，明らかな中等度以上の発達障害があればJMAPを施行することは意味がないといわれています．明らかな障害はないが，軽度の言語の遅れ，多動，不器用，漠然とした発達上の不安のある症例に対して行うのが最も適し

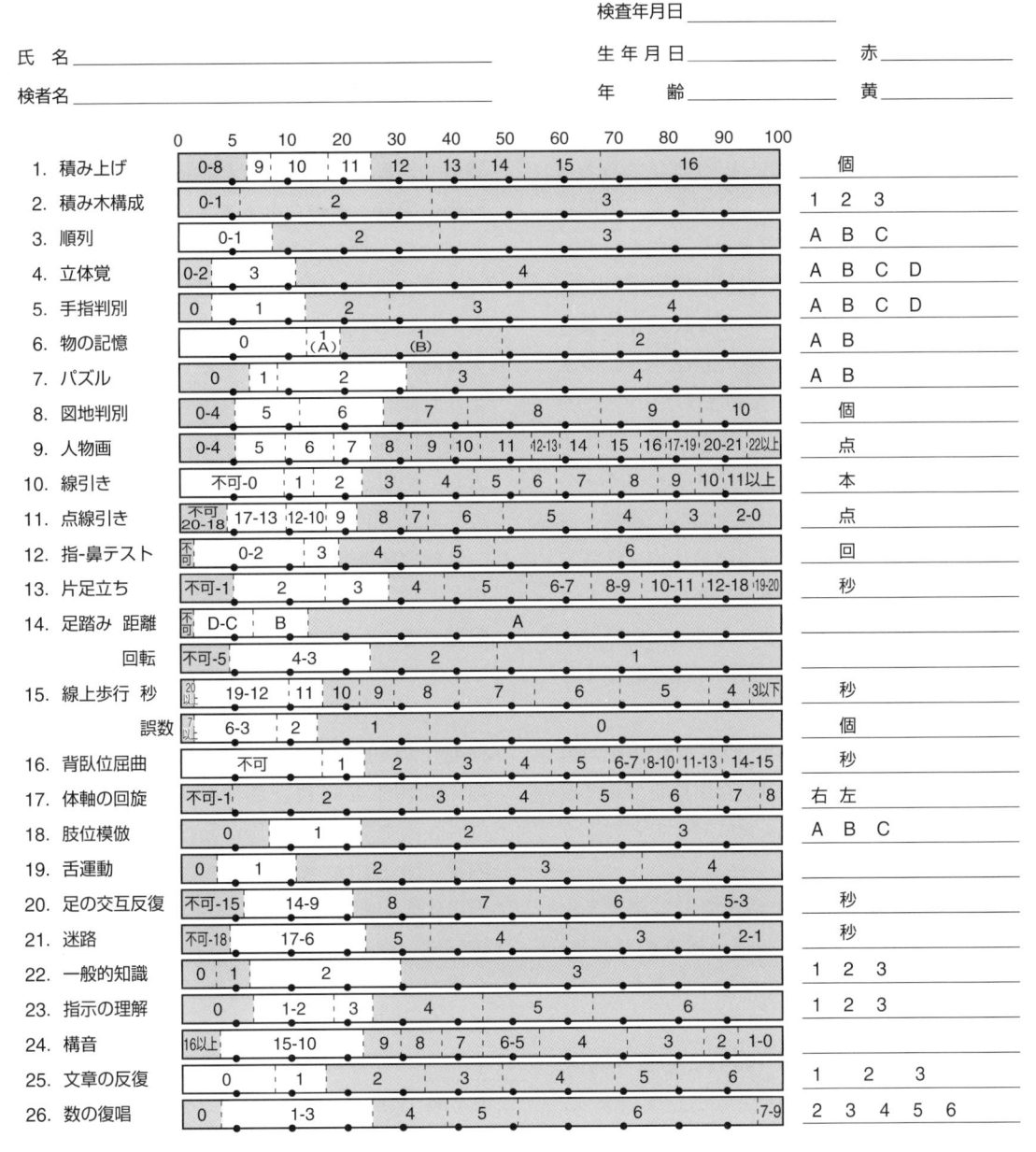

		検査年月日 _____	
氏　名 _____		生年月日 _____	赤 _____
検者名 _____		年　齢 _____	黄 _____

	0　5　10　20　30　40　50　60　70　80　90　100	
1. 積み上げ	0-8 | 9 | 10 | 11 | 12 | 13 | 14 | 15 | 16	個
2. 積み木構成	0-1 | 2 | 3 |	1　2　3
3. 順列	0-1 | 2 | 3 |	A　B　C
4. 立体覚	0-2 | 3 | 4 |	A　B　C　D
5. 手指判別	0 | 1 | 2 | 4 |	A　B　C　D
6. 物の記憶	0 | 1(A) | 1(B) | 2 |	A　B
7. パズル	0 | 1 | 2 | 3 | 4 |	A　B
8. 図地判別	0-4 | 5 | 6 | 7 | 8 | 9 | 10	個
9. 人物画	0-4 | 5 | 6 | 7 | 8 | 9 | 10 | 11 | 12-13 | 14 | 15 | 16 | 17-19 | 20-21 | 22以上	点
10. 線引き	不可-0 | 1 | 2 | 3 | 4 | 5 | 6 | 7 | 8 | 9 | 10 | 11以上	本
11. 点線引き	不可20-18 | 17-13 | 12-10 | 9 | 8 | 7 | 5 | 4 | 3 | 2-0	点
12. 指-鼻テスト	不可 | 0-2 | 3 | 4 | 5 | 6 |	回
13. 片足立ち	不可-1 | 2 | 3 | 4 | 5 | 6-7 | 8-9 | 10-11 | 12-18 | 19-20	秒
14. 足踏み 距離	不可 | D-C | B | A |	
回転	不可-5 | 4-3 | 2 | 1 |	
15. 線上歩行 秒	20以上 | 19-12 | 11 | 10 | 9 | 8 | 7 | 6 | 5 | 4 | 3以下	秒
誤数	7以上 | 6-3 | 2 | 1 | 0	個
16. 背臥位屈曲	不可 | 1 | 2 | 3 | 4 | 5 | 6-7 | 8-10 | 11-13 | 14-15	秒
17. 体軸の回旋	不可-1 | 2 | 3 | 4 | 5 | 6 | 7 | 8	右　左
18. 肢位模倣	0 | 1 | 2 | 3 |	A　B　C
19. 舌運動	0 | 1 | 2 | 3 | 4 |	
20. 足の交互反復	不可-15 | 14-9 | 8 | 7 | 6 | 5-3	秒
21. 迷路	不可-18 | 17-6 | 5 | 4 | 3 | 2-1	秒
22. 一般的知識	0 | 1 | 2 | 3 |	1　2　3
23. 指示の理解	0 | 1-2 | 3 | 4 | 5 | 6 |	1　2　3
24. 構音	16以上 | 15-10 | 9 | 8 | 7 | 6-5 | 4 | 3 | 2 | 1-0	
25. 文章の反復	0 | 1 | 2 | 3 | 4 | 5 | 6	1　2　3
26. 数の復唱	0 | 1-3 | 4 | 5 | 6 | 7-9	2　3　4　5　6

誤り○，歪み△，省略／　(○，／＝1　△＝0.5)

図5 日本版ミラー幼児発達スクリーニング検査採点用紙[16]

ているとされています．

対象年齢：2歳9カ月〜6歳2カ月

所要時間：30〜40分

スコアリング：年齢群別に異なる採点用紙を用いて26項目の課題への反応を記入していきます．判定基準は男女別に設けられています．得点は総合点と各行動領域の得点をパーセンタイル値で表しグラフ化します．9つのパターンに分類され，発達の未熟性として正常化するであろう群，学習障害の可能性として経過観察あるいは問題に応じた療育が必要な群，発達障害の可能性が高い群に分けられます．

評価の実施：比較的検査は容易ですが，年齢群別に課題が異なり，習熟と解釈には時間を要します．講習会の受講により検査法を学ぶことが望ましいとされています．

3）包括的な発達検査法

(1) 新版 K 式発達検査（新版 K 式）

新版 K 式発達検査（新版 K 式） はわが国で開発された児の精神運動発達の全体像をとらえることを目的とした検査法です．その前身であるＫ式発達検査が1950年ごろに，嶋津峯真，生澤雅夫らによって作成され，改訂と再標準化が行われました．1980年，新版K式発達検査実施手引書，1983年，同増補版，1985年，新版K式発達検査法，1990年，同増補版第4刷，2002年，新版K式発達検査2001が発表されています[17]．

内容：新版K式は，健常児，発達遅滞，肢体不自由，言語障害，自閉症などさまざまなタイプの障害児の精神運動発達の様相を多面的に観察・記録することができます．精神運動発達のさまざまな側面について，全般的な進みや遅れ，バランスの崩れなど発達の全体像をとらえることができます．比較的年齢が低い児の全般的発達を評価するのに優れた検査です．

新版K式は直接検査法で，検者が乳幼児の自然な姿勢を調べ，玩具などの検査用具を与えて遊び方を観察し，年長児には課題に対してどのように答えるかを検査します．

新版K式は，日本人の生活習慣や言語・文化を加味して作られた完成度の高い検査法であり，何より長いあいだ日本で使われてきたことによるデータの蓄積が特徴です．

対象年齢：適用年齢は生後100日ごろより満12〜13歳ごろまでを想定して作成されています．検査項目には生活年齢14〜15歳までの項目が含まれており，発達遅滞などの障害のある場合は成人にも適用できます．長期にわたって発達の過程を追うことができますが，乳児期以降の評価課題が大幅に減少するため，学齢期以降の評価法としては推奨されていません．

所要時間：検査に要する時間は年齢にもよりますが，おおよそ30〜60分です．さらに記入のまとめに約30分を要します．

スコアリング：この検査では，「姿勢・運動（P-M）」「認知・適応（C-A）」「言語・社会（L-S）」の3領域について評価し，それぞれの領域について，発達年齢（developmental age：DA）と発達指数（developmental quotient：DQ）を求めることができます（**図6**）．年齢ごとに各領域に定められた検査項目は，すべて標準化集団の50％が通過できるように難易度が設定されています．

評価の実施：本検査を実施するには，手順を習熟していて，同一手順で検査が遂行できる力を備え，児の精神・身体発達について精通していることが必要です．また，検査用具や設備はすべての児に同じ条件で行う必要があり，そのために標準化された検査用具が用いられます．検査用具は全部で46種164点からなり，多くは所定の用具を購入して使用しなければなりません．

(2) 乳幼児精神発達質問紙（津守式）

乳幼児精神発達質問紙（津守式） は，健常乳幼児の通常の家庭生活に現れる行動を集め，それを整理することで，精神発達過程を表す項目を選択するという津守ら[18]による地道な研究の結果開発された検査法です．「0歳〜3歳まで」（津守，稲毛）が1961年，「3歳〜7歳まで」（津守，磯部）が1965年に刊行されています．1995年「0歳〜3歳まで」の増補版が発行されています．

内容：津守式は，保護者からの聴取で，間接的に児の状態が把握できる質問紙による評価法です．津守式は，1〜12カ月用，1〜3歳用の質問紙からなり，通常，これに3〜7歳用の津守・磯部式幼児発達質問紙を加えた3種類を用います[38〜40]．発達段階がこの範囲の年齢であれば，あらゆる生活年齢の対象に実施できます．1〜12カ月では「運動」「探索・操作」「社会」「食事」「理解・言語」，1〜3歳では「運動」「探索・操作」「社会」「食事・排泄・生活習慣」「理解・言語」，3〜7歳では「運動」「探索」「社会」「生活習慣」「言語」の領域から構成されています．

対象年齢：0〜7歳

所要時間：約20分

スコアリング：面接者が児の養育者に個別に面接して，各項目について尋ねることで行います．その児の生活年齢に該当する項目を中心にして，その前月から始めて，どの項目もできない月齢まで進みます．当該月齢の1カ月前の項目のなかにで

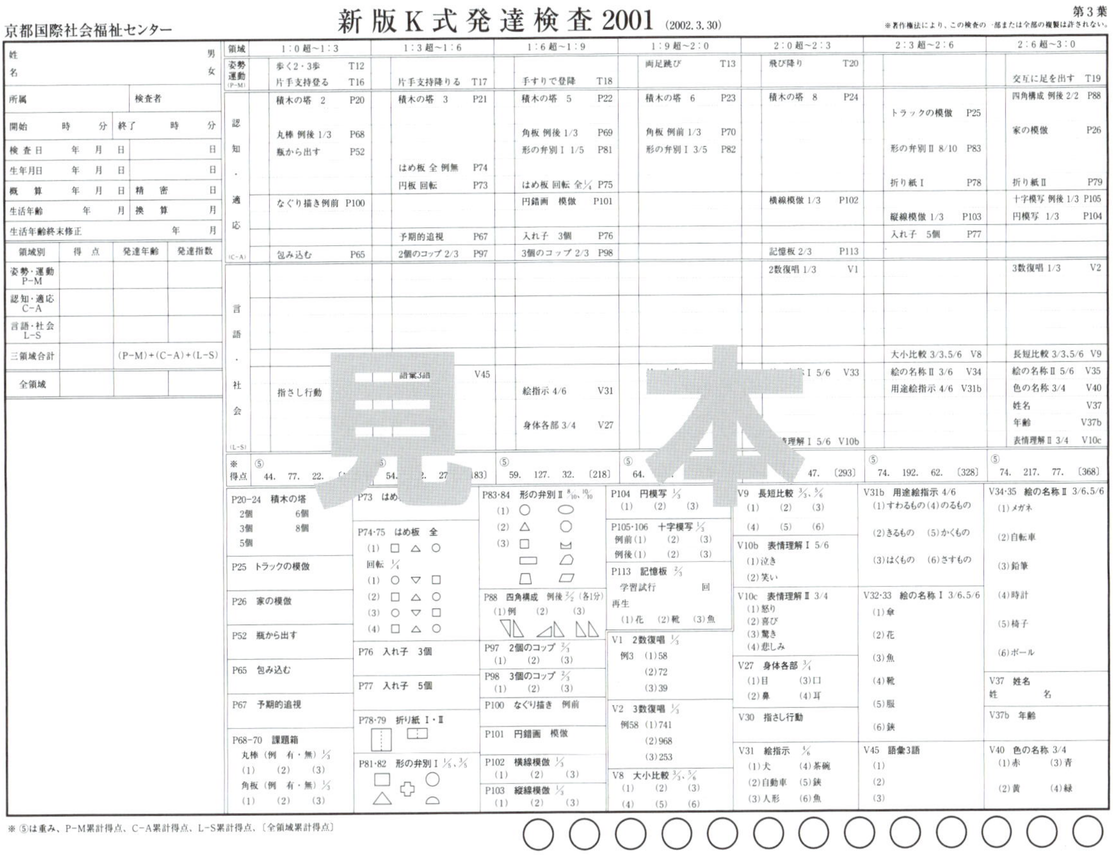

図6 新版K式発達検査2001の一部[17]（許可を得て掲載．検査用紙の複製や無断転載は禁止）

きない項目があれば，さらにもう1カ月前の項目に戻って尋ね，項目すべてができる月齢まで戻ります．質問項目について，確実にできるならば〇，ときにできる，あるいはつい最近できるようになった場合は△，明らかにできない，あるいは経験がない場合は×を記入します．〇，△，×は，それぞれ，1点，0.5点，0点で計算します．発達年齢，発達指数を算出することができます．5領域について検査した結果は，発達輪郭表にプロフィールとして描くことができます．

評価の実施：出版されているマニュアル[38〜40]に従って実施します．この検査は，保護者の日常的な観察に基づく検査であり観察場面が限定されません．そのため児に直接検査を実施することに比べて，児の状態や障害に左右されることがなく，普段の生活の全般的状況を把握することができます．質問紙に答えるだけなので特別な設備や検査用具が不要で，短時間でいつでもどこでも実施できる利点があります．反面，回答者の過大評価や過小評価の影響を受けやすいということに留意する必要があります．

(3) ベイリー乳幼児発達検査

ベイリー乳幼児発達検査は，1969年に米国のNancy Bayleyによって第1版が開発されたのち，1993年に第2版，2006年に第3版[19]に改訂されました．欧米やアジア諸国では，乳幼児期の発達評価法としてとてもよく使用されており，欧米では臨床・研究において標準的発達検査法と位置づけられています．

内容：検査の目的は，発達に遅れのある児の発見と介入のための評価とされています．検者が月齢に応じた課題を直接提示することで評価します．

対象年齢：対象年齢は1カ月〜3歳6カ月

スコアリング：総検査項目数は326項目です．認知尺度，言語尺度，運動尺度の3領域に分けられます．認知側面の検査項目は，最近の乳幼児の

認知心理学の成果を取り入れた課題設定が行われています（馴化−脱馴化，選択的注意，計数，表象遊びなど）．言語は受容言語と表出言語，運動は微細（巧緻）運動と粗大運動に分かれ，それぞれを詳細にとらえ，プロフィールによる検討が可能です．また，繰り返し測定を発達チャートに記録し，発達の様相を標準的な発達曲線に照らしてチェックできます．さらに，本検査に加え，保護者への質問紙調査により，社会−情動尺度と適応−行動尺度，スクリーニング検査が加えられ，多様なアプローチが可能です．領域ごとの偏差値（平均100，SD15）が指標となりプロフィールによる評価を行います．領域ごとの単一の発達年齢，偏差発達指数を算出します．

評価の実施：第3版の日本語版[20]が開発され，講習会が開かれています．しかし，文化や言語の違いから日本語に適さない設問も含まれており，標準化作業において日本の言語・文化に適合した改変が必要とされています．日本における標準化作業の完成が待たれます．

4）運動評価
（1）アルバータ乳幼児運動発達検査法

アルバータ乳幼児運動発達検査法（Alberta Infant Motor Scale：AIMS（エイムス）） は医師Piperと理学療法士Darrahによって1994年に開発された運動発達評価法です[21]．

内容：運動障害のリスクがある乳幼児を特定するためのスクリーニングテストであり，粗大運動の成熟度を評価する判別的な評価尺度です．

対象年齢：生後0〜18カ月（在胎週数37週以下の場合は修正月齢）

所要時間：20〜30分

スコアリング：腹臥位（21項目），背臥位（9項目），座位（12項目），立位（16項目）の姿勢の観察によって乳幼児の運動能力を評価します．児に4つの姿勢をとらせ，その姿勢・運動を観察し，観察できた項目をスコアシートから選択します．

評価の実施：出版されている日本語版マニュアル[22]に従って評価します．治療台とカーペットだけが必要で，特別な設備や道具を必要とせず，簡便で経験が浅くても評価可能であるという特徴があります．

（2）ミラニーの発達チャート

ミラニーの発達チャート は1967年にMilani-Comparettiらによって作成されました[23]．

内容：生後2年間の，立ったり歩いたりする機能（重力に抗しての体軸のコントロール）を変数として選んで運動機能の発達を検査する方法です．乳幼児の運動発達遅滞の有無のスクリーニングに使用します．

対象年齢：2歳まで

所要時間：慣れれば，検査と記載を含めて2, 3分で可能

スコアリング：チャート表は上段に自発的行動，下段に誘発反応に分類されています（図7）[23]．自発的行動は姿勢コントロールと能動的運動，誘発反応は，原始反射と立ち直り反応，パラシュート反応，傾斜反応の4つの姿勢反応から構成されています．機能的な運動能力と潜在する反射構造とのあいだには相関関係があるとの考えから，運動発達と反射・反応を照らし合わせて評価します．その反射・反応には促通関係にあるものと抑制関係にあるものがあります．

評価の実施：乳幼児の運動発達に精通している専門家であれば誰でも実施できます．1枚の表を繰り返し使用し，経過を追うことができる利点があります．運動発達の記載が起立歩行という側面に限られています．健常児の発達に基づいているため，脳性麻痺児などが示す病的反応に伴う行動評価に困難さがあります．また，左右差がある場合記載に困難さがあります．

5）障害児のために開発された評価
（1）粗大運動能力尺度

粗大運動能力尺度（Gross Motor Function Measure：GMFM） は，脳性麻痺児を対象とした粗大運動能力の尺度であり，Russellを中心としたカナダMcMaster大学のCanChild研究センターのメンバーにより考案されました[24, 25]．日本語版は2000年に出版されています[26]．標準化作業はわが国をはじめ世界各国で行われており，脳性麻痺児の粗大運動を評価する尺度として，臨

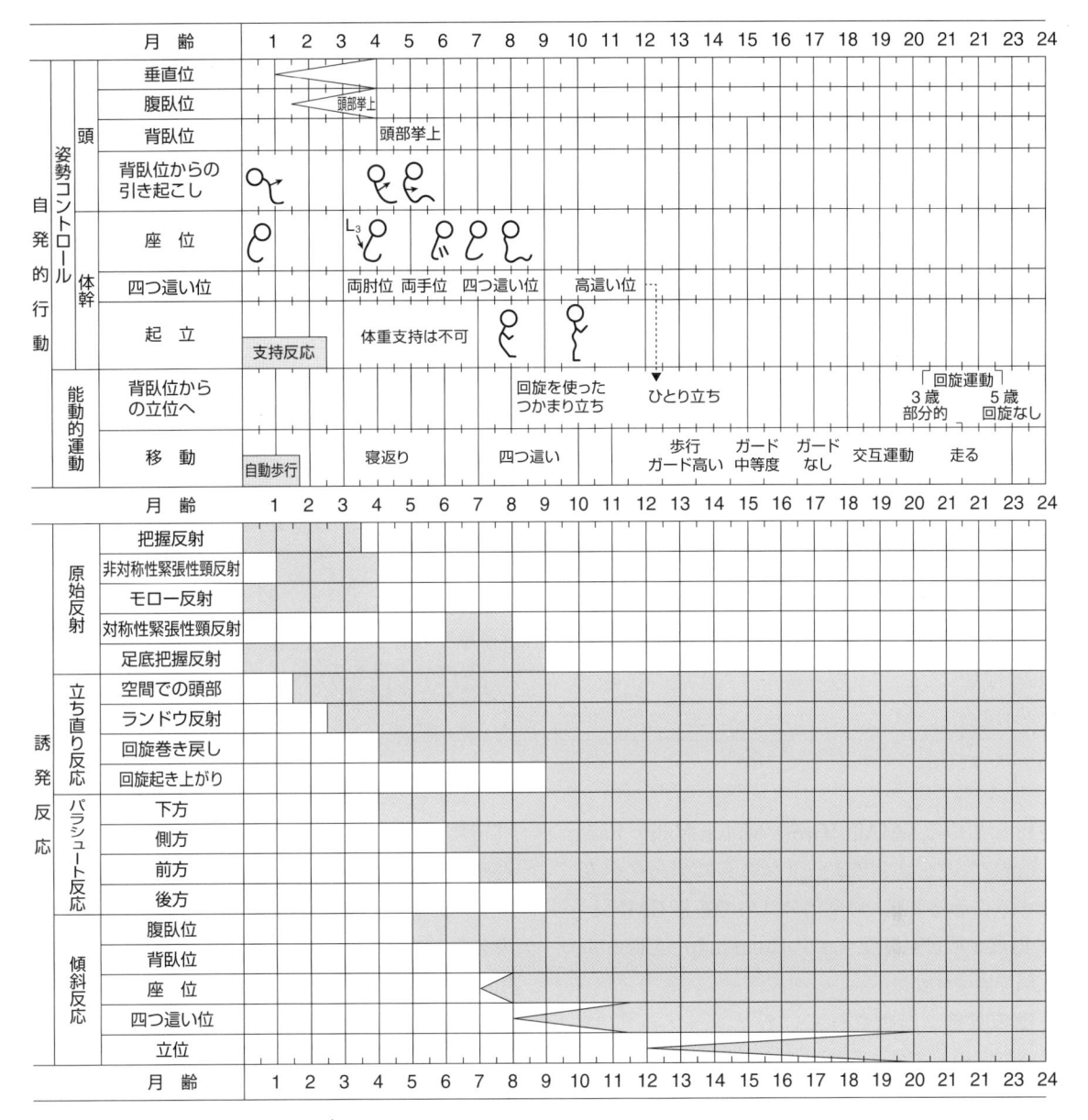

図7 ミラニーの発達チャート[23]

床・研究で最も広く使用されています．ダウン症候群児の粗大運動能力評価にも使用可能です[27]．
内容：寝返り，座る，立つ，歩行など生活の基盤となる動作を行う能力の変化をとらえる目的で考案された評価的な尺度であり，経時的な変化や治療効果の判定に使われます．

健常5歳児ならば遂行可能な5領域88項目の運動課題の達成度を観察によって判定します．領域と項目数は，①臥位と寝返り（17項目），②座位（20項目），③四つ這いと膝立ち（14項目），④立位（13項目），⑤歩行・走行とジャンプ（24項目）です．

所要時間：所要時間は45〜60分とされていますが，実際には1時間以上かかる場合もあります．すべての項目を実施しなくても変化を期待する領域のみの評価も可能です．

スコアリング：各項目の運動課題を，0点：まったくできない，1点：少しできる，2点：部分的にできるが不完全，3点：完全にできる，という4段階でスコアをつけます．英語版マニュアルに

表1 機能分類システムの5つのレベル

	GMFCS	MACS	CFCS	EDACS
レベルI	制限なしに歩く	対象物の取り扱いが容易にうまく成功する	馴染みのある相手，馴染みのない相手どちらとも有効な送り手であり，受け手である	安全で効率的に摂食・嚥下する
レベルII	制限を伴って歩く	対象物の取り扱いはたいていのもので達成できるが，うまさ，早さという点で少し劣る	馴染みのある相手と馴染みのない相手どちらともゆっくりであるが，有効な送り手や受け手（両方もしくは一方）である	安全に摂食・嚥下するが効率性にいくらかの制限がある
レベルIII	手に持つ移動器具を使用して歩く	対象物の取り扱いには困難が伴うため，準備と課題の修正が必要となる	馴染みのある相手とでは，有効な送り手であり受け手である	摂食・嚥下の安全性にいくらかの制限があり，効率性に制限があるかもしれない
レベルIV	制限を伴って自力移動：電動の移動手段を使用してもよい	かなり環境調整した限定した場面で簡単に取り扱えられるようなものであれば取り扱うことができる	馴染みのある相手とでも一貫性のない送り手や受け手（両方もしくは一方）である	摂食・嚥下の安全性に明らかな制限がある
レベルV	手動車いすで移送される	すごく簡単な動作さえも困難である	馴染みのある相手とも有効な送り手や受け手になることは滅多にない	安全に摂食・嚥下できない．栄養摂取のためには経管栄養が考慮されるかもしれない

付属している GMAE（Gross Motor Ability Estimator）というコンピュータソフトにデータを入力することにより，尺度化スコアである GMFM-66 得点と項目難易度マップ（Item map）を得ることができます．

評価の実施：出版されているマニュアル[26]に従って評価します．評価の実施には一定のトレーニングが必要です．トレーニングのための動画によるソフトウェアが，英語版のみですが用意されています．順序尺度である GMFM-88 と，GMFM-88 を間隔尺度化した GMFM-66 があります．2002 年に発表された GMFM-66 で現在販売されているのは英語版のみですが，内容は GMFM-88 と共通なので，日本語版 GMFM-88 マニュアルを使用できます．

(2) 粗大運動能力分類システム

粗大運動能力分類システム（Gross Motor Function Classification System：GMFCS）は，1997 年に Palisano らを中心としたカナダ McMaster 大学の CanChild 研究センターのメンバーにより考案されました[28, 29]．脳性麻痺児の運動能力障害の重症度を分類するためのシステムであり，判別的な尺度です．脳性麻痺児の粗大能力分類システムとして，わが国を含む世界中で使用されているゴールドスタンダードです．

内容：6 歳以降の年齢で最終的に到達するレベルによって，粗大運動能力を 5 段階に分類・層別化しています．また，運動能力が年齢によって左右されることを考慮に入れて，5 つの年齢群（2 歳の誕生日の前日まで，2～4 歳の誕生日の前日まで，4～6 歳の誕生日の前日まで，6～12 歳の誕生日の前日まで，12～18 歳の誕生日の前日まで）に分けられています．年齢が上がって粗大運動が発達しても，当てはまるレベルは基本的には変化しません．したがって，予後予測的な尺度としても利用可能です．タイプ別の分類と併用することで，具体的な脳性麻痺児の臨床像を表現することができます．

スコアリング：レベルI～Vの5段階で分類します（表1）．5 つのレベルのうち，家，学校，

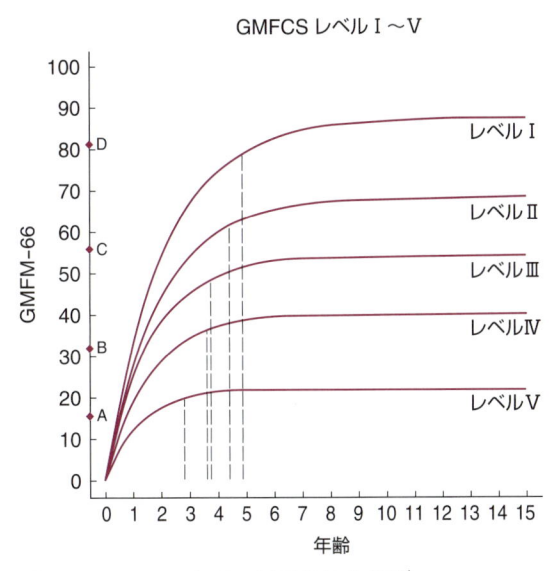

図8 GMFCSにおける運動発達曲線[30]

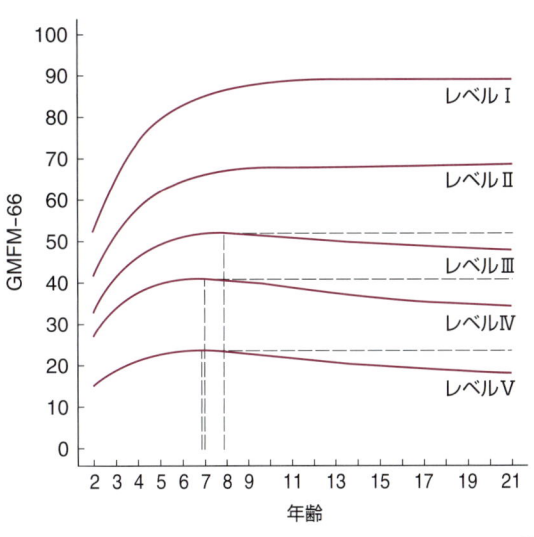

図9 GMFCSにおける運動発達曲線のピークと低下[31]

地域での児の現在の粗大運動能力や制限を最もよく表しているレベルによって評価します．

評価の実施：日本語版GMFCSはCanChild研究センターのホームページ上（http://motorgrowth.canchild.ca/en/GMFCS/expandedandrevised.asp）から無料でダウンロードでき，誰でも使用できます．

継時的な変化をみたり，治療効果の判定に使用したりしてはいけません．また，2歳未満の乳幼児に使用すると判定が不確実になることがあります．

2002年にRosenbaumらによってGMFM-66をもとにした15歳までの**運動発達曲線**が作成されました[30]．この研究によって，各GMFCSレベルの脳性麻痺児が最終的に到達する粗大運動能力とその発達スピードに違いがあることが示されました（**図8**）[30]．2009年にはHannaらにより，21歳までの運動発達曲線が発表され，GMFCSレベルⅢでは7歳11カ月，Ⅳでは6歳11カ月，Ⅴでは6歳11カ月で粗大運動能力がピークになり，成人に近づくにつれ機能低下が生じることが明らかになりました（**図9**）[31]．曲線のプラトーや低下するレベルとGMFMの項目難易度マップ（Item map）を対照すると，運動の機能予後の推定が可能です．

(3) 手指操作能力分類システム

手指操作能力分類システム（Manual Ability Classification System：MACS）は，脳性麻痺児の手指操作能力の重症度を分類するためにシステムであり，判別的な尺度です[32]．GMFCS同様，世界各国で使用されています．

内容：4歳以降の年齢で，5段階のレベルに分類・層別化します．1～4歳に使用できるMini-MACSもありますが，日本語版は作成されていません．

スコアリング：レベルⅠ～Ⅴの5段階で分類します（**表1**）．子どもの現在の日常生活上の手指操作能力や制限を最もよく表しているレベルで評価します．

評価の実施：日本語版MACSはウェブサイト上（http://www.macs.nu/index.php）から無料でダウンロードでき，誰でも使用できます．レベル間の違いを判別するための詳しい説明があり，評価しやすくなっています．

(4) コミュニケーション機能分類システム

コミュニケーション機能分類システム（Communication Function Classification System：CFCS）は，障害児のコミュニケーション機能の重症度を分類するためにシステムであり，判別的な尺度です[33]．当初，脳性麻痺児の

コミュニケーション機能分類システムとして開発されましたが、あらゆる障害に適応可能です。GMFCS 同様、世界各国で使用されています。

内容：年齢の制限なく、5段階のレベルに分類・層別化します。

スコアリング：レベルⅠ～Ⅴの5段階で分類します（表1）。子どもの現在の日常生活上のコミュニケーション機能や制限を最もよく表しているレベルで評価します。

評価の実施：日本語版 CFCS はウェブサイト上（http://cfcs.us）から無料でダウンロードでき、誰でも使用できます。レベル間の違いを判別するための詳しい説明や、「はい」か「いいえ」で応えることでレベルを決定できるチャートがあり、評価しやすくなっています。

(5) 摂食・嚥下能力分類システム

摂食・嚥下能力分類システム（Eating and Drinking Ability Classification System：EDACS）は、脳性麻痺児の摂食・嚥下能力の重症度を分類するためにシステムであり、判別的な尺度です[34]。GMFCS 同様、世界各国で使用されています。

内容：3歳以降の年齢で、5段階のレベルに分類・層別化します。

スコアリング：レベルⅠ～Ⅴの5段階で分類します（表1）。子どもの現在の日常生活上の摂食・嚥下能力や制限を最もよく表しているレベルで評価します。

評価の実施：日本語版 EDACS はウェブサイト上（http://www.sussexcommunity.nhs.uk/get-involved/research/chailey-research/eating-drinking-classification.htm）から無料でダウンロードでき、誰でも使用できます。レベル間の違いを判別するための詳しい説明や、「はい」か「いいえ」で応えることでレベルを決定できるアルゴリズムがあり、評価しやすくなっています。

(6) 子どもの能力低下評価法

子どもの能力低下評価法（Pediatric Evaluation of Disability Inventory：PEDI）は1989年に Haley らによって考案された乳幼児の機能的状態の包括的評価法です。1992年に PEDI Research Group から標準化されたマニュアル[35]が、2003年には日本語版[36]が出版されています。

内容：機能的活動における児の現在の能力と遂行を記述し、継時的変化を追跡評価することを目的とします。評価項目は、複雑な日常生活活動のなかで発達上重要と考えられる機能で構成されています。機能的スキル尺度（生活上必要とされるスキル）、介護者による援助尺度（スキルを達成する上で必要な援助の量）、調整尺度（必要とされる環境調整の種類）からなり、いずれもセルフケア領域73項目（食事、整容、入浴など）、移動領域59項目（移乗、移動、階段）、社会的機能領域65項目（理解、表現、問題解決）の3領域に分類されます。機能的活動における「**能力**」は機能的スキル尺度で評価され、機能的活動における「**遂行**」は介護者による援助尺度と調整尺度の2つを用いて評価できるところが大きな特徴です。

対象年齢：6カ月～7歳6カ月の児、およびこれらの年齢に相当する機能レベルと思われる体または身体・認知機能に障害をもつ年長児

所要時間：45～60分

スコアリング：評価は、対象児のことをよく知る臨床家や教育関係者による専門的判断、あるいは保護者からの系統的なインタビューによって行います。機能的スキル尺度の項目は、1（能力がある）か0（まだ能力を示していない、不可能である）の2段階で評価します（図10）[36]。機能的活動における遂行は、活動をなし遂げるために必要な介助（介護者による援助尺度：0～5の6段階）と環境調整のレベル（調整尺度：N, C, R, E の4段階）と頻度を用いて評価します（図11）[36]。

スコアリング：機能的スキル尺度と介護者による援助尺度においては、基準値標準スコアと尺度化スコアの2種類の得点を、マニュアルに掲載されている粗点換算表を用いて領域ごとに計算します。基準値標準スコアとは歴年齢を考慮した値のことです。その年齢で期待される相対的位置づけを示し、平均50点（標準誤差10点）に設定されています。尺度化スコアとは、各領域の項目を難易度順に並べ替えた連続線に沿った児の機能状

パートⅠ：機能的スキル

セルフケア領域 各項目に対応しチェックを入れてください：
項目スコア：0＝できない／1＝できる

A. 食物形態	できない 0	できる 1
1. 裏ごしした／混ぜた／濾した食べ物を食べる		✓
2. 挽いた／塊の食べ物を食べる		✓
3. きざんだ／厚切りの／さいの目形の食べ物を食べる		✓
4. 食卓にあるあらゆる形態の食べ物を食べる	✓	

B. 食器の使用	0	1
5. 指で食べる		✓
6. スプーンですくい，そして口にもっていく		✓
7. スプーンを上手に使う		✓
8. フォークを上手に使う		✓
9. パンにバターをつけ，やわらかい食べ物を切るためにナイフを使う		✓

移動領域 各項目に対応しチェックを入れてください：
項目スコア：0＝できない／1＝できる

A. トイレ移乗	できない 0	できる 1
1. 器具または介護者に支えられれば座れる		✓
2. トイレまたはおまるに支えなしで座る		✓
3. 低いトイレまたはおまるに乗り降りする		✓
4. 大人用のトイレに乗り降りする		✓
5. 腕を使わずに，トイレに乗り降りする	✓	

B. 椅子／車椅子移乗	0	1
6. 器具または介護者に支えられれば座れる		✓
7. 椅子またはベンチに支えなしで座る		✓
8. 低い椅子または家具に登り降りする		✓
9. 大人の用椅子／車椅子に乗り降りする		✓
10. 腕を使わずに，椅子に乗り降りする	✓	

社会的機能領域 各項目に対応しチェックを入れてください：
項目スコア：0＝できない／1＝できる

A. ことばの意味の理解	できない 0	できる 1
1. 音に定位する		✓
2. 「だめ」に反応し，自分の名前や親しい人の名前を認識する		✓
3. 10語を理解する		✓
4. 目の前の人々および／または物の間の関係について話すと理解する	■	
5. 時間やできごとの順序について話すと理解する	✓	

B. 文章の複雑さの理解	0	1
6. 身近な物品や人々についての短い文章を理解する		✓
7. 人々または物品を表すことばを含む1段階の命令を理解する	■	
8. 物がどこにあるかを表す指図を理解する		✓
9. もし／それから，前／あと，最初／2番目などを使った2段階の命令を理科する	✓	
10. ほとんど同一の主題についてだが，異なった形式の2つの文章を理解する	✓	

図10 PEDIの機能的スキル尺度の項目の一部 [36]

態の指標となるもので，0〜100点のあいだに入ります．すべての年齢を同一尺度で比較することができます．2つのスコアを用いる理由としては，基準値標準スコアのみであると，児が機能の獲得を示していても，同じ期間に同年齢の健常児はさらに大きく発達するため，相対的にスコアが下がってしまうのに対し，尺度化スコアでは，絶対評価として獲得した機能をそのまま表すことが可能なためです．調整尺度については，領域ごとに4つの調整レベルのそれぞれに該当する項目を求め，児が使っている環境的調整の種類と程度を概観できるようになっています．

評価の実施：出版されているマニュアルに従って評価します [36]．マニュアルに評価実施のためのトレーニングの手順が記されており，それに従いトレーニングをすることが望ましいとされています．

6）知能検査

(1) ウェクスラー児童用知能検査 第4版

ウェクスラー児童用知能検査 第4版（Wechsler Intelligence Scale for Children–Fourth Edition：WISC-Ⅳ）（ウィスク フォー）は世界で広く利用されている児童用の知能検査です．米国で2003年，日本版は2010年に公表されています [37]．

内容：言語理解（言語的な情報や，自身がもつ言語的な知識を状況に合わせて応用する能力），知覚推理（視覚的な情報を取り込み，各部分を関連づけて全体をまとめる能力），ワーキングメモリー（注意を持続させて，聴覚的な情報を正確に取り込み，記憶する能力），処理速度（視覚的な情報を，事務的に数多く正確に処理する能力）の4領域から構成されます．

対象年齢：5歳0カ月〜16歳11カ月

所要時間：45〜60分

スコアリング：WISC-Ⅳでは全体的な認知能力を表す全検査IQ（FSIQ）と，4つの指標得点を算出します．

評価の実施：講習会を受講したうえで，マニュアル [37] に従って評価を実施します．

(2) 田中ビネー知能検査Ⅴ

1905年，フランスの心理学者ビネー（A. Binet, 1857〜1911）によってビネー・シモン式知能検査が世界最初の知能検査として開発されました．この検査法は世界各国の人々により改定され，わが国においては田中寛一によって1947年に田中ビネー知能検査法として出版されました．その後，1954年，1970年，1987年と改訂され，現行

パートⅡおよびⅢ：介護者による援助および調整 各項目の介護者による援助および調整について適切な スコアを丸で囲んでください.	介護者による援助尺度						調整尺度			
	自立 5	見守り 4	最小介助 3	中等介助 2	最大介助 1	全介助 0	なし N	子ども C	リハビリ R	広範な E
セルフケア領域										
A. 食　事：普段の食事を食べたり飲んだりすること；ステーキを切る，容器のふたを開ける，大皿から料理をとることは含まない	5	4	③	2	1	0	N	Ⓒ	R	E
B. 整　容：歯を磨くこと，ブラシやくしで髪をとかすこと，鼻の手入れをすること	5	4	3	2	①	0	N	Ⓒ	R	E
C. 入　浴：顔と手を洗いタオルでふくこと，入浴するまたはシャワーを浴びること；浴槽またはシャワーへの出入り，お湯の準備，髪や背中を洗うことは含まない	5	4	3	2	①	0	N	Ⓒ	R	E
移動領域										
A. 椅子／トイレ移乗：子ども用車椅子，大人用の車椅子，大人用の便器	5	④	3	2	1	0	N	Ⓒ	R	E
B. 車への移乗：車またはワゴン車のなかでの移動，シートベルトの使用，移乗，ドアの開け閉め	5	4	③	2	1	0	N	Ⓒ	R	E
C. ベッド移動／移乗：子どもの自分のベッドに出入りすることと，そのなかで位置を変えること	5	4	3	②	1	0	N	Ⓒ	R	E
社会的機能領域										
A. 機能的理解：要求や指図を理解すること	5	4	3	2	①	0	Ⓝ	C	R	E
B. 機能的表出：自分の活動についての情報を提供し，そして自分の要求を周囲に知らせる能力；発音の明瞭さを含む	5	4	3	2	①	0	Ⓝ	C	R	E
C. 共同問題解決：問題を伝えること，解決するために介護者またはほかの大人と協力することを含む；日常的活動のあいだに起こる通常の問題だけを含む；（たとえば，おもちゃをなくした；衣服の選択でもめる）	5	4	3	2	①	0	Ⓝ	C	R	E

図 11　PEDI の介助者による援助および調整尺度の項目の一部[36)]

のものは 2005 年に**田中ビネー知能検査Ⅴ**として出版されています．

対象年齢：2 歳～一般成人（実際の適用範囲は 2 歳～児童程度）であり，一般知能を測定するため，健常児，障害児にも幅広く使用されているのが特徴です．

所要時間：30～60 分

スコアリング：一般知能を測定する尺度であり，知能を包括的に測定します．知能指数（IQ）を算出することにより，児の知能発達レベルを知ることができます．実際の生活年齢とは別に，その児における現在の知能水準が何歳程度であるかを測定し，それを年齢で表示する精神年齢（Mental age：MA）を算出できます．

評価の実施：講習会を受講し，認定を受けたうえで評価を実施することが推奨されています．検査問題の内容は，思考，判断，記憶，数量，言語，推理，知覚などを問うものから構成されています．検査用具として，所定の検査用具，記録用紙，手引き，わら半紙数枚，筆記用具数本，はさみ，ストップウォッチが必要です．

確認してみよう！

- DENVER II―発達判定法は，発達の遅れや歪みの疑いのある児を発見することを目的とした（ ① ）検査です．4領域125項目から構成されていて，各領域は（ ② ），（ ③ ），（ ④ ），（ ⑤ ）です．
- 遠城寺式・乳幼児分析的発達検査法は，乳幼児の発達を（ ⑥ ），（ ⑦ ），（ ⑧ ）の3分野6領域から評価します．対象年齢は0ヵ月〜（ ⑨ ）で，所要時間は約15分です．
- Gross Motor Function Measure（GMFM）は，脳性麻痺児の粗大運動を評価する尺度として，生活の基盤となる動作を行う能力の変化をとらえる目的で考案された（ ⑩ ）な尺度であり，経時的な変化や治療効果の判定に使われます．健常（ ⑪ ）歳児ならば遂行可能な5領域88項目の運動課題の達成度を観察によって判定します．領域は，（ ⑫ ），（ ⑬ ），（ ⑭ ），（ ⑮ ），（ ⑯ ）です．
- Gross Motor Function Classification System（GMFCS）は，脳性麻痺児の運動能力障害の重症度を分類するためにシステムであり，（ ⑰ ）な尺度です．5段階のレベルに粗大運動能力を分類・層別化しています．レベルIは制限なしに歩く，レベルIIは（ ⑱ ）歩く，レベルIIIは（ ⑲ ）して歩く，レベルIVは制限を伴って自力移動，レベルVは車いすで移送される．GMFCSのレベル別の（ ⑳ ）によって，運動機能のピークや低下といった機能予後の推定が可能です．
- Pediatric Evaluation of Disability Inventory（PEDI）の対象は，6ヵ月〜（ ㉑ ）の児，およびこれらの年齢に相当する機能レベルと思われる体または身体・認知機能に障害をもつ年長児です．機能的活動における「能力」は（ ㉒ ）尺度で評価され，機能的活動における「遂行」は（ ㉓ ）尺度と（ ㉔ ）尺度の2つを用いて評価されるところが特徴です．いずれも（ ㉕ ），（ ㉖ ），（ ㉗ ）の3領域に分類されます．

解答

①スクリーニング ②個人-社会 ③微細運動-適応 ④言語 ⑤粗大運動 ⑥運動（移動運動・手の運動） ⑦社会性（基本的習慣・対人関係） ⑧言語（発語・言語理解） ⑨4歳8ヵ月 ⑩評価的 ⑪5 ⑫臥位と寝返り ⑬座位 ⑭四つ這いと膝立ち ⑮立位 ⑯歩行・走行とジャンプ ⑰判別的 ⑱制限を伴って ⑲手に持つ移動器具を使用 ⑳運動発達曲線 ㉑7歳6ヵ月 ㉒機能的スキル ㉓介護者による援助 ㉔調整 ㉕セルフケア ㉖移動 ㉗社会的機能

※②〜⑤，⑥〜⑧，⑫〜⑯，㉓と㉔，㉕〜㉗はそれぞれ順不同

（樋室　伸顕）

引用・参考文献

1) Kirshner B, Guyatt G : A methodological framework for assessing health indices. J Chronic Dis 38 : 27-36, 1985.
2) World Health Organaization: International classification of function, disability, and health. Geneva : World Health Organization, 2001.
3) Mokkink LB, Terwee CB, Ptrick DL, et al : The COSMIN study reached international consensus on taxonomy, terminology, and definitions of measurement properties for health-related patient-reported outcomes. J Clin Epidemiol 63 : 737-745, 2010.
4) Jette D, Halbert J, et al : Use of standardized outcome measures in physical therapist practice : perceptions and applications. Phys Ther 89 : 125-135, 2009.
5) Dubowitz L, Mercuri E, et al : An optimality score for the neurologic examination of the term newborn. J Pediatr 133 : 406-416, 1998.
6) Dubowitz L. et al（奈良 勲監訳）：早産児と満期産児のためのデュボヴィッツ新生児神経学的評価法 原著第2版．医歯薬出版，2015, p16.
7) Dubowitz L, Dubowitz V, et al : The neurological assessment of the preterm and full-term newborn infant, 2nd edition. London: Mac Keith Press, 1999.
8) Prechtl HF : Qualitative changes of spontaneous movement in fetus and preterm infant are a maeker of neurological dysfunction. Early Human Development, 23 : 151-158, 1990.
9) Einspieler C, Prechtl HF, et al : Prechtl's method on the qualitative assessment of general movements in preterm, term and young infants. London: Mac Keith Press, 2008.
10) Frankenburg WK, Dodds JB : The Denver developmental screening test. J Pediatr 71 : 181-191, 1967.
11) Frankenburg WK（上田礼子）：日本版デンバー式発達スクリーニング検査．医歯薬出版，1980.
12) Frankenburg WK, Dodds JB, et al : The Denver II : a major revision and restandardization of the Denver Developmental Screening Test. Pediatrics 89 : 91-97, 1992.
13) Frankenburg WK（日本小児保健協会編）：DENVER II—デンバー発達判定法．日本小児医事出版社，2003.
14) 遠城寺宗徳：遠城寺式・乳幼児分析的発達検査法．慶應義塾大学出版会，2009.
15) Miller L : Miller assessment for preschoolers. Psychological Cooperation, New York, 1988.
16) 日本感覚統合障害研究会MAP標準化委員会編訳：日本版ミラー幼児発達スクリーニング検査マニュアル．HBJ, 1989.
17) 生澤雅夫：新版K式発達検査2001実施手引書．京都国際社会福祉センター，2002.
18) 津守 真，稲毛教子：幼児の依存性に関する研究—依存性と親の養育態度および従順性の相互関連について．教育心理学研究 7 : 210-220, 1960.
19) Bayley N : Administration manual for Bayley Scales of infant and toddler development. In : The Psychological Corporation, San Antonio, 2006.
20) 柿本多千代，松井三枝ほか：日本人小児へのBayley乳幼児発達検査（第3版）の有用性．富山医学会誌 22 : 28-32, 2011.
21) Piper MC, Darrah J : Motor assessment for the developing infant. WB Saunders, 1994.
22) Piper MC, Darrah J（上杉雅之ほか監訳）：乳幼児の運動発達検査—AIMSアルバータ乳幼児運動発達検査法．医歯薬出版，2010.
23) Milani-Comparetti A, Gidoni EA : Routine developmental examination in normal and retarded children. Dev Med Child Neurol 9 : 631-638, 1967.
24) Russell DJ, Rosenbaum PL, et al : The Gross Motor Function Measure : A means to evaluate the effects of physical therapy. Dev Med Child Neurol 31 : 341-352, 1989.
25) Russell DJ, Rosenbaum PL, et al : Gross Motor Function Measure (GMFM-66 and GMFM-88), user's manual. London : MacKeith Press, 2002.
26) Russell DJ（近藤和泉ほか監訳）：GMFM粗大運動能力尺度—脳性麻痺児のための評価的尺度．医学書院，2000.
27) Russell DJ, Palisano R, et al : Evaluating motor function in children with Down syndrome : Validity of the GMFM. Dev Med Child Neurol 40 : 693-701, 1998.

28) Palisano R, Rosenbaum PL, et al : Development and reliability of a system to classify gross motor function of children with cerebral palsy. Dev Med Child Neurol 39 : 214-223, 1997.
29) Palisano R, Rosenbaum PL, et al : Content validity of the expanded and revised gross motor function classification system. Dev Med Child Neurol 50 : 744-750, 2008.
30) Rosenbaum PL, Walter SD, et al : Progress for gross motor function in cerebral palsy : Creation of motor development curves. Journal of American Medical Association 288 : 1357-1363, 2002.
31) Hanna SE, Rosenbaum PL, et al : Stability and decline in gross motor function among children and youth with cerebral palsy aged 2 to 21 years. Dev Med Child Neurol 51 : 295-302, 2009.
32) Eliasson AC, Krumlinde-Sundholm L, et al : The Manual Ability Classification System (MACS) for children with cerebral palsy: scale development and evidence of validity and reliability. Dev Med Child Neurol 48 : 549-554, 2006.
33) Hidecker MJC, Paneth N, et al : Developing and validating the Communication Function Classification System (CFCS) for individuals with cerebral palsy. Dev Med Child Neurol 53 : 704-710, 2011.
34) Sellers D, Mandy A, et al : Development and reliability of a system to classify the eating and drinking ability of people with cerebral palsy. Dev Med Child Neurol 56 : 245-251, 2014.
35) PEDI Research Group : Pediatric Evaluation of Disability Inventory (PEDI). Development, Standardization and Administration Manual. Boston, 1992.
36) Haley SM, et al（里宇明元ほか監訳）：PEDI―リハビリテーションのための子どもの能力低下評価法．医歯薬出版，2003．
37) Wechsler D（日本版 WISC-IV 刊行委員会訳編）：日本版 WISC-IV 知能検査理論・解釈マニュアル．日本文化科学社，2010．
38) 津守 真，稲毛教子，磯部景子：乳幼児精神発達質問紙　1〜12か月まで．大日本図書，1993．
39) 津守 真，稲毛教子，磯部景子：乳幼児精神発達質問紙　1〜3才まで．大日本図書，1994．
40) 津守 真，稲毛教子，磯部景子：乳幼児精神発達質問紙　3〜7才まで．大日本図書，2007．

第4章　姿勢反射／反応

姿勢反射／反応

エッセンス

- 正常な運動発達の獲得の背景には，中枢神経系の成熟，筋・骨格の成長があります．そのなかでも姿勢反射／反応の出現と消失（統合）は**運動発達の背景，基盤**となるものです．
- 姿勢反射／反応検査は，出生後の乳児の障害の有無や鑑別に使用されています．とくに，CTやMRIといった脳の画像診断機器がないころはかなり使用されていました．また，姿勢反射／反応の有無や左右差などから，中枢神経系の成熟状態を考察することも可能です．
- たとえば脳性麻痺では，原始反射が消失（統合）せずに残存することがあります．本来，消失（統合）する時期であるはずの原始反射が，継続して出現していたら，脳の損傷や脳の成熟状態が遅れている可能性があります．また，先天性筋ジストロフィーなどの筋疾患では原始反射が出現しないことや減弱していることがあります．臨床では**姿勢反射／反応の有無**のほかに，**出現の左右差**も評価します．
- このように原始反射の有無，強弱，出現の左右差から，障害の診断や左右重症度の判別，運動特徴の評価ができます．

原始反射, 姿勢反射／反応とは？

原始反射, 姿勢反射／反応は乳児が**生まれてくるために必要な, 生命維持, 胎外環境および重力下環境への適応, 体の防御機能**です. また, 動物の進化過程の名残であるともいわれています. そして新生児期から乳児期, 幼児期にかけての運動を獲得するうえで大切な基盤となっています.

姿勢反射／反応は, 皮膚などの感覚器官や, 姿勢を変化させることによる固有受容器への刺激を行うことで出現します.

反射とは, ある刺激に対してある一定の反応を示すものであり, 反射中枢は脊髄と脳幹レベルとなっています. これらの多くは, 中脳, 大脳皮質が成熟してくると, 消失（統合）していきます. この現象は, 上位脳が下位脳を抑制するという「脳の階層性理論」が基盤となっています. 多くの反射は**在胎28週ごろから出現し, 6カ月ごろまでに消失（統合）**しますが, 足底把握反射など, 一部の反射は消失（統合）が遅いものもあります.

反応とは, ある刺激に対して多様性のある反応を示すものであり, 反応中枢は中脳と大脳皮質レベルとなっています. **高度なバランスの獲得や随意運動**に必要であり, 運動発達の背景にあるものです. 反応は, ランドウ反応などの一部を除き生涯持続します.

原始反射の出現・消失（統合）とは？

原始反射がみられることを「出現」, 出現していた原始反射がみられなくなることを「消失（統合）」といいます. 消失は高次の脳に抑制された結果であり, 消えるというよりも「隠れる」という意味合いがあります. 大脳皮質が発達してくると反射的な運動が, 反応や随意的な運動に置き換わります. したがって消失を「統合」とすることもあります.

本来, 出現すべき反射がまだ出現していないことは「消失」とされます. この場合は「統合」ではありません. また, 一度消失した原始反射は, 後天的な脳の損傷によって, 再びみられるようになることもあります.

姿勢反射／反応検査の意義

姿勢反射／反応検査によって, 中枢神経系の成熟状態, 脳の機能を評価することができます. 通常, 出現するはずの反射が出現しなければ, たとえば, 口唇（探索）反射や吸啜-嚥下反射が出現しなければ哺乳できないということになります. また反射が消失するはずの時期に消失しないことにより, 脳機能に何らかの異常がある可能性が考えられます.

姿勢反射／反応の有無, 強弱, 出現の左右差から, 障害の診断や左右重症度の判別, 運動特徴の評価が可能です.

原始反射, 姿勢反射／反応（表1）

●原始反射（primitive reflex）

出生前から出生時に存在する反射であり, 多く

トピックス

- 以前は発達の遅れのある児に対して, その原因を探るために姿勢反射／反応の有無や左右差から評価することが多くありました. 近年は, 自発的な運動を観察することと脳の画像診断を組み合わせて, 児の診断をすることが多くなりました.
- 早産の場合, 原始反射は出現しないことがあります. 新生児医療の進歩により, 在胎22週以降であれば, 生存可能とされていますが, 口唇（探索）反射や吸啜-嚥下反射が出現しないために哺乳ができません. この場合は鼻腔栄養となります.

表1 原始反射，姿勢反射／反応の中枢レベルと出現・消失（統合）時期

中　枢	反射／反応	出　現	消失（統合）
脊　髄	交叉（交互性）伸展反射	在胎28週	1〜2カ月
	屈筋逃避反射	在胎28週	1〜2カ月
	手掌把握反射	在胎28週	4〜6カ月
	足底把握反射	在胎28週	9〜10カ月
	ガラント反射	在胎32週	2カ月
	陽性支持反射	在胎35週	2カ月（7〜8カ月の場合もあり）
	自動歩行	在胎37週	2カ月
	台のせ反射	在胎35週	2カ月
脳　幹	口唇（探索）反射	在胎28週	3〜5カ月
	吸啜-嚥下反射	在胎28週	5〜6カ月
	モロー反射	在胎28週	5〜6カ月
	引き起こし反射	在胎28週	2〜5カ月
	緊張性迷路反射	出生時	5〜6カ月
	非対称性緊張性頸反射	出生時	4〜6カ月
	対称性緊張性頸反射	4〜6カ月	8〜12カ月
中　脳	迷路性立ち直り反応　背臥位・腹臥位	3カ月	生涯持続
	座位・立位	6〜7カ月	生涯持続
	頭に働く体の立ち直り反応	出生時〜2カ月	5歳
	体に働く頸の立ち直り反応（新生児期)[1]	34週	4〜6カ月
	（乳幼児期）	4〜6カ月	5歳
	体に働く体の立ち直り反応（新生児期)[1]	34週	4〜6カ月
	（乳幼児期）	4〜6カ月	5歳
	ランドウ反応	6カ月	1〜2歳
大脳皮質	視覚性立ち直り反応　背臥位・腹臥位	3カ月	生涯持続
	座位・立位	5〜6カ月	生涯持続
	上肢保護伸展反応		
	保護伸展反応（前方）	6〜7カ月	生涯持続
	保護伸展反応（側方）	7〜8カ月	生涯持続
	保護伸展反応（後方）	9〜10カ月	生涯持続
	下肢保護伸展反応	6カ月	生涯持続
	傾斜反応		
	腹臥位	5カ月	生涯持続
	背臥位	7〜8カ月	生涯持続
	四つこい	9〜12カ月	生涯持続
	座位	7〜8カ月	生涯持続
	膝立ち	15カ月	生涯持続
	立位	12〜21カ月	生涯持続
	ステッピング反応	15〜18カ月	生涯持続
	ホッピング反応	15〜18カ月	生涯持続
	背屈反応	10〜12カ月	生涯持続
	シーソー反応	15〜18カ月	生涯持続

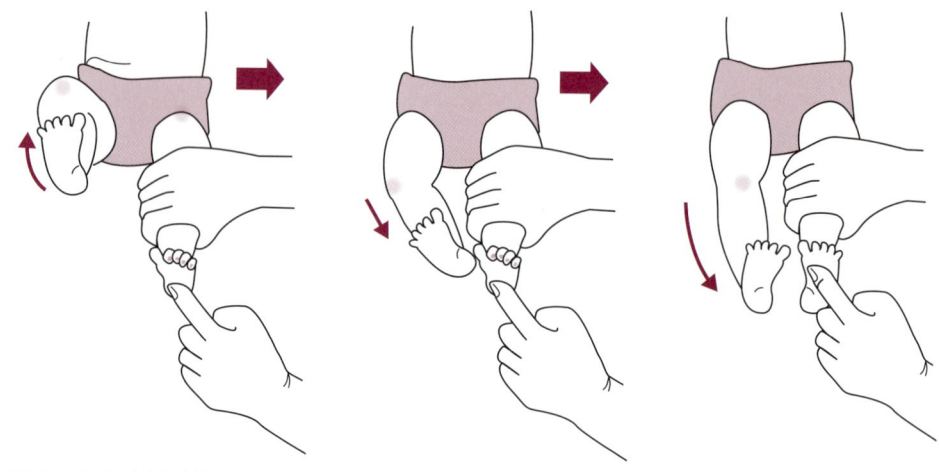

図1 交叉（交互性）伸展反射

は生後6カ月までに消失（統合）されます．原始反射は，脊髄と脳幹に反射中枢をもつ反射のことです．

1）脊髄レベル

脊髄に反射中枢があり，刺激に対して常に同じ反応が出現します．つまり頸髄を切断した脊髄動物にもみられるものです．

(1) 交叉（交互性）伸展反射（crossed extension reflex）（図1）

児を背臥位にして，左右どちらかの膝を検者の手で押さえて，下肢を伸展した状態にします．その伸展した足の足底に有害刺激，または圧を加えると，反対側の下肢が屈曲して，その後に伸展，交叉（内転）運動が生じる反射です[2]．この反射が残存すると，下肢の交互性が出現しないため，歩行が困難となります．重度なアテトーゼ型（異常運動型）脳性麻痺にみられます．

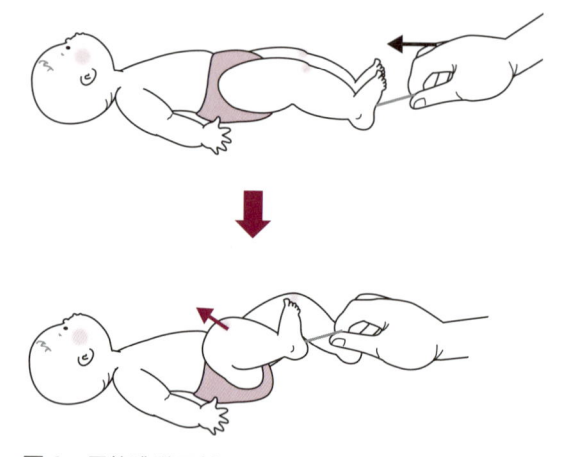

図2 屈筋逃避反射

(2) 屈筋逃避反射（flexor withdrawal reflex）（図2）

児を背臥位にして，足底を針のようなもので軽く刺激したり，ひっかくような有害刺激を与えたりすると，下肢が屈曲して足を引っ込める反射です[2]．つまり逃避することで自分の体を防御する

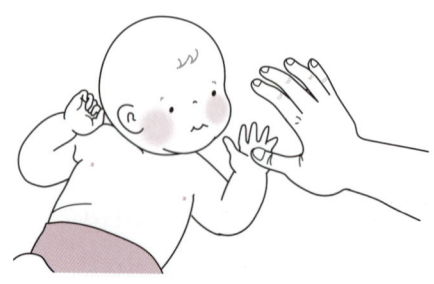

図3 手掌把握反射

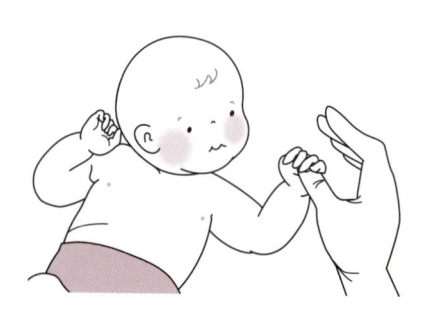

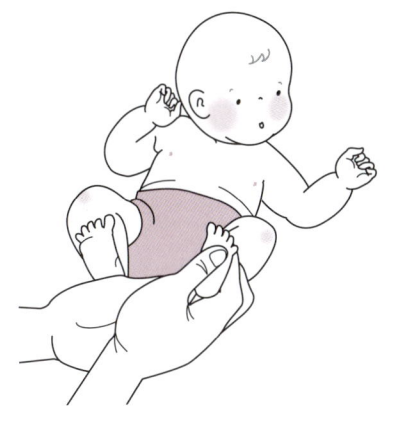

図4　足底把握反射

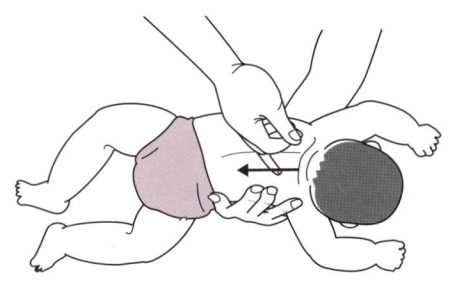

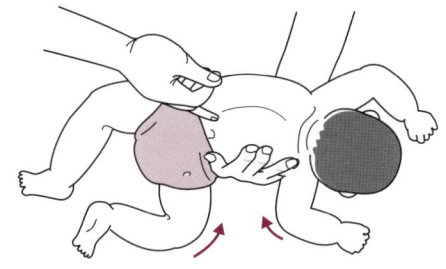

図5　ガラント反射

反射です．この反射が残存すると立位保持が困難となります．

(3) 手掌把握反射（palm grasp reflex）（図3）

手掌の小指側から刺激すると，**手掌全体が把握する反射**です．自分の体を防御するために出現していると考えられます．**座位保持**が可能になったり，**腹臥位で手掌体重支持**できるようになる4～6カ月ごろには消失（統合）します．この反射が残存すると，把握したものをリリースできなくなったり，手掌の触覚過敏になったりする可能性があります．また，反射が強い場合は，上肢の引き込みがみられることがあります．筋緊張が低下している場合は，反射が出現しないことがあります．

(4) 足底把握反射（plantar grasp reflex）（図4）

手掌把握反射と同様に足底部の刺激，とくに母趾球を圧迫すると，足趾全体が屈曲する反射です．上・下肢とも役割が同じであるともいえます．この反射は原始反射のなかで最も遅く消失（統合）し，足底接地した**立位が可能になる時期**，つまり9～10カ月ごろに消失（統合）します．乳児の立位当初は，床を把握するようにしてバランスをとりますが，徐々に背屈反応に変わります．この反射が残存すると，足底の触覚過敏，足趾の屈曲，さらには尖足になることがあります．

(5) ガラント反射（Galant reflex）（図5）

背反射，側弯反射，ギャラント反射ともいいます．この反射は児を腹臥位にして，検者の指先か打腱器の先などを使用して，**肩甲骨下角**から脊柱に沿って，**腸骨稜**まで皮膚をこすることで起こります．反応は，**刺激された側へ体幹部が側屈**します．この反射は，体幹部を側屈させるように動くため，体幹部への刺激に対する逃避的な動きや両生類運動の名残，また子宮内運動や出生時に必要な反射であると考えられています．つまり出生したあとは不要となります．生後2～3カ月の前腕体重支持のように，腹臥位で頭部を挙上して背筋群が活動するようになるころに消失（統合）します．残存する場合は，脊柱伸展能の発達の遅れ

が疑われ，定頸，座位の獲得が遅れます．また左右差がある場合は，成長につれて側弯が出現する可能性があります．成人でも残存している場合がありますが，**アテトーゼ型脳性麻痺児に残存**しやすい反射です．

(6) 陽性支持反射（positive supporting reflex）（**図6**）

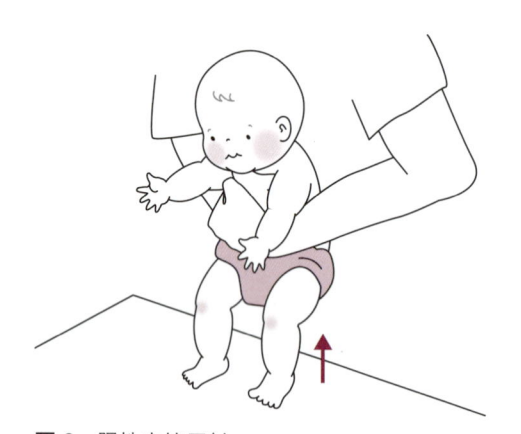

陽性支持反射は児を直立位にして足底を床に接地させると，爪先にて**足を突っ張らせるようにして体を支持**します．この反射は出生後すぐに立ち歩く四足動物の名残であると考えられます．新生児期の陽性支持反射は2カ月ごろには消失しますが，5〜6カ月の飛行機肢位（エアプレーン）のような全身の伸展運動を獲得する時期に，陽性支持反射様の動きがみられることがあります．これを陽性支持反応や下肢保護伸展反応とすることもあります．陽性支持反射が残存し，強く出現する場合は，下肢の交差や尖足を伴った伸展優位な筋緊張亢進状態となり，自動歩行は出現しません．痙直型脳性麻痺によくみられます．

(7) 自動歩行（automatic walking），原始歩行（**図7**）

自動歩行では，陽性支持反射で体を保持したあとにゆっくりと前に傾けると，まるで歩いているかのように**下肢が交互にステップ**します．この反射は出生後すぐに立ち歩く四足動物の名残であると考えられます．生後2カ月ごろに消失（統合）します．

(8) （固有受容覚性）台のせ反射（proprioceptive placing reflex lower extremity）（**図8**）

児を抱きかかえた状態で，足の足背部を台の縁に押しつけるように刺激を与えると，**下肢を屈曲して，台の上に足底をのせる反射**です．手に対しても同様な反射が出現します．手背部を台の縁に押しつけるように刺激を与えると，上肢を屈曲して，台の上に手掌をのせる反射です．この反射は有害刺激に対する防御として働き，また猫などの四足動物が高い台に飛び乗る際にも利用されています．下肢の突っ張りが強い児に対して，台のせ反射を繰り返し行うと突っ張りが減少することがあります．

2）脳幹レベル

橋を中心とする脳幹の反射です．姿勢反射のなかでも**緊張性の反射**がみられます．

(1) 口唇（探索）反射（rooting reflex）（**図9**）

口唇（探索）は口唇周囲への触覚刺激により，

図6　陽性支持反射

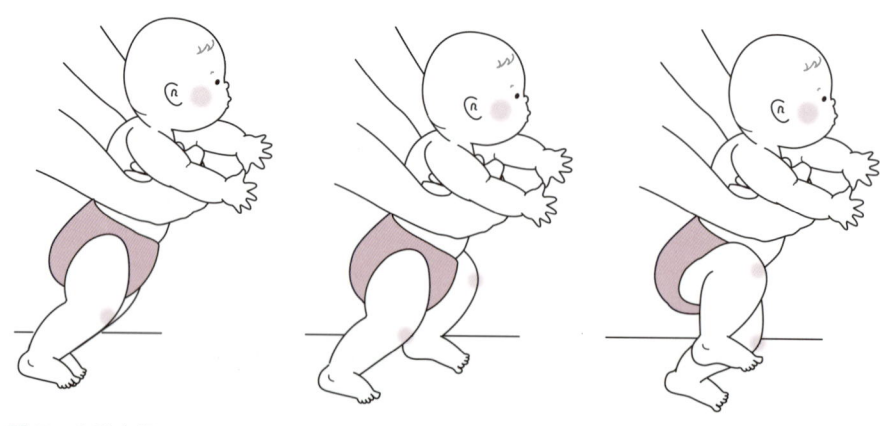

図7　自動歩行

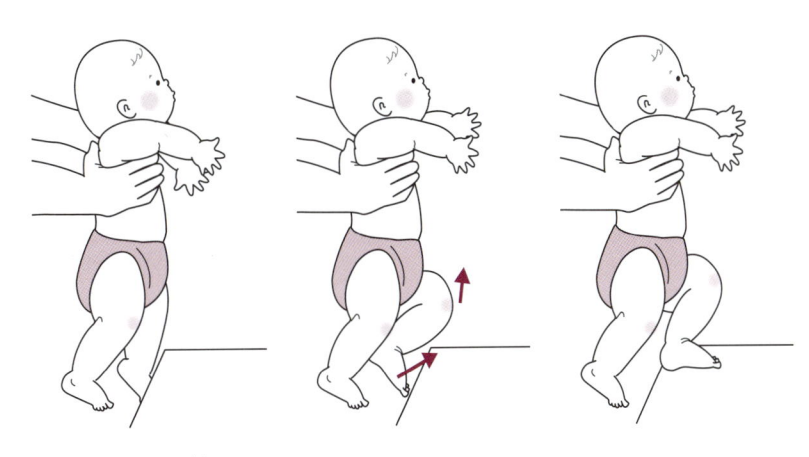

図8　台のせ反射

刺激方向へ口を少し開きながら頭部を向けてくる反射です．つまり母親の乳首を探して，哺乳するために必要な反射です．

このあとの吸啜-嚥下反射は，口唇（探索）反射で乳首や指をくわえたあと，強く吸いついて，リズミカルに飲み込む運動です．両反射とも哺乳に重要な反射で，生命維持機能としての役割があります．また，頭部を動かしたり，吸う運動を繰り返すことから，定頸にも重要な役割があります．これらの反射は空腹時に強くみられるので，反射ではありますが意志による随意運動も関与していると思われます．

(2) 吸啜-嚥下反射（sucking-swallowing reflex）（図10）

吸啜-嚥下反射は，口唇（探索）反射で乳首や指をくわえたあと，強く吸いついて，リズミカルに飲み込む運動が誘発されます．この反射は口唇（探索）反射とともに哺乳に重要な反射です．したがって生命維持にたいへん重要な反射です．乳首に吸いついて飲み込む運動を繰り返すことにより，定頸が徐々に獲得されていきます．

(3) モロー反射（Moro reflex）（図11）

背臥位から頭部を少し持ち上げて下ろします．頭部の位置を変位させることによる迷路性の刺激

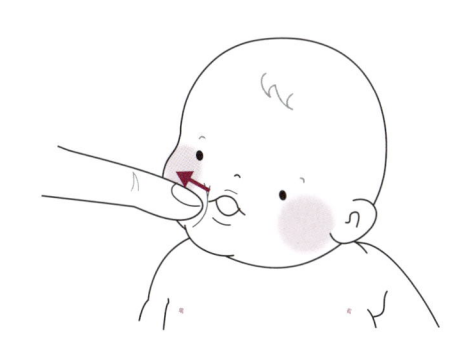

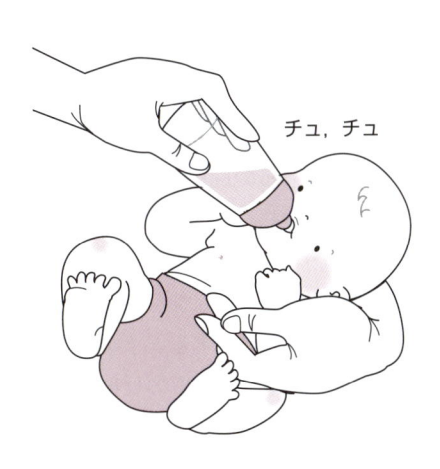

図9　口唇（探索）反射

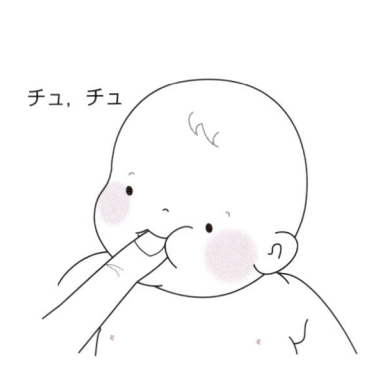

図10　吸啜-嚥下反射

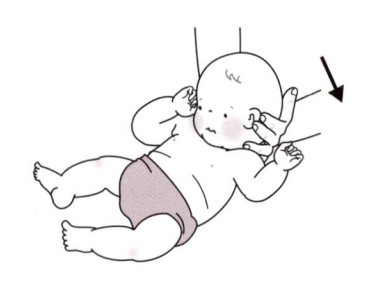

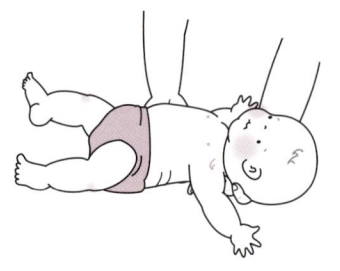

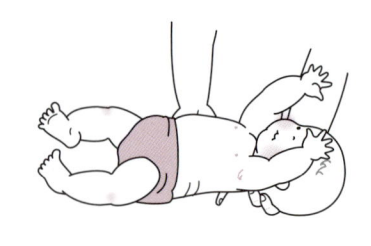

図11　モロー反射

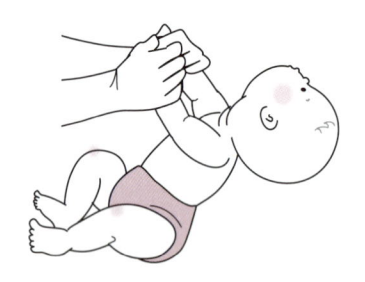

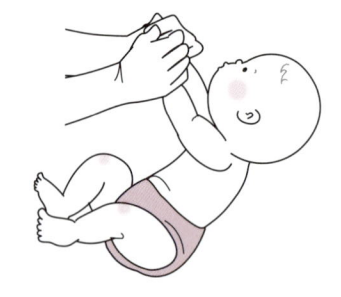

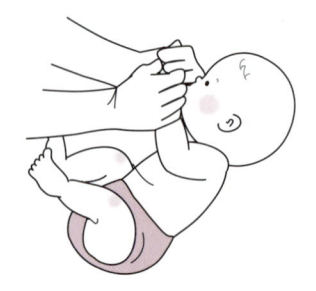

図12　引き起こし反射

によって起こります．反応は2相からなり，**1相では上肢を伸展・外転します．2相はその後，屈曲・内転して，何かにしがみつくような動きが出現します**．これは頭部や体を防御するために出現する反射であり，樹上生活の動物の名残であると考えられます．つまり**定頸や座位保持ができる時期（5～6カ月ごろ）に消失（統合）**します．これと同じような反射である「びっくり反射」は大きな音に対して出現する反応です．びっくり反射は音による聴覚刺激であるため，出現の仕方は同様でも厳密には違う反射であるといえます．いずれも体を屈曲させることで防御する反射であり，脳性麻痺の痙直型四肢麻痺児に残存しやすい反射です．

(4) 引き起こし反射（traction reflex）（図12）

背臥位からゆっくりと座位へ引き起こそうとすると，**頭部の屈曲，上・下肢の屈曲が誘発され，起き上がろうとする反射**です．また，体幹部に対する頭部の位置や下肢の反応を評価する方法もあります．引き起こす際は，乳児の前腕をつかんで行うのが理想的です．手掌を刺激すると手掌把握反射も同時に誘発されるため，どちらの反射か判別が困難になります．また，手背部を刺激すると手指が伸展することもありますので注意が必要です[3]．この反応が出現しない場合，頭部，体幹部の不安定性による重度な障害が疑われます．また，ダウン症候群などの低緊張児は，引き起こし反射が出現しづらくなります．本章では引き起こし反射の中枢レベルは脳幹にしていますが，体に対する頭部の位置を戻そうとしていることから，中脳レベルの立ち直り反応に分類されることもあります．

(5) 緊張性迷路反射（tonic labyrinthine reflex：TLR）（図13）

重力方向と頭部の位置関係で刺激される反射であり，**背臥位になると全身的な伸展の筋緊張が高まり，腹臥位になると全身的な屈曲の筋緊張が高まる反射**です．全身が重力に適応するための反射として考えられています．そのため，迷路性立ち直り反応のような抗重力方向への運動が獲得されると同時に，この反射は減少します．この反射が残存すると，寝返りが困難な重度な障害となります．ジストニック型の**アテトーゼ型脳性麻痺**にみられます．

(6) 非対称性緊張性頸反射（asymmetrical tonic neck reflex：ATNR）（図14）

背臥位にて頭部を一側に回旋すると，**顔面側**

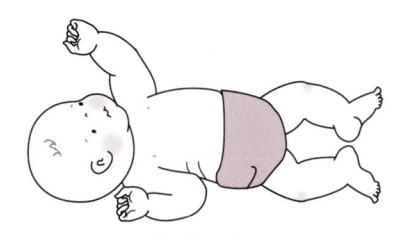

図13　緊張性迷路反射

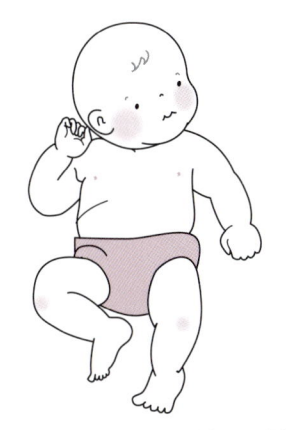

図14　非対称性緊張性頸反射　　図15　対称性緊張性頸反射

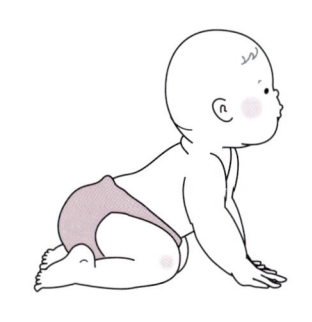

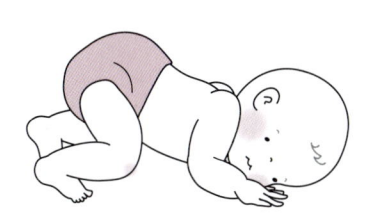

上・下肢が伸展して，後頭側上・下肢が屈曲する左右非対称に出現する反射です．フェンシング様の姿勢となります．この反射は頸部の固有受容器の刺激によって誘発されます．この反射は4〜6カ月ごろに消失（統合）します．この反射が残存すると，左右非対称な姿勢となり，アテトーゼ型脳性麻痺など重度な障害に多くみられます．

(7) 対称性緊張性頸反射（symmetrical tonic neck reflex：STNR）（図15）

腹臥位にて頭部を上げると，両上肢が伸展，両下肢が屈曲し，また頭部を下げると両上肢が屈曲して，両下肢が伸展する反射です．この反射は頸部の固有受容器の刺激によって誘発されます．四足動物が水を飲む姿勢に似ており，四つ這い位が可能となります．したがって四足動物の名残であるともいえます．この反射が残存すると，四肢の運動が頭部の動きの影響を強く受けることになります．また四つ這いの上・下肢の交互性が困難となり，脳性麻痺でみられる「バニーホッピング」を行います．

● 姿勢反射／反応（postural reflex, postural reaction）

1）中脳レベル

中脳レベルの反応は立ち直り反応が主であり，空間において姿勢が変化した際に，頭部や体幹部が元にある位置に戻したり，頭部と体幹部が倒れないように正常な位置に保持しようとするものです．立ち直り反応は大脳皮質の成熟によって，平衡反応の一部になります．

(1) 視覚性立ち直り反応（optical righting reaction）（この反応のみは大脳皮質が中枢です）（図16）

児を開眼した状態で，背臥位，腹臥位，座位などの姿勢にて，傾斜した際に，頭部・体幹部が重力に抗して，垂直方向に戻ろうとする反応です．背臥位で頭部を持ち上げようとする動きも視覚性立ち直り反応といえます．背臥位，腹臥位では3カ月ごろから出現し，座位・立位では5〜6カ月ごろに出現します．反応が出現しない場合は，座位保持が困難となります．

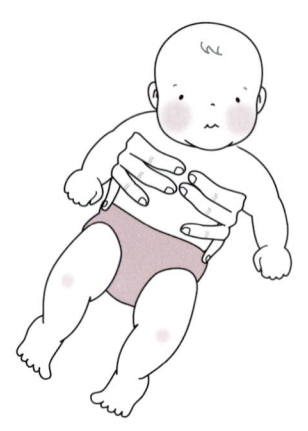

図 16 視覚性立ち直り反応

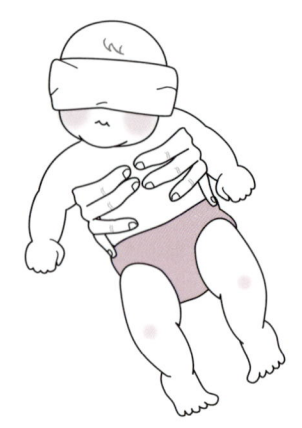

図 17 迷路性立ち直り反応

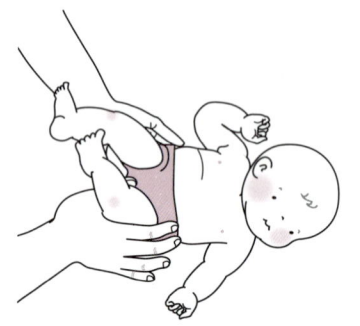

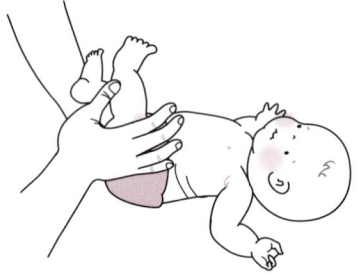

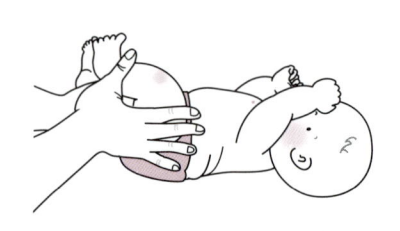

図 18 頭に働く体の立ち直り反応

(2) 迷路性立ち直り反応（labyrinthine righting reaction）（図 17）

児を閉眼，または目隠しをした状態で背臥位，腹臥位，座位などの姿勢にて，傾斜した際に，頭部・体幹部が重力に抗して，垂直方向に戻ろうとする反応です．耳の内にある迷路の機能による空間のなかでの体の位置関係を認識するための評価になります．障害によっては視覚優位な運動を行っているため，閉眼すると空間のなかで体の各部位がどこに位置するのか，わからなくなることがあります．迷路性立ち直り反応も視覚性立ち直り反応と同様に，背臥位，腹臥位では 3 カ月ごろから出現し，座位・立位では 6〜7 カ月ごろに出現します．

(3) 頭に働く体の立ち直り反応（body righting reaction acting on the head：BOH）（図 18）

体の一部が支持面に触れることによって誘発されて頭部が立ち直る反応です．頭部に作用する立ち直り反応には，視覚性，迷路性，この体性の 3 種類あり，このうち 2 つあれば正常な姿勢がとれるとされています．

(4) 体に働く頸の立ち直り反応（neck righting reaction acting on the body：NOB）
頸の立ち直り反応（neck righting reaction）（図 19）

この反応は，新生児期とそれ以降によって分けられています．

新生児期の頸の立ち直り反応：背臥位の状態で頭部を他動的，もしくは随意的に一側に回旋して固定していると，肩・体幹部・骨盤周囲の筋が収縮して，頭部と同じ方向に丸太様に回旋します．この反応には自然分娩で産道を通る際に，乳児が体を回旋させ，頭部と体幹部の捻れを戻す働きがあります．この反応は在胎 34 週以降に出現するため，34 週前の早産の場合はこの反応がなく自然分娩が困難となります．4〜6 カ月に消失（統合）します．

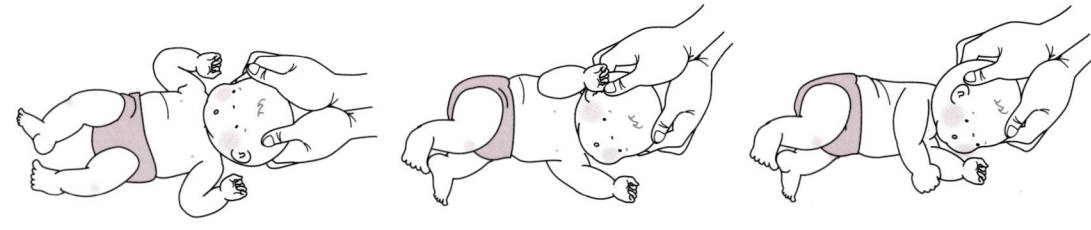

図19 頸の立ち直り反応

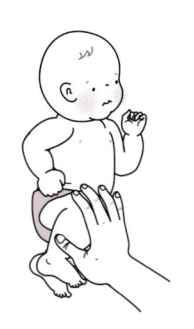

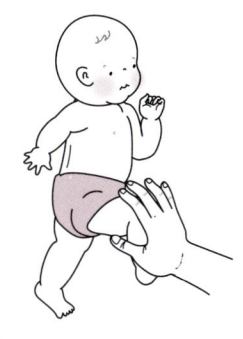

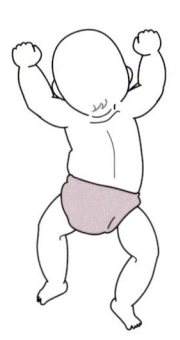

図20 体の立ち直り反応

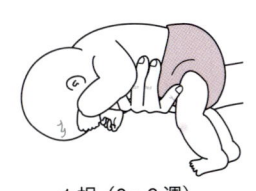

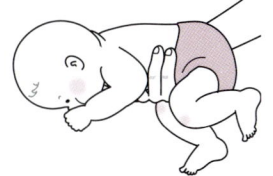

1相（0〜6週）　　2相（6週〜3, 4カ月）　　3相（3, 4〜6カ月）

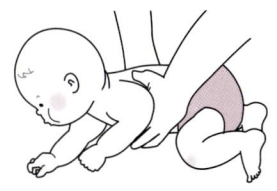

図21 ランドウ反応
1相：頭部と体幹部が軽く屈曲して，上・下肢も軽く屈曲しています．
2相：頭部は肩の高さまで水平に上げることができますが体幹部と四肢は少々屈曲しています．
3相：頭部から胸腰椎まで左右対称的に伸展します．下肢は少々屈曲しています．

頸の立ち直り反応：新生児期にみられる反応よりも，頭部の回旋後に，胸郭，骨盤，下肢と連動して回旋が起こります．この反応は4〜6カ月に出現して5歳ごろに消失（統合）します．

(5) 体に働く体の立ち直り反応（body righting reaction acting on the body：BOB）
体の立ち直り反応（body righting reaction）（図20）

この反応は，新生児期とそれ以降によって分けられています．

新生児期の体の立ち直り反応：背臥位にて，骨盤もしくは体幹部を他動的に一側へ回旋させていくと，頭部と体幹部周囲の筋が収縮して，同じ方向に回旋する反応です．この反応も頸の立ち直り反応と同様に，自然分娩で産道を通る際に，新生児が体を回旋させるために必要です．

体の立ち直り反応：下肢・骨盤から回旋させると体幹部が分節的に回旋して捻れを戻す反応です．寝返り，起き上がりなどの運動の基盤となり，観察によっても反応の有無がわかります．4〜6カ月ごろに出現して5歳ごろに消失（統合）します．

(6) ランドウ反応（Landau reflex）（図21）

乳児を腹臥位にして，腹部を支持して持ち上げ，頭部の自動的，または他動的な挙上に伴い，脊柱・股関節の伸展が出現する，立ち直り反応の

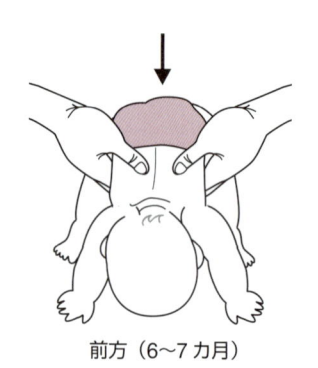

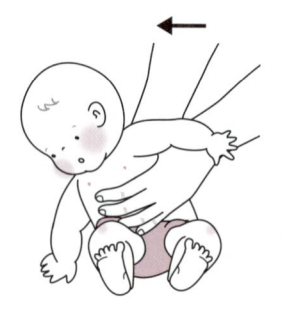

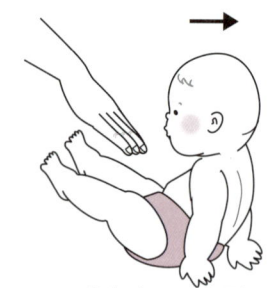

前方（6〜7カ月）　　側方（7〜8カ月）　　後方（9〜10カ月）

図22　上肢保護伸展反応

要素も含む反応です．運動発達では飛行機肢位（エアプレーン）と同様であり，重力に抗した全身的な伸展運動の基盤となります．この反応が出現すると，立位が可能となります．6カ月ごろ出現し，1〜2歳で消失（統合）するとされています．

ランドウ反応は，出現するまでを細かく評価する方法があります．ボイタ（Vojta）は生後6カ月を3相に分けて説明しています．1相は0〜6週まで，2相は3，4カ月まで，3相は6カ月までに達成するものとしています．前述の6カ月での出現と3相が同時期になります[4]．

2）大脳皮質レベル

大脳皮質レベルの反応は保護伸展反応と平衡反応（バランス反応）などであり，大脳皮質，大脳基底核，小脳などの総合的な作用によってみられます．立位・歩行などの高度な運動の背景にあるものであり，生涯持続するものです．頭部と体幹部の立ち直りに，四肢の合理的な運動が加わり，巧みにバランスを保持します．また姿勢保持が困難になると，足のステップによって支持基底面を変化させるようなことも行います．

(1) 上肢保護伸展反応（図22）

上肢保護伸展反応が出現するまでは，乳児の頭部や体の防御は，モロー反射や手掌把握反射などの反射活動にて行っています．その防御的な役割は発達につれて，上肢保護伸展反応や立ち直り反応に変化していきます．上肢保護伸展反応は乳児の体を傾けると，頭部など体を保護するために，手掌で体を支持します．前方 → 側方 → 後方の順番で出現するようになります．また，これらの反応があっても，そのスピードや支持性について

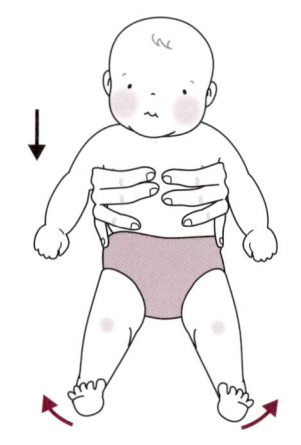

図23　下肢保護伸展反応

評価することが大切です．

保護伸展反応（前方）：腹臥位や座位で手掌体重支持（on hands）ができるころと同時に獲得されます．前方で支持できるようになるため，セットした床座位保持が可能となります．

保護伸展反応（側方）：側方への手で支持することに加えて，頭部・体幹部の左右への立ち直り反応も同時に出現します．

保護伸展反応（後方）：後方で手掌体重支持（on hands）すると同時に，脊柱伸展・回旋，肩甲骨の内・外転といった運動要素が必要となります．この反応が出現することで安定した座位が獲得されるため，「座位の完成」となります．保護伸展反応（後方）が獲得されると，四つ這いへの姿勢変換が上手になります．

(2) 下肢保護伸展反応（図23）

児の体幹部を支えて持ち上げ床に向かって急に下ろすと，股関節の外転・外旋，膝関節の伸展，足関節の背屈が起こり，体を支持する反応です[5]．

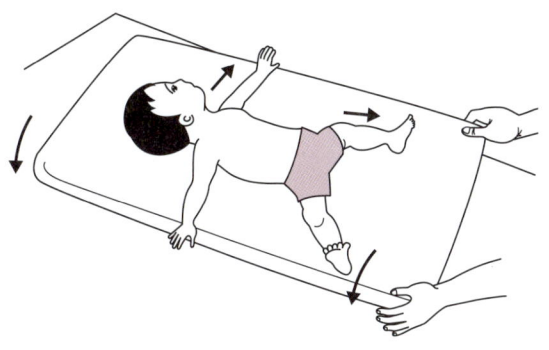

図24　背臥位の傾斜反応

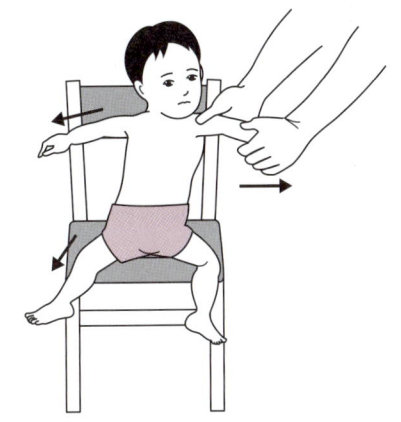

図25　座位の傾斜反応

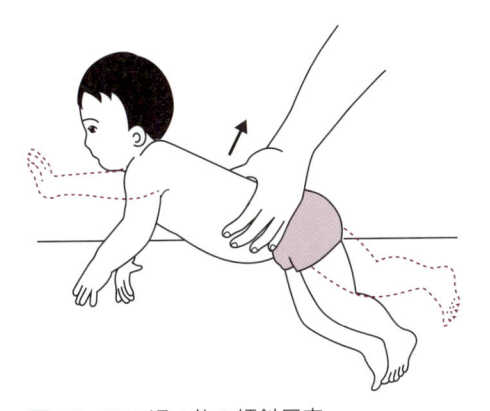

図26　四つ這い位の傾斜反応

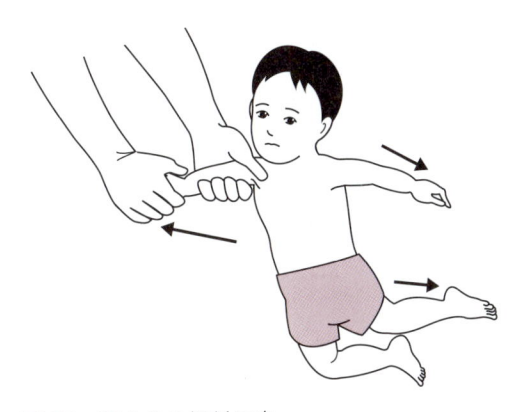

図27　膝立ちの傾斜反応

安定した立位や歩行の獲得へ重要な反応です．

(3) 傾斜反応（tilt a board reaction）

体を傾斜させる際に起こる体のバランス反応のことであり，各姿勢によって反応が出現します．基本的には**上・下肢は外転・伸展，頭部と体幹部は立ち直る**反応がみられます．

①背臥位・腹臥位：児を傾斜台の上で背臥位または腹臥位にさせて，左右どちらかに傾斜台を傾けます．その際，傾けたほうと逆の上・下肢が外転・伸展し，頭部が上側を向き，体幹部が上側に側屈して，脊柱は傾けたほうに凸になります（図24）．5～8カ月ごろに出現し，生涯持続します．

②座位：椅子に座った児の上肢を一方に引っ張ると，反対側の上・下肢は外転・伸展し，引っ張られたほうの下肢は体重を保護的に支えようとします．また，頭部と体幹部は側屈・回旋して立ち直ります（図25）．7～8カ月で出現し，生涯持続します．

③四つ這い：四つ這い位の児を一側に傾けると，上方の上・下肢が外転・伸展して頭部と体幹部が立ち直ります．また傾いた側の上・下肢は支持に働きます（図26）．9～12カ月ごろに出現し，生涯持続します．

④膝立ち：膝立ちをしている児の上肢を一方に引っ張ると，反対側の上・下肢は外転・伸展し，引っ張られたほうの下肢は保護的に体重を支えようとします．また頭部と体幹部は側屈・回旋して立ち直ります（図27）．15カ月ごろに出現し，生涯持続します．

(4) ステッピング反応（stepping reaction）（図28）

両下肢できちんと体重負荷した立位の状態から，前方，後方，側方へ体を傾斜させます．その際，どちらか**一側の足で下肢を踏み出す反応**です．前方は出現しやすいのですが，後方は足を踏み出すことができないことや反応が遅いことがあ

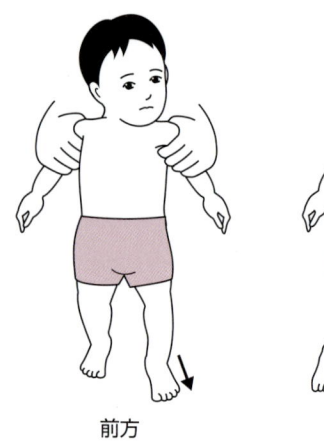

図28　ステッピング反応　前方／側方

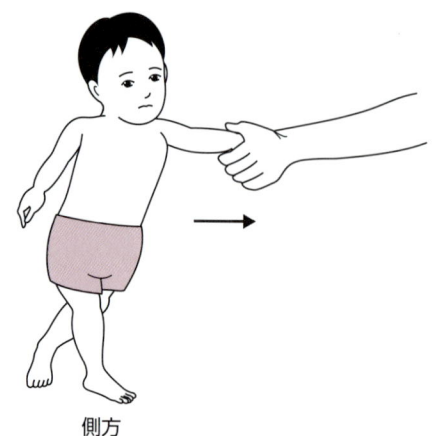

図29　ホッピング反応

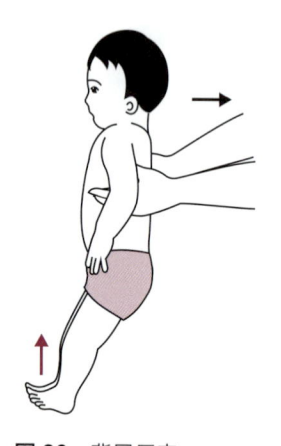

図30　背屈反応

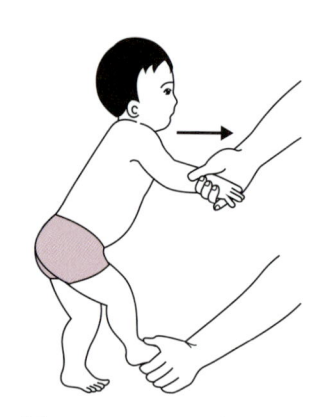

図31　シーソー反応

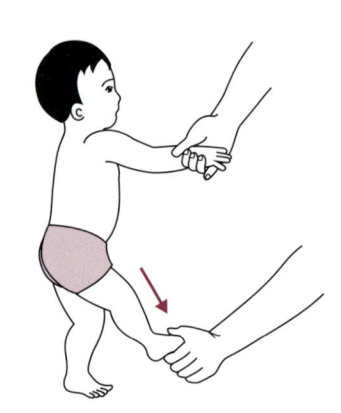

ります．その場合，後方へ転倒する恐れがあるため，**反応のスピード**や**支持性**を評価することも大切です．15〜18カ月で出現し，生涯持続します．

(5) ホッピング反応（hopping reaction）
（図29）

両下肢できちんと体重負荷した立位の状態から，側方へすばやく，かつ強く押したり引いたりします．その際に，**押された側の下肢が跳び直ろうとする反応**のことです．つまりホップすることで下肢の支持点を変えて体を支えるため，非常に高度なバランスといえます．15〜18カ月で出現し，生涯持続します．

(6) 背屈反応（dorsiflexion reaction）（図30）

立位の状態で，後方へゆっくりと傾斜させます．その際，踵を支持点として，**足関節の背屈**で

バランスを維持します．正常であれば左右対称的に出現しますが，麻痺の左右差がある場合は，背屈反応で姿勢を保持できなくなると，後方のステッピング反応が出現します．尖足歩行をしている児の場合，背筋は活動していますが，関節可動域制限によって背屈しないことがあります．10〜12カ月で出現し，生涯持続します．

(7) シーソー反応（see-saw reaction）（図31）

児を立位にして，一側の手と足を握り，握った足を床から持ち上げて，片脚立位をさせます．その後，握った手を前方に引くと，転倒しないようにするために，**握った足の下肢を伸展・外転**，また**頭部と体幹部は後方へ立ち直ってバランスを保持しようとする反応**です[1]．15〜18カ月で出現し，生涯持続します．

確認してみよう！

- ガラント反射は児の姿勢を（ ① ）にさせて，（ ② ）から脊柱に沿って（ ③ ）まで皮膚をこすると，（ ④ ）側へ（ ⑤ ）が側屈します．
- 原始反射で最も消失（統合）が遅い反射は，（ ⑥ ）であり，（ ⑦ ）カ月ごろに消失（統合）します．
- モロー反射は，（ ⑧ ）ができるようになるころ，つまり（ ⑨ ）カ月ごろに消失（統合）します．
- 背臥位にて頭部を一側に回旋すると，顔面側上・下肢が（ ⑩ ）して，後頭側上・下肢が（ ⑪ ）する反射を（ ⑫ ）反射といいます．この反射は（ ⑬ ）型脳性麻痺児に残存していることが多くみられます．
- 上肢保護伸展反応は（ ⑭ ）→（ ⑮ ）→（ ⑯ ）の順に出現します．（ ⑭ ）の上肢保護伸展反応が出現するころは腹臥位や座位で（ ⑰ ）ができるようになります．
- 立位でゆっくりと後方へ体重を移動していくと，（ ⑱ ）反応でバランスをとるようになります．この反応は生後（ ⑲ ）カ月ごろに出現します．さらに後方へ体重を移動すると，（ ⑱ ）ではバランスを保持することが困難となり，（ ⑳ ）が出現します．

解答

①腹臥位　②肩甲骨下角　③腸骨稜　④刺激　⑤体幹部　⑥足底把握反射　⑦9〜10　⑧座位保持　⑨5〜6　⑩伸展　⑪屈曲　⑫非対称性緊張性頸反射　⑬アテトーゼ　⑭前方　⑮側方　⑯後方　⑰手掌体重支持　⑱背屈　⑲10〜12　⑳ステッピング反応

(横井裕一郎)

引用・参考文献

1) Barnes M. R., Crutchfield C. A., et al（真野行男監訳）：運動発達と反射－反射検査の手技と評価－．医歯薬出版，1983．
2) MR Fiorentino（小池文英訳）：脳性麻痺の反射検査．医歯薬出版，2001．
3) Vojta V.（富 雅男訳）：乳児の脳性運動障害 原著第6版．医歯薬出版，2004．
4) 家森百合子，神田豊子ほか：子どもの姿勢運動発達 別冊発達3．ミネルヴァ書房，1997．
5) 上杉雅之監修：イラストでわかる小児理学療法．医歯薬出版，2013．

第5章 運動発達（0〜3カ月）

運動発達（0〜3カ月）

エッセンス

- 1カ月ごろの背臥位は，**左右非対称な姿勢**をとり，体全体で不規則に動きます．2カ月ごろには**左右対称な姿勢**になり，1カ月に比べるとやや動きが少なくなります．3カ月ごろには，左右対称的な自発運動がみられ，頭部，両手，両足が徐々に正中線上に近づきます．**正中位指向（midline orientation）**の始まりです．
- 1カ月ごろの腹臥位は**屈曲姿勢**で，頭部や上部胸郭で体重を支え，やや苦しそうにみえます．2カ月ごろから徐々に伸展運動が始まり，頭部挙上が可能になります．3カ月ごろには床に垂直に保持できます．
- 座位保持には常に介助が必要です．1カ月の介助座位では頭部を支えることができません．3カ月ごろになると，不安定ながらも頭部を保持できます．
- 1カ月ごろ，立位を介助することで体重を支えるのですが，長い時間は持続できません．3カ月ごろになると，徐々に体重を支えることができなくなります（**失立**）．

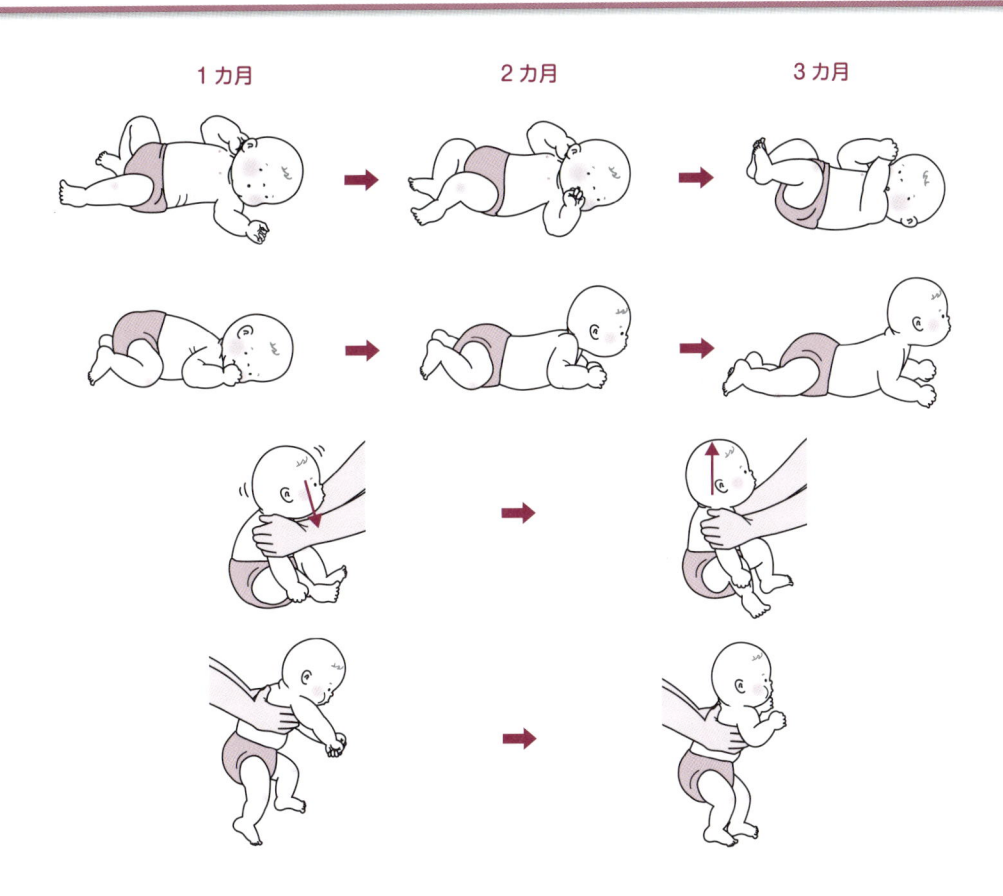

1カ月　　　2カ月　　　3カ月

1カ月

●背臥位

非対称な姿勢と上下肢の屈曲が特徴的です．頭部は一側に回旋しており，頭部と体幹部で非対称に体重を支持します（図1）．全身で，多様性のある，一見不規則な運動を示します．「乱雑な運動」と表現される場合もあります．

脊柱も屈曲しており，安定した支持面を保持することが困難で，左右へ揺れるように動きます．また，下肢の自発的な伸展運動であるキッキングがみられます．このキッキング動作により，股関節と膝関節の伸展方向への運動性が増大します．

原始反射

非対称な姿勢の原因として非対称性緊張性頸反射（ATNR）の影響が考えられます．しかし，背臥位姿勢は常にATNRに支配されているわけではなく，顔面側上肢の随意的な屈曲運動もみられます．また，反り返るような動作がみられる場合には緊張性迷路反射（TLR），急な上肢の伸展運動がみられる場合にはモロー反射の影響も考えられます．

脳性麻痺児（痙直型）

緊張が強い場合には，この時期から上下肢の動きが乏しくなる場合もあります．上肢は屈曲・内転・外旋位で，下肢は伸展・内転位が多くみられます（図2）．上下肢の動きがやや単調になります．

●腹臥位

屈曲姿勢を保持することが多いのですが，常に屈曲位で固定されているわけではありません．頭部は，気道を確保するために一側に回旋しています．一瞬ですが頭部挙上（head up）もみられます（図3）．股関節屈曲・内転，体幹屈曲，骨盤後傾位になり，腹部の下に両膝を敷き込んだ姿勢になります．その結果，おもに，一側顔面，上胸部，上肢で体重を支持することになり，窮屈な姿勢にみえます．

この屈曲姿勢におけるキッキング動作により，腹ばいのように動きます．また体幹や下肢の伸展により下肢が床から離れます（図4）．

肩関節の屈曲・内転により，胸部に前腕部を敷き込んだ姿勢になります．手が口元に偶然あった場合には，しゃぶることもできます（図5）．

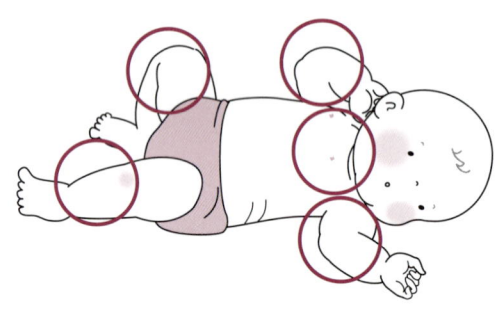

図1　健常児（1カ月）の背臥位

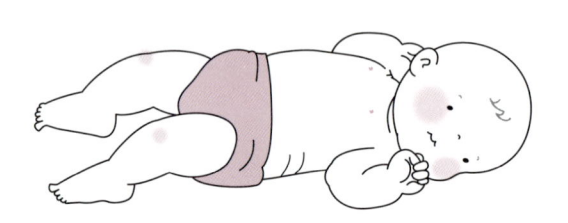

図2　脳性麻痺児（1カ月）の背臥位

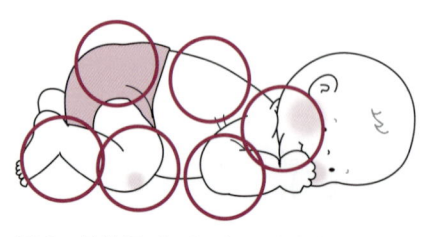

図3　健常児（1カ月）の腹臥位

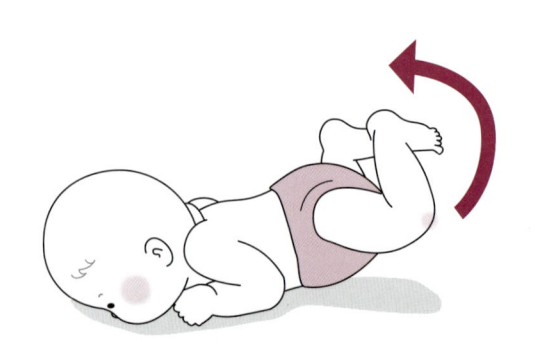

図4　腹臥位での伸展動作

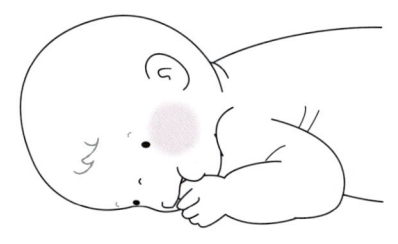

図5 健常児（1カ月）の腹臥位での指しゃぶり

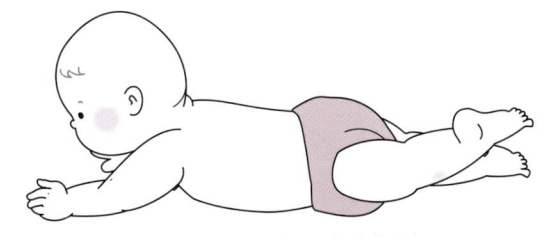

図6 脳性麻痺児（1カ月）の腹臥位姿勢

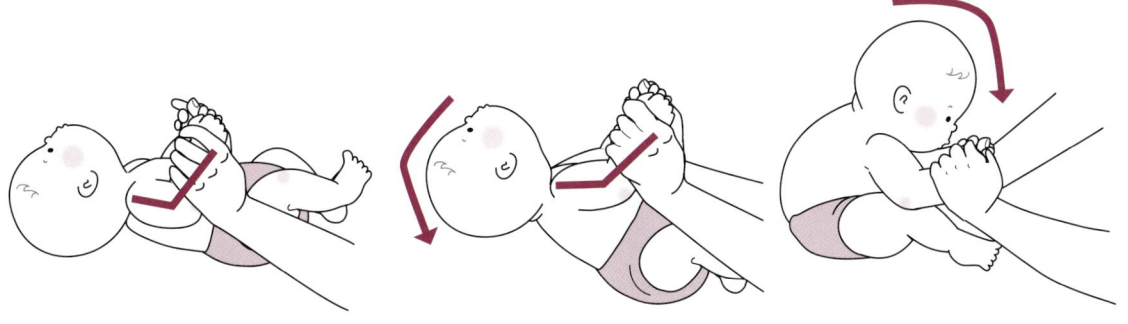

図7 健常児（1カ月）の引き起こし反射

原始反射
　TLRの影響が強く，屈曲優位な姿勢を示します．口元に手が触れた場合には，**探索反射や吸啜・嚥下反射**が観察されます．

脳性麻痺児（痙直型）
　全身的な伸筋の緊張亢進により，体幹・下肢の伸展，骨盤の前傾が観察されます．下肢の伸筋の緊張が強い場合には床から離れます（**図6**）．この姿勢は，健常児に6カ月ごろからみられるランドウ反応とは異なります．

● 座位
　引き起こし反射では，随意的に上肢を強く屈曲することは困難です．また頸部の屈筋も弱く，頭は遅れます（**図7**）．
　介助座位では，骨盤後傾と体幹屈曲に加えて，頭部は前後に垂れます．下肢は屈曲しているのですが，外転が不十分なため，支持面は狭くなります．両肩をしっかり保持すると，不安定ながらも頭部を支える動きがみられます（**図8**）．
　介助がない場合には，頭部を持ち上げるだけの頸部，体幹の伸筋の筋力が不十分なため，頭部は垂れさがり，顔面が床に接した座位になります（**図9**）．

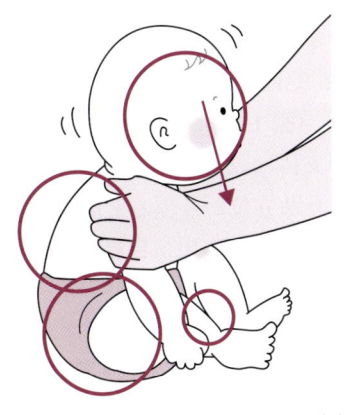

図8 健常児（1カ月）の介助座位（前方に垂れた頭部）

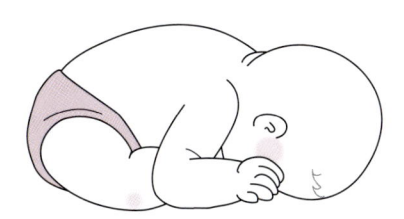

図9 健常児（1カ月）の介助なしの座位

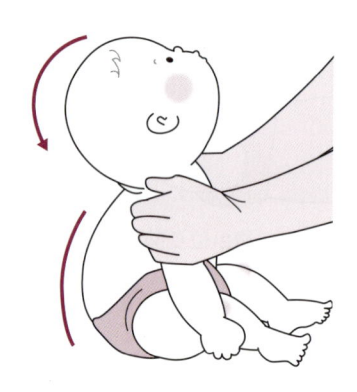

図10 脳性麻痺児（1カ月）の座位姿勢

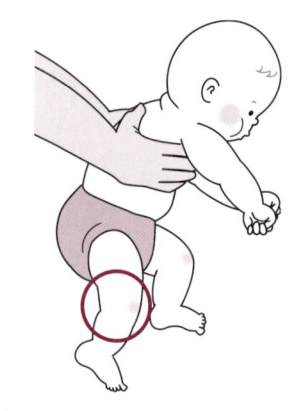

図11 健常児（1カ月）の陽性支持反射

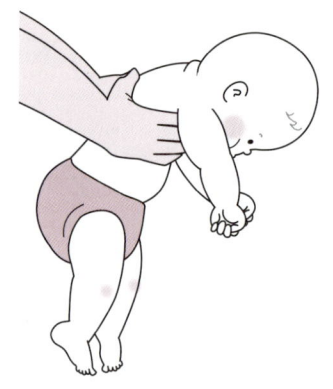

図12 脳性麻痺児（1カ月）の介助立位

脳性麻痺児（痙直型）

体幹部は健常児より屈曲しており、緊張が低い状態です．下肢は伸展・内転位，頭部は伸展位で不安定な座位姿勢です．両肩を介助しても、頭部の動きは乏しく，頭部が立ち直る動きはみられません（図10）．

● 立位

介助立位では、**陽性支持反射**（両脇を介助して持ち上げて、足底が床に接地するときに下肢を伸展する反射）（図11）による体重支持がみられます．下肢の支持は数十秒程度で長続きはしません．また、介助立位から重心を前方へ移すことで、自発的に足を踏み出す**自動歩行**（p68 図7）がみられます．

脳性麻痺児（痙直型）

両脇を抱えて持ち上げると、下肢の伸筋の緊張が亢進し、尖足になります（図12）．また、足底が床に接触することにより起きる**陽性支持反射**の影響で緊張はさらに亢進します．

▶ 観察のポイント

背臥位では、**頭部の回旋**、ATNR などの**非対称姿勢**がポイントになります．また、上下肢が屈曲しており、他動的に伸展してもすぐに屈曲位に戻る**リコイル**も観察されます．全身運動として**ジェネラルムーブメント**（GMs：general movements）の**ライジングムーブメント**（writhing movements，

上下肢を含む全身の粗大運動です．個々の部分の運動振幅は大きく、運動速度は変化に富み、運動の順序性はありません．典型的なものは楕円を描く運動で、もがいている（writhing）印象を与えます）が観察されます．**腹臥位**では、頭部、胸郭、上肢がおもな支持面となり、また頭部、骨盤、下肢は自発的な動きとなります．**座位**では、引き起こし反射の際に頭部の遅れがみられ、介助座位では、頭部の不安定性を示します．**立位**では、**陽性支持反射**、**自動歩行**がポイントになります．

2カ月

● 背臥位

全身を使った運動は徐々に減少し、**左右対称な姿勢保持**が多くなる時期です．両肩は重力方向（床側）へ引かれ、徐々に安定した支持面を獲得し、**リラックスした背臥位の姿勢保持**が可能になります（図13）．姿勢が安定して動きが減少したことで、元気がなくなったようにみえる場面もあります．

1カ月の時期よりも各関節の運動性が大きくなります．股関節外転・外旋が拡大し、わずかな股関節伸展の動きもみられます．また、膝を立てた姿勢も保持できます．股関節屈曲・内転位、骨盤

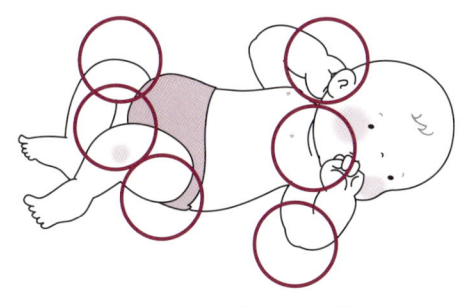

図13　健常児（2カ月）の背臥位

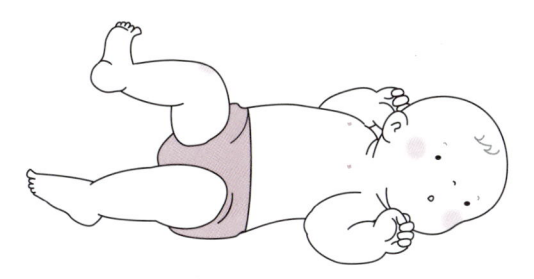

図14　脳性麻痺児（2カ月）（分離運動困難）

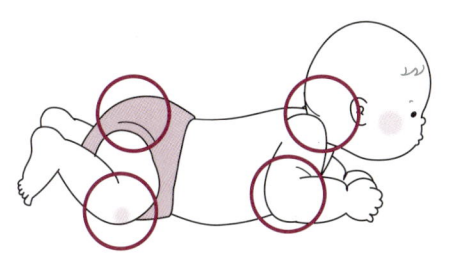

図15　健常児（2カ月）の腹臥位

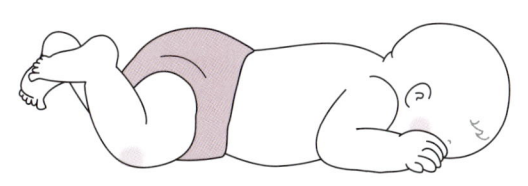

図16　脳性麻痺児（2カ月）（頭部挙上困難）

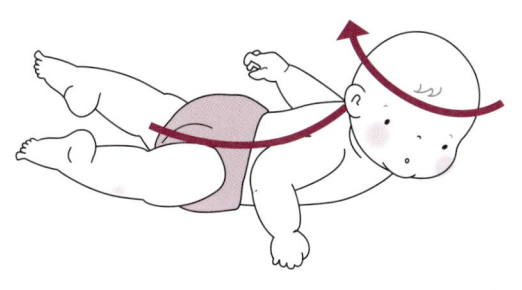

図17　脳性麻痺児（2カ月）（非対称な頭部挙上）

後傾位で腹筋が持続的に収縮できるようになり，足を持ち上げます．

頭部の運動性も増大し，回旋運動が活発化します．頸は徐々に伸展位から屈曲位となり，下顎が前胸部に近づきます．正中位で止まることもありますが，常に保持することは困難です．

脳性麻痺児（痙直型）

下肢のキッキングはみられますが，膝関節を伸展した場合には，股関節は伸展・内転・内旋し，足関節は底屈します（下肢の伸筋共同運動）．膝関節を屈曲した場合には，股関節は屈曲・外転・外旋し，足関節は背屈します（下肢の屈筋共同運動）（図14）．また，両下肢の交互運動がみられない場合もあります．

● 腹臥位

屈曲姿勢から徐々に伸展方向への動きがみられる時期です．股関節が伸展することで骨盤が床に近づきます．頭部と上胸部にあった<u>支持面</u>は体幹部に移動して，<u>重心</u>は腹部周囲に移ります．その結果，頭部の挙上が容易になり，<u>45°程度</u>まで可能になります（図15）．しかし，持続時間は短く，数十秒程度です．前腕で体重支持しますが，肘は肩より後方（尾側）で上部体幹を十分に支持できません．

脳性麻痺児（痙直型，アテトーゼ型）

上肢の屈曲が亢進しているケースでは，支持面の形成が不足し，安定した腹臥位が獲得できず頭部挙上が困難です（図16）．

全身的に伸筋が強いケースでは，頭部の非対称な挙上（回旋を伴う挙上）がみられます（図17）．

原始反射

ATNRの影響はありますが，顔の向いたほうの手を随意的に屈曲するようになります．その結果，手を口に持っていくことが可能になり，手や上肢の認知につながっていきます．

▶ 観察のポイント

背臥位では，**対称的な姿勢**となります．また **GMsのフィジティームーブメント**（fidgety movements．全身の各部位の屈伸を繰り返しながら，あらゆる方向に円を描く運動

です．ライジングムーブメントに比べると運動範囲は狭くなり，単純で周期的な運動になります）がみられます．腹臥位では，支持面と重心の後方（尾側）への移行や，伸展運動に伴う頭部挙上がポイントになります．

3カ月

●背臥位

正中位指向（midline orientation）の始まり（図18）は，生後3カ月の発達指標になります．正中位指向とは，頭部や両上下肢が正中線上に向かう活動，またはその姿勢の総称です．左右対称的な正中線上での手遊びや両足が触れ合う活動を指す場合もあります．この時期から徐々に発達し約6カ月で完成します．

重力に抗した四肢の屈曲運動がみられます．安静時には両下肢が対称的な開排位（背臥位で股関節を屈曲・外転・外旋し，膝関節を屈曲した肢位）ですが，この肢位から股関節を内転することも可能です．体幹部の筋力は向上し，骨盤を後傾位で保持します．下肢が床から離れた状態でも，運動の中間で意識的に止めます（図19）．キッキング動作はより活発になり，空中だけではなく床面も蹴ります．

原始反射

ATNRやTLRの影響は徐々に減少し，対称的な活動が多くなります．そのため，両手が胸や顔の前で触れ合ったり，視界に入りやすくなります（図20）．

低緊張児

正中位指向の困難性が低緊張児の特徴です．この時期までに重力に抗して上下肢を持ち上げることは困難です．健常児と同じように，頭部はどちらか一側を向いています．四肢の過度な外転を示し，蛙様肢位（図21）とよばれています．全身的に反応が乏しく，原始反射もあまり強く出現しません．

脳性麻痺児（痙直型，アテトーゼ型）

ATNRなどの頸反射が残存します．頸の動きに伴い，四肢の緊張が変動するため，成長しても全身の自由な動きが阻害されます（図22）．

TLRの影響が強い場合には，両肩は後退し，

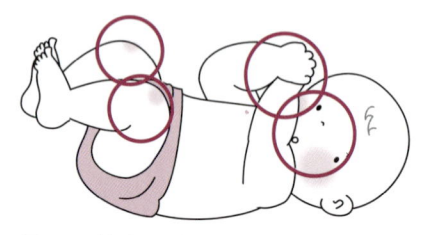

図18　健常児（3カ月）の正中位指向の始まり

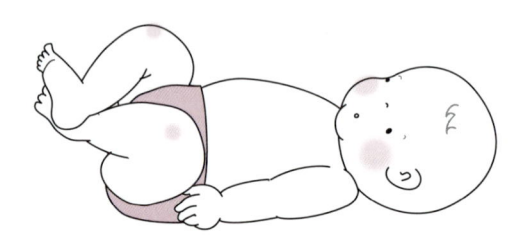

図19　健常児（3カ月）の開排位からの股関節内転

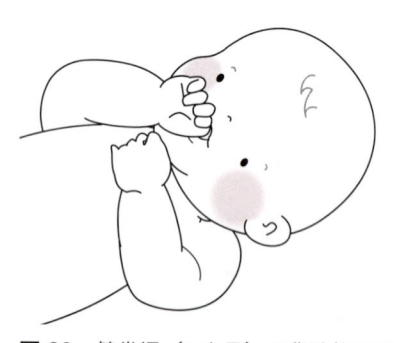

図20　健常児（3カ月）の背臥位での指しゃぶり

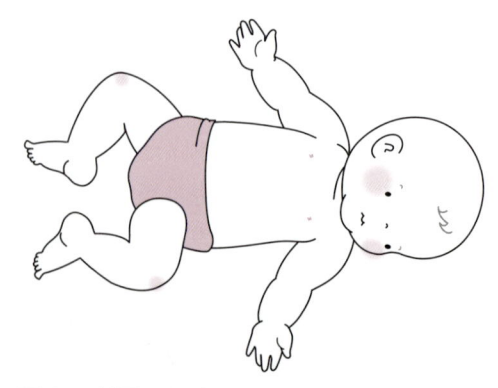

図21　低緊張児（3カ月）（蛙様肢位）

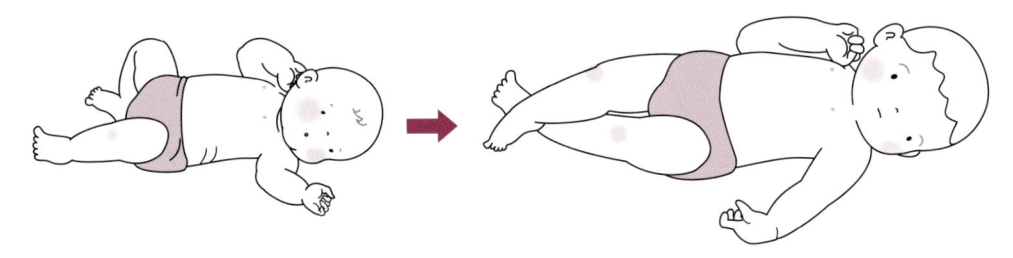

図22 脳性麻痺児（3カ月）のATNRが残存した場合

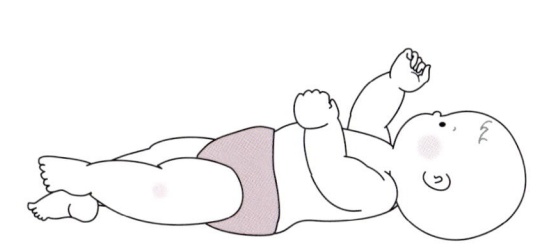

図23 脳性麻痺児（3カ月）の背臥位でのはさみ脚肢位（scissors position）

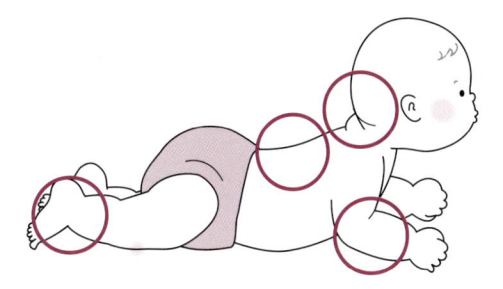

図24 健常児（3カ月）の腹臥位

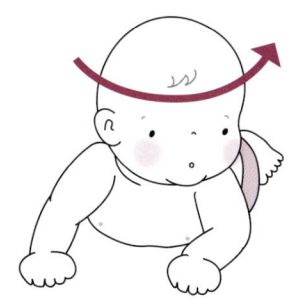

図25 健常児（3カ月）の腹臥位での頭部回旋

全身的に伸筋が緊張した姿勢となります．骨盤前傾位，両股関節は伸展・内転・内旋位，足部は尖足位となります．また，伸筋の緊張が強い場合には，両下肢が交差したはさみ脚肢位（scissors position）を示します（図23）．

● 腹臥位

伸展方向への動きがより活発になります．下肢と体幹の伸展に伴い骨盤は前傾し，床に近づきます．**重心**はさらに後方（尾側）へ移動し，**90°まで頭部挙上**が可能になります（図24）．しかし，持続時間は短く数十秒程度です．

上肢は屈曲傾向にありますが，前に出すことも可能です．肩の外転に伴い，肘は徐々に肩の下に近づき，両肘で体重を支持し**支持面**が拡大します．腹臥位が安定して頭部の回旋も可能になり，徐々に**左右への体重移動**を学習します（図25）．両下肢での**キッキング動作**が多く，ときおり一側下肢での動作もみられます．

低緊張児

腹部を支えて空間に保持すると，頭部，四肢が垂れ下がった状態になります（図26）．重力に抗した運動が困難で，頭部の挙上や上下肢の自発的な動きは制限されます．

腹臥位では，頭部，胸郭，腹部を床につけたまま，上下肢をわずかに動かします．しかし，十分な支持面を形成するための筋力が不足しており，頭部挙上は困難です（図27）．

また，健常児に比べると不十分なのですが，頭部を挙上します（図28）．しかし，四肢の外転・外旋により頭部挙上のための十分な支持面を形成することができません．

脳性麻痺児（痙直型）

伸筋の緊張は亢進し，股関節伸展・内転・内旋位，膝関節伸展位，足関節底屈位，上肢は屈曲位で肩甲骨は内転します．上肢が床から離れ，前腕

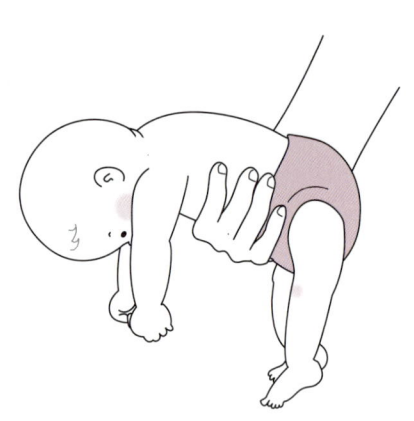

図26　低緊張児

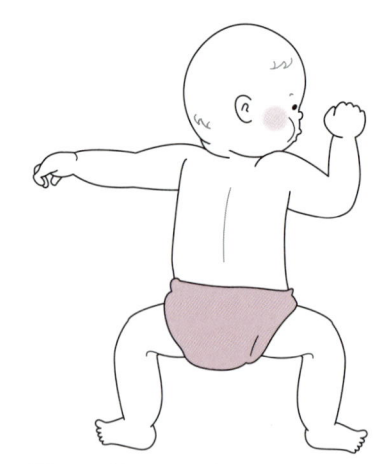

図27　低緊張児（頭部挙上困難）

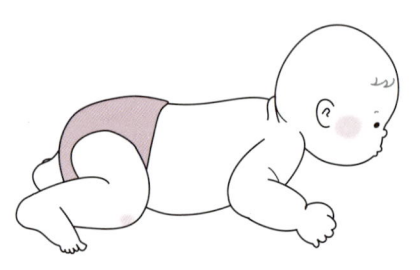

図28　低緊張児（わずかな頭部挙上）

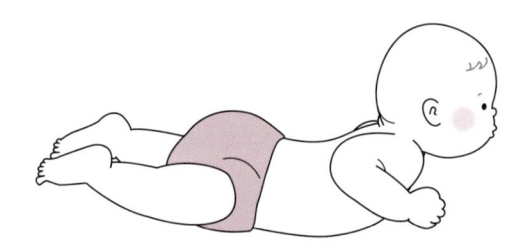

図29　脳性麻痺児（伸展筋の緊張亢進）

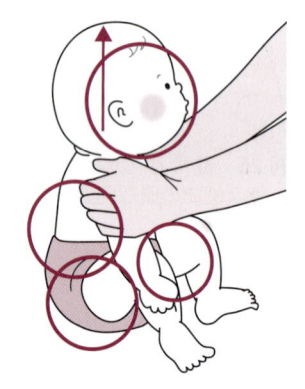

図30　健常児（3カ月）の座位

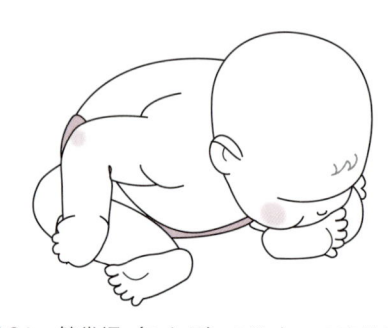

図31　健常児（3カ月）の独力での座位保持

と肘を使用した十分な支持面を形成できず，全身的な伸展により頭部を挙上します（**図29**）．健常児の5～6カ月でみられる飛行機肢位と異なり，四肢を自由に動かすことは困難です．

● 座位

体幹を介助することで頭部を床に垂直に保持することができます（**図30**）．いわゆる，首のすわり（定頸，頸定，頸座）がみられます（**トピックス**）．しかし，安定性に欠けており，頭部は小刻みに揺れ動いています．股関節は屈曲・外転位で長時間保持できず，内転位になってしまって安定した支持面の獲得が困難になります．

介助なしの座位では，体が前方に傾くことで股関節の外転・外旋がみられます．頸部や体幹の伸筋の活動により，わずかですが頭部を挙上して前方を見ることができます（**図31**）．

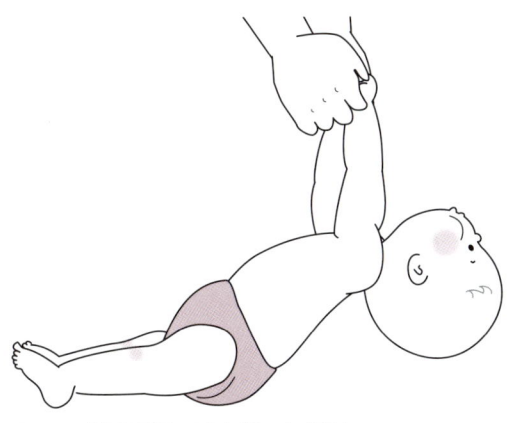

図32　低緊張児の引き起こし反射

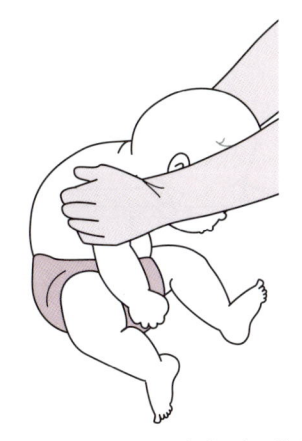

図33　低緊張児の座位（顕著な股関節外転・外旋）

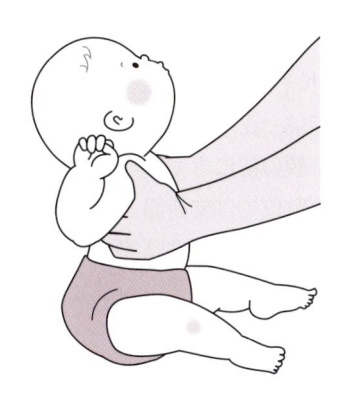

図34　脳性麻痺児（反り返り）

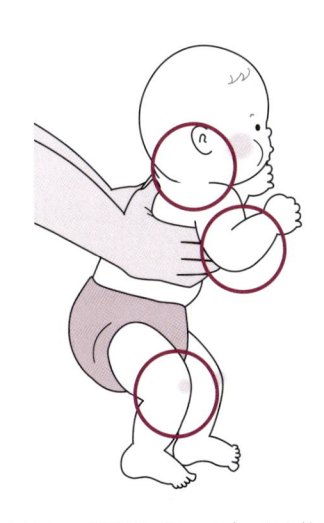

図35　健常児（3ヵ月）の立位

低緊張児

　緊張が非常に低いケースの引き起こし反射では，頭部は完全に後方に垂れ下がり，上肢の屈曲運動もみられません（図32）．

　また，介助座位では前方に頭部を垂らした姿勢をとります．体幹は過度に屈曲し，骨盤は極端に後傾し，股関節は外転・外旋しています（図33）．重力に抗した活動が乏しいため，多大な介助が必要になります．

脳性麻痺児（痙直型）

　体幹から介助した座位で，全身的な伸筋の異常緊張により反り返る場合があります（図34）．下肢の伸筋の緊張が高くなり，股関節伸展から骨盤後傾し，後方へ倒れそうになります．上肢は屈曲の緊張が高くなり，肩甲骨は内転し，頸部は伸展します．

●立位

　陽性支持反射がみられなくなり，下肢は屈曲し体重を支持することが困難です（失立）（図35）．体幹部を前傾しても，自動歩行がみられなくなります（失歩行）．失立や失歩行は，増加した体重を支えることができない現象と考えられています．その根拠として，入浴時にみられる体重を支持した立位や足踏み動作があげられます（図36）．

低緊張児

　筋力が不足しており，体重を支持できません．両脇から介助して立位を促しても，体重を支えることが困難で，下肢や頭は垂れ下がります（図37）．脳性麻痺（痙直型）とは異なり，下肢の緊

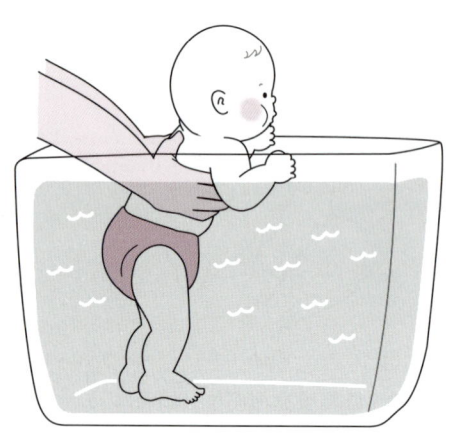

図36　健常児（3カ月）の風呂の中での介助立位

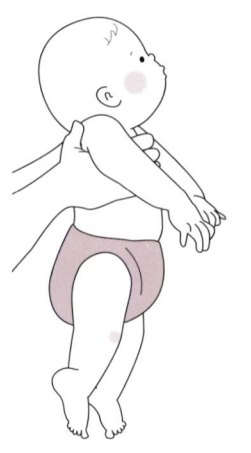

図37　低緊張児（体重支持困難）

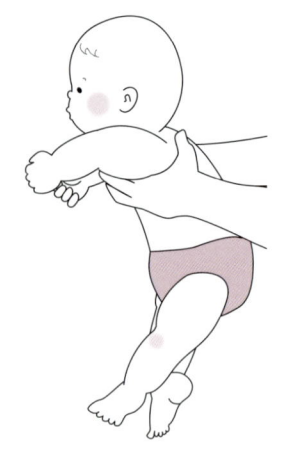

図38　脳性麻痺児（緊張亢進）

張亢進はみられません．

脳性麻痺児（痙直型）

　下肢を伸展，上肢を屈曲した姿勢になります．陽性支持反射が強く残存している場合には，強い尖足がみられます．また，はさみ脚肢位がみられます（**図38**）．上肢は屈筋の緊張が亢進し，肩甲骨は内転位で固定され，上肢を前方へ出すことが困難になります．

> ▶ **観察のポイント**
>
> 　背臥位では，正中位指向が始まります．両上肢は胸や顔の前にきており，両足が触れ合います．腹臥位では支持面，重心，頭部挙上を観察します．座位では頭部の安定性，立位では失立・失歩行がポイントになります．

Topics トピックス

ヘッドコントロール（Head control）と首のすわり

　ヘッドコントロールは「頭部制御」または「首のすわり」のことです．運動制御とは，「ヒトが自分の身体を環境のなかで目的にかなった振る舞いをするかのように動かすこと」です．したがって，頭部制御は，「重力下の空間で自由に頭部を動かすこと，保持すること」といえます．臨床では「肢位を問わず頭部や頸部の位置を意思どおりに固定すること，随意的に動かすこと」をヘッドコントロールという言葉で表現していることが多いようです．また，首のすわり（定頸，頸定，頸座）にはさまざまな意味が含まれており，明確な定義はありません．

確認してみよう！

- 背臥位の発達

　1カ月の背臥位は（ ① ）な姿勢が特徴です．それは，原始反射である（ ② ）の影響も考えられます．3カ月ごろからは，発達の指標となる（ ③ ）が始まり，6カ月ごろに完成します．

- 腹臥位の発達

　1カ月の腹臥位は（ ④ ）姿勢です．それから徐々に伸筋の活動が向上していき，2カ月ごろには頭部挙上（ ⑤ ）°，3カ月ごろには頭部挙上（ ⑥ ）°が可能になります．

- 座位の発達

　1カ月の（ ⑦ ）反射では，頭部は体幹から遅れてついてきます．3カ月の介助座位では（ ⑧ ）がみられます．

- 立位の発達

　1カ月の介助立位では，（ ⑨ ）反射により体重を支持します．この状態から，重心を前方へ移行することで（ ⑩ ）歩行がみられます．3カ月ごろに立位保持が困難になることを（ ⑪ ），歩行が困難になることを（ ⑫ ）といいます．

解答

①非対称　②ATNR　③正中位指向　④屈曲　⑤45　⑥90　⑦引き起こし　⑧定頸
⑨陽性支持　⑩自動　⑪失立　⑫失歩行

（吉田　勇一）

引用・参考文献

1) 紀伊克昌監訳：正常発達 脳性まひ治療への応用．三輪書店，2010，pp26-40．
2) 紀伊克昌訳：視覚機能の発達障害―その評価と援助．医歯薬出版，1997，pp29-31．
3) 金子断行：脳性麻痺児の運動療法―正常発達知識の応用―．理学療法 進歩と展望(10)：31-35．1995．
4) 今川忠男：乳幼児の発達と運動制御．医学書院，PTジャーナル29(10)：687〜692，1995．
5) 才藤栄一：理学療法における運動制御理論と運動学習理論の位置づけ．理学療法22(7)：955-959，2005．
6) 上杉雅之ほか監訳：乳幼児の運動発達検査―AIMSアルバータ乳幼児運動発達検査法．医歯薬出版，2010．
7) 上杉雅之監修：イラストでわかる小児理学療法．医歯薬出版，2013，pp1-40．
8) Elizabeth M. Green, et al：An investigation into the development of early postural control. Developmental Medicine and Child Neurology 37：437-448, 1995.

第6章 運動発達（4〜6カ月）

エッセンス

- 4〜6カ月になると背臥位での広い支持面は徐々に体幹部中央に集中し，姿勢や運動様式にも変化がみられます．この期間に対称的で安定した姿勢を獲得し，非対称的な活動を学習していきます．背中を丸めて殿部を持ち上げる**ボトムリフティング（bottom lifting）**や**ブリッジ**などの特徴的な動きがみられます．抗重力屈曲活動が十分に発達し，体幹部中央で体重支持することで，足を把持して口に運ぶようになります．この時期の後半に**正中位指向（midline orientation）**が完成します．また，背臥位から腹臥位への寝返りを獲得します．
- 腹臥位での重心は，尾側へ移動するとともに高くなっていきます．それに伴い上肢の支持面は大きく変化し，両前腕や両肘での体重支持から両手掌での体重支持になります．また腹部を支点にして四肢を床から離した**飛行機肢位（エアプレーン，airplane position, airplane posture）**もみられ，目的物に向かって**方向転換（ピボットターン）**するなどの機能的な動作を獲得します．その結果，腹臥位で過ごす時間が徐々に長くなっていきます．
- 両手で支持することで座位保持が可能になります．しかし重心移動への対応は不十分で不安定な座位です．
- 介助立位では徐々に体重をかけることが可能になり，両脇を支えることで力強く床を蹴る動作などもみられます．

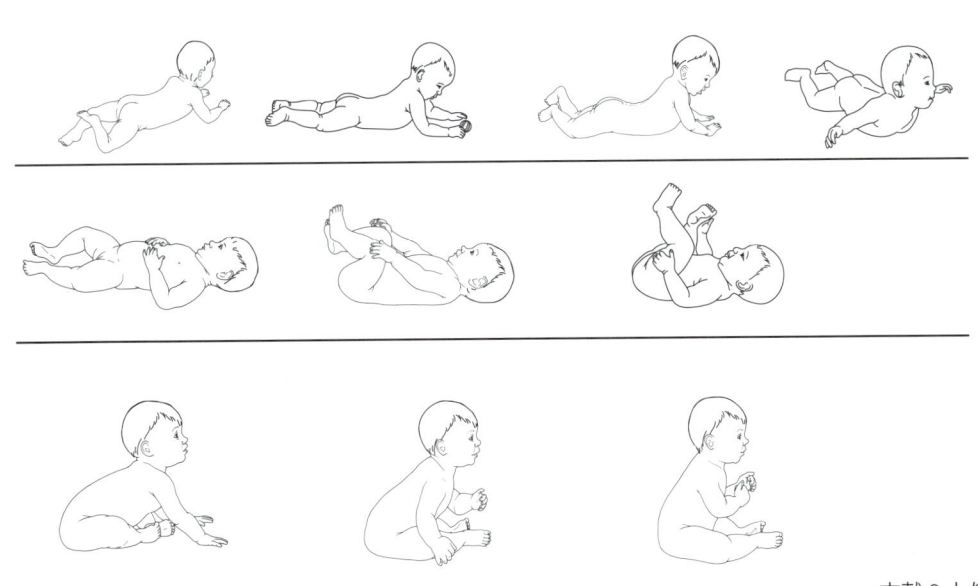

文献6より

4カ月

　4カ月児は，十分な筋緊張で重力に抗して多くの姿勢をとります．対称的な姿勢の保持が可能になり，徐々に非対称的な動きもみられ始めます．背臥位での頭部のコントロールは向上し，正中線で顎を引いた状態で頭部を保持します．腹臥位では，伸筋群の活動が活発になり，前腕で体重を支持する前腕体重支持（on elbows）や頭部の90°挙上がみられます．偶然に背臥位から寝返りをすることもありますが，体軸内回旋がみられず，体が一体となった動作になります．支えなし座位では，体が前方に傾き，すぐに転倒してしまいます．座位への引き起こしでは，頭部が体についてきます．両脇を支えて立たせると，自分の体重を支持します．

● 背臥位

　対称的姿勢の長時間保持が可能になり，徐々に非対称的な動作がみられ始めます．頭部，肩甲骨，骨盤がおもな支持面なのですが，上肢の活動時には上部体幹部でも体重を支持します．上・下肢の抗重力屈曲活動により，3カ月ごろから始まった正中位指向（midline orientation）が徐々に上達します．下肢や体幹部の動きが活発になり，下肢の動きに伴う骨盤の前後傾がみられます．腹筋群や股関節屈筋群の収縮により骨盤は後傾し，「手が膝に触れる」動作が可能になります（図1）．また，股関節屈筋群の十分な伸張と体幹部や股関節の伸筋群の活動に伴う骨盤前傾により，ブリッジが可能になります（図2）．

1）頭部と上・下肢のコントロール

　両手を合わせたり，また手を見つめるようにもなります．図3では，両上肢に非対称的な動きがみられます．一側上肢のリーチに伴う側方への重心移動を制御しながら，他側の上肢は異なる活動をしています．また頭部，両下肢は対称性が維持されています．

　図4のように，肩甲帯周囲筋群のコントロールの向上により，一側または両側でリーチが可能になり，把持した玩具を口に運ぶようになりま

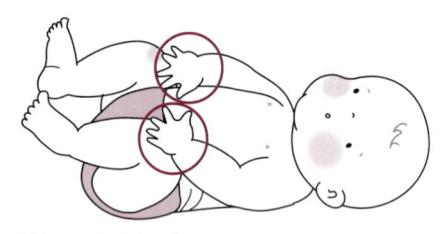

図1　手が膝に触れる

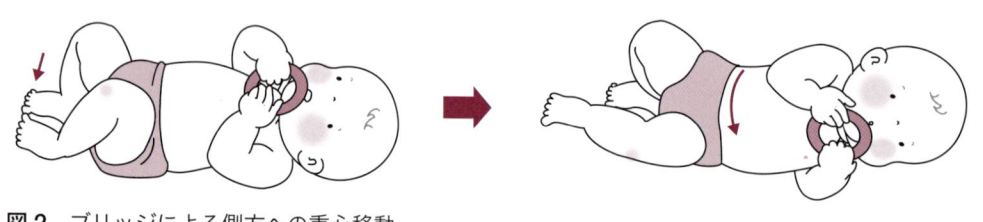

図2　ブリッジによる側方への重心移動
右下肢で床を蹴り，左下肢は体重を支持しています．重心は左方向へ移動し，側臥位に近づいています．

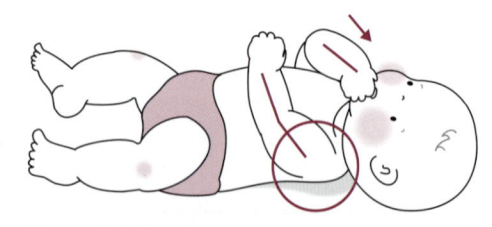

図3　両上肢の非対称な活動
左上肢は左肩甲骨の前方突出（赤丸）を伴い抗重力方向へリーチしており，右手と口の協調した動き（hand-mouth coordination）もみられます．

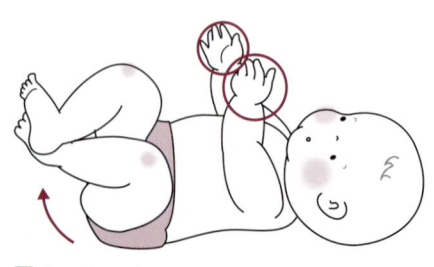

図4　リーチ

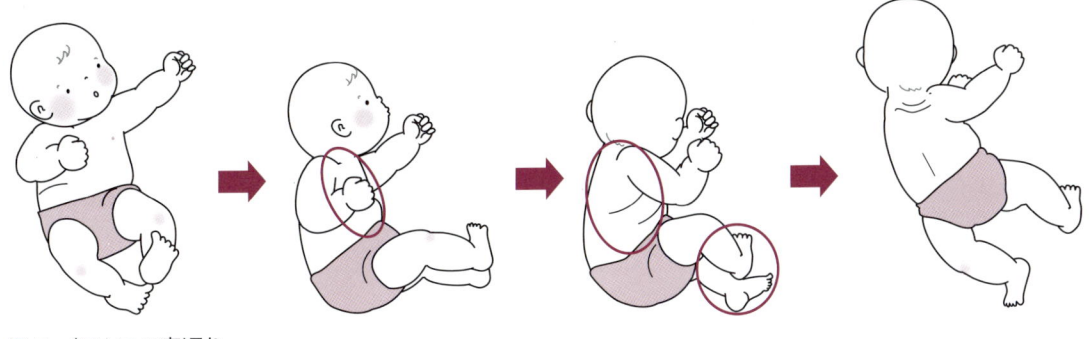

図5　初めての寝返り
最終的に腹臥位に移行しますが，緊張性迷路反射の影響もあって屈曲優位になり，左上肢が胸の下敷きになっています．側臥位で上側下肢を下側下肢にクロスさせて姿勢を保持しますが，外れた場合には背臥位に戻ってしまいます．

す．頭部のコントロールは向上し，正中線上で顎を引いて保持したり，180°追視したりします．下肢の抗重力活動も活発になり，四肢のより強い伸展，外転とともに多くの姿勢がみられます．

2) ブリッジと側方への重心移動

よりダイナミックで非対称的な活動が可能になります．足底が床についてブリッジを行い，反り返るようになります．図3のように一側下肢は屈曲位で他側が伸展位といった非対称な姿勢をとる場合もあります．また，この動作により重心は側方へ移動し，非対称な支持面を形成することになります．

3) 初めての寝返り

このころ，背臥位から偶発的な寝返りを経験する児もいますが，重心移動に対する姿勢制御は不十分です．図5のように6カ月以前の寝返りでは，体に働く頸の立ち直り反応（neck righting reaction acting on the body：NOB）が影響しており，体軸内回旋がみられず，体が一体となって動いています．また非対称性緊張性頸反射（asymmetrical tonic neck reflex：ATNR），対称性緊張性頸反射（symmetrical tonic neck reflex：STNR），緊張性迷路反射（tonic labyrinthine reflex：TLR）などの原始反射が影響し，ぎこちない動きがみられます．

▶ **観察のポイント**

背臥位
健常児
　対称的な姿勢や非対称的な動きに加えて，肩甲帯や上肢の抗重力屈曲活動が観察のポイントになります．

脳性麻痺児

図6[1]のように上肢の抗重力屈曲活動が困難な低緊張状態を示す児もいます．両下肢を屈曲して床から離すことが困難になります．ポジショニング（図7）[1]やハンドリング（図8）[1]を行い，四肢や体幹部の自発的な筋活動などを観察します．

痙直型両麻痺では下肢の筋緊張が亢進しており，分離運動が困難で両下肢が同時に伸展・内転している様子が観察され，はさみ脚肢位（scissors position）といわれています（図9）．またアテトーゼ型（異常運動型）では，不随意運動により背臥位での安定した支持面の形成が困難な様子が観察されます（図10）[1]．図10では，左半身が床から離れて支持面を形成できません．

●腹臥位

このころから支持面は徐々に尾側へ移行し，おもに，前腕，下部胸郭，腹部，膝部，大腿部などで体重を支持するようになります．両前腕や両肘で体重を支持した姿勢（prone on elbows）*での対称的な伸筋群の活動により，頭部の90°挙

---
* 文献により prone on forearms や prone on elbows が使用されています．直訳すると両前腕支持と両肘支持になるのですが，姿勢分析の際に両者を明確に区別することが困難な場合もあります．この時期には肘が床から離れることが多くなるのですが，本章では臨床での使用頻度が高い前腕体重支持（on elbows）という言葉を使用しています．

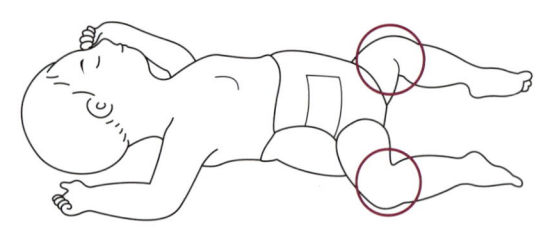

図6　抗重力屈曲活動が困難な低緊張状態[1]

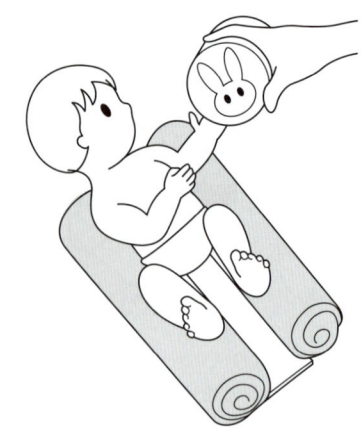

図7　ポジショニング[1]

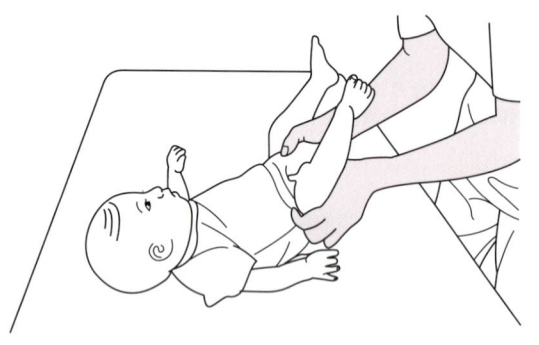

図8　ハンドリング[1]

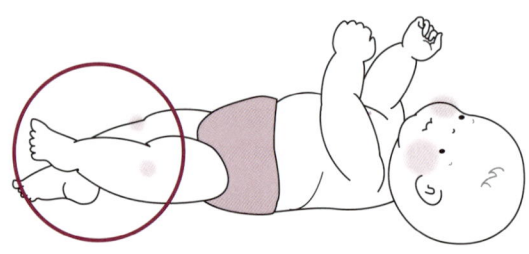

図9　脳性麻痺児（痙直型両麻痺）の背臥位

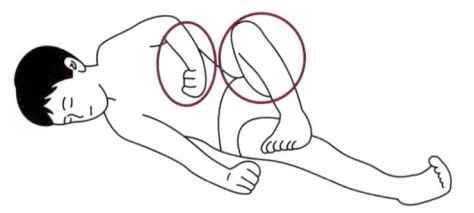

図10　脳性麻痺児（アテトーゼ型）の背臥位[1]

上が可能になります（**図11**）．腹側の筋活動不足により胸郭を床から離すことが困難で，体幹部は前弯し，頭頸部や股関節の伸展も増大します．頭尾側方向に**ロッキング（rocking）**することで重心移動を経験していきます．肩甲帯や上肢の筋力が増強し，腹側の筋活動が活発になることで側方への重心移動が可能になります．胸郭が床から離

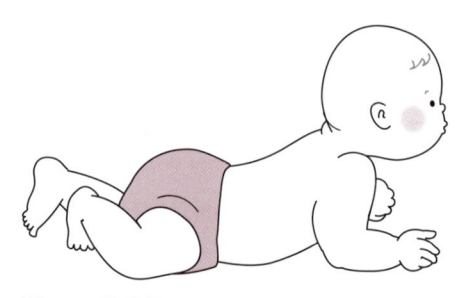

図11　腹臥位で頭部90°挙上

Topics トピックス❶

Puppy Position

・prone on forearms や prone on elbows の同義語として使用されている場合もあります．Bly は，Puppy Position は伸筋の活動だけを意味するものではなく，前腕で床を押し上部胸郭を持ち上げるための屈筋と伸筋の協調した活動と定義しています．さらに発達することで，屈筋群と伸筋群がより協調して**顎が引け（chin tucking）**，**後頸部が伸張される（neck elongation）**と述べています[3]．

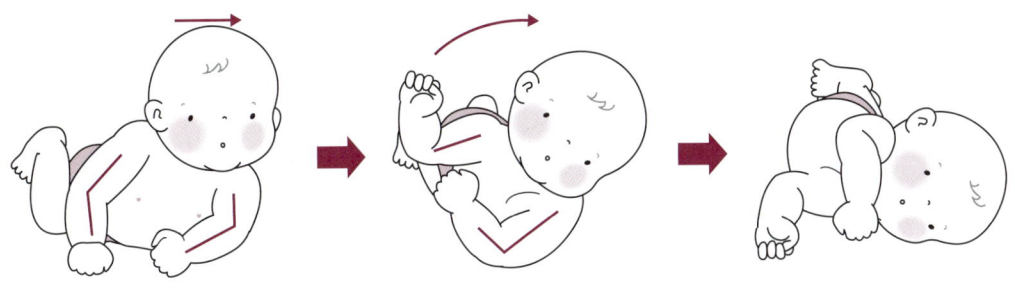

図12 側方への重心移動による姿勢変換

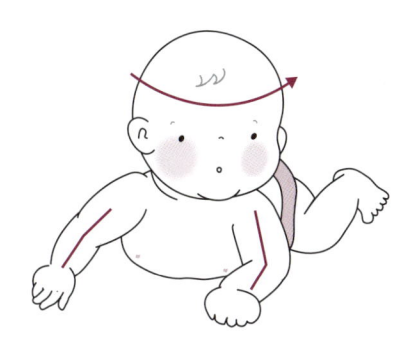

図13 前腕体重支持での頭部回旋

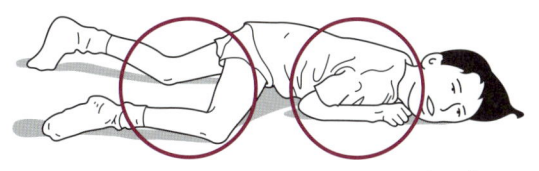

図14 脳性麻痺児．腹臥位における屈曲姿勢[1]

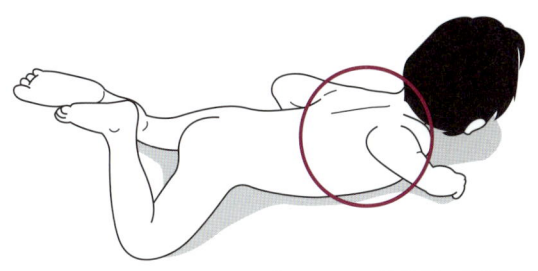

図15 脳性麻痺児．腹臥位における伸筋群の緊張亢進[1]

れ，手掌と前腕で支持する非対称な姿勢もみられます．しかし，側方への過度な重心移動が生じた場合には，姿勢を保持することが困難になり，偶発的に側臥位へ姿勢変換する場合もあります（図12）．

▶ 観察のポイント

腹臥位

健常児（図13）
　前腕体重支持での頭部回旋による重心の側方移動により，支持部である両肘あるいは両前腕に非対称な感覚が入力されます．前腕で体重を支持しながら非対称な前腕回内・外の動きを示す場合もあります．

脳性麻痺児
　緊張性迷路反射の残存や屈筋群の筋緊張が亢進している場合，体幹部や四肢が屈曲位に固定され両上肢支持が困難になります（図14）[1]．また，良好な上肢支持が得られず上部胸郭に体重が負荷されることで，安定した姿勢保持が困難になるだけではなく，機能的な活動がより阻害されること

になります．（図15）[1]

● 座位
　引き起こし反射（traction reflex）では頭部が体についてきて，両手を支えた介助座位にて頭部を床から垂直に保持します（図16）．また，手掌や肘の支持による座位保持が数秒間可能です（図17）．

● 立位
　下肢保護伸展反応（下方）がこの時期に出現し，下肢の伸展活動がみられます．両脇を支えた介助立位で数秒間下肢を伸展するのですが，独りで体重を支持するには不十分です（図18）．

5カ月

　この時期には，さまざまな自発運動がみられます．背臥位では，背中を丸めて殿部を持ち上げる

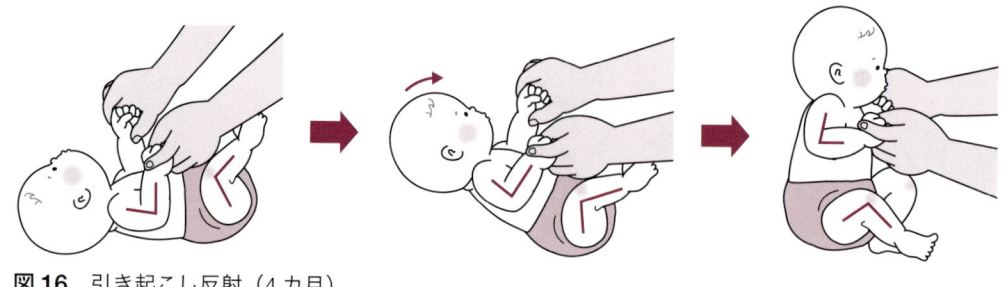

図16 引き起こし反射（4カ月）

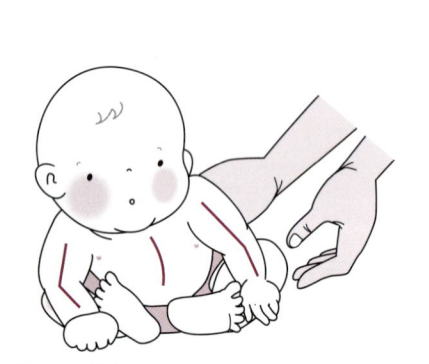

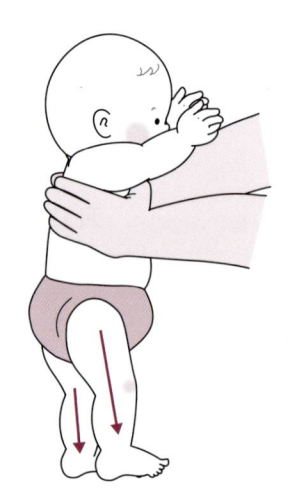

図17 数秒間の座位保持

図18 介助立位

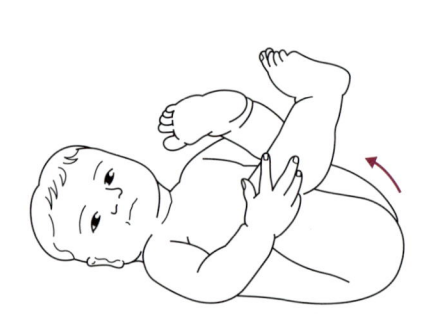

図19 ボトムリフティング[2)]

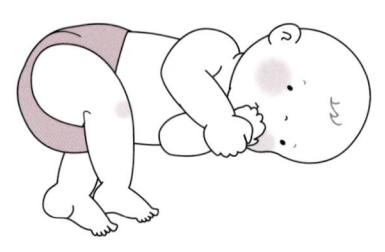

図20 安定した側臥位

ボトムリフティング（bottom lifting）が可能になります．腹臥位での伸筋群の活動はより活発になり，**手掌体重支持（on hands）**や**飛行機肢位（エアプレーン，airplane position，airplane posture）**もみられます．支えなし座位の保持は困難です．座位への引き起こしでは，顎を引いた状態で頭部は体軸線かそれより前に位置します．両手や体幹部を介助することで，立位保持が可能になります．

● 背臥位

このころの背臥位では，頭部，上部体幹部，骨盤でおもに体重を支持しています．対称的または非対称的なバラエティーに富んだ自発運動がみられるようになります．抗重力屈曲活動が顕著に増加することも特徴です．腹部の筋活動が活発になり，骨盤の後傾が可能になります．その結果，殿部が床から離れる**ボトムリフティング**の姿勢で両足部に触れる（図19）[2)]ことも可能になり，足部を注視する機会も多くなります．

1）機能的な側臥位

このころから背臥位で過ごす時間が徐々に少なくなり，側臥位や腹臥位で遊ぶようになります．側臥位は，おもに体の左右どちらか一側で体重を支持する非対称な姿勢です（図20）．さらに，側臥位から頭部が側屈して床から離れ，体幹部も側屈した姿勢がみられます（図21）．これは，6カ月以降の背臥位から腹臥位への寝返り（p101，図35）の際にみられるような動作です．

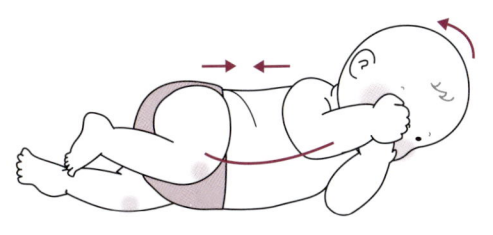

図21 側臥位での側屈

図22 背臥位でのリーチ動作
右肩甲骨の前突に伴い体幹部が左回旋し，重心は左側へ移動しています．頭部や骨盤はリーチ動作と分離して対称性を維持しており，側方への重心移動を制御していることが考えられます．

▶ 観察のポイント

背臥位

健常児（図22）

　背臥位でのリーチ動作です．頭部，体幹部，上・下肢，骨盤のアライメントや分離運動，体軸内回旋運動，また側方への重心移動が観察のポイントになります．上肢操作に伴いアライメントが変化し，重心の移動と姿勢制御が行われています．その結果，安定した背臥位でリーチ動作が可能になっています．

脳性麻痺児

　原始反射が残存している場合には，側臥位までの移行動作や側臥位保持が困難になります．たとえば，図9のような緊張性迷路反射が残存している症例では，両下肢の異常な同時収縮により両下肢の分離運動が困難になっています．さらに，両上肢が正中線上まで届かず，側方への重心移動が困難になることもあります．

● 腹臥位

　肩甲帯や上肢を制御する能力が向上します．さらに伸筋群と屈筋群が協調することで，図23[1]のように手掌体重支持で胸郭を床から離すことが可能になります．腹側の筋活動がさらに活発化することで，8カ月ごろには腹部や骨盤が床から離れ，四つ這い位の姿勢になります．

　伸展方向への可動域が増大し，頭頸部，体幹部，股関節の伸展活動も増強することで，腹部を支点にして四肢を床から離した姿勢をとるようになります（図24）[2]．この姿勢は飛行機肢位（エアプレーン）と呼称されています．ランドウ反応（Landau reflex），迷路性立ち直り反応（labyrinthine righting reaction），視覚性立ち直り反応

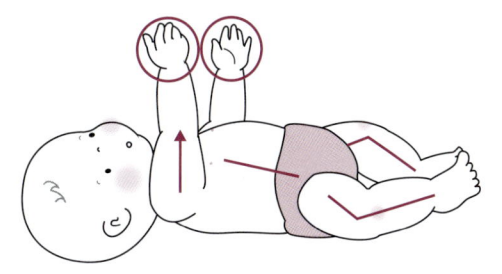

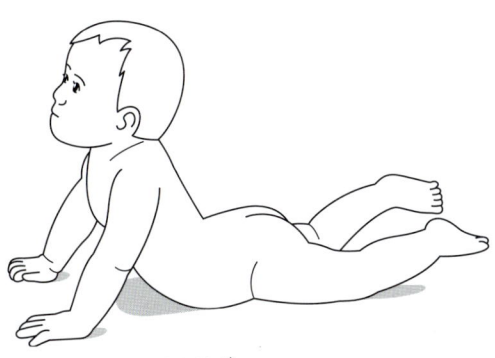

図23 手掌体重支持[1]

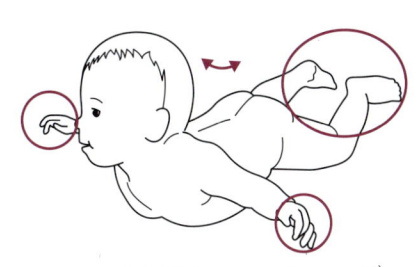

図24 飛行機肢位（エアプレーン）[2]

（optical righting reaction）がこの姿勢に関与していると考えられます．

　この時期の腹臥位は，飛行機肢位と手掌体重支持の姿勢に特徴づけられます．しかし，それらの姿勢は静的な姿勢ではありません．刻々と変化する重心や支持面を観察することが要求されます．

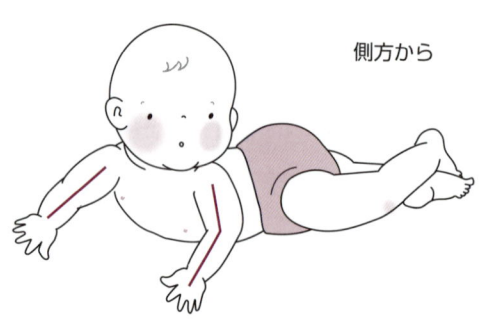

図25 側方へ体重を移動した非対称な腹臥位

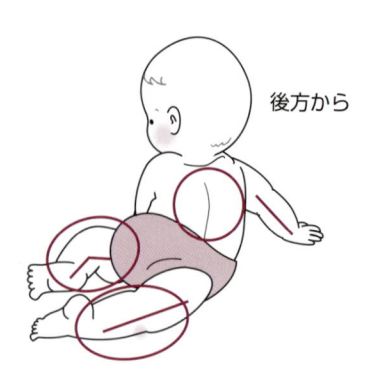

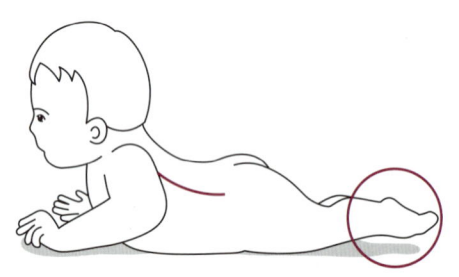

図26 脳性麻痺児（痙直型両麻痺）の腹臥位[1]

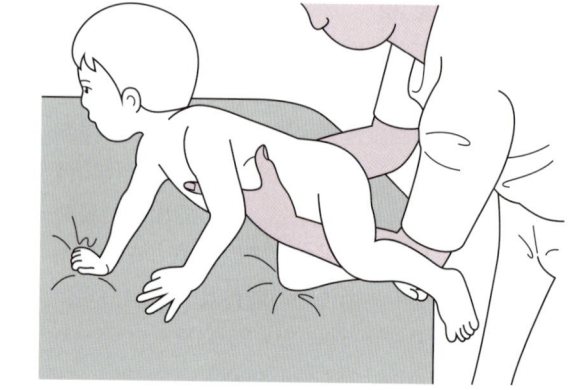

図27 四つ這い移動の練習[1]

▶ 観察のポイント
腹臥位
健常児（図25）
　側方へ重心を移動し，おもに体の一側で体重を支持した非対称な姿勢を示しています．さらに重心を移動することで，体幹部の側屈や下肢の外転方向への動きが出現しています．重心の移動，支持面の変化に伴う体幹部，頭部，骨盤，四肢の動きを観察することがポイントになります．

脳性麻痺児
　脳性麻痺児（痙直型両麻痺）では，図26[1]のような腹臥位をとります．上肢で支持したり，リーチしたりすることは可能ですが，下肢ははさみ脚肢位（scissors position）となり，動きはみられず，上肢のみでピボットターンをします．
● 座位
　体が前方に傾くと両上肢を伸展し，体を支えようとする場面もあるのですが，前方への保護伸展反応は不十分です．引き起こし反射では頭部が体より前に出るようになります（図28）[2]．

先輩からのアドバイス ❶

　四つ這い移動の練習では図27[1]のような姿勢を用いて，両上肢での支持や抗重力伸展活動を行います．PT・OTは児を上肢で支持させて，下肢ははさみ脚肢位にならないようにPT・OTの上肢を児の股から入れて体を支え，下肢の交互性の動きを促すようにします．

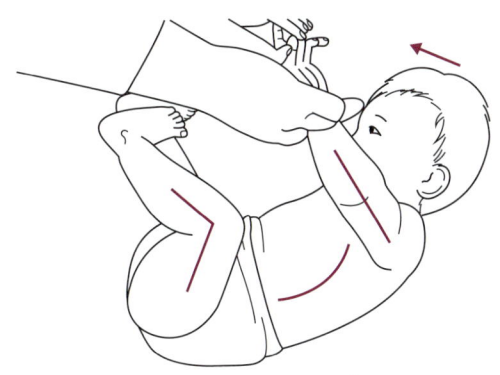

図28 引き起こし反射（5カ月）[2]

● 立位

　頭部や体幹部のコントロールは上達し，下肢での体重支持が可能になります．両手や体幹部を介助されたときにのみ立位を保持します（図29）．

6カ月

　この時期には，より機能的な動きが可能になります．背臥位での平衡反応が発達し，安定した姿勢を保持します．正中線を交差してリーチしたり，両足で物を挟んだりします．背臥位から腹臥位への寝返りが可能になり，腹臥位で過ごすことが多くなります．腹部を支点にしてピボットターンし，玩具の方向へリーチします．両手で支えていれば座位保持が可能です．立位は介助が必要ですが，下肢の支持性が高まり全体重を支持します．

● 背臥位

　肩甲帯や骨盤帯を支持面にして安定した姿勢を保持します．さらに支持面を減少させて体幹部中央で体重を支持するようにもなります．したがって，骨盤，肩甲帯，体幹部のより自由な運動が可能になります．上・下肢の抗重力屈曲活動により，正中位指向が完成します（図30）．原始反射はほぼ消失（統合）し，平衡反応が出現することで，屈曲した上・下肢の揺れに対する姿勢制御が可能になります．伸展した膝に触れたり，足を把持して口まで運んだりします．頭部のコントロールは十分に発達し，体幹部から分離した頭部挙上が可能になります．腹部の筋活動により中枢部が安定することで，骨盤の動きは多様化し，上・下肢の抗重力屈曲活動も活発化します．体軸内回旋運動がみられるようになり，片手で反対側の足部を把持するために対角線上に支持面を形成した複雑な非対称的姿勢の保持も可能になります（図31）．

1) 寝返り

　このころには，背臥位から腹臥位への寝返りが可能になります．進行方向の上・下肢は屈曲・外転し，重心移動に伴う支持面を形成します．すべての児が同じパターンで寝返りを行うわけではありません．

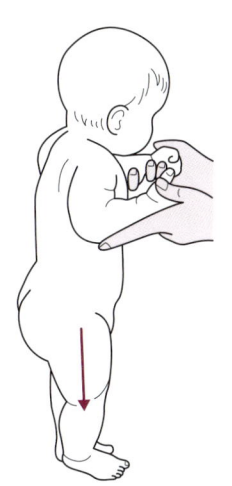

図29 上肢の介助による立位保持

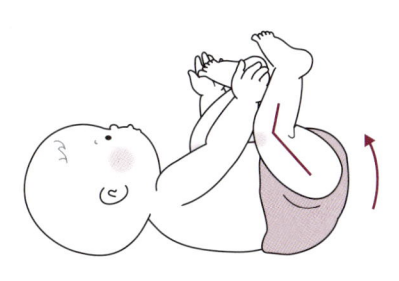

図30 正中位指向の完成

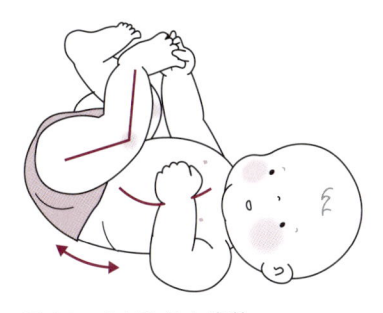

図31 非対称的な姿勢

▶ **観察のポイント**

寝返り

健常児

　図32では，全身的な屈筋群の活動により側臥位へ体位変換し，側臥位では頭部は立ち直り，床から離れています．側臥位からは側屈を伴う全身的な伸筋群の活動により腹臥位へ移行しています．図33では，背臥位からブリッジを利用して側臥位に移行しています（図2）．骨盤と下肢が遅れてついてきており，側臥位からの頭部挙上もやや遅れています．

脳性麻痺児

　脳性麻痺児の場合には，図35のような異常な寝返りが観察される場合があります．体軸内回旋が少なく，上肢の振りで転がるようにして寝返ります．下肢の異常な筋緊張が亢進することで，正常な寝返りでみられる進行方向の股関節屈曲・外転・外旋の動き（図32, 33）が困難になります．側臥位での頸部は伸展し，抗重力方向への頭部の立ち直りがみられません．また，図32の側臥位におけるような頭部や体幹部の反応も認められません．

● 腹臥位

　腹臥位での運動能力は向上し，飛行機肢位（エアプレーン）と手掌体重支持を繰り返して目的物に向かって方向転換することが可能になります．腹部を支点にして，四肢の動きや体幹部の側屈などにより回転する動作は**ピボットターン**と呼称さ

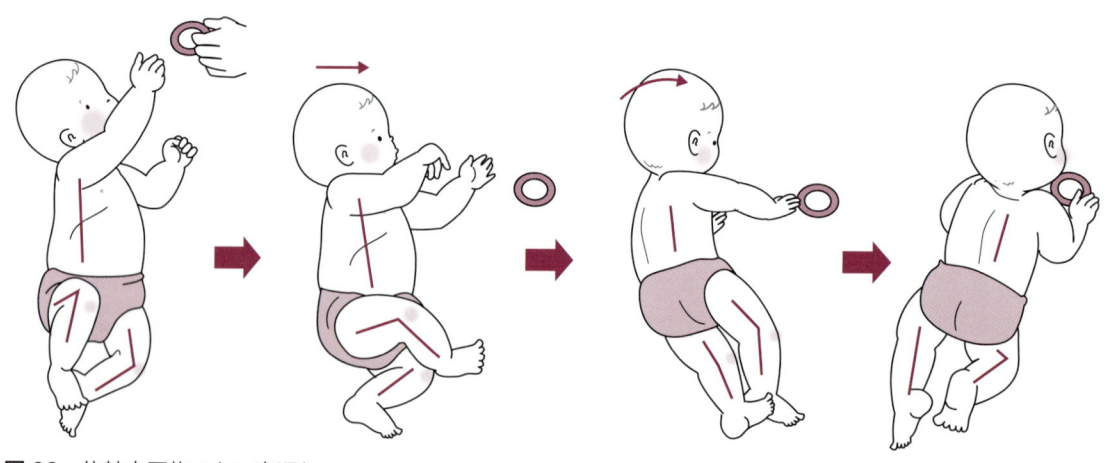

図32　体軸内回旋のない寝返り

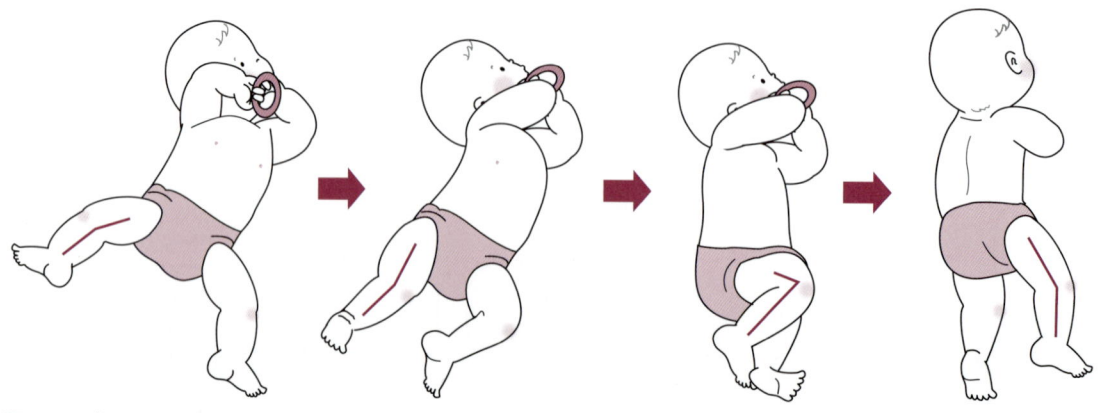

図33　ブリッジを利用した寝返り

れています．図36は，腹部を軸にした左肩関節外転，股関節屈曲・外転・外旋，膝関節屈曲，体幹部側屈の動きによる左へのピボットターンです．非対称な動作で，反対側の上・下肢はおもに支持として使われています．

プッシュアップすることで，腹部や大腿部が床から離れる場合もあります．また，この姿勢から後方へ重心が移動し，後退する場合もあります（図37）．

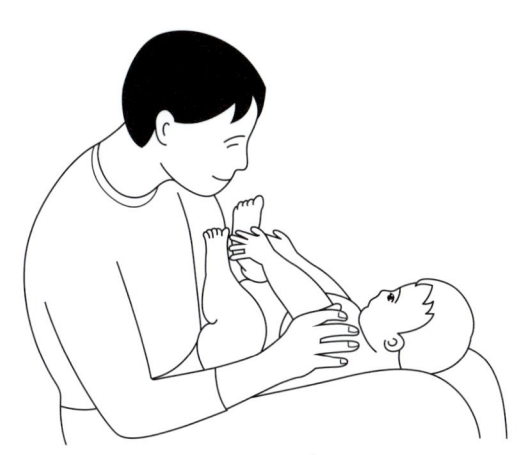

図34 両手で足を触る練習[1]

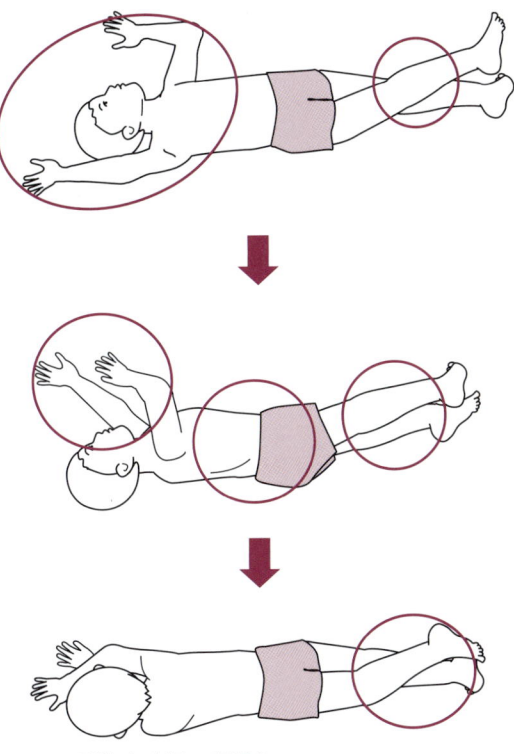

図35 脳性麻痺児の寝返り

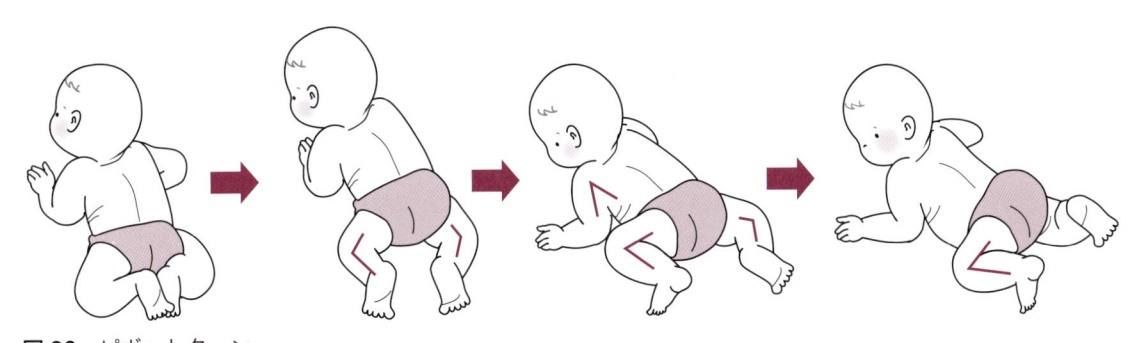

図36 ピボットターン

先輩からのアドバイス ❷

図6のように正中位指向が困難な場合には，正中線を意識することや，両側の対称的，非対称的な協調した筋収縮を促すために，図34[1]のような姿勢を治療に取り入れます．体幹筋の収縮を伴いながら股・膝関節を対称的に屈曲させ，両下肢の大腿外側部や下腿の背側に触れたり，足趾で遊んだり，足を口に持っていったりする動作を豊富に経験させます．

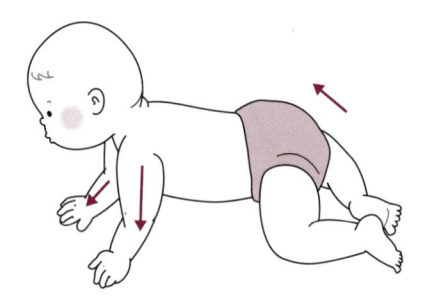

図37　両手支持からのプッシュアップ

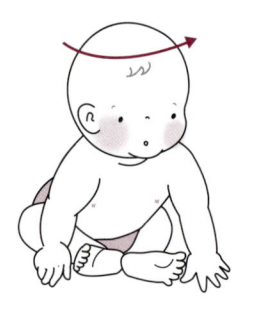

図38　座位での重心移動
頭部を左に回旋することで重心は左へ移動します．

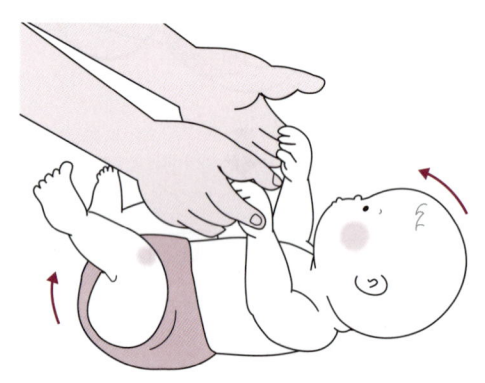

図39　引き起こし時の屈曲活動

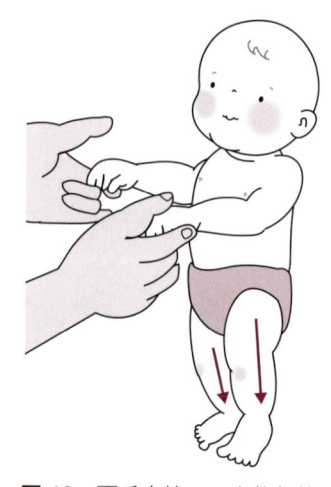

図40　両手支持での立位保持

●座位

　体を前傾させ上肢で支持することにより，座位保持が可能になります（**図38**）．前方への保護伸展反応の発達は，前方への重心移動の制御を助長します．上肢の支持がない場合には，まだ介助が必要です．玩具などを追視し頭部が回旋することで，回旋した方向への重心移動を経験します．上肢，頸部の屈筋群の活動や立ち直り反応などが影響して，背臥位から引き起こすと同時に頭部と上肢の屈曲活動がみられます（**図39**）．

●立位

　両脇を支えた立位で下肢を伸展して体重を支持し，床を蹴る動作もみられます．また，両手を支持することで数秒間立位を保持することが可能です（**図40**）．

Topics トピックス❷

- 図41は市販されている乳児用の椅子[4]です．この時期には，骨盤から股関節周囲を安定させることで両上肢での遊びが可能になります．この椅子の使用と運動発達との関連性は立証されていない[5]のですが，座位保持困難な障害児の生活を助けることもあります．

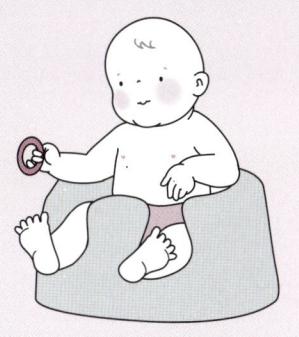

図41 骨盤を安定させた座位保持[4]

Topics トピックス❸

- 6カ月ごろを過ぎると，腹臥位や座位がより機能的な姿勢になり，上肢操作が容易になってきます．背臥位は遊ぶためには不自由な姿勢になるので，覚醒時には，背臥位を保持していることはほとんどありません．したがって，発達関連の参考書[6,7]には，約6カ月までの背臥位の発達が書かれています．

確認してみよう！

1. 背臥位で膝に手が触れるころの腹臥位と座位について（　）を埋めましょう．
   ① （　①　）で体重を支持した姿勢で頭部の（　②　）挙上が可能になります．
   ② 引き起こし反射では頭部が（　③　）についてき，両手を支えた介助座位にて頭部を（　④　）に保持します．

2. 次の姿勢の名称はなんですか．

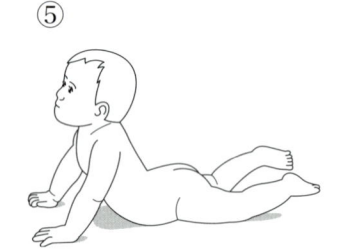

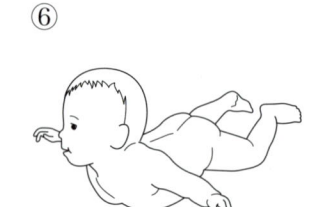

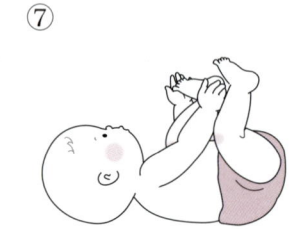

   ⑤　　　　　⑥　　　　　⑦

解答

①両前腕や両肘　②90°　③体　④床から垂直　⑤手掌体重支持（on hands）　⑥飛行機肢位（エアプレーン）　⑦正中位指向，ボトムリフティング

（吉田　勇一）

引用文献

1) 上杉雅之監修：イラストでわかる小児理学療法．医歯薬出版，2013．
2) 上杉雅之監修，辛島千恵子編集：イラストでわかる小児作業療法．医歯薬出版，2015．
3) Lois Bly：The Components of Normal Movement During the First Year of Life and Abnormal Motor Development. Neuro Developmental Treatment, 1983, pp4-7.
4) BUMBO® http://www.trexbaby.com/brands/bumbo/（2015.1.20）
5) Haskins, Angela："The effects of regular use of a commercially available seating device for play on obtainment of fine motor milestones in at-risk infants". Master's and Doctoral Projects. Paper 186, 2011.（http://utdr.utoledo.edu/graduate-projects/186）
6) MC Piper et al（上杉雅之監修）：乳幼児の運動発達検査—AIMS アルバータ乳幼児運動発達検査法．医歯薬出版，2010，pp96-109.
7) L Bly（木本孝子，中村 勇訳）：写真でみる乳児の運動発達．協同医書出版社，1998，pp133-199.

参考文献

- Elizabeth M. Green, Catherine M. Mulcahy, et al：An investigation into the development of early postural control. Developmental Medicine and Child Neurology, 37：437-448, 1995.
- 木原秀樹：240動画でわかる赤ちゃんの発達地図—胎児・新生児期から歩行するまでの発達のつながりが理解できる．メディカ出版，2011．
- 細田多穂監修：小児理学療法テキスト．南江堂，2010，pp2-41.
- 中村隆一，齋藤宏ほか：基礎運動学．第6版，医歯薬出版，2008．
- JS Hong（紀伊克昌監訳，金子断行訳）：正常発達—脳性まひの治療アイディア．第2版，三輪書店，2014．
- 金子断行：脳性麻痺児の運動療法—正常発達知識の応用．理学療法 進歩と展望（10）：31-35, 1995.
- 今川忠男：乳幼児の発達と運動制御．理学療法ジャーナル，29(10)：687-692, 1995.
- 才藤栄一：理学療法における運動制御理論と運動学習理論の位置づけ．理学療法，22(7)：955-959, 2005.

参考動画

- 家森百合子，鈴木順子ほか：赤ちゃんの一年—姿勢と運動の発達．医学映像教育センター，2003．

第7章 運動発達（7〜9カ月）

エッセンス

- 生後1年間の第3クールに相当する時期（7〜9カ月）になると，ある場所から他の場所には**機能的な運動**で自由に移れるようになります．
- 通常，7カ月までに，児は背臥位から腹臥位への**寝返り**を学習しており，この時期に背臥位のままでいることは多くありません．背臥位での遊びは，小さくて軽量の玩具や手足の遊びなどに限られています．
- 腹臥位では，すでに獲得している上肢機能と下部体幹部や骨盤のコントロールを連動させて，上肢を**プッシュアップ**してダイナミックに動いたり，腹部で体を支えた状態で肩甲帯を後退させ，上肢を空間に浮かせた**飛行機肢位**（airplane position）をとったり，**腹這い移動**や**四つ這い移動**をしたり，物をつかみながらつかまり立ちしたり，座位から手や膝をついて低く構えたりと新たな動きを獲得します．
- 生得的な各活動は，すでに備えた姿勢コントロールと機能的な体軸内回旋を用いて，対称的な正中位から自由に**姿勢変換**するようになります．また，ある姿勢で体を揺らすようなこと（**ロッキング**）があれば，新たな発達の兆しです．腹這い移動をする前に支えた四肢の上で体を揺すったり，家具に沿ってゆっくり動き始める前に立位で弾むような動作をすることは，機能的な技能を獲得する重要な前兆にあたる自律的な反応例です．
- いったん児が立ったり，家具に沿って**伝い歩き**をしたりする能力を身につけると，体幹部や骨盤は下肢運動の自由度を妨げないような能力を少しずつ身につけ，下肢や足部の動きを選択的に**コントロール**できるようになります．

7カ月

●背臥位

7カ月までには，大部分の児は背臥位から腹臥位に寝返るようになります．7カ月児は，小さくて軽い玩具で遊んだり（図1)[1]，手足や自分の体を探索することなど以外に背臥位のままとどまっていることは滅多にありません．児が背臥位から故意に逃げるようなことがなければ，母親が引き起こそうと手を握ってやると，上肢を引き込み，膝関節を伸展しながら股関節が屈曲し，上体とのあいだにV字を描くようにして容易に起き上がってきます（図2）．

背臥位における抗重力活動は十分にできるため，頭部を屈曲させたまま保持したり（図3），足部を挙上して遊んだりする様子（図4)[2] が多く観察されます．

側臥位でも同様に，視覚系や前庭迷路系への刺激に対して迷路性立ち直り反応（labyrinthine righting reaction），視覚性立ち直り反応（optical righting reaction），頭に働く体の立ち直り反応（body righting reaction acting on the head：BOH）が作用した結果として，頭部を側屈させた状態で空間に浮かすことが容易になります（図5）．

●腹臥位

床上では，背臥位よりも腹臥位でいることが多くなります．腹臥位では，手掌で体を支えたり（図6)[3]，体重を移動して玩具などに手を伸ばすこと（リーチ）ができます（one hand reach, 図7)[2]．

その他，一側の体幹部や骨盤に体重を移動した非対称的な姿勢で多くの時間を過ごすことが多く

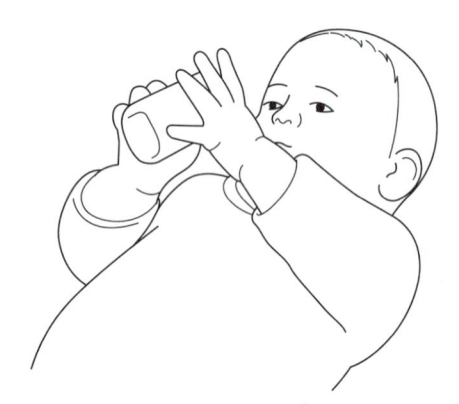

図1　玩具で遊ぶ7カ月児[1]

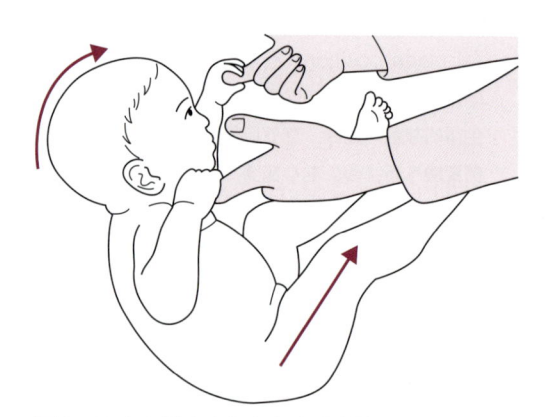

図2　V字を描くような起き上がり

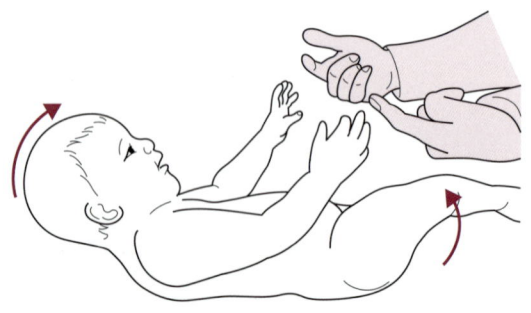

図3　頭部を屈曲させたまま保持

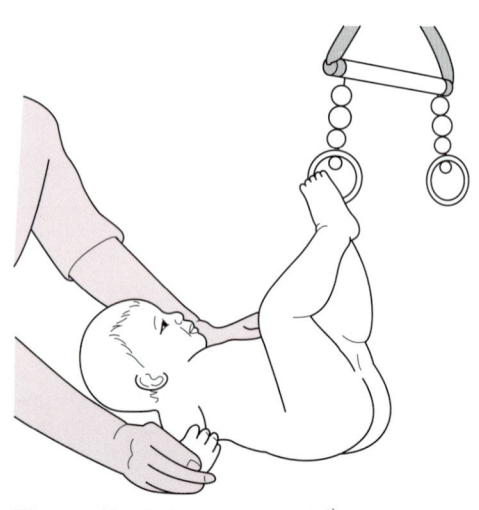

図4　足部を挙上して遊ぶ様子[2]

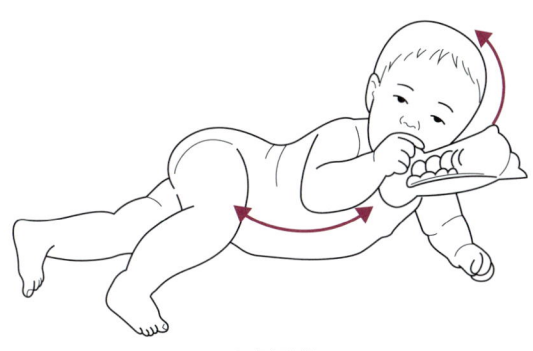

図5 頭部を側屈させた側臥位

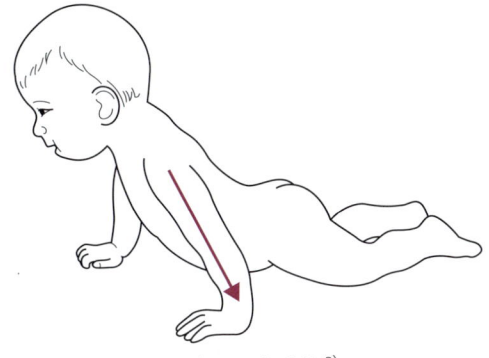

図6 手掌で体を支えた腹臥位 3)

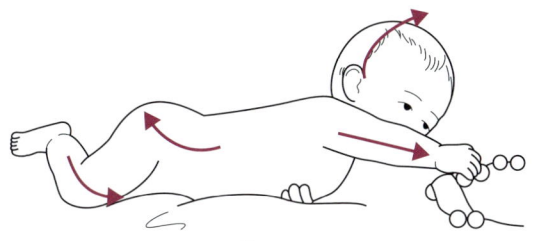

図7 one hand reach 2)

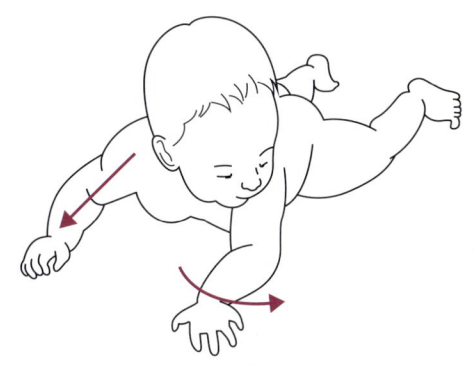

図8 ピボットターン 4)
上肢を外転させて方向転換しようとします．

なり，腹部を軸にした**ピボットターン**もよくするようになります（図8）4)．ピボットターン時には，前額面上で積極的に両上肢を内転や外転させて方向転換をします．

● 四つ這い位

腹臥位から側臥位への変換時に，屈曲した脚を越えて体重を移行した際に上肢で体を押し上げ，下部体幹部から股関節のコントロールが十分であれば四つ這い位をとることがあります（図9）3)．いったん四つ這い位になると，前方・側方・後方に体を揺り動かす（**ロッキング**）ようになります．最初に四つ這い位をとるとき，おもに前後方向にロッキングをします．ロッキングをし始めた

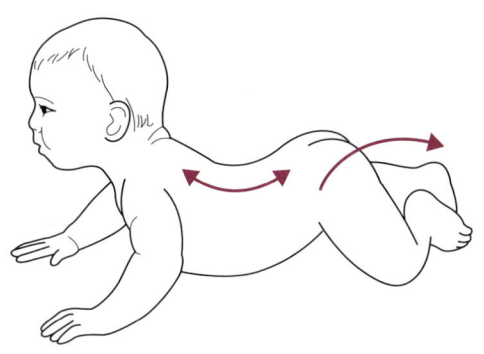

図9 四つ這い位 3)
ロッキングは最初は前後方向がほとんどです．

先輩からのアドバイス ❶

腹這い移動のきっかけとなる one hand reach 時に支えていた一側上肢の体重はどこに分散すると思いますか？
体重計を4つ準備して実証してみます．左右上・下肢を1肢ずつ4つの体重計に載せた状態で，たとえば，右上肢を浮かせると，左上肢と右下肢の荷重が増え，左下肢の荷重が減るといったことが観察されます．四つ這い移動の交互運動を想像してください．平衡機能を対角の上・下肢で支えている現象が明らかになります．

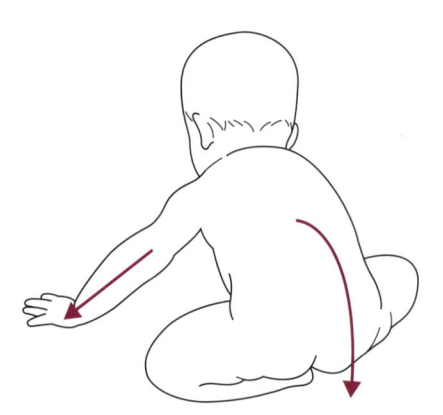

図10　四つ這い位からの座り込み

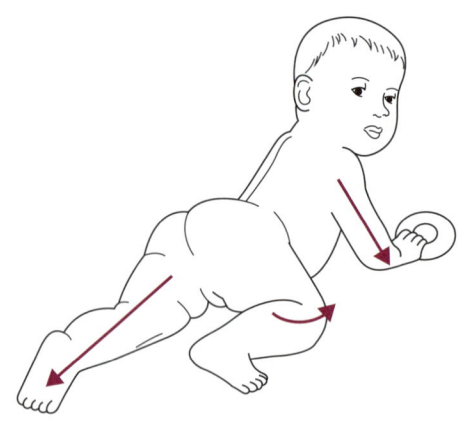

図12　腹這い移動

ころ，動きが大きければ崩れて，後方であればあぐらをかくように座り込んだり（図10），前方であれば**手掌体重支持（on hands）**の姿勢になってしまうこともありますが，次第に崩れないように動きの幅を調整しながらそのロッキングの動きを楽しむようになります．四つ這い位における両手での体重支持は，手掌アーチ（**トピックス❶**，図11）を発達させる要因にもなります．

● 腹這い移動

　腹這い移動（creeping）は，この時期の児のおもな移動手段です（図12）．腹這い移動には，体の立ち直りに必要な構成要素（側方への体重移動，体重を支える側の体幹部の伸張と股関節の伸展，体重を支えない側の体幹部の側屈と股関節の屈曲）があります．体重を支えない側の上肢を前方に伸ばすとき，屈曲側が伸張され体重を支える側になります．そして最初に伸張されていた側に体重がかからなくなると，結果として側屈し，四肢の分離運動が誘発されるようになります．

● 四つ這い位から座位へ

　このころの児に良好な上肢の強さや良好な体幹部や下肢のコントロールがあれば，四つ這い位から座位へと体を押し戻します．

トピックス❶

- Neumannによると，手は3つの統合されたアーチ，すなわち2つの横アーチと1つの縦アーチによって支持されます．これら3つのアーチすべてがお互いに機械的に連結します．2つの横アーチは，第2，3中手骨による固いつなぎ梁によって結びつけられます（図11）[5]．

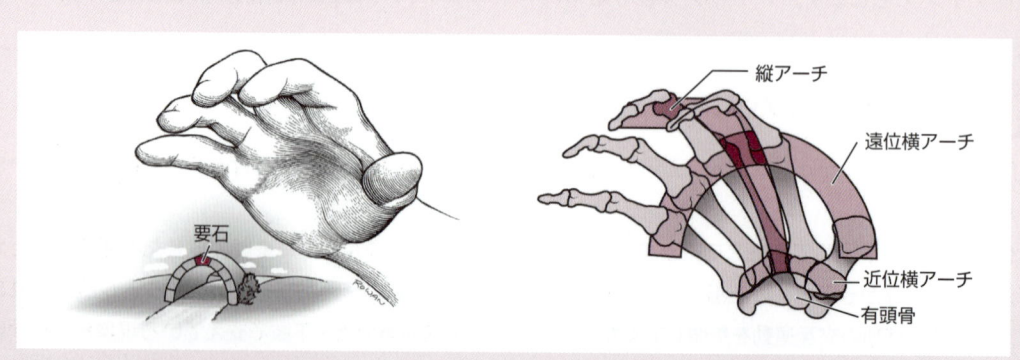

図11　3つの統合されたアーチ[5]

> ▶ 観察のポイント
> 四つ這い位
> 健常児（図13a）
> ① 手掌で支え，重心移動（ロッキング）も容易にできる．
> ② ①の状態で肩・肘関節も自由に動かすことができる．
> ③ 下肢は交互に動かすことができる．
> ④ 足部・足関節は股・膝関節の動きに影響されない．

痙直型四肢麻痺児（図13b）

　四つ這い位をとるのに努力を要するため全身の筋緊張が増加します．上肢は手指を屈曲させたままでしか支えられず，肘関節も十分に伸展することができません．下肢は股・膝関節の屈曲に伴い足関節背屈の筋緊張が亢進するため交互性が困難です．

アテトーゼ型（異常運動型）脳性麻痺児（図13c）

　頭部が不安定なため同一姿勢で安定することが困難です．四つ這い位をとるには頭部を過伸展で固定するため対称性緊張性頸反射（symmetrical tonic neck reflex：STNR）様の緊張が全身に出現します．上肢を突っ張るようにして伸筋群を優位に働かせようとしますが，不随意運動の影響で常に手掌で支えることができず，肘折れにより虚脱（コラプス）しやすいため，下半身に重心を移したままでいることが少なくありません．下半身から上半身に重心を移そうとして下肢全体が伸筋で突っ張ってしまうと，上肢での支えも不十分なため四つ這い位を保持できず前方に崩れ込んでしまいます．

● 座位

　7カ月児は，独力で座位をとり，手を伸ばしたり，玩具を操作するために両手を使ったりすることができます（図14）．この際，安定した座位を確保するために，股関節の屈曲・外転・外旋，膝関節の屈曲，足関節の背屈を優位に働かせることになります．頭部は十分にコントロールされているため，どの方向にも動かすことは可能ですが，頭部の運動は体幹部に影響を及ぼします．頭部の回旋は体幹部の回旋を引き起こし，骨盤の運動性に加え，股関節の動的安定性を発達させるうえで大いに役立ちます．頭部の回旋に伴い上部体幹部が回旋すると，必然的に重心が一側に移動し，股関節の屈曲・外転・外旋，膝関節の屈曲，足関節の背屈が優位であった両下肢の姿勢から，一側下肢に，股関節の内旋，膝関節の伸展，足関節の底屈の運動要素が引き起こされ，下肢の姿勢が多様化し始めます．

　児が座位で手を伸ばす際には，腰椎前弯の傾向を強めながら体幹部を安定させ，肩甲帯から開始します（図15）．肩甲帯の動的安定性が得られるようになると上腕骨の運動が安定し，また，上腕骨の動的安定性が得られると肘の屈伸や前腕の回旋運動が安定するようになります．さらに，前腕の動的安定性が得られれば，手および手指の**微細（巧緻）運動**が可能になります．児は両手に持った玩具同士をぶつけ合ったり，手に持ったものを，前腕を回旋しながら視覚的に確認したり，手から手へ持ち替えたりするようになります．こうした玩具操作を経験しながら座位で多くの時間を

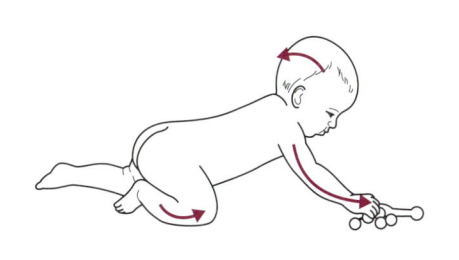

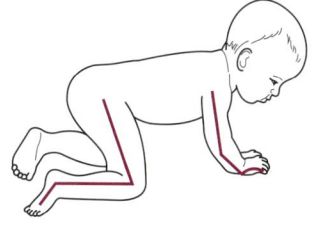

a. 健常児　　　b. 痙直型四肢麻痺児　　　c. アテトーゼ型脳性麻痺児

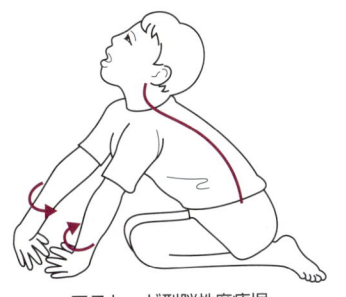

図13　四つ這い位

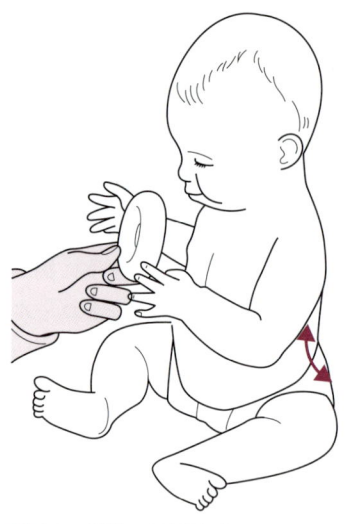

図14　座位で両手を使う

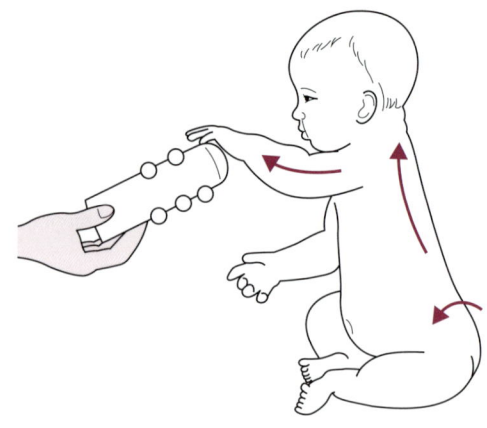

図15　座位で手を伸ばす

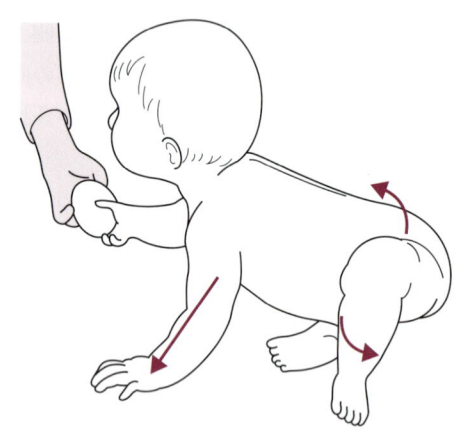

図16　座位から四つ這い位への姿勢変換（7カ月）

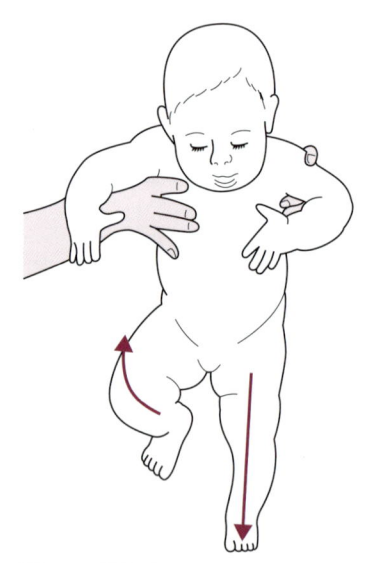

図17　鶏状歩行

過ごすことで，座位の安定性が高まります．

● 座位から四つ這い位へ

いったん独力で座位がとれるようになると，座位から腹臥位や四つ這い位へと姿勢変換を開始します．児が座位から前方へ手を伸ばすように動き始めると，脚が体幹部の下にしまい込まれ，股関節の姿勢を変化させながら四つ這い位に移行します（図16）．

● 歩行

支えられれば歩行することができます（図17）．正常歩行で観察される踵接地ではなく，支えてくれる人に上部体幹部をもたせかけ，全面的に依存した状態で足先部から接地する**鶏状歩行**（steppage gait）を示します．

8カ月

● 背臥位

寝ているときやオムツ交換以外で背臥位のままでとどまることはほとんどありません．欲求のままに機能的な姿勢を目指してすぐに寝返るようになります．

● 腹臥位

さまざまな姿勢変換の基礎となる姿勢ですが，静かに腹臥位のままで遊ぶようなことはほとんどありません．通常，目的の場所に四つ這い移動して，四つ這い位から座位になって玩具などで遊んでいます．

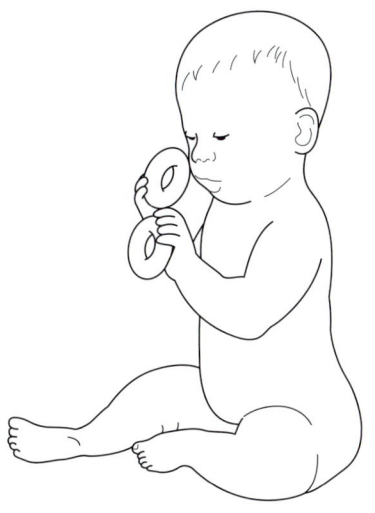

図18 あぐら座位（8カ月）

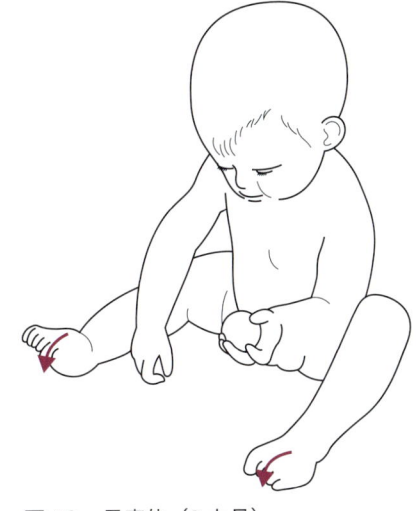

図19 長座位（8カ月）

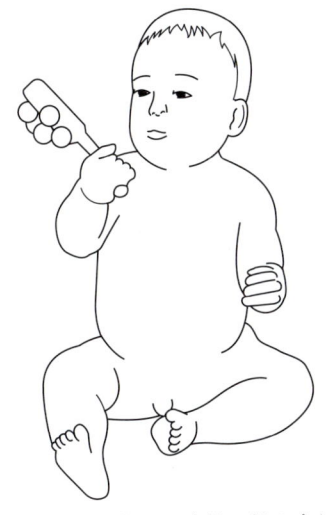

図20 あぐら座位と長座位の組み合わせ①

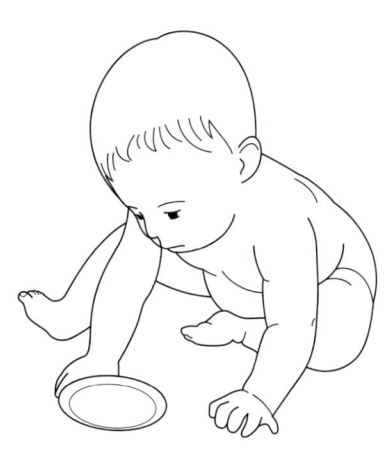

図21 あぐら座位と長座位の組み合わせ②

● 座位

7カ月のころと異なり，座っているときの下肢の姿勢はより多様化します．あぐら座位（図18）は最も安定した座位ですが，遊びの邪魔にならない程度に股関節外転，膝関節半伸展させ，支持基底面を広げた長座位（図19）をとります．座位の安定は手指機能の巧緻性も高めることにつながります．玩具を橈側の手指で握ったり，より細かなものをつまんだり，放したりするような操作が自在にできるようになります．努力を伴うような遊びをしているときには，足趾の活動的な屈曲や伸展が生じ，両下肢が代償的な姿勢コントロールに巻き込まれます．

また，もう1つの座位として，あぐら座位と長座位の組み合わせがあります（図20）．一側下肢の股関節屈曲・外転・外旋，膝関節屈曲，足関節背屈を呈し，他側下肢の股関節外転・外旋の程度が軽減し，膝関節伸展，足関節底屈を呈します．下肢の非対称性は，股関節を屈曲・外転・外旋させている側への体重移動を誘発し，姿勢変換時の特徴を示します（図21）．

座位においてさまざまなものへの興味から体幹部の回旋を頻回に行うようになり（図22），下部体幹部まで及ぶ回旋の影響で，後頭側の下肢が内

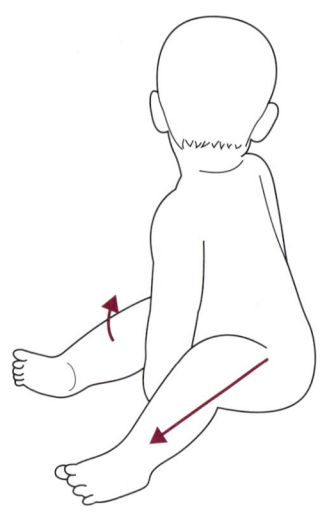

図22　体幹部の回旋

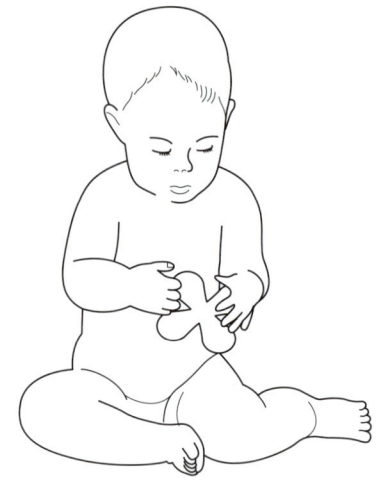

図23　横座り（8カ月）

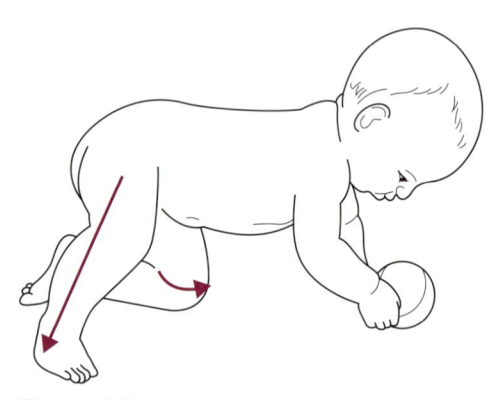

図24　座位から四つ這い位への姿勢変換（8カ月）

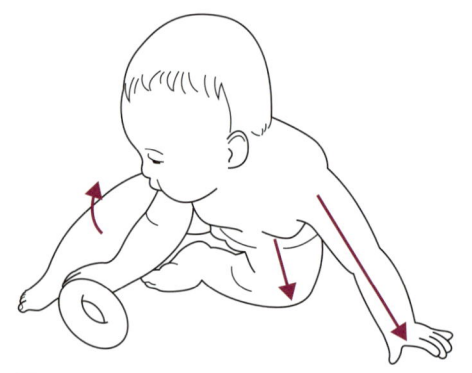

図25　四つ這い位から座位への姿勢変換

転した横座りをするようになります（図23）．

● 座位から四つ這い位へ

　8カ月児は，簡単に座位から四つ這い位へ姿勢変換できるようになります（図24）．四つ這い位に向かって体重を移動する際，体重を支えている下肢は体幹部と足を揃えるために内旋する必要が

あります．一方，体重を支えていない下肢は，足底を床につけた屈曲・外転・外旋のままのことも多いでしょう．

　また，上述した過程とは逆に，四つ這い位から座位になることもできます（図25）．四つ這い位から床に足の甲部をつけ，股関節を屈曲・外転・

Topics トピックス❷

"creeping"と"crawling"の日本語解釈について

・語句の使用についてはかなり混乱があり，書籍によって異なります．Brazelton（1969）は，"creeping"を日本語でいう「腹這い移動」，"crawling"を「四つ這い移動」の意味で用いています[6]．一方，Campbell（2012）は，"crawling"を日本語でいう「腹這い移動」，"creeping"を「四つ這い移動」の意味で用いています[7]．

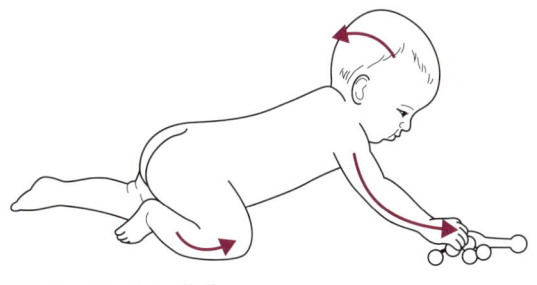

図26 四つ這い移動

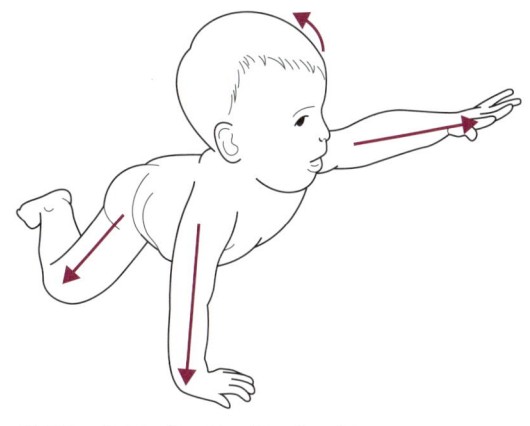

図27 カウンターローテーション

外旋させると同側方向への体重移動が起こります．上半身で重心を後方に移動させると，足部が体幹部の下にしまいこまれ，骨盤と体幹部が後方に引かれ，座位に移っていきます．

● 四つ這い移動

四つ這い移動（crawling）をするためには，伸展した上肢や屈曲した股・膝関節で体重を支持し，移動しているあいだ，床から体幹部を持ち上げることができなければいけません．腹這い移動とは異なり，上肢と下肢の体重支持と体重移動は左右の上・下肢に同時並行的に生じます．そのため対角線的に共同的な体幹筋群のコントロールが必要になります（図26）．脊柱の一部に視点をおくと，体重を支えている一肢から他方へ体重を側方移動すると，体重を移動した肢から離れるような脊柱の回旋が起こります．つまり，四つ這い移動では，連続した脊柱の上部では時計回りへ，下部では反時計回りへ回旋するような反回旋（カウンターローテーション，counter-rotation）が起こります．

8カ月児にとって四つ這い移動は，目的とする場所に移動する有効な手段です．四つ這い移動は，体幹部における対角線的運動として，左上肢を伸ばすと，体重は右上肢と左下肢に移り，カウンターローテーションの運動を引き起こします（図27）．

四つ這い移動時には，手掌での刺激入力を通じて，手の機能発達の基礎を作ります．手のアーチ形成が促され，小さなものを操作するための手指の巧緻性が高まります．

● 膝立ち・立ち上がり

この時期の児は立ちたいという欲求が非常に強くなります．四つ這い位から家具にしっかりつかまり両膝立ちになったあと，自分自身を引き上げ，よじ上るかのようにして立ち上がります（図28）．7カ月のころに比べて下肢の支えは安定しており，足底支持が得られるようになると上肢の支えも十分に機能するため，立ち上がりはスムーズに行うことができます．

片膝立ちは，立位への姿勢変換時に自然に観察されますが，膝を床に接地している側の股関節の伸展は不十分で半屈曲位にあることが多く見受けられます（図29）．膝関節が屈曲しているときの

先輩からのアドバイス ❷

目的動作に伴って起こる運動の広がりは，その逆の方向に運動の広がりを同時に行うことで制御でき，その2つの運動をカウンタームーブメントといいます．四つ這い移動では，効率的な上・下肢の交互運動を行うために，上部脊柱の回旋方向に対して下部脊柱では相反する方向に回旋運動を引き起こします．この相反する回旋運動をカウンターローテーションとよびます．

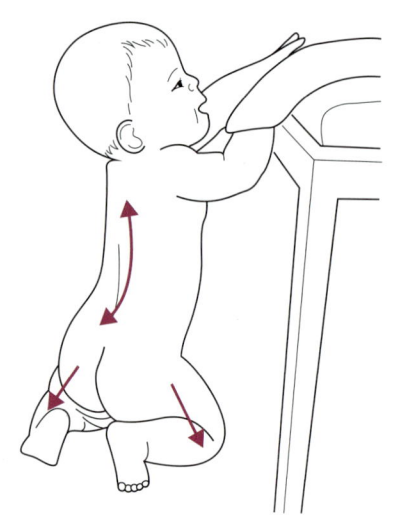

図28　立ち上がり（8カ月）

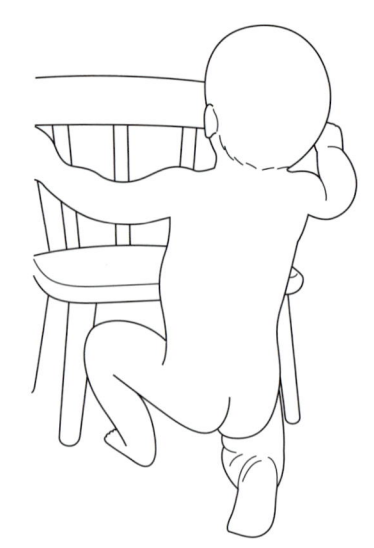

図29　片膝立ち

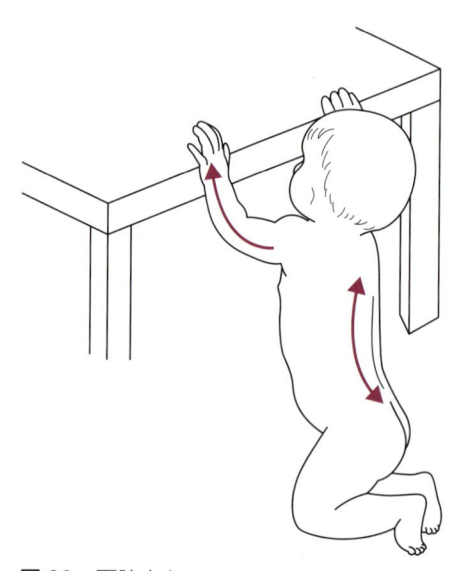

図30　両膝立ち

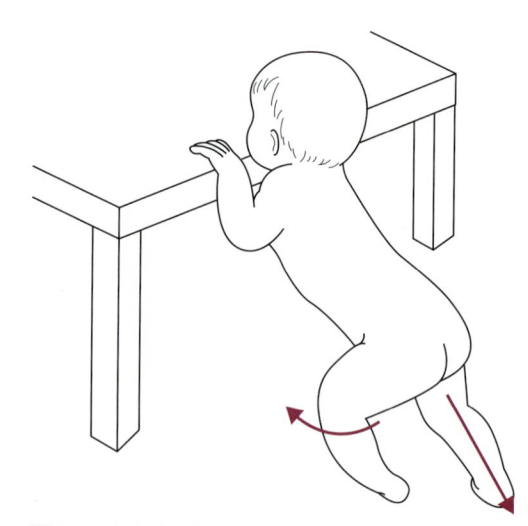

図31　立ち上がり（8カ月）

股関節の分離的伸展は困難な姿勢であるため，上肢の支えは非常に重要です．片膝立ちは，体幹部や骨盤の側方への重心移動によって引き起こされます．体重を支えている側の股関節が伸展し，体重を支えていない側の体幹部は同側方への立ち直り反応と股関節屈曲・外転・外旋を伴って反応します．

● 立ち上がり・立位

早期に四つ這い移動を獲得した児は，支えになる家具や人のところまで四つ這い移動し，下部体幹部を安定させた状態から両膝立ちになります（図30）．両膝立ちから両上肢でつかまったものに体を預けるようにして立ち上がります（図31）．このとき，片膝立ちをとる場合もありますが，立ち上がり始めたころは，すぐに安定した支持基底面を作ることができないため，両上肢で体を支えている際に両脚の位置を調整します．

立ち上がったばかりのときは，下部体幹部や両下肢の自由度は少なく，対称的な状態のまま重心を安定させています．この姿勢であれば支えていた両上肢の自由度が増し，一側上肢は体を支えるために機能し，他側上肢を興味のあるものに伸ば

したり，そのものを引き寄せたりします（**図32**）．まだ機能的な両手遊びまでにはいたらないまでも，場合によっては胸や腹部で体を支え，両手を使うことがあるかもしれません．

● **よじ上り**

8カ月児は，家具，階段，人をよじ上りの対象とします．両上・下肢の交互の体重移動が繰り返され，体重を支える側の伸展，体重を支えない側の同側方への立ち直り，支えない下肢の屈曲・外転・外旋が連続的に繰り返され，両膝立ち，片膝立ち，立ち上がりの過程を踏みます（**図33**）．

● **つかまり立ち**

立位でじっとせず，児の欲求に応じて玩具を獲得し，遊び，手を伸ばして周囲を探索します．このとき，股・膝関節を屈伸したり，伝い歩きをしたりする際に股関節を外・内転するようになります．下肢を外転して支持基底面が安定すれば，立位はより垂直な状態となります（**図34**）．上肢の自由度は増し，玩具に手を伸ばしたり，身近な物を握って操作したりすることもできます（**図35**）．

児が家具に沿って手を伸ばすとき，玩具に対する好奇心や興味がそのきっかけとなります．頭部が回旋すると体幹部の回旋が引き起こされ，重心は顔が回旋した側に移動します（**図36**）．このとき，顔面側の股関節は外旋・屈曲・軽度内転位となり，足部外側に体重が移ります（**図37**）．また，後頭側の股関節はわずかに内旋・伸展・外転し，足部の内側に重心が移っていきます．

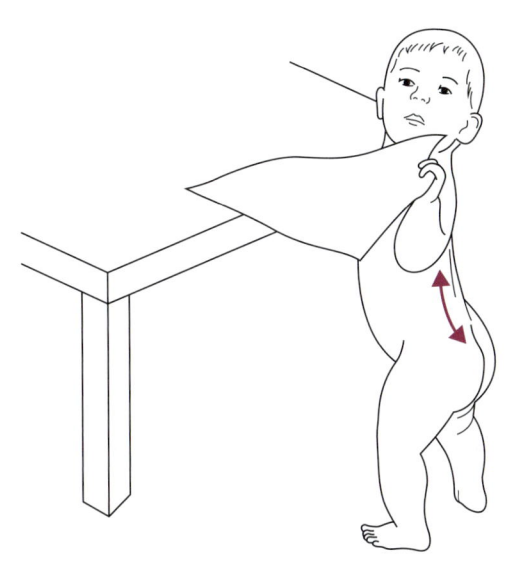

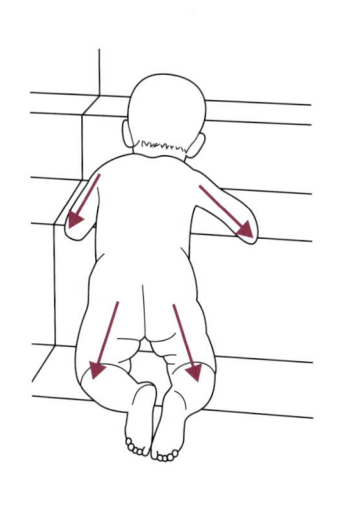

図32 立ち上がったばかりのとき

両膝立ち　　　　片膝立ち　　　　立ち上がり

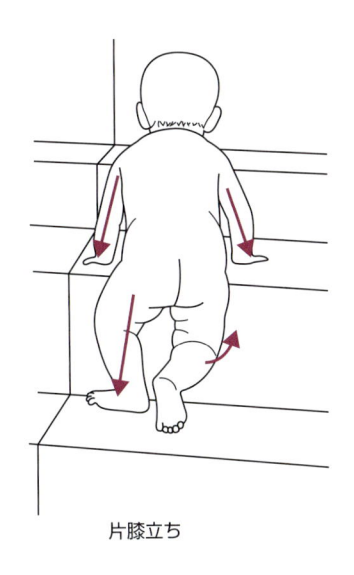

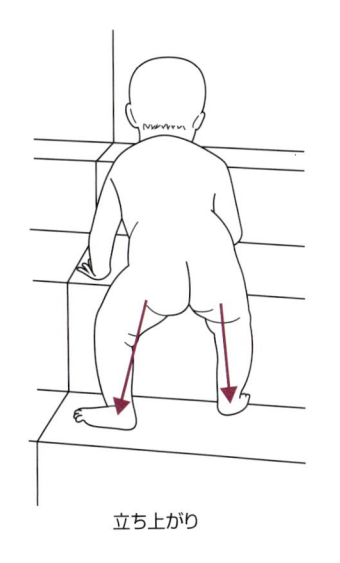

図33 よじ上りの過程

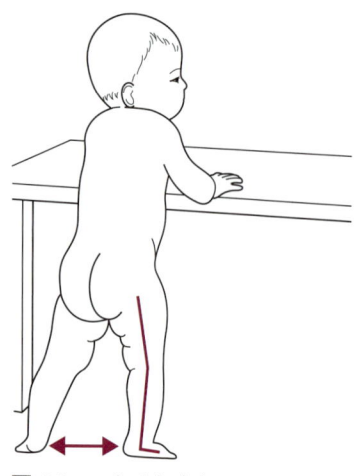

図34 つかまり立ち

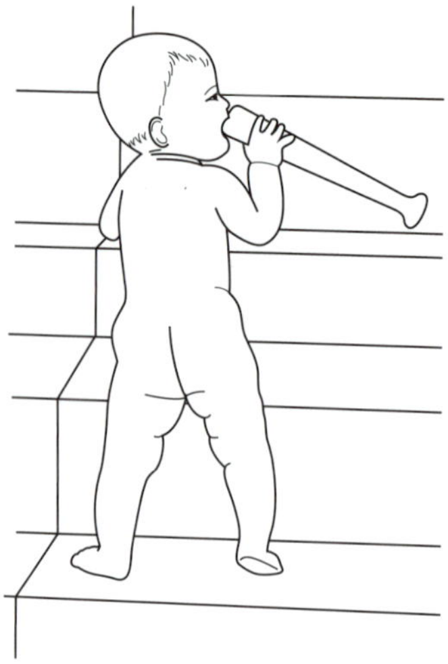

図35 玩具を持ってのつかまり立ち

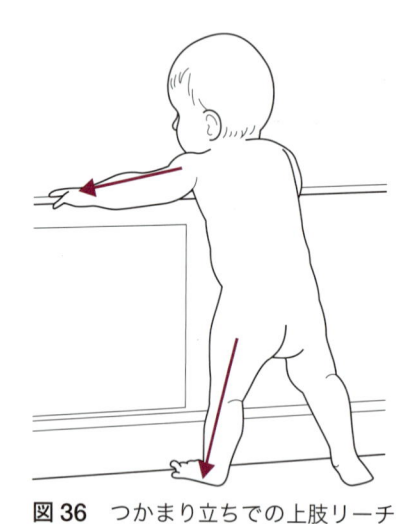

図36 つかまり立ちでの上肢リーチ
（8カ月）①

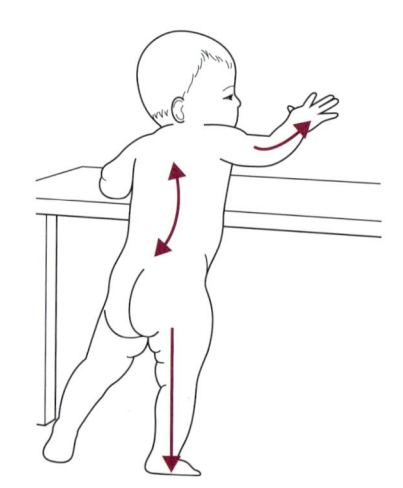

図37 つかまり立ちでの上肢リーチ
（8カ月）②

▶ 観察のポイント

立位をとる

健常児（図38a）
① 支持基底面が安定する程度に両脚を開く．
② 全足底接地で体重を支える．
③ 下肢は突っ張りすぎない程度に伸展位を保持する．
④ 体幹部は垂直位を保つ．
⑤ 頭部は自由に動かすことができる．
⑥ 立位が安定していれば片手を離すことができる．

痙直型両麻痺児（図38b）
　内反尖足位での緊張のため，全足底接地ができず，安定した支持基底面を確保できません．また，立位では下肢全体がはさみ脚肢位（scissors position）で姿勢筋緊張が亢進するため，分離的な股・膝・足関節の運動性が乏しくなります．股関節は屈曲・内転・内旋の状態におかれることが多いため，骨盤は前傾し，腰椎前弯を強めて上体の垂直化を維持しようとします．立位姿勢は不安定なため上肢の支えが必要です．さらに，上肢を過剰に使用すると下肢の連合反応を高めるため，ますます下肢の運動性が乏しくなります．

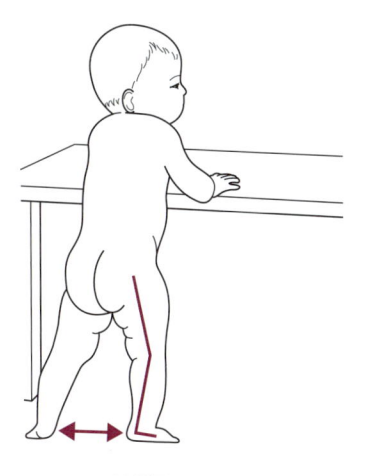

a. 健常児 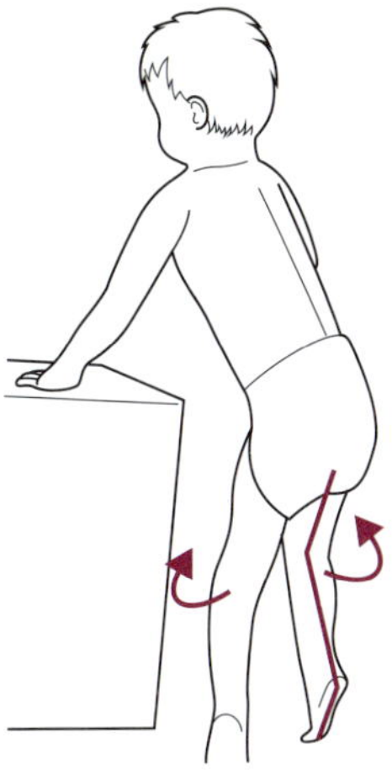　　　　　　　　　b. 痙直型両麻痺児 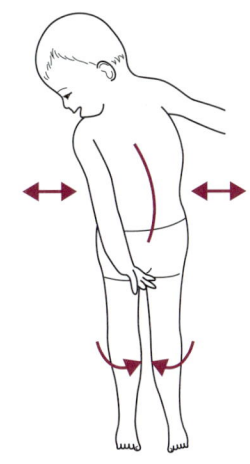　　　　　　c. アテトーゼ型脳性麻痺児

図38　立位をとる

アテトーゼ型脳性麻痺児（図38c）

　この時期につかまり立ちをすることは困難です．介助立位であっても頭部の正中位保持が困難なため，全体的にATNR様の非対称性を顕著に示します．この際，下肢を突っ張って支えようとしますが，少しでも膝関節に屈曲の要素が加わると虚脱（コラプス）し，座り込んでしまいます．また，頭部を一側に回旋し，顔面側下肢の支持性を高めようとします．体幹部も頭部の回旋により捻れが生じ，一側が凸の側屈を呈していますが，腰椎前弯により下部体幹部の安定性を高めようとします．

9カ月

●座位

　このころになると体幹部のコントロールが非常に良好であり，下肢は多様な構えをとることができるようになります．**あぐら座位**（図39），**長座位**（図40），**横座り**（図41），**割り座**（図42），あぐら座位からの姿勢変換（図43），横座りからの姿勢変換（図44）など，児にとって探索活動に必要な機能が身につき，さまざまな環境に適応できるようになります．

　座位の多様性が備わり，安定性が増してくると，長座位で体幹部と骨盤を回旋させて後方を向くことも容易になります（図45）．また，リーチのやり方を変えて，手の届く範囲外の物にもリー

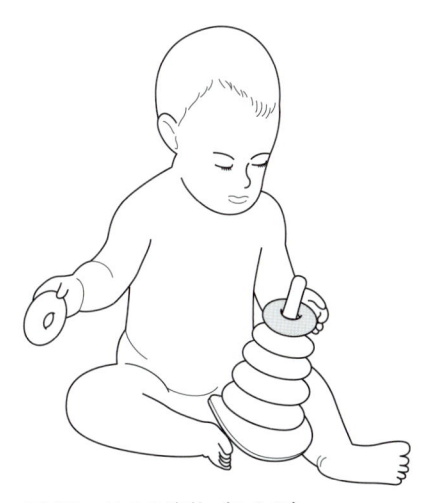

図39　あぐら座位（9カ月）

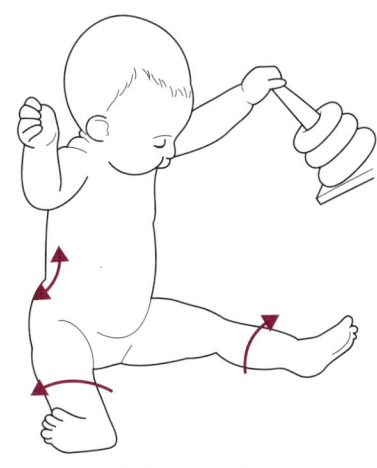

図40　長座位（9カ月）

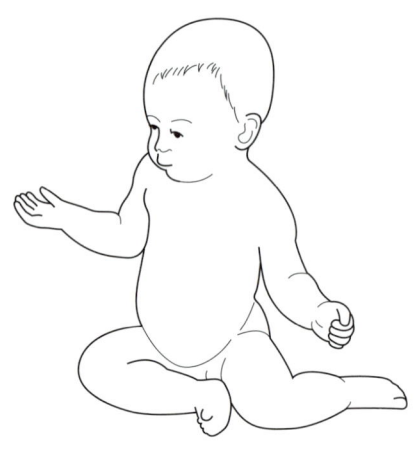

図41　横座り（9カ月）

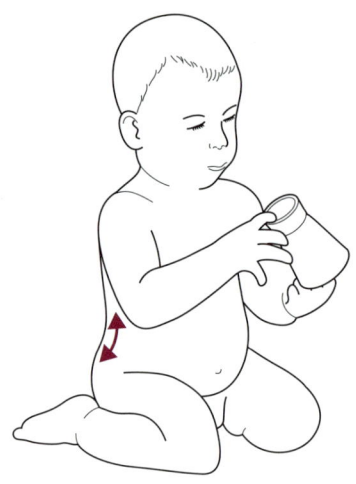

図42　割り座

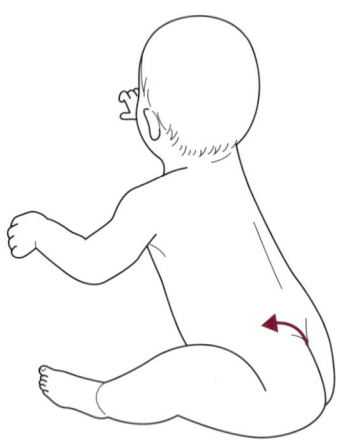

図43　あぐら座位からの姿勢変換

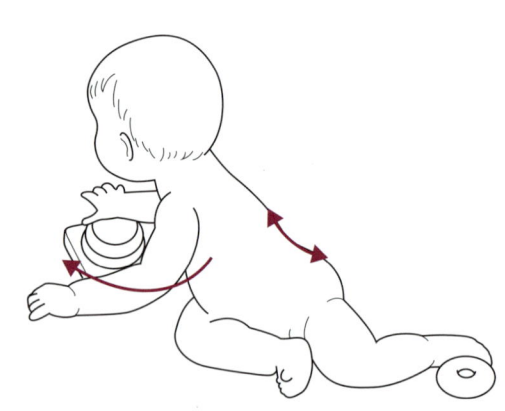

図44　横座りからの姿勢変換

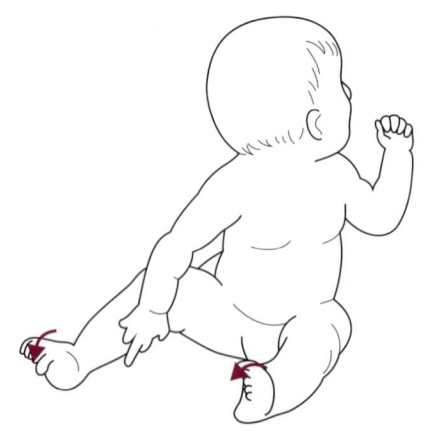

図45　長座位で後方を向く

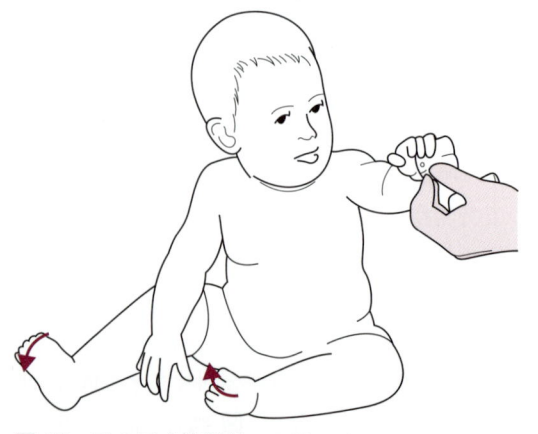

図46　手の届く範囲外へのリーチ

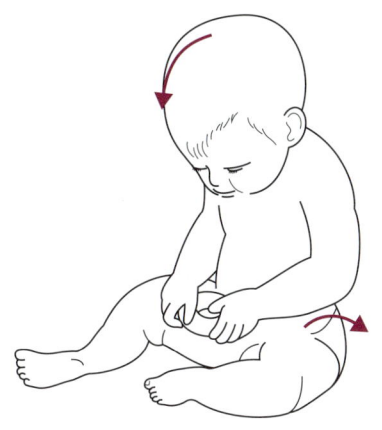

図47　下を向くことによる骨盤の後傾

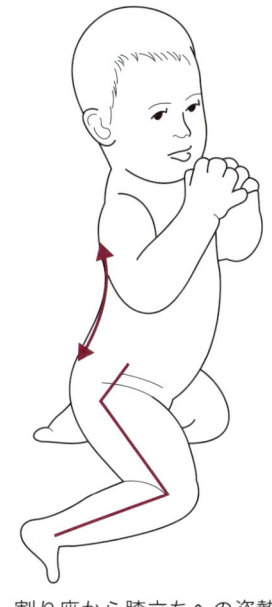

図48　割り座から膝立ちへの姿勢変換

チすることができるようになると（**図46**），顔面側の股関節は体幹部の回旋に伴い，屈曲・外転・外旋の傾向を強めます．

長座位では，股関節は屈曲・外転・外旋，膝関節は伸展します（図40）．上肢を伸ばそうとして骨盤が前傾すると，ハムストリングスが伸張されて，膝関節の屈曲が起こります．また，長座位では骨盤を前後傾させながら遊び始めます．体幹部を伸展させ上方に手を伸ばすときには骨盤が前傾し（図43），下を向いて玩具を操作するときには骨盤が後傾します（**図47**）．

横座りは，玩具を獲得するために四つ這い位をとろうとして体幹部を回旋するとき（図44）にみられる姿勢です．横座りの顔面側股関節はあぐら座位様（屈曲・外転・外旋）であり，後頭側股関節は割り座様（屈曲・外転・内旋）を呈します．後頭側の下肢を外旋させると横座りから容易にあぐら座位に姿勢を変換することができます．

割り座は，通常，四つ這い位から後方に座り込んでいくことで新たに経験する座位です（図42）．支持基底面が広いため，体幹部が安定し上肢を機能的に使用するのに適しています．割り座からは容易に膝立ちに姿勢変換することができます（**図48**）．新たに経験するこの運動は，膝関節が屈曲しているため，上肢の支持なくしては股関節を十分に伸展することが難しく，股・膝関節とも屈曲位のままの姿勢をとりやすくなります．

● 四つ這い移動

9カ月ごろには，四肢の交互運動に加え，脊柱のカウンターローテーションが繰り返され，機能的な四つ這い移動が行えるようになります．四つ這い移動のスピードをコントロールしたり，方向を変えることも容易です．また，四つ這い位から座位になることも容易であり，一側の膝に体重を

Topics トピックス❸

- 座位は，坐骨で支持し，脊柱が床面に対して垂直な姿勢をとっていることと定義されますが，下肢の構え（attitude）の違いでさまざまな姿勢があります．具体的には，あぐら座位（tailor-sitting），長座位（long-sitting），割り座（W-sitting），椅子座位（chair-sitting），横座り（side-sitting），正座（square-sitting），体操座り（crook-sitting），騎乗座位（mount-sitting, ride-sitting）などがあります．また，「正座すること」は"sit up on one's heels（かかとの上に座る）"という英語表現であり，足の構えの上に坐骨で上体を支えている意味では座位と解釈されます．

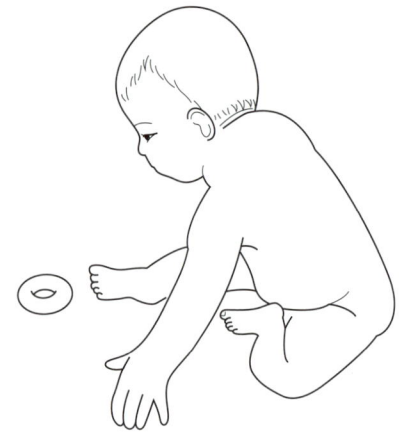

図49　四つ這い位から座位への姿勢変換

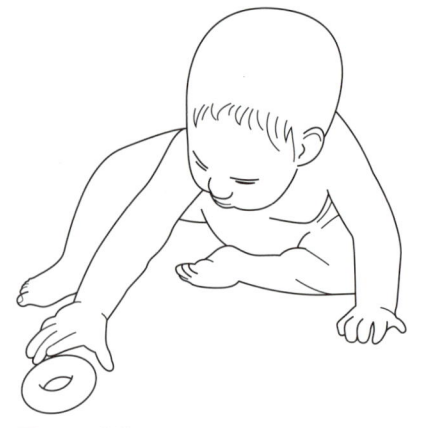

図50　座位から四つ這い位への姿勢変換

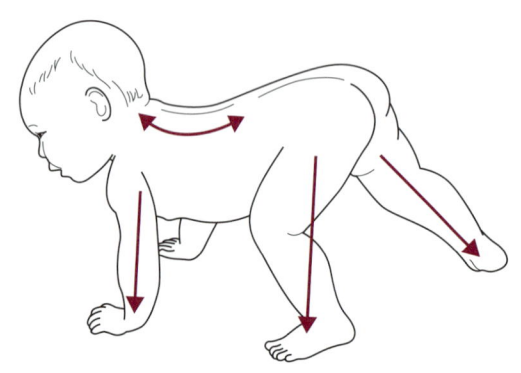

図51　高這い

移し，体幹部の下に下肢を巻き込み，股関節を外旋させながら座位に移っていきます（**図49**）．また，座位から四つ這い位にも簡単に姿勢変換することもできます（**図50**）．

●高這い

　ときとして，四つ這い位から高這いへと体を押し上げることがあるかもしれません（**図51**）．この姿勢は，体幹部を含めた上体の安定したコントロールと下肢の運動性が必要です．

●膝立ち

　このころの児は，下肢全体がまだ骨盤前傾，股・膝関節屈曲，足関節背屈を示しますが，立ち上がる途中姿勢の膝立ちでもよく遊びます（**図52**）．また，体重を一側下肢で支えることが可能になれば，片膝立ちでも遊ぶようになります（**図53**）[4]．片膝立ちは非対称的な姿勢であるため，両膝立ちよりも姿勢保持が難しくなります．

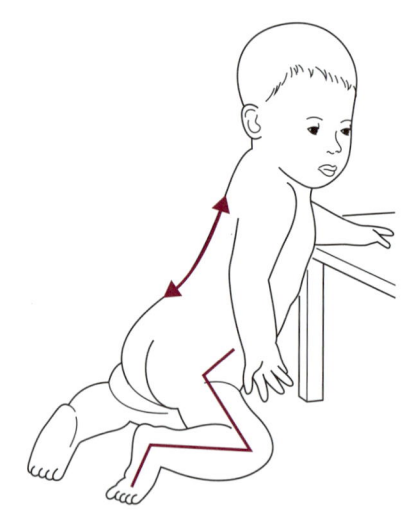

図52　膝立ちで遊ぶ様子

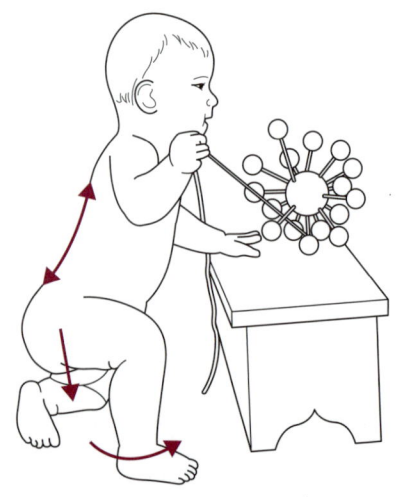

図53　片膝立ちで遊ぶ様子[4]

▶ 観察のポイント
座位から膝立ちへの姿勢変換
健常児（**図 54a**）[8]
① 両下肢の構えが異なる座位でも安定して座ることができる．
② ①の状態から下肢の構えを変えることも可能である．
③ 上肢支持で両膝立ちから一側の足を前に踏み出すことができる．
④ ③の際，頭部・体幹部の立ち直り反応は良好である．

痙直型両麻痺児（**図 54b**）[8]

　割り座（W-sitting）で遊ぶことが目立ちます．下肢筋の痙性により股関節屈曲・内転・内旋，膝関節屈曲の姿勢におかれやすく，骨盤後傾した割り座はその緊張亢進の結果です．また，上肢支持があれば膝立ちになることも可能ですが，膝関節が屈曲したまま股関節の分離的伸展が困難なため，股・膝関節とも屈曲の要素を残した膝立ちを示します．

アテトーゼ型脳性麻痺児（**図 54c**）[8]

　頭部が不安定なため，頭部を一側に回旋させ全身の非対称性が著明な座位姿勢をとります．頭部を一側に回旋させた際，ATNR様の緊張が上肢には出現しますが，下肢までには及びません．下肢全体が屈曲の要素を残した割り座を好み，骨盤の前傾により体幹の安定性を高めます．非対称性ながらも膝立ちになることは可能ですが，頭部を一側に回旋させ安定を図っているので，非対称的な体幹部や下肢の構えが変わることは多くありません．

● よじ上り

　階段上りは体重を支えた側の下肢の伸展，体重を支えない側の下肢の屈曲と側方への立ち直りを伴い，四つ這い移動同様の四肢の交互性と脊柱のカウンターローテーションが繰り返されます（**図 55**）[4]．このころは階段や家具をよじ上る能力はありますが，下りる能力はまだ身についていません．ときに，階段を上っている途中，後方に座ろ

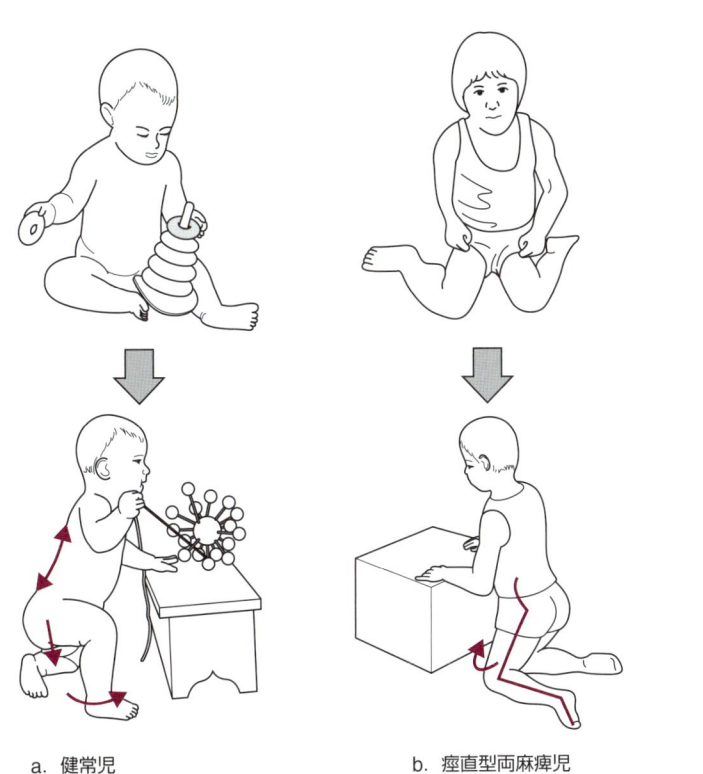

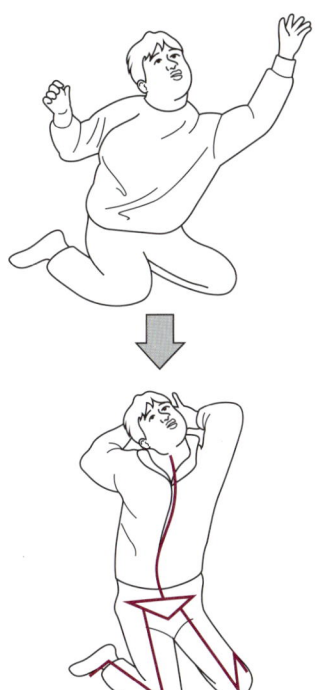

a．健常児　　　　　　b．痙直型両麻痺児　　　　　　c．アテトーゼ型脳性麻痺児

図 54　座位から膝立ちへの姿勢変換 [8]

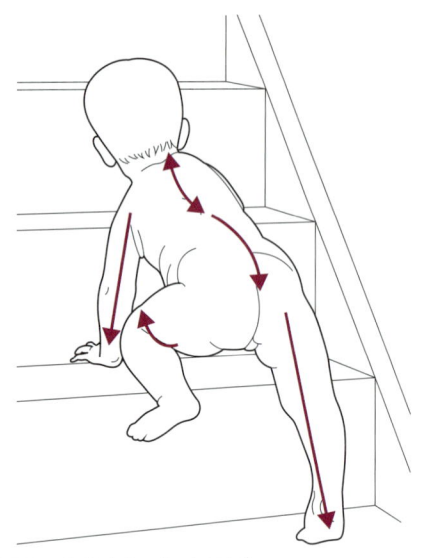

図55 よじ上り（9カ月）[4]
四つ這い移動では，効率的な上・下肢の交互運動を行うために，上部脊柱の回旋方向に対して下部脊柱では相反する方向に回旋運動を引き起こします．

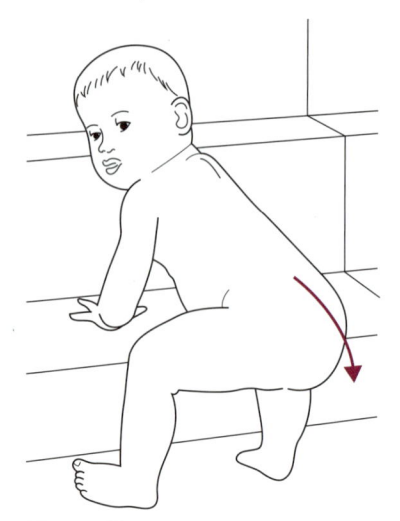

図56 階段を上る途中で後方へ座ろうとする様子

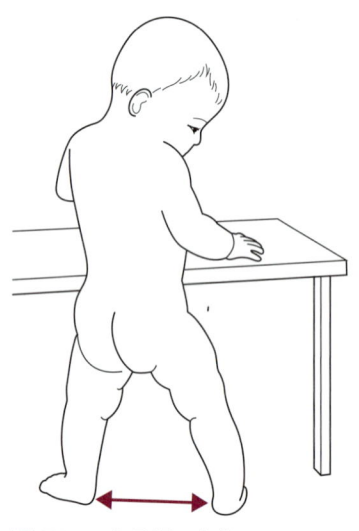

図57 9カ月児の立位

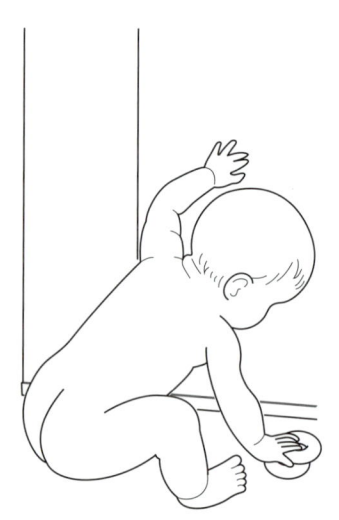

図58 しゃがもうとして尻もちをつくように座り込む様子

うとして（図56）階段を転げ落ちることがあるかもしれません．こうした危険性についての判断能力が乏しい時期でもあります．

● 立ち上がり・しゃがみ

9カ月児は，積極的に立ち上がり，家具や椅子の周りを伝って歩きます．立位は8カ月ごろに比べてかなりしっかりしてきますが，支持基底面を広くとるように下肢を広げ，一方の手を家具の上に置いて立位の不安定さを補います（図57）．また，床に落ちた玩具を拾うためにしゃがむことも多く経験するようになります．しゃがみ動作をし始めたころは，後方に尻もちをつくように座り込んでしまうことがあります（図58）．

● 伝い歩き

安定した立位がとれると，つかまった家具などに沿って側方に伝い歩きをするようになります（図59）．この伝い歩きは前額面上の動きであるため，両上肢の安定に加えて，体重移動に伴う股

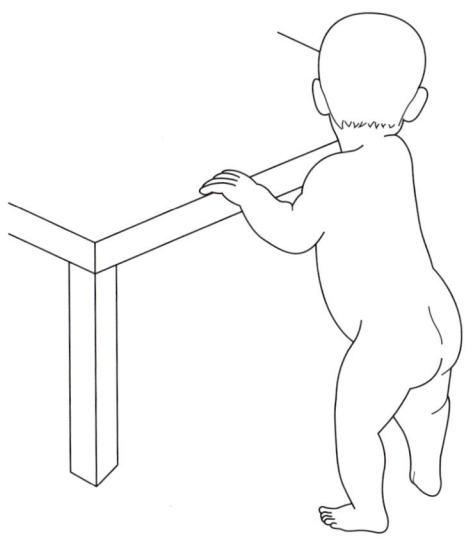

図59 伝い歩き（9カ月）

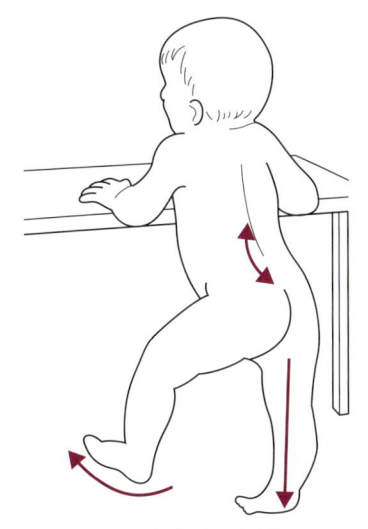

図60 伝い歩き（9カ月）

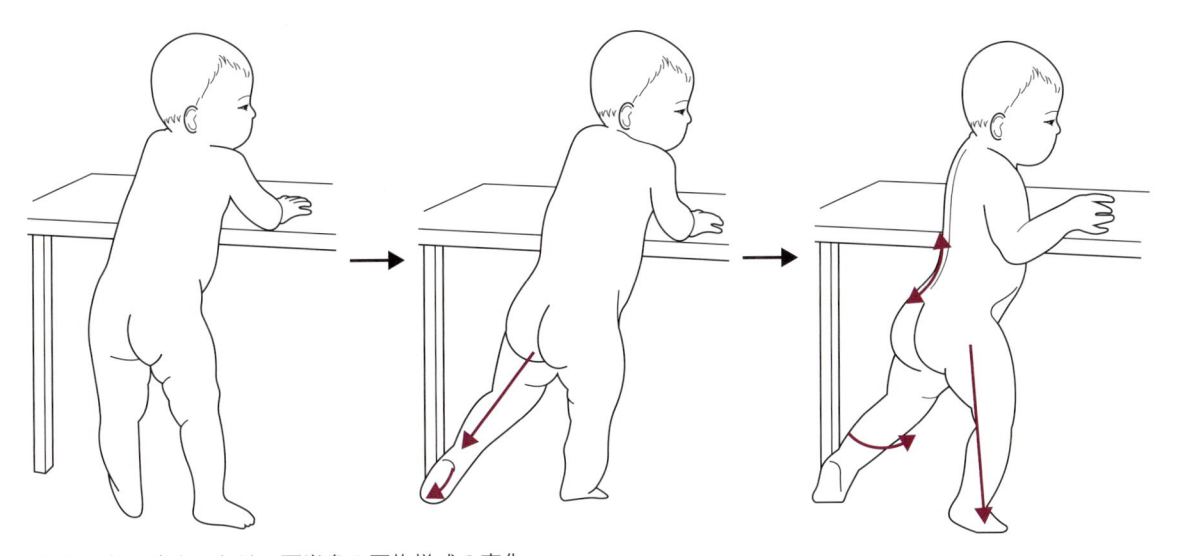

図61 伝い歩きにおける下半身の回旋様式の変化
伝い歩きにおける下半身の回旋様式が変化し始め，側方への伝い歩きから前方への歩行の様式に変化していきます．後方下肢の股・膝関節伸展と足関節底屈は歩行の重要な要素です．

関節の外転や内転のコントロールが必要です．体重を支えていない下肢を外転させるとき，体重を支えている下肢も重心を移動させるために外転しなければなりません．このとき，体重は足部の内側に移り，回内運動を引き起こします．体重を支えていない下肢に体重が移され始めると，重心を移動させるために股関節を内転させ，体重を支えていた下肢を引き寄せます．

伝い歩きの能力は上肢の支えは必要ですが，よ

り高まってきています．股関節の外転運動も最低限の股関節屈曲と膝関節伸展が組み合わされた効率的なものとなります（**図60**）．

立位での上体の回旋と伝い歩きでの下半身の回旋の様式が変化し始め，側方への伝い歩きから前方への歩行の様式に移行していきます（**図61**）．後方下肢に観察される股・膝関節伸展と足関節底屈は歩行の重要な要素です．

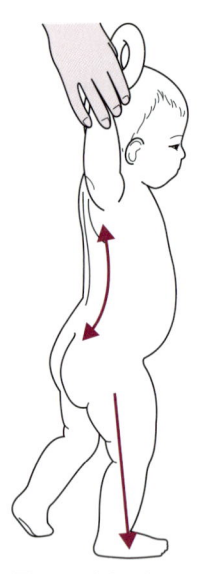

図62　歩行（9カ月）

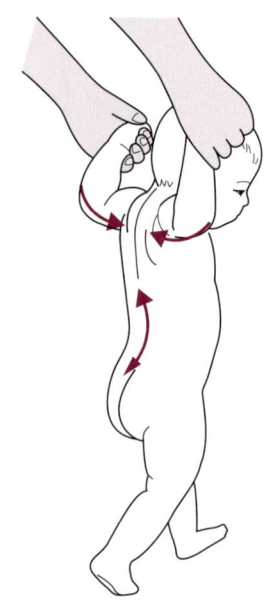

図63　歩行（9カ月）

● 歩行

　9カ月児は，両股関節を外転・外旋位で支持基底面を確保し，人の指につかまって1人で立って歩くことができます（**図62**）．立位は7カ月児に比べて，垂直な状態で股関節の延長線上に肩関節が位置しています．下肢全体はまだ屈曲の要素を残し，その影響として骨盤の前傾に伴う股関節屈曲，腰椎の前弯，体幹部の伸展で姿勢の垂直化を代償しています．

　人の指につかまって歩行しているとき，支持基底面を確保するため股関節は外転に外旋の要素が加わります．股関節伸展の要素はまだ乏しいため，骨盤前傾，腰椎前弯，上部体幹部の伸展で垂直な姿勢を保持しています（**図63**）．股関節外旋は股関節の伸展を制限する要因です．逆に，股関節伸展は股関節の内旋と関係があるため，さまざまな伝い歩きや介助歩行を通して下肢の分離性を経験する必要があります．

確認してみよう！

- 7カ月ごろに側臥位で遊んでいるときに，頭部を側屈させた状態で頭部の位置を空間に正常な位置に保つように作用させる立ち直り反応として考えられるのは（ ① ），（ ② ），（ ③ ）です．
- 腹臥位で腹部を軸にして動き回るときの特徴的な姿勢を（ ④ ）といい，前額面上で積極的に両上肢を内・外転させ目的とするところに移動します．
- 7〜9カ月ごろになると機能的な技能を獲得する重要な前兆にあたる自律的な反応として四つ這い位等での（ ⑤ ）がみられます．
- 腹這い移動のきっかけとなる動作として（ ⑥ ）がみられますが，このときの体重は対側上肢および同側下肢に分散します．
- 7カ月ごろには体を支えると歩けますが，このとき正常歩行で観察される踵接地でなく足尖部から接地する（ ⑦ ）歩行を示します．
- 8カ月ごろになると座位も多様化を示しますが，股関節が屈曲・内転・内旋位を示す座位は（ ⑧ ）です．
- 9カ月ごろに四つ這い位になろうとして体幹部を回旋したときに観察される顔面側があぐら座位様で，後頭側が割り座様の座位を（ ⑨ ）といいます．
- 四つ這い位から体を押し上げて高這いの姿勢がとれるのは（ ⑩ ）カ月ごろです．
- 四つ這い移動をおもな移動手段として活動する時期は（ ⑪ ）カ月ごろです．そのころに繰り返される上部脊柱の回旋運動に対して相反した下部脊柱の回旋運動を（ ⑫ ）といいます．

解答

①迷路性立ち直り反応　②視覚性立ち直り反応　③頭に働く体の立ち直り反応　④ピボットターン　⑤ロッキング（体を揺らすこと）　⑥one hand reach　⑦鶏状　⑧割り座　⑨横座り　⑩9　⑪9　⑫カウンターローテーション

※①〜③は順不同

（森田　正治）

引用・参考文献

1) 村地俊二監訳：赤ちゃんの発達　その生涯の最初の365日．同朋舎，1989．
2) J Levy（安藤 忠監訳）：赤ちゃんのめざめ　神経生理学にもとづく運動のさせ方・遊ばせ方．医歯薬出版，1987．
3) JH Hass（高橋孝文監訳）：乳児の発達—写真で見る0歳児—．医歯薬出版，1983．
4) 上杉雅之監修，辛島千恵子編集：イラストでわかる小児作業療法．医歯薬出版，2015．
5) Neumann DA（嶋田智明，有馬慶美監訳）：カラー版 筋骨格系のキネシオロジー，原著第2版．医歯薬出版，2012，p278．
6) Brazelton：Infants and mothers. Delta Publishing, New York, 1969.
7) Campbell：Physical Therapy for Children（4th Edition）. Elsevier, St. Louis, Missouri, 2012.
8) L Bly（木本孝子，中村勇共訳）：写真で見る乳児の運動発達　生後10日から12カ月まで．協同医書出版社，1998．
9) 岩倉博光監修：理学療法士のための運動療法．金原出版，1992．
10) 五味重春編著：リハビリテーション医学講座 第11巻 脳性麻痺．第1版，医歯薬出版，1990．

第8章 運動発達（10〜12カ月）

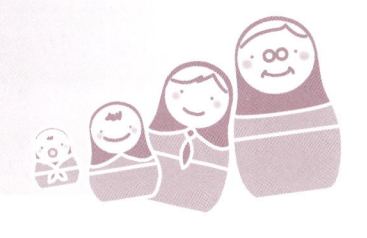

エッセンス

- 健常児の腹臥位では，10カ月ごろから手と反対側の膝で体重負荷し，上・下肢の交互の運動と体幹部側屈を伴う体重移動が可能となり，**四つ這い移動**が活発になります．11カ月には，手と膝と反対側の足部で体重負荷が可能となり，**四つ這い移動**から，**つかまり立ち**，**伝い歩き**が上手になり，四つ這い移動で階段も上手に上れるようになります．12カ月では，**ランドウ反応**が強まり（統合），抗重力伸展筋群が発達します．
- 健常児の座位では，10カ月ごろは，**四つ這い位**から座位への**姿勢変換**や，その逆の姿勢変換が活発になります．11カ月になると，座位からさまざまな姿勢に変換できます．12カ月では，さらに**多様な姿勢**がとれるように発達します．
- 健常児の立位では，10カ月ごろから**足底把握反射**が消失（統合）して，台につかまり，つかまり立ちをして，玩具で誘導されながら伝い歩きができるようになります．11カ月では，支持基底面が広い支えなし立位が可能となり，12カ月では，ランドウ反応の強まり（統合）と**立位**での傾斜反応の出現により**歩行**が可能となります．
- 四つ這い移動から立位を保てるようになるためには，上・下肢の保護伸展反応や傾斜反応，姿勢反応が必要です．
- 重力に対抗できる全身筋力の発達に伴い，歩行を獲得します．また，骨格筋の筋線維組織は，この時期までに成人と同様になります．
- 立位から歩行への発達では，支持のあるつかまり立ちからつかまり立ち，体軸内回旋のあるつかまり立ち，体軸内回旋のない伝い歩き，体軸内回旋のある伝い歩き，独立立位，**初期歩行**と発達します．

10カ月

健常児の腹臥位の発達では，手と反対側の膝で体重負荷し，上・下肢の交互の運動と体幹部側屈を伴う体重移動がスムーズになり，**四つ這い移動**が活発になります（**図1**）[1]．両側下肢を伸展し，足で蹴って前進する**高這い移動**もみられます（**図2**）．

完全な座位の傾斜反応（**図3**）[1] と初期の四つ這い位の傾斜反応（**図4**）[1] は四つ這い移動に必要な反応です．

健常児の座位の発達では，常に動き回る時期なので持続的に座位をとることはまれですが，**四つ這い位**から座位への**姿勢変換**や，その逆の姿勢変換が活発になります（**図5**）[1]．さらに，上肢保護伸展反応（後方）は，生後9～10カ月に出現します（**図6**）．前方・側方・後方の保護伸展反応がみられるとき，座位バランスを保つことができ，体を回旋することができます．また，これらの保護伸展反応は，体軸内回旋と協調して，腹臥位あるいは背臥位から座位へ起き上がることの要因となります．また，四つ這い移動や高這いの際に，両手・両膝の位置を決定し，体軸内回旋のないつかまり立ちになる要因となります（**図7**）．

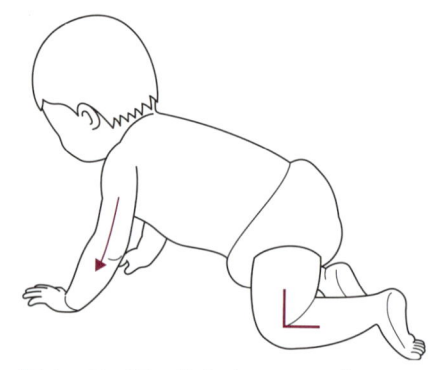

図1　四つ這い移動（這い這い）[1]

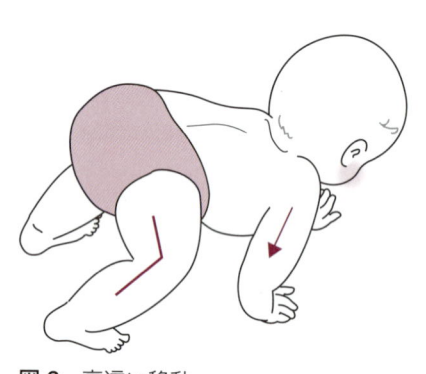

図2　高這い移動

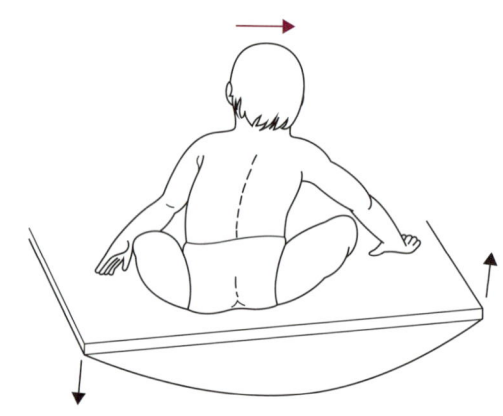

図3　座位の傾斜反応 [1]

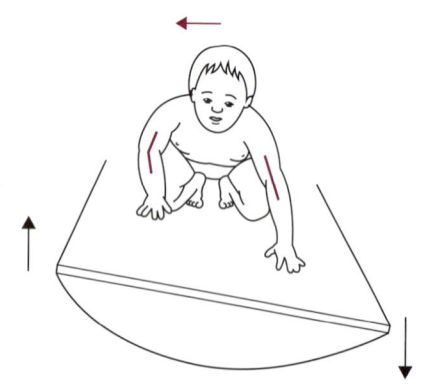

図4　四つ這い位の傾斜反応 [1]

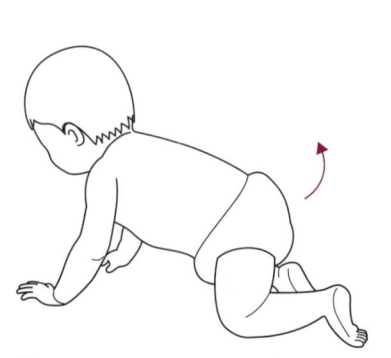

図5　四つ這い位 ⇔ 座位 [1]

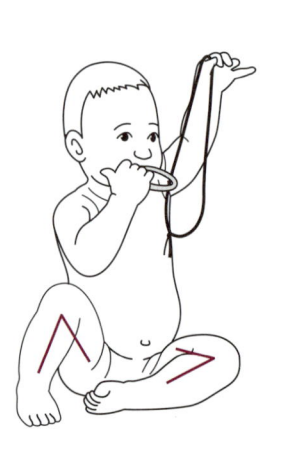

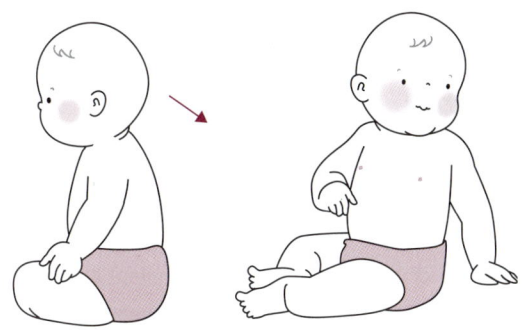

図6　上肢保護伸展反応（後方）

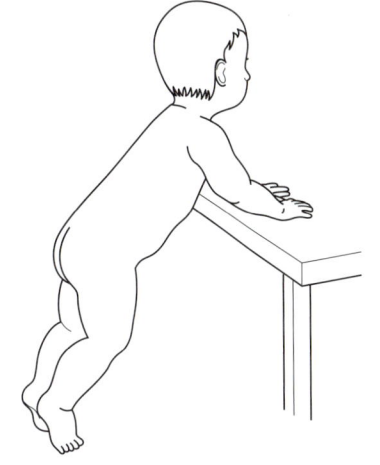

図7　体軸内回旋のないつかまり立ち

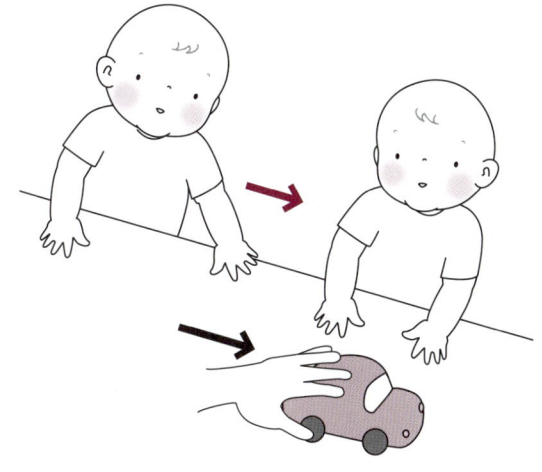

図8　玩具で誘導した伝い歩き

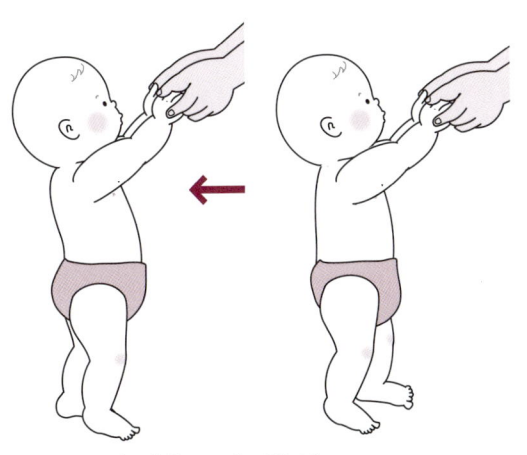

図9　下肢保護伸展反応（後方）

　健常児の立位の発達では，**足底把握反射**が消失（統合）して，台につかまり，つかまり立ちをして，玩具で誘導されながら伝い歩きができるようになります（**図8**）．これらの随意運動ができるためには，平衡反応として上・下肢の保護伸展反応や傾斜反応，姿勢反射／反応の出現が重要です．

　下肢保護伸展反応としては，後方の保護伸展反応が9～10カ月で出現し，介助者が前方から両手をつないだ立位で，体を後方に傾けると下肢が後方にステップします（**図9**）．また，完全な四つ這い位の傾斜反応と初期の立位の傾斜反応は立つことと歩くことに必要です．このように，立位，歩行の獲得には，これらの傾斜反応の出現が必要であり，観察によって確認できる反応です．また，傾斜反応と同時に体を自動的に支えるバランスをとる姿勢反応（**図10**）も出現します．

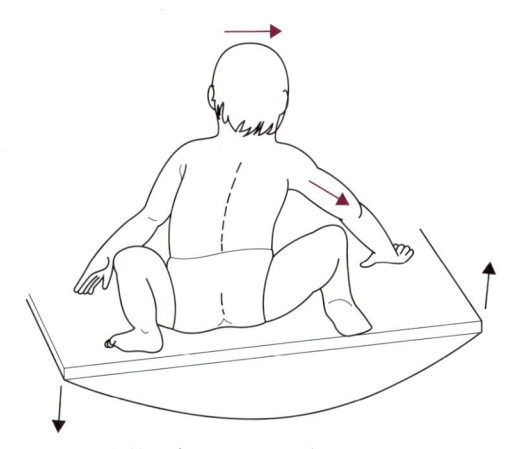

図10　姿勢反応

> ▶ 観察のポイント
> 立ち上がり
> 健常児（図11）
> 　おもに四つ這い移動でソファーや椅子のところまで移動し，リーチして台の端に片手を置きます．次に，両膝を床面につけた両膝立ちから，片側下肢は膝をつけて，他側下肢は足底で支持した片膝立ちになり，上・下肢を協調的に働かせることでつかまり立ちになります．

脳性麻痺児（図12）

　軽度であれば四つ這い移動をしますが，多くはバニーホッピング（股関節内転・内旋，膝関節屈曲のままで上肢の引き込みによる移動）で移動します．リーチではしっかり上肢を伸展することは難しく，肘はやや屈曲しています．立ち上がるときは，足関節が尖足のため下肢全体に体重を乗せることが困難で，上肢でしっかり支えます．下肢は足先のみで支え，両下肢とも同時に伸展させて立ち上がります．

低緊張児（図13）

　おもにいざり移動（座位で移動する方法）か，高這いで移動し，リーチして台の端に片手を置きます．立ち上がるときは，両下肢とも同時に伸展して立ち上がるか，片側下肢だけ伸展したままで，顎を台の上に乗せて体幹部前面を台にもたれさせて，上肢と屈曲した下肢で，台に体全体を支えるようにしてゆっくりと立ち上がります．

11カ月

　健常児の腹臥位の発達では，手と膝と反対側の足部での体重負荷が容易となり，四つ這い移動からのつかまり立ち・**伝い歩き**が上手になります（図16）．そして，四つ這い移動で階段を上手によじ上ります（図17）．

　健常児の座位の発達では，上肢の支持なし座位が基本であり，下肢の分離を伴うさまざまな肢位をとり支持基底面は狭くなります．そのため，重心移動が容易となり，多様な姿勢に変換できます．

　健常児の立位の発達では，支えなし立位が可能となる時期でもあります．ただし，両下肢は広く外転し，広く安定した支持基底面を確保しています（ワイドベース）（図18）．また，上肢はバランスをとるために働きますが，両手で物を把持しているときは下肢のみでバランスをとります．立位バランスが上達するため，壁伝いに歩くことも可能となります（図19）．**押し車を押しながら歩く**こともできますが，初期では体はやや前傾して車をコントロールできずに車が先行してしまうこともあります（図20）．支えなし立位が完成すると方向転換もできるようになります．

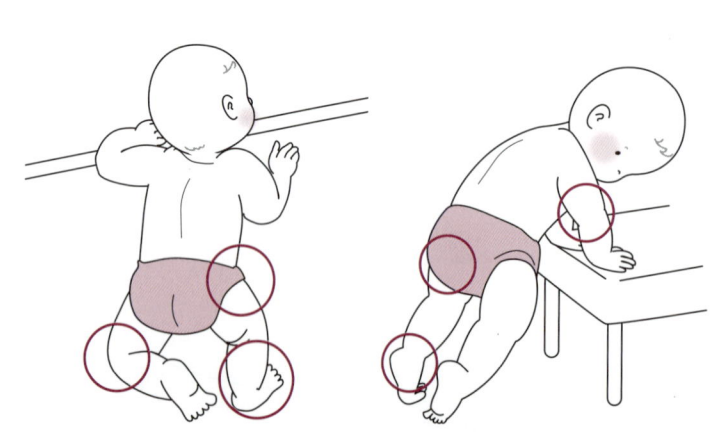

図11　健常児の立ち上がり　　図12　脳性麻痺児の立ち上がり 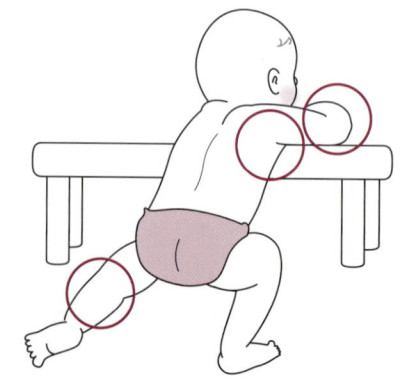　　図13　低緊張児の立ち上がり

トピックス

・近年，転倒時に上肢で体を支えることができず，顔面を損傷する児のことが報告されています．5歳児を2つの机のあいだに立たせ，両手を机について体を浮かした「体支持持続時間」を測定したところ，1980（昭和55）年度に比べて2013（平成25）年では約40％も短くなったという報告もあります[2]．「子どもを早く歩かせたい」という親の思いで早期に立たせたりすることなどが「四つ這い移動」の経験不足となり，上肢筋力が十分に発達しなかった結果と考えられています（**図14，15**）[2]．

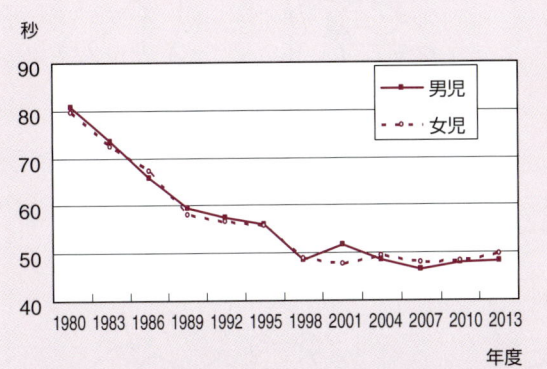

図14 「体支持持続時間」の平均値の推移：5歳児（文献2より一部改変）

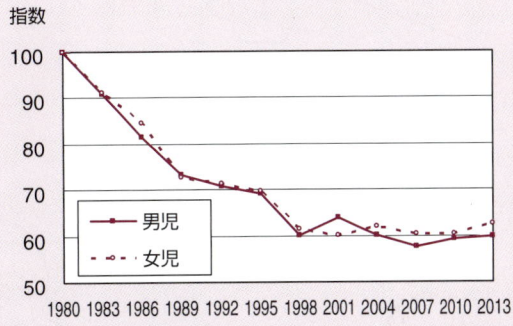

図15 1980（昭和55）年度の数値を100とした指数の変化：5歳児（文献2より一部改変）

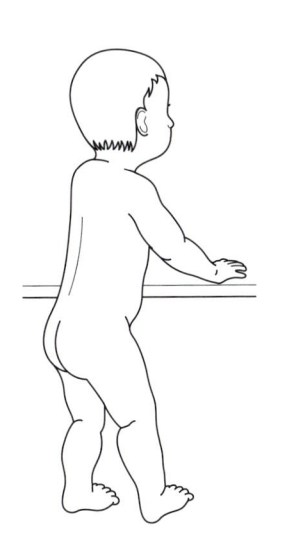

図16 体軸内回旋のない伝い歩き

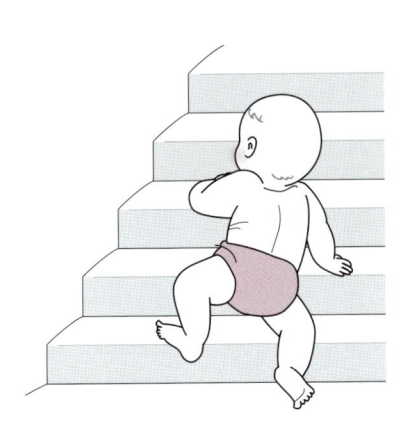

図17 四つ這い移動で階段を上手によじ上る

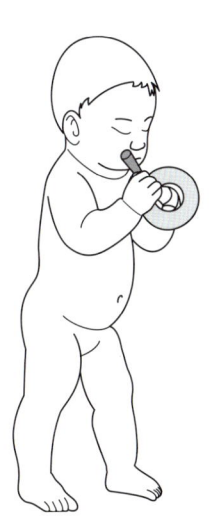

図18 支えなし立位（初期）

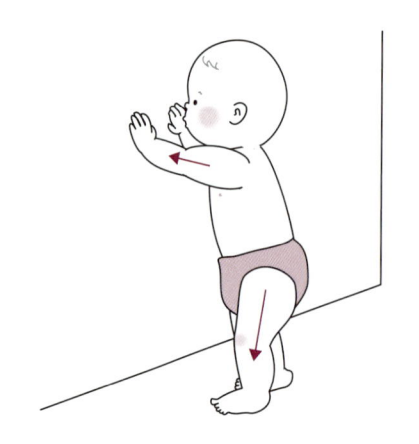

図19　壁伝い歩き

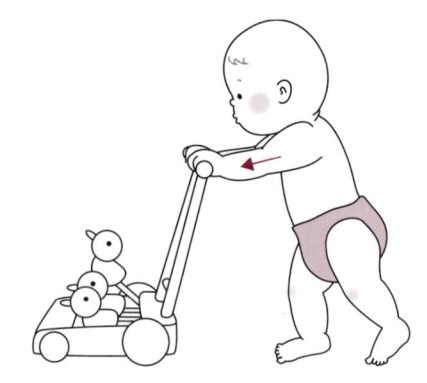

図20　押し車を使用した歩行

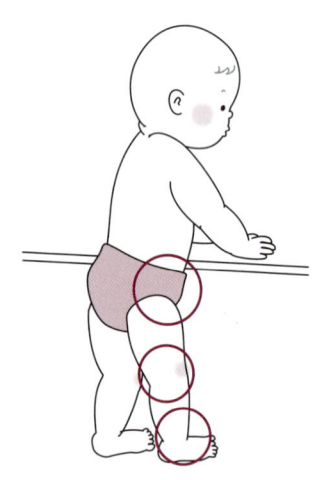

図21　健常児の伝い歩き

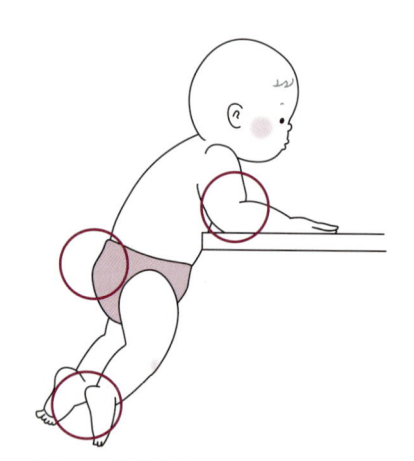

図22　脳性麻痺児の伝い歩き

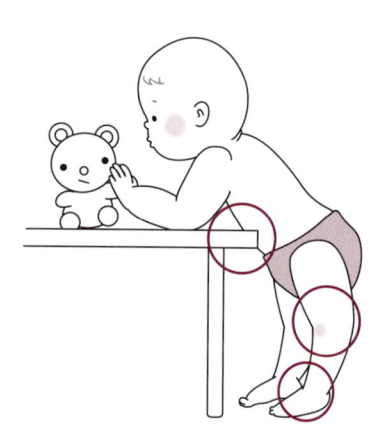

図23　低緊張児の伝い歩き

> ▶ 観察のポイント
> 伝い歩き
> 健常児（図21）
> 　最初は体は台に向いたままですが，上手になれば，上半身は進行方向に向きます．しかし，下半身は支えている台に向いています．より上手になれば，台と体が離れ，下半身も徐々に進行方向に向くようになり，支えが少なくなり，上肢も両手から片手の支持に代わります．また，クルージングとよばれる少し離れた台へリーチして移ることもできるようになります．

脳性麻痺児（図22）
　体は台に向かっている状態のままで，進行方向に上半身を向けることが困難です．上肢は肘が少し屈曲し，しっかり伸展させて支持することは困難です．手指は屈曲して手掌で支持できず，前腕は回内して母指側で支持します．両下肢は，骨盤前傾，股関節屈曲・内転・内旋，膝関節少し屈曲，足関節内反，尖足を呈しています．下肢を外（股関節外転）に出すことは難しく，おもに上半身がリードした移動方法となります．

低緊張児（図23）
　体は台に向かっている状態のままで，背中を突き出し，腹部を台の上にもたれた状態でもたれ立ちします．下肢は外（股関節外転）に振り出すことはできますが，膝は反張膝のままで下肢全体を少しだけ外に出して短い幅で伝い歩きをします．足部は外反扁平を呈することがあります．

12カ月

健常児の腹臥位・座位・立位では，この時期からランドウ反応（図24）[1]が強まり（統合），座位，立位を重力下で随意的に保持できるように抗重力伸展筋群が発達します．

さらに，立位の発達では，四つ這い位での傾斜反応が十分に強まり（統合），さらに立位での傾斜反応の出現が必要です．また，骨格筋の筋線維組織は，この時期までに成人と同様になります．

そして，ランドウ反応の強まり（統合）と立位での傾斜反応の出現により歩行が可能となります．この時期の立位は，両上肢を屈曲し，下肢を外転して立ちます（ワイドベース）（図25）．また，歩行初期に両上肢は，肩よりも高く挙上したハイガード（high guard），上半身で骨盤の安定と下肢の安定を代償します（図26）．歩行の安定とともに，徐々に手の位置は下がってローガード（low guard）となり，さらに手の振り出しへ変化します（図27）．

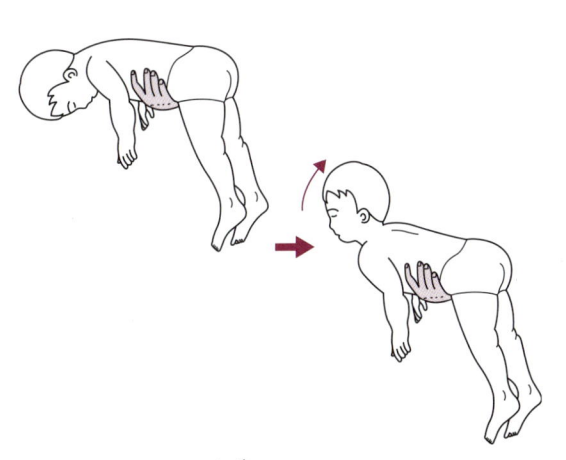

図24 ランドウ反応[1]

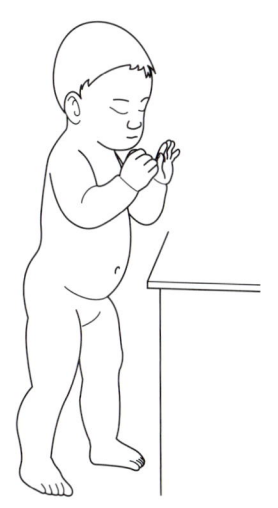

図25 12カ月児の立位

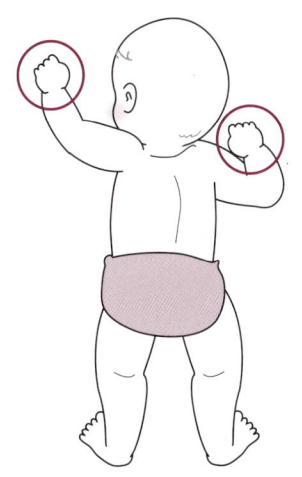

図26 ハイガード（high guard）

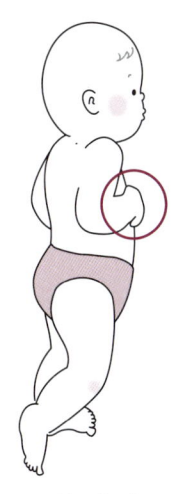

図27 ローガード（low guard）

> ▶ 観察のポイント
>
> 初期歩行
>
> 健常児（図28）
>
> 　歩き始めは両手を肩よりも高く挙上し（ハイガード），両下肢は肩幅よりも広げます（ワイドベース）．背中の伸展を過剰に働かせるので骨盤は前傾します．下肢は突っ張った状態で滑らかに歩くことは難しく，スピードも速いためすぐに転倒することも多くみられます．

脳性麻痺児（図29）

　歩き始めは健常児のように肩よりも高く挙上することはなく，むしろ脇をしめて（肩甲骨内転）います．両下肢は，骨盤前傾，股関節屈曲・内転・内旋，膝関節少し屈曲，足関節内反，尖足を呈しています．両方の踵は床面から離れているか，あるいは，片方の踵だけは床面につけています．歩くときは，上半身は左右に揺らして骨盤内での体重移動を代償します．

低緊張児（図30）

　歩き始めは健常児のように肩よりも高く挙上する（ハイガード）かもしれませんが，手の位置は高くなく持続性に欠けます．背中を伸展させ，腹部を突き出したような姿勢をとります．下肢は膝を過伸展（反張膝）した状態であり，動きはみられません．その状態で体全体を回旋させ，足を床にするようにゆっくり歩きます．足部は外反扁平を呈することが多くみられます．

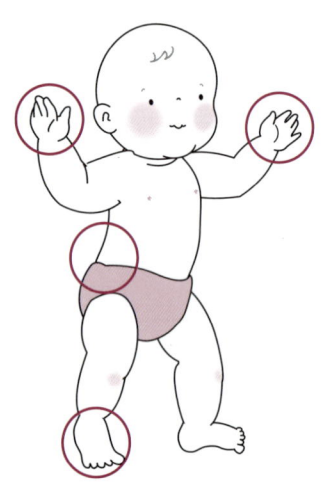

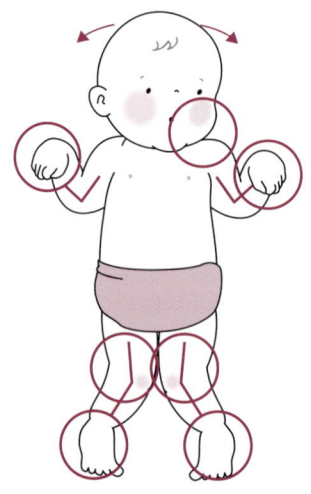

図28　健常児の初期歩行　　図29　脳性麻痺児の初期歩行　　図30　低緊張児の初期歩行

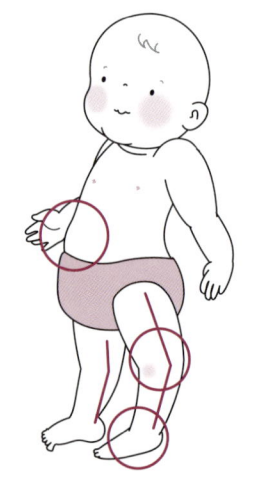

立位から歩行の発達経過

立位から歩行の発達を経時的にみると，支持のあるつかまり立ちからつかまり立ち，体軸内回旋のあるつかまり立ち，体軸内回旋のない伝い歩き，体軸内回旋のある伝い歩き，独立立位，初期歩行と発達します（図31）[3]．体重負荷では，上肢と下肢の両方を利用した荷重から，上肢の支持を利用しながら，徐々に下肢の運動機能が発達することによって，下肢のみの荷重ができるようになっていきます．また，これらの動作の獲得の背景には，視覚・聴覚・触覚・前庭感覚・固有感覚の発達が関与しています．

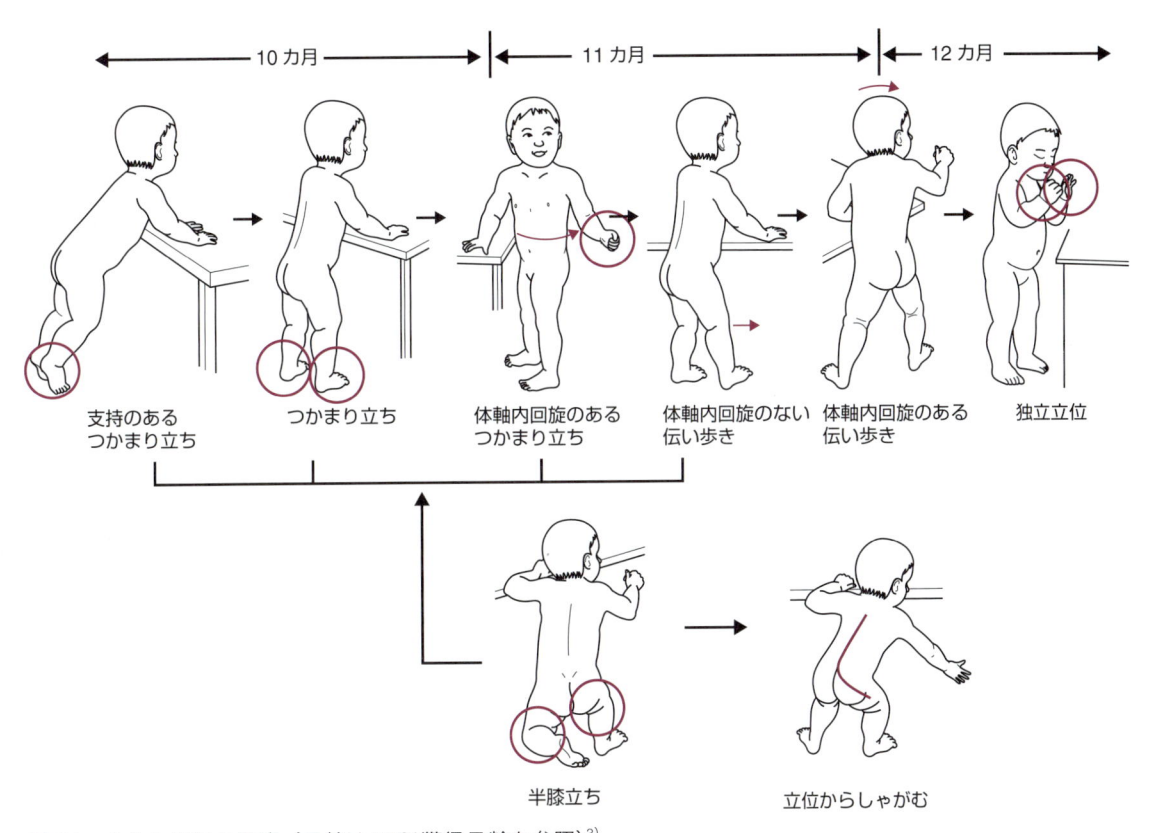

図31 立位と歩行の発達（月齢は90％獲得月齢を参照）[3]

先輩からのアドバイス

歩行獲得には，「四つ這い移動の時期は母親よりも玩具とかかわる時間が多いが，歩行を獲得したての時期は母親との相互作用の時間が増加して，玩具とかかわる時間が減少し，母親に向けたジェスチャーが増加することが確認された．一方，歩行獲得後には再度玩具とのかかわりが増加し，母親とのかかわりが減少した[4]」という報告もあることから，他者（母親や保護者）とのかかわりも重要です．

確認してみよう！

- 上・下肢の保護伸展反応（後方）は，生後（ ① ）カ月に出現します．上肢の（ ② ）と協調して，腹臥位あるいは背臥位から座位へ起き上がることを可能にしています．
- 完全な座位の傾斜反応と初期の四つ這い位の傾斜反応は，（ ③ ）に必要な反応です．また，完全な四つ這い位の傾斜反応と初期の立位の傾斜反応は（ ④ ）と（ ⑤ ）に必要です．
- 四つ這い移動からつかまり立ち，伝い歩きが上手になるのは，（ ⑥ ）カ月ごろです．
- 生後12カ月で（ ⑦ ）は強まり（統合）ます．この反応は，おもに（ ⑧ ）の発達に関連しており，座位・立位の獲得に重要な役割を担っています．
- 立位から歩行への発達では，（ ⑨ ）からつかまり立ち，（ ⑩ ），（ ⑪ ），（ ⑫ ），（ ⑬ ），初期歩行と発達します．
- 歩行初期に両上肢は，（ ⑭ ）になり，上半身で骨盤の安定と下肢の安定を代償します．歩行の安定とともに，徐々に（ ⑮ ）から手の振り出しへ変化していきます．

解答

①9～10　②陽性支持反応　③四つ這い移動　④立つこと（立位）　⑤歩くこと（歩行）　⑥11　⑦ランドウ反応　⑧抗重力伸展筋群　⑨支持のあるつかまり立ち　⑩体軸内回旋のあるつかまり立ち　⑪体軸内回旋のない伝い歩き　⑫体軸内回旋のある伝い歩き　⑬独立立位　⑭ハイガード　⑮ローガード

　※④と⑤は順不同

（横山美佐子，上杉　雅之）

引用・参考文献

1) 上杉雅之監修：イラストでわかる小児理学療法．医歯薬出版，2013．
2) 第12回東京都公立幼稚園5歳児の運動能力に関する調査研究．東京都教職員研修センターホームページ東京都教職員研修センター紀要第13号　http://www.kyoiku-kensyu.metro.tokyo.jp/index.html
3) Martha C. Piper, Johanna Darrah（上杉雅之，嶋田智明ほか監訳）：乳幼児の運動発達検査 AIMS アルバータ乳幼児運動発達検査法．医歯薬出版，2010．
4) Clearfield MW：Learning to walk changes infants' social interactions. Infant Behav Dev 34(1): 15-25, 2011.
5) Milani-Comparetti A, Gidoni EA：Routine developmental examination in normal and retarded children. Dev Med Child Neurol 9(5)：631-638, 1967.
6) 新田 収，竹内 仁，三浦香織編：小児・発達期の包括的アプローチ―PT・OTのための実践的リハビリテーション．文光堂，2013．
7) 木原秀樹：赤ちゃんの発達地図．メディカ出版，2011．
8) Marylou R, Carolyn A（真野行生監訳）：運動発達と反射―反射検査の手技と評価．医歯薬出版，1993．

第9章 運動発達（13〜18カ月）

エッセンス

- 正常な運動発達では，つかまり立ちから伝い歩きを経て，**1歳前後**に始歩を経て**初期歩行**が始まります．そして，初期歩行から数カ月後（**1歳3カ月前後**）には**安定した独り歩き（上手に歩くこと）**が可能となります．
- 歩行の獲得は，**中枢神経系の発達**，**筋骨格系の発育**，**生活環境**との相互作用からなり，**運動学習**が深く関係しています．したがって，正常な運動発達でも，その発達・発育歴，生活環境などによって，初期歩行の開始時期やその経過には**個人差**があることに留意しておかなければなりません．
- 初期歩行期には，支持基底面を保証するために両下肢を広げた**ワイドベース（wide base）**となります．また，バランスをとるために両上肢を挙上した**ハイガード（high guard）**となります．
- バランスの向上とともに，ハイガードに挙上した上肢は徐々に下降して，肩の高さの**ミディアムガード（medium guard）**，そして最終的に**ノーガード（no guard）**となります．
- 始歩〜初期歩行期の歩行の特徴は，まず，立脚相に**股関節**が常に**屈曲**し，**体幹部**が**前傾傾向**にあることです．次に，**歩隔が大きいために両脚支持期が長く**，そのために左右方向への**身体動揺が大きい**こと，そして，股関節の伸展と足関節の底屈が弱いために蹴り出しによる前方への推進力の弱いことがあげられます．
- 歩行が安定したあとには，さまざまな方向に視線を変えて外界のものを探索しながら移動したり，あるいは，両手で物を把持して移動するなど，目的的動作を行うおもな移動手段として歩行を行うようになります．そして，成人のような歩行制御になるのは，7〜10歳のころだといわれています．
- 安定した独り歩きの延長に**走行**という新しい動作が**2歳**ごろに獲得されます．また，**階段を上る**動作や**両足ジャンプ**は**2歳**ごろに，**階段を下りる**動作は**3歳**ごろに獲得されます．**スキップ**動作は**4歳**ごろにみられるようになり，**5〜6歳**のあいだに完成します．**ボールを投げる**動作は，**2歳**ごろからみられ，**6歳**ごろにある程度の協調動作が可能となります．

伝い歩き

　10～11カ月ごろ，適度な高さの家具につかまって片膝立ちで床から立ち上がり，体幹部や両上肢を支えとして左右方向への**伝い歩き**（図1）が可能となります．この時期には，まるで感覚・運動を楽しんでいるかのように両膝をリズミカルに屈伸させ，両下肢への荷重経験をしていきます．その後，片側上肢の支えで伝い歩きが可能になると，方向転換を伴う家具から家具への移動（図2）や上肢の支えなしの立位保持，支えの少ない壁などを使った伝い歩きも可能となります．

始歩

　11～12カ月ごろ，つかまり立ちから上肢の支えなしで立位保持ができるようになると，続いて**体幹部を前傾**して，前方に倒れ込むように前進歩行をするようになります（図3）．15～18カ月には**ステッピング反応**が出現し，前後左右にステップして体重を支えます．これにより第1歩が生じます．そして，下肢の交互運動により左右の足が前に出ることで歩行を獲得していきます．し

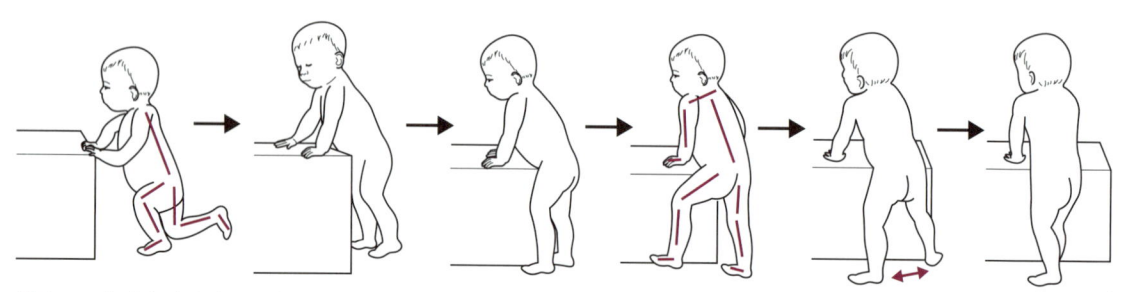

図1　つかまり立ちからの伝い歩き
片膝立ちからの立ち上がり後，胸部や両上肢を支えとした左右方向への伝い歩き．

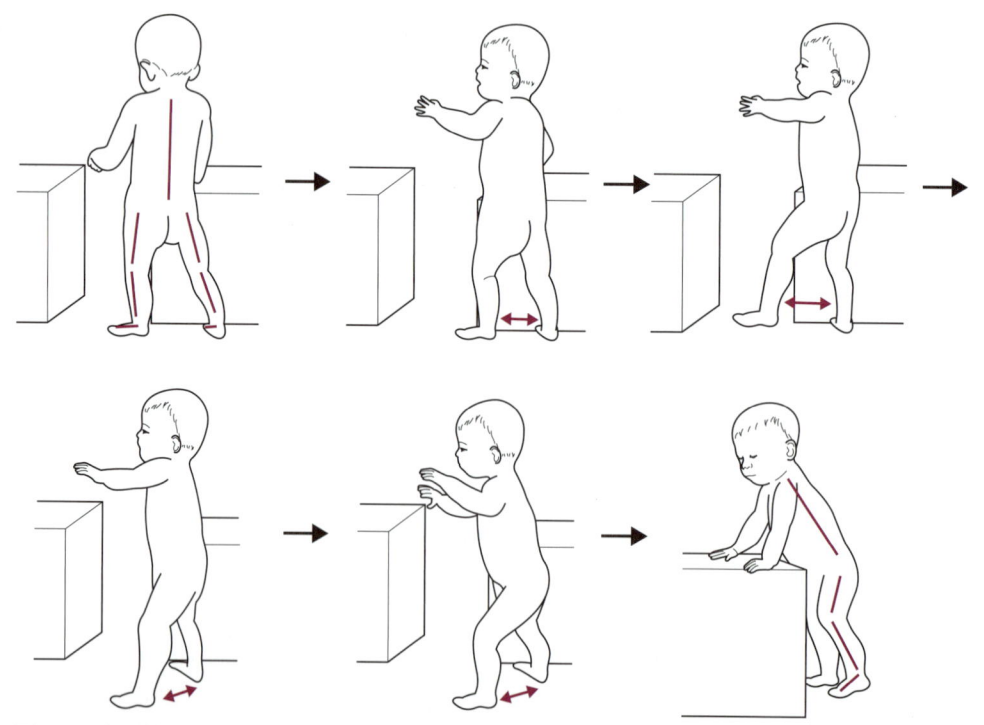

図2　方向転換を伴う家具から家具への移動
家具から家具への移動を行いながら両手で支えることなく立位保持をする場面．

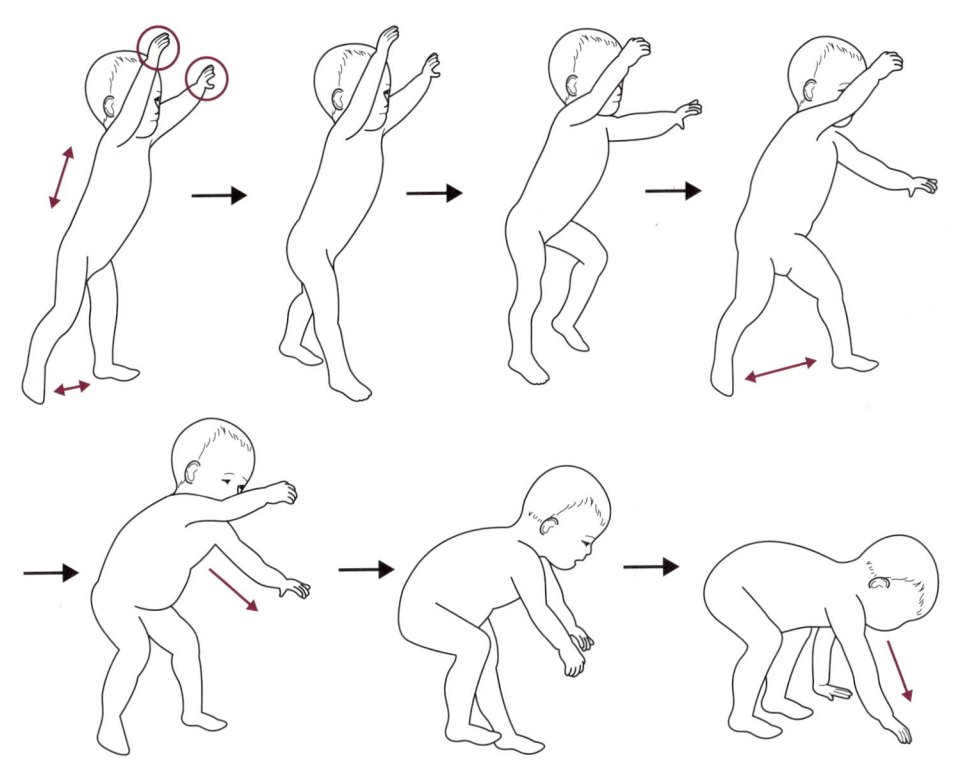

図3 始歩
ハイガード（high guard），ワイドベース（wide base）をとり，体幹部は前傾して前方に倒れ込むように数歩の歩行が可能となります．

トピックス❶

- いまのところ"初期歩行"の明確な定義はありません．運動学的分析によると，2〜3歩の歩行と5歩以上の歩行は質的に異なる移動様式であり，5歩以上の歩行を初期歩行開始と定義している報告があります[1]．また歩行距離としては，3m以上の歩行を初期歩行[2]と定義している報告もあります．本章では，2〜3歩の歩行を始歩，5歩以上の歩行を初期歩行と定義しました．

トピックス❷

- 初期歩行期の児の立位・歩行はきわめて不安定な状態です．しかし，保護者と手をつないだり，保護者の上着の裾をつかんだりして立位・歩行姿勢を保持しています．手引き歩行によって始歩の筋活動様式が安定した独り歩きの筋活動様式に近づくともいわれています[3]．また，指先で壁などに触れるだけで立位が安定する場合があります．これはライトタッチ（light touch）といわれ，固定点へ指先で軽く触れることによって姿勢動揺が減少するというものです[4]．初期歩行期の児のように立位・歩行が不安定な場合，環境に対する定位情報として指先からの体性感覚（触覚）が求心性情報として働き，立位姿勢制御に有効な場合があります．

かし，バランスが不安定なために，2〜3歩進むと前方に転倒してしまします．この時期は，移動速度が速い四つ這い移動や伝い歩きがおもな移動手段となります．

下肢は股関節屈曲・外転・外旋して支持基底面を広げたワイドベース（wide base），また両上肢を挙上したハイガード（high guard）をとります．立脚初期には爪先接地が多く観察されます．

初期歩行

12カ月時には7割，15カ月時未満で9割の児が，初期歩行が可能となります．上肢の支えなしで5歩以上の連続歩行ができるようになると，ワイドベースで左右の下肢に身体重心を交互に移しながらバランスを維持して前進歩行（図4a）をするようになります．挙上した両上肢はハイガードから徐々に下降して，上肢が肩の高さになるミディアムガード（medium guard）（図4b）になります．しかし，成人のように，下肢の運動に相反して左右交互に振るような運動はありません．この時期は，股関節を外転して下肢を斜め前方に振り出します．成人のように踵から接地するのではなく，立脚初期には爪先接地もしくは足底全面接地になります．両踵間の距離（歩隔）を広げて，両脚支持期に安定した支持基底面を保証しています．しかし，支持基底面は横に広く，左右方向の安定性は比較的保たれていますが，前後方向には不安定で前後方向に転倒しやすくなっています．

両脚支持期には，片方の足から他側の足へと重心を移していきます．ところが，初期歩行期には歩隔が広いため重心の移動が成人よりも難しく，両脚支持期の時間が長くなります．また，単脚支持期の左右方向への揺れが大きいことからも歩行の安定性が未熟であり，片脚立位が難しいということからも両脚支持期の割合が大きくなっています．

初期歩行期には下肢の動きに協調性はみられず，左右の歩幅の大きさも一定ではありません．また，体の左右方向への揺れが大きく，歩行リズム（歩調）も一定ではありません．体の左右方向への揺れが大きい1つの原因として，歩隔の広さがあげられています．歩隔の広さは股関節の外転・外旋が強く，大腿骨の頸体角が大きいなどの形態的特徴によるものです．初期歩行期には単脚支持期が短く，歩隔が広いために歩幅が小さくなるという特徴がありますが，そのために歩行率（ケイデンス）が高くなります．制動期（制動までの時間）は短く，推進期（推進への移行時間）が長い傾向にあるため，制動から推進へのスムーズな移行が難しいということも初期歩行期の歩行リズムの特徴です．

歩幅が大きくなれば単脚支持期も長くなり，歩行率も高くなります．そして，歩幅が大きくなれば力学的に推進力も増加するために歩行が安定します．この時期の歩行速度の増加は歩幅が大きくなることに依存していることから，月齢に伴う股関節可動域の増大および相反的な筋活動による推進力の増大によって，初期歩行期の歩行運動は徐々に成人歩行に近づいていきます．

初期歩行後期には，下肢の筋活動様式は過剰で共同的であるため，立脚後期に成人歩行のような股関節の伸展は観察されません．股関節の屈曲運動も滑らかさがなく，ぎこちない動きをしています．また，膝関節は接地時の膝関節屈曲が強いこと，屈曲時間が短いこと，単脚支持期に伸展を続ける時間が長いことが特徴です．初期歩行期にも二重膝作用は観察されますが，屈曲時間は非常に短く，単脚支持期に膝を伸展し続ける時間が長いことが特徴です．安定した独り歩きが獲得される1歳3カ月ごろまでは膝関節の関節可動域が成人よりも小さいのも特徴です．足関節については，立脚初期に足関節の背屈位はみられず，足底全面接地もしくは爪先接地となります．また，立脚後期には足関節底屈が弱いため，股関節伸展と共同した蹴り出しによる前方への推進力の弱いのが特徴です．

初期歩行期は成人と比較すると筋活動量が多く，とくに立脚相には安定した姿勢を保持するために主動筋と拮抗筋が同時に収縮して関節を固定します．そのため，歩行時の推進と抑制の相反的

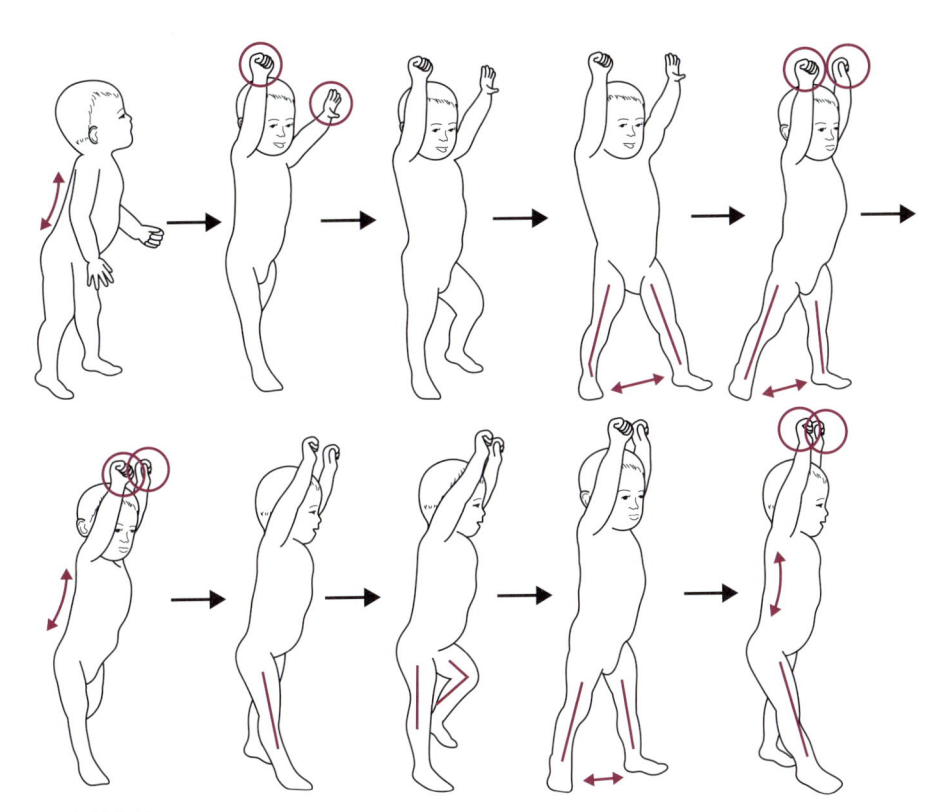

a. 初期歩行
両上肢はハイガードで，ワイドベースで身体重心を両下肢に交互に移し，バランスを維持しながら前進歩行します．この時期の下肢の筋活動様式は過剰で共同的であるため，下肢の動きに協調性は観察されません．

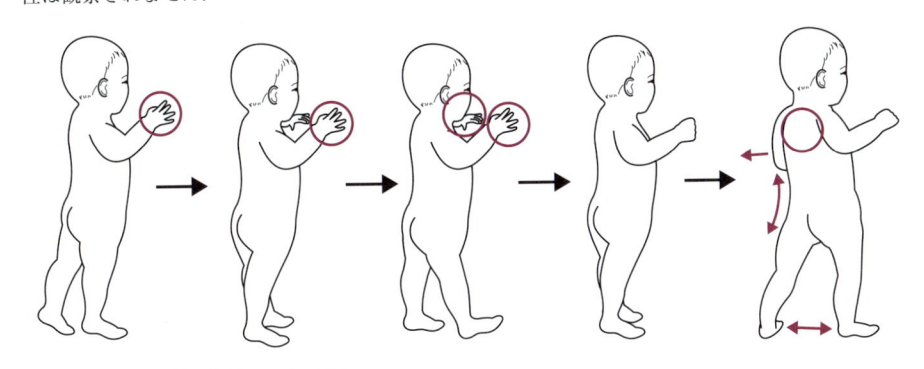

b. 20歩程度の連続歩行ができる児
両上肢はミディアムガード，股関節は外転・外旋位のワイドベース．足底全面接地で体の左右方向への揺れが大きく，左右の歩幅も一定ではありません．

図4 初期歩行

な筋活動は観察されません．神経系の発達，筋骨格系の発育に伴って筋活動様式も変化します．拮抗筋をタイミングよくコントロールすることができるようになると，主動筋と拮抗筋の相反的様式が観察されるようになり，ぎこちない歩行から円滑な歩行に変化していきます．

しかしながら正常な運動発達でも，その発達・発育歴，生活環境などによって歩行の獲得の経過には個人差があります．たとえば，立脚相の股関節変位は月齢が進むとともに小さくなりますが，同じ年齢でも歩行開始からの期間が短いほど左右変位は大きくなります．このように，始歩から初

期歩行期の歩行運動は，その**経験期間**との関連性があると考えらえています．歩行の獲得は，神経系の発達，筋骨格系の発育，生活環境との相互作用からなり，運動学習が深く関係しているといわれています．

安定した独り歩き（上手に歩く）

初期歩行（12カ月）から数カ月経過すると，体の左右方向への揺れは徐々に減少し，**1歳3カ月**ごろには安定した独り歩き（上手に歩くこと）が可能となります（図5）．

前傾していた体幹部は直立となります．ワイドベースであった歩隔は徐々に狭くなり，歩幅も一定してきます（図6）．また，挙上していた上肢も降りて**ノーガード（no guard）**になります．

常に屈曲位傾向にあった股関節が立脚後期には伸展位をとることにより体幹部も直立保持が可能となります．この立脚後期の股関節伸展運動により単脚支持期が延長してきます．

初期歩行期の足底全面接地あるいは爪先接地とは異なり，足関節の背屈が出現して踵接地が可能となってきます．

応用歩行

過剰で共同的であった下肢の筋活動は，より相互的な筋活動様式に移行していきます．歩行時の頭部-体幹部の安定に伴い，さまざまな方向に視線を変えて外界を**探索しながら移動**する，あるいは両手で**物を持って移動**する（図7a）など，目的的移動を伴う手段としての歩行が可能となります．そしてこれ以降，姿勢戦略のレパートリーが増え，狭小空間を通り抜けるための**横歩き**（図7b）や立ち止まってあとずさりするなど，**予測的で戦略的なさまざまな歩行**が可能となってきます．成人のような歩行制御になるのは7〜10歳のころだといわれています．

幼児の粗大運動発達（表）

安定した独り歩きの延長に，自由な歩行運動の繰り返しのなかで偶然現れる新たな運動（両脚支持期の消失）が発生し，**走行**という新しい動作が

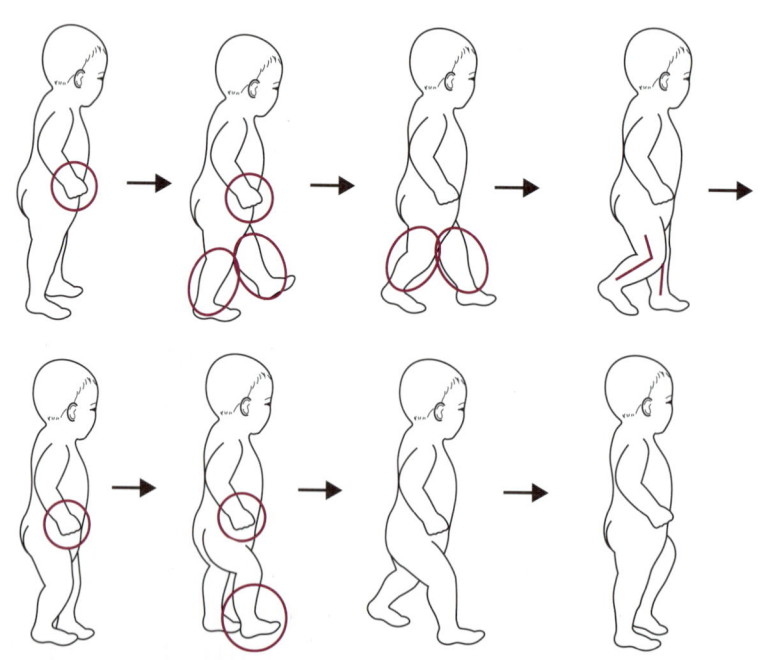

図5 安定した独り歩き
歩隔は狭く歩幅は一定で，ノーガード（no guard）による安定した歩行が可能となります．立脚初期に足関節背屈が出現して踵接地が可能となります．

a. 始歩

b. 安定した独り歩き

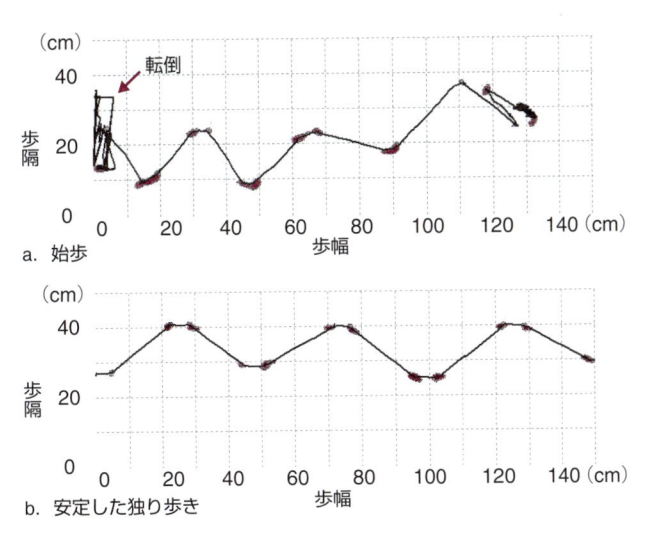

図6 乳児歩行の足底圧中心の軌跡

始歩期には，歩幅，歩隔は一定ではなく，単脚支持期では進行方向の歩幅が短く，左右方向の動きが大きいため不安定な歩行となっています．始歩期は1歩ごとに歩き方が異なり，そのために両脚支持期の割合も異なります．始歩期と比較して安定した独り歩きでは，歩幅，歩隔は一定します．

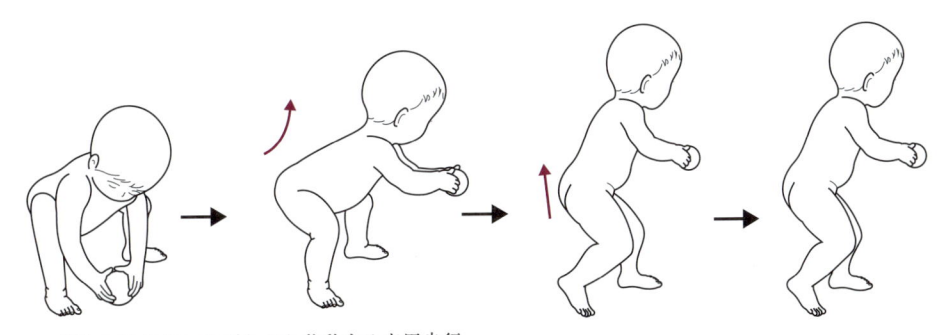

a. 床から物を拾い上げながら移動する応用歩行

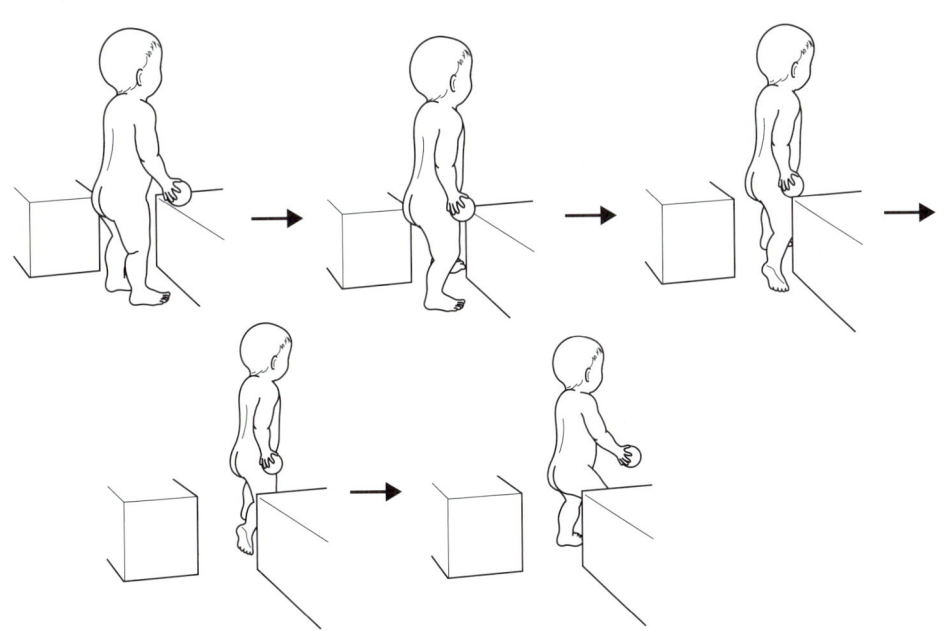

b. 狭小空間を通り抜けるための応用歩行

図7 応用歩行

表　幼児の粗大運動発達の一覧

12カ月	始歩，初期歩行
1歳3カ月	安定した独り歩き（上手に歩く）
1歳6カ月	あとずさり，横歩き
2歳	走る，上手投げ，階段を上る
2歳6カ月	両足ジャンプ，ボールを蹴る
3歳	三輪車，階段を下りる
3歳6カ月	片足立ち
4歳	けんけん
5歳	スキップ

2歳ごろに獲得されます．その後，環境との相互作用のもと6歳ごろまでに成熟した基本的な走る動作が獲得されます．また，**階段を上る**動作や**両足ジャンプ**は2歳ごろに，**階段を下りる**動作は3歳ごろに獲得され，これらの動きのバリエーションも環境に応じて獲得されます．**スキップ**動作は4歳ごろにみられるようになり，5〜6歳のあいだに完成します．**ボールを投げる**動作は，2歳ごろからみられ，6歳ごろに協調的に投げることが可能となります．しかし，両足ジャンプやスキップ，ボールを投げる動作は，歩行から走行への移行とは異なり，経験や実施の機会（すなわち環境要因）をもたなければ獲得や習熟が困難な動作です．

▶ 観察のポイント
始歩，初期歩行，安定した独り歩きの上肢の

挙上肢位の推移

健常児（図8）

　始歩期にはバンザイのようなハイガード（**図8a**），初期歩行期にはハイガードから上肢挙上が下降しミディアムガード（**図8b**），安定した独り歩きではノーガード（**図8c**）となります．

脳性麻痺児（図9）

　痙直型両麻痺児の場合，姿勢制御の問題で不安定性があるため，ミディアムガードとなります．

低緊張児（図10）

　ダウン症候群児のような低緊張の場合も同様に不安定性があるためハイガードとなります．

▶ 観察のポイント
始歩，初期歩行，安定した独り歩きの体幹部・下肢の特徴

健常児（図11）

　始歩期には股関節屈曲位で体幹部は前傾し，爪先接地をとります（**図11a**）．初期歩行期には体幹部は徐々に直立位となり，立脚初期には足底全面接地が観察されます（**図11b**）．安定した独り歩きでは，立脚初期に踵接地が観察され，歩幅も大きくなります（**図11c**）．

a. 始歩　　b. 初期歩行　　c. 安定した独り歩き

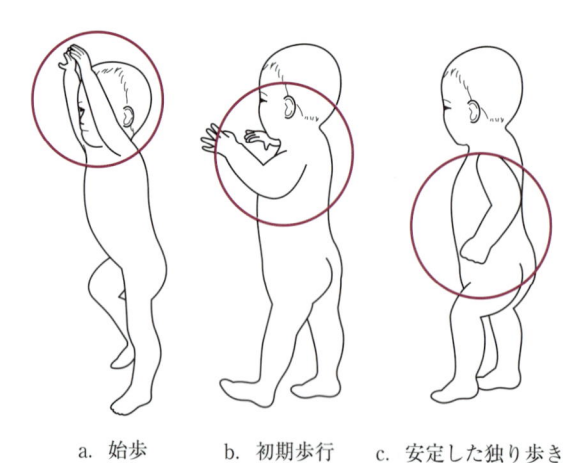

図8　健常児の上肢の挙上肢位の推移

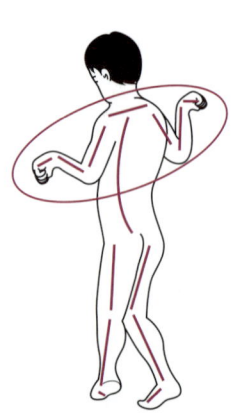

図9　痙直型両麻痺児の歩行の特徴①

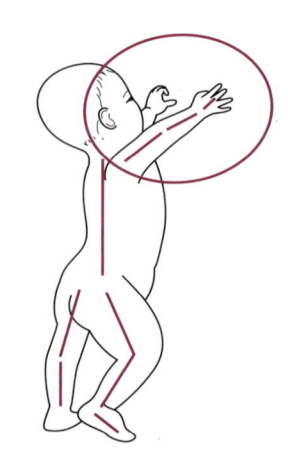

図10　低緊張児の歩行の特徴①

脳性麻痺児（図12）

　痙直型両麻痺児の場合，爪先接地もしくは足底全面接地が多く観察されます．足関節の動きが固定されて下腿が十分に前方に倒れないため，骨盤が後傾して股関節が屈曲し，体幹部が前方に傾斜します．

低緊張児（図13）

　ダウン症候群児のような低緊張の場合，股関節が外転し，かつワイドベースとなる．関節弛緩のために足部は外反する．体幹部は両上肢を体側につけて固定し，体の剛性を高めている．

> ▶ **観察のポイント**
> 初期歩行期の立位・歩行姿勢の特徴
> 健常児（図14）
> 　初期歩行期の健常児は，股関節は屈曲・外転・外旋位で，歩隔が広いワイドベースをとります．

脳性麻痺児（図15）

　痙直型両麻痺児の場合，下肢屈筋と伸筋の筋緊張の亢進により，腰椎前弯・股関節屈曲・内転・内旋位，膝関節屈曲位，足関節底屈・内反位の「はさみ脚肢位（scissors position）」となり，歩隔は狭くなります．

低緊張児（図16）

　ダウン症候群児のような低緊張を示す場合，バランスを維持するために，歩幅は小さくワイドベースで骨盤帯の回旋はほとんどなく，体の剛性を高めた歩行となります．

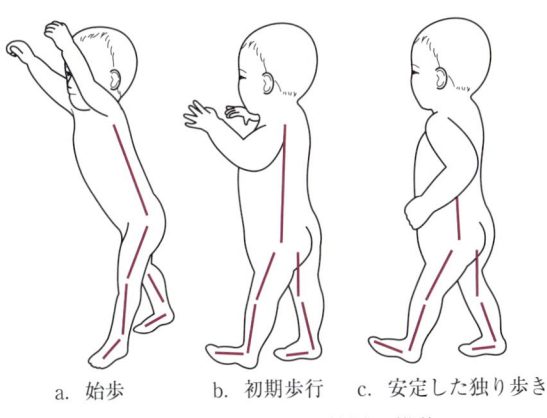

　　　a. 始歩　　　　b. 初期歩行　　　c. 安定した独り歩き
図11 健常児の体幹部・下肢の特徴の推移

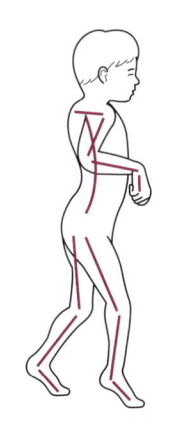

図12 痙直型両麻痺児の歩行の特徴②

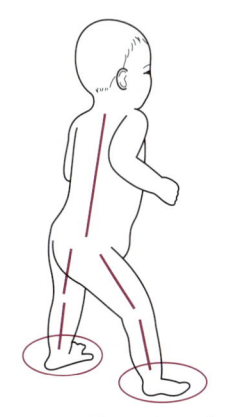

図13 低緊張児の歩行の特徴②

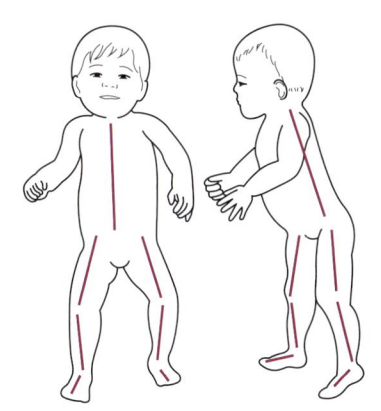

図14 健常児の初期歩行期の立位・歩行姿勢の特徴

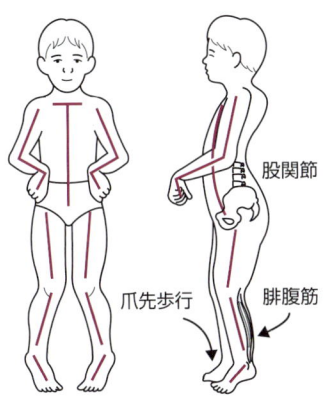

図15 痙直型両麻痺児の立位・歩行姿勢の特徴

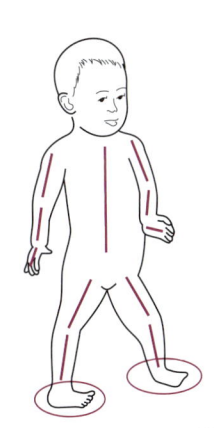

図16 低緊張児の立位・歩行姿勢の特徴

確認してみよう！

- 正常な運動発達では，初期歩行は（ ① ）ごろに始まり，（ ② ）ごろには上手に独り歩きが可能となります．
- 運動発達には（ ③ ）の発達，（ ④ ）の発育，（ ⑤ ）が相互に作用するため，歩行の開始時期には（ ⑥ ）があることに留意する必要があります．
- 初期歩行期には，両下肢を広げた（ ⑦ ），両上肢を挙上した（ ⑧ ）となります．そして，バランス機能の増加に伴い，挙上した上肢は（ ⑧ ）から下降して（ ⑨ ），最終的には（ ⑩ ）となります．
- 初期歩行時の立脚初期には（ ⑪ ）接地，もしくは（ ⑫ ）接地で（ ⑬ ）が広いことから体の左右方向への揺れが大きく，（ ⑭ ）も一定ではありません．
- 走る動作は（ ⑮ ）ごろに獲得され，（ ⑯ ）ごろまでに基本的な走る動作が獲得されます．また，階段を上る動作や両足ジャンプは（ ⑰ ）ごろに，階段を下りる動作は（ ⑱ ）ごろに獲得され，これらの動きのバリエーションも環境に応じて獲得されます．スキップ動作は（ ⑲ ）ごろにみられるようになり，5〜6歳のあいだに完成します．ボールを投げる動作は，（ ⑳ ）ごろからみられ，6歳ごろにある程度の協調的な投げる動作が可能となります．

解答

①12カ月　②1歳3カ月　③中枢神経系　④筋骨格系　⑤生活環境　⑥個人差　⑦ワイドベース　⑧ハイガード　⑨ミディアムガード　⑩ノーガード　⑪爪先　⑫足底全面　⑬歩隔　⑭歩幅　⑮2歳　⑯6歳　⑰2歳　⑱3歳　⑲4歳　⑳2歳

※⑪と⑫は順不同

（島谷　康司）

引用・参考文献

1) 八倉巻尚子:1歳児歩行の運動力学.バイオメカニズム学会誌26(1):16-21,2002.
2) Badaly D, Adolph KE : Beyond the average : walking infants take steps longer than their leg length. Infant Behav Dev 31(3): 554-558, 2008.
3) 岡本 勉,岡本香代子:筋電図からみた歩行の発達―歩行分析・評価への応用―.歩行開発研究所,2007.
4) Metcalfe JS, Chen LC, et al : The temporal organization of posture changes during the first year of independent walking. Exp Brain Res 161 : 405-416, 2005.
5) 中村隆一:基礎運動学.第6版補訂,医歯薬出版,2003.
6) 上杉雅之監修:イラストでわかる小児理学療法.医歯薬出版,2013.
7) 細田多穂監修:小児理学療法テキスト.改訂第2版,南江堂,2014.
8) 佐々木玲子:乳幼児の動作獲得と習熟.日本発育発達学会11(4):213-217,2014.
9) 春日晃章:子どものGross Motor Skillsの発達.日本発育発達学会12(1):38-42,2014.
10) 坂田知子:ハイハイからよちよち歩き.日本発育発達学会5(1):293-297,2003.
11) Brenière Y, Bril B : Development of postural control of gravity forces in children during the first 5 years of walking. Exp Brain Res 121 : 255-262, 1998.

第10章 姿勢反射／反応と6歳までの発達

姿勢反射／反応と6歳までの発達

エッセンス

- 乳幼児期の発達は，**姿勢反射／反応**の出現と消失（統合）に関連した粗大運動発達を基盤にして，**微細（巧緻）運動**，**言語**，**社会的発達**が進んでいきます．そのため，6歳までの発達を理解するためには，まず粗大運動の発達の大きな流れと，姿勢反射／反応の出現と消失（統合）との関係を，胎児期（屈曲期），伸展期（0〜3カ月，**定頸**），回旋期（4〜6カ月，**寝返り**），座位期（7〜9カ月，**座位保持と四つ這い移動**），立位期（10〜12カ月，**立位と初期歩行**），歩行／走行期（1歳，**体軸内回旋を伴った歩行と走行**），非対称的両側活動期（2〜3歳，**片脚立位**），平衡反応期（4〜6歳，**基本的な粗大運動の獲得**）の枠組みで理解する必要があります．

- また，粗大運動能力の発達がほかの領域の発達の基盤になっていますが，手指機能，摂食機能，更衣動作，排泄動作，言語能力，社会性などの粗大運動以外の領域の発達は，それぞれの領域の発達の枠組みでも理解することが重要です．**手指機能**の発達は，初期随意的把握の発達（12カ月まで），道具操作のための握りの発達（1〜5歳），**摂食機能**の発達は，哺乳期（0〜4カ月），離乳食前期（5〜6カ月），離乳食中期（7〜8カ月），離乳食後期（9〜11カ月），パクパク期（12〜18カ月），**更衣動作**は，協力動作期（8カ月〜1歳6カ月），脱衣期（2〜3歳），着衣期（4歳），**排泄動作**は，反射的排泄（4カ月まで），蓄尿開始（6カ月），腹圧の利用開始（8カ月），事後通告（1歳前半），排尿予告（1歳後半），排尿自立（2歳），排便自立（4歳），夜尿がなくなる（5歳），**言語能力**は，前言語期（1歳ごろまで），一語文期（1歳〜1歳6カ月），二語文期（1歳6カ月〜2歳），成熟期（3〜4歳），完成期（5〜6歳），**社会性**は，新生児期（0〜1カ月），乳児期（前期：1〜3カ月，中期：4〜6カ月，後期：7〜12カ月），幼児期（前期：1〜3歳，後期：4〜6歳）の枠組みで理解します．

6歳までの発達

乳幼児期の発達は，姿勢反射／反応の出現と消失（統合）に関連した粗大運動発達を基盤にして，微細（巧緻）運動，言語，社会的発達が進んでいきます．そのため，6歳までの発達を理解するためには，まず粗大運動発達の大きな流れと姿勢反射／反応の出現と消失（統合）との関係を理解する必要があります．そしてその後，粗大運動と，微細（巧緻）運動，言語，社会的発達の関連を理解するとともに，それぞれの発達の時期の特徴的な枠組みとなる発達項目を理解し，その項目との関係のなかでその他の発達項目がどの位置を占めるのかということを覚える必要があります．

6歳までの粗大運動発達の概観[1〜6)]

表1は，6歳までの粗大運動の発達を，その方向や特徴，獲得する粗大運動項目をもとに8期に分けたものです．

- **胎児期（屈曲期）**
  子宮壁を押したり蹴ったりする運動がみられますが，基本的に屈曲優位な状態です．
- **伸展期（0〜3カ月）**
  出生直後は，屈曲優位で重力に押しつぶされた非対称な姿勢ですが，徐々に抗重力伸展活動が優位になり，最終的に対称的な臥位で頭部を正中位で保持可能となり，定頸します．
- **回旋期（4〜6カ月）**
  抗重力伸展活動に，背臥位で空中に上肢をリーチしたり下肢を持ち上げたりするような抗重力屈曲活動（ボトムリフティング）が加わり，回旋運動が可能となります．その結果，対称的な臥位からコントロールして一側に体重移動し，寝返りが可能となります．
- **座位期（7〜9カ月）**
  抗重力伸展活動が高まり，床から体を持ち上げて座位保持や四つ這い移動が可能となります．
- **立位期（10〜12カ月）**
  よりいっそう抗重力伸展活動が高まり，つかまり立ちから立位，そして最終的には初期歩行が可能となります．
- **歩行／走行期（1歳）**
  立位での伸展活動に屈曲活動が加わり，立位で回旋運動が可能となり，体軸内回旋を伴った歩行ができるようになり，最終的に走行が可能となります．
- **非対称的両側活動期（2〜3歳）**
  体の一側でのバランス能力が向上し，片脚立位保持が可能となります．その結果，体の一側で支えて他側を動かすという体の左右の分離した協調的な動きが可能となり，非対称的両側活動がスムーズになります．
- **平衡反応期（4〜6歳）**
  肩甲帯と骨盤帯のあいだに生じた捻れを戻したり，傾いた頭部や体幹部を元に戻したりするような多様性の少ない立ち直り反応から，徐々に肩甲

表1　6歳までの粗大運動発達の概観

	胎児期	伸展期	回旋期	座位期	立位期	歩行／走行期	非対称的両側活動期	平衡反応期
月・年齢		0〜3カ月	4〜6カ月	7〜9カ月	10〜12カ月	1歳	2〜3歳	4〜6歳
粗大運動発達の方向や特徴	屈曲優位	屈曲→伸展	伸展＋屈曲→回旋	抗重力位へ（座位へ）	抗重力位へ（立位へ）	立位で，伸展＋屈曲→回旋	片脚立位バランス向上，非対称的両側活動へ	立ち直り反応→平衡反応へ
獲得する粗大運動		定頸 対称的な臥位	寝返り ボトムリフティング	座位保持 四つ這い移動	立位 初期歩行	走行	片脚立位	ホップやスキップを含む基本的な粗大運動

帯と骨盤帯のあいだに捻れが生じても逆の回旋運動を起こしたり（**カウンターローテーション, counter-rotation**），頭部や体幹部が傾いたままでも運動できたり，重心線が支持面から逸脱したときに**ステッピング反応**で対処したりできる平衡反応が優位になります．そして6歳時には，運動の速さやパワーや協調性は不十分ですが，**基本的な粗大運動はすべて行える**ようになります．

姿勢反射／反応と6歳までの発達 [1〜16]

表2は，おもに遠城寺式・乳幼児分析的発達検査法[15]とDENVER II—発達判定法[16]を参考にして，6歳までの姿勢反射／反応と，粗大運動，微細（巧緻）運動，言語，社会的発達との関係をまとめたものです．なお，姿勢反射／反応の出現期間（色網部分）に関しては，文献によって違いがありますが，基本的に長めの期間を採用しています．

● 伸展期（0〜3カ月，屈曲 → 伸展）

生後0〜2カ月には，**新生児の保護的頭部回旋**（腹臥位で気道を確保するために反射的に頭部を一側に回旋）や**口唇（探索）反射**によって反射性の頭部の回旋が生じ，頸部筋の収縮が促されます．3カ月ごろになると，**ガラント反射**や口唇（探索）反射が消失（統合）し始め，**頭に働く体の立ち直り反応，迷路性立ち直り反応，視覚性立ち直り反応**が強くなることで，対称的な腹臥位で頭部が挙上可能となり，定頸します．また，臥位で体幹部が安定する結果，上肢を使用しやすくなり，両手を合わせたり，ガラガラを握ったり振ったりできるようになります．また，頭部が安定することで，180°まで目で追うことが可能となるとともに，口腔機能が向上し，スプーンから飲むことが可能となります．

● 回旋期（4〜6カ月，伸展＋屈曲 → 回旋）

頭に働く体の立ち直り反応，迷路性立ち直り反応，視覚性立ち直り反応がより強くなることによって，4カ月で腹臥位での**前腕体重支持（on elbows）**が可能となります．また，5カ月で**手掌体重支持（on hands）**が可能となり，手掌で支えながら体幹部が左右に動くことで手掌の尺側と橈側の分離が起こり，6カ月目に**母指が外転**するとともに，手掌外側での体重支持が可能となり**橈側握り**が発達します．頭部の安定に伴って口腔機能が発達するとともに，**吸啜-嚥下反射**が消失（統合）し，5カ月時に離乳食前期が始まります．5カ月時には，**緊張性迷路反射（TLR）**が消失（統合）し始めることにより，背臥位で抗重力屈曲活動である**ボトムリフティング**，腹臥位で抗重力伸展活動である飛行機肢位（**エアプレーン肢位**）ができるようになります．そして，6カ月時には，**ピボットターン**によって腹部を中心に身体の向きを変えるとともに，背臥位からの寝返り前半に頭部や上・下肢を床から持ち上げる抗重力屈曲活動や，側臥位から腹臥位になる後半の全身の伸展活動が邪魔されなくなり，スムーズに寝返ることができるようになります．また，**体に働く体の立ち直り反応**と体に働く頸の立ち直り反応が強くなることで，寝返り中に体軸内回旋が行えるようになります．その他，**手掌把握反射**が消失（統合）することで，6カ月時に一方の手から他方の手に物を持ち替えることが可能となります．加えて，5〜6カ月時に**モロー反射**が消失（統合）することによって，**保護伸展反応（前方）**が可能となります．

● 座位期（7〜9カ月，抗重力位へ：座位へ）

7カ月時には，腹這いで床上を移動できるようになります．また，TLRが消失（統合）して腹臥位での伸展活動を邪魔することがなくなり，四つ這い位で上肢支持が行えるようになります．加えて，**非対称性緊張性頸反射（ATNR）**も消失（統合）し，四つ這い位で一側に頭部を向けても後頭側上・下肢の伸展保持が可能になります．また，全身の伸展活動を促す**ランドウ反応**が強くなるとともに，**対称性緊張性頸反射（STNR）**を使用して頸部を伸展位にして上肢の伸展を補強することで，四つ這い位での上肢支持を強めます．その他，口腔機能がよりいっそう向上し，舌と上顎で食べ物をつぶす離乳食中期が始まるとともに，マ，パ，バなどの音声を出し始めます（**言葉の始まり**）．

表2 姿勢反射/反応と6歳までの発達

8カ月時には，背臥位から寝返りして腹臥位になり，そこから四つ這い位になり，四つ這い位から斜め後下方に殿部を動かして横座りになり，下肢を前方に動かしてリング座位になり，起き上がれるようになります．床座位では，前方と側方への上肢の保護伸展反応が出現しており，独り座りが可能となります．この時期には後方への保護伸展反応はまだ出現しておらず，ときどきバランスを崩して後方に転倒することがあります．また，四つ這い位での上肢支持により肩甲帯の安定性が増し，上肢の操作性がより向上するとともに，手掌で支えながら体幹部が前後に動くことで母指が対立位になり，三指つまみが可能になります．その結果，コップなどを両手で持って口に運べるようになります．そして，9カ月時には瓶のふたを開けたり閉めたりすることが可能となります．

　8〜9カ月時には，臥位と座位と四つ這い位のあいだで自由に姿勢を変換できるようになり，四つ這い移動が可能となります．四つ這い移動で自由に前後左右上下に動けるようになるに伴って，舌も前後上下の動きに加えて左右の動きが可能となり，食べ物を舌で左右の歯茎の上に移動してつぶすことが可能となり，離乳食後期が始まります．また，陽性支持反射が消失（統合）し，立位で下肢が突っ張ってしまうことがなくなり，股関節，膝関節，足関節を使って立位バランスがとれるようになり，つかまり立ちなどの立位活動が始まります．

●立位期（10〜12カ月，抗重力位へ：立位へ）

　10カ月時には，STNRが弱まった結果，伝い歩き中に足元や周りを見るために頭部を屈伸することによって，下肢の伸筋と屈筋の筋緊張が影響されることがなくなります．また，水分摂取に必要な下顎のコントロールが向上して，コップを自分で持って飲むことが可能となります．

　11カ月時には，肩甲帯がより安定するとともに，保護伸展反応が後方にも出現して座位が安定することにより，なぐり書きが可能となります．また，言葉を1〜2語正しく真似ることが可能となります．

　12カ月時には，足底把握反射が消失（統合）し，立位で前足部にも荷重しやすくなり，バランス反応に足趾の動きを利用することが可能となるとともに，立位での足関節の背屈反応が出現し，ステッピング反応も強まるため，静止立位保持や初期歩行が可能となります．また，舌を上手に使い，前歯で噛み切り，歯茎でよく噛むパクパク期（12〜18カ月）が始まります．

●歩行／走行期（1歳，立位で伸展＋屈曲 → 回旋）

　1歳初めにはランドウ反応が強まり，立位での抗重力伸展活動が高まり，立位での回旋運動は生じにくい状況です．初期歩行では，体軸内回旋が生じず，上肢を肩より挙上したハイガード（high guard）の肢位にして上半身の伸展を補強しながら，ワイドベース（wide base）で左右へ大きく体重移動することで，一側の下肢に荷重して他側の下肢を振り出して歩きます．その後，徐々にランドウ反応が弱まって立位での屈曲活動が強まり，歩行中に体軸内回旋運動が生じるようになって上肢が徐々に下がり，最終的に手を振って歩けるようになります．そして，18カ月ごろにステッピング反応とホッピング反応が前後左右すべての方向で完成すると，歩行中に転倒することがなくなるとともに走行が可能となります．また，1〜1歳6カ月には，手掌回外握りでクレヨンを持って絵を描くことができます．

●非対称的両側活動期（2〜3歳，片脚立位バランス向上）

　体の一側でのバランス能力が向上し，体の一側で支えて他側を動かすという，体の左右の分離した協調的な動きが可能となり，非対称的両側活動がスムーズになります．その結果，ボールを蹴ったり投げたりするような粗大運動や，はさみを使ったりボタンを掛けたり外したりする微細（巧緻）運動も発達します．また，多くの非対称的両側活動が必要な更衣動作も発達します．握りは，回内握りの段階であり，手掌回内握りから手指回内握りに発達します．

　2歳ごろより体に働く体の立ち直り反応が徐々に弱化し，背臥位から座位になるときに，わずかに体軸内回旋を使って半側臥位になり一側の骨盤

に支持面を移動します．そのあと，平衡反応の要素の1つであるカウンターローテーションを使って，最初に生じた回旋の方向とは逆方向の回旋の動きを起こすことが可能となり，腹臥位にならずに半側臥位から，おもに体重を移動した側の手を使い，両手で体を持ち上げ，起き上がることが可能となります[2]．

● 平衡反応期（4～6歳，立ち直り反応 → 平衡反応へ）

頭に働く体の立ち直り反応，体に働く体の立ち直り反応，体に働く頸の立ち直り反応が弱くなり，平衡反応が優位になって生涯持続します．迷路性および視覚性立ち直り反応は，強制的ではなく，より状況に合わせて空間での頭部の位置をコントロールするようになり，生涯持続します．

平衡反応が完成する5歳ごろには，背臥位から回旋を使わずに対称的に起き上がれるようになります．また，片脚立位バランスがより向上し，運動の速さやパワー，協調性は不十分ですが，ホップやスキップなどを含む基本的な粗大運動はすべて行えるようになります．

その他，4歳時には静的三指握りが，5歳時には動的三指握りが可能となります．加えて，更衣と排泄が自立して行えるようになります．

6歳までの各領域の発達の概観

粗大運動能力の発達がほかの領域の発達の基盤になっていますが，手指機能，摂食機能，更衣動作，排泄動作，言語能力，社会性などの粗大運動以外の領域の発達は，それぞれの領域の発達の枠組みでも理解することが重要です．

● 手指機能[3, 10, 12]

図1は，6歳までの把持方法の変化を表しています．12カ月までは初期随意的把握が発達し，1～5歳にはスプーンや鉛筆などの道具操作のため

【初期随意的把握の発達】

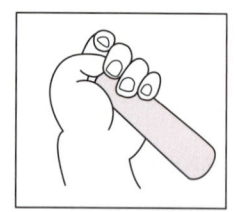

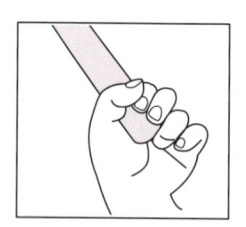

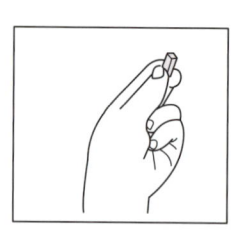

尺側握り（3～5カ月）　橈側握り（6カ月）　三指つまみ（8カ月）　ピンセットつまみ（9カ月）

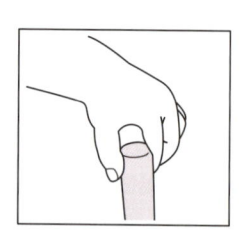

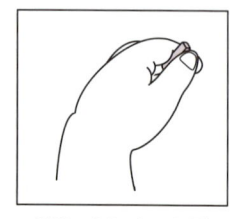

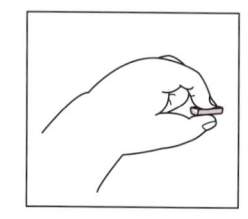

側腹つまみ（10カ月）　指腹つまみ（11カ月）　指尖つまみ（12カ月）

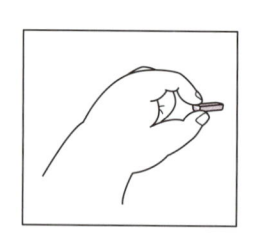

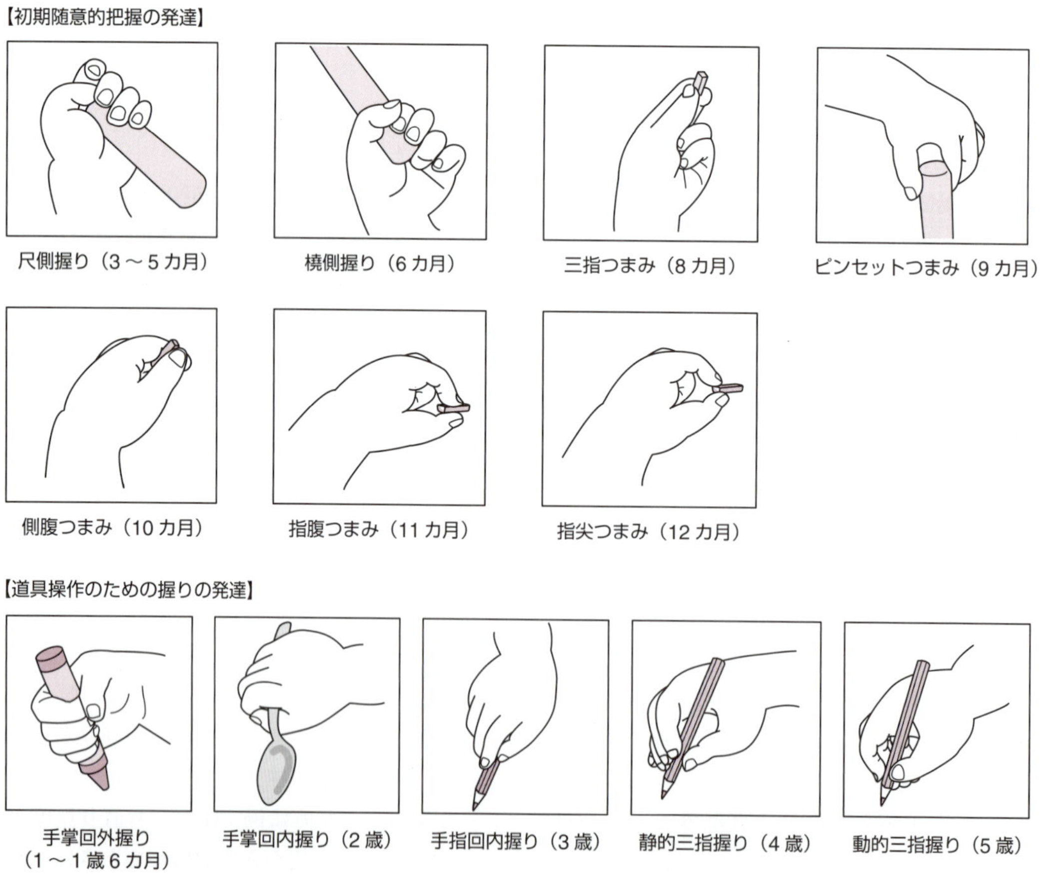

【道具操作のための握りの発達】

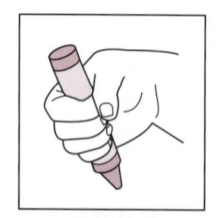

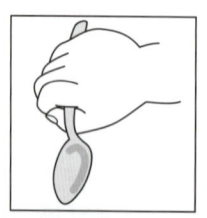

手掌回外握り（1～1歳6カ月）　手掌回内握り（2歳）　手指回内握り（3歳）　静的三指握り（4歳）　動的三指握り（5歳）

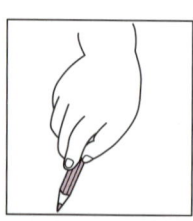

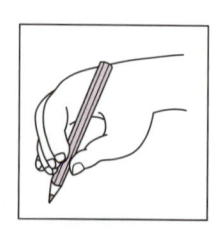

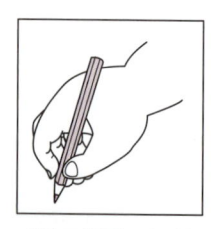

図1 手指機能の発達

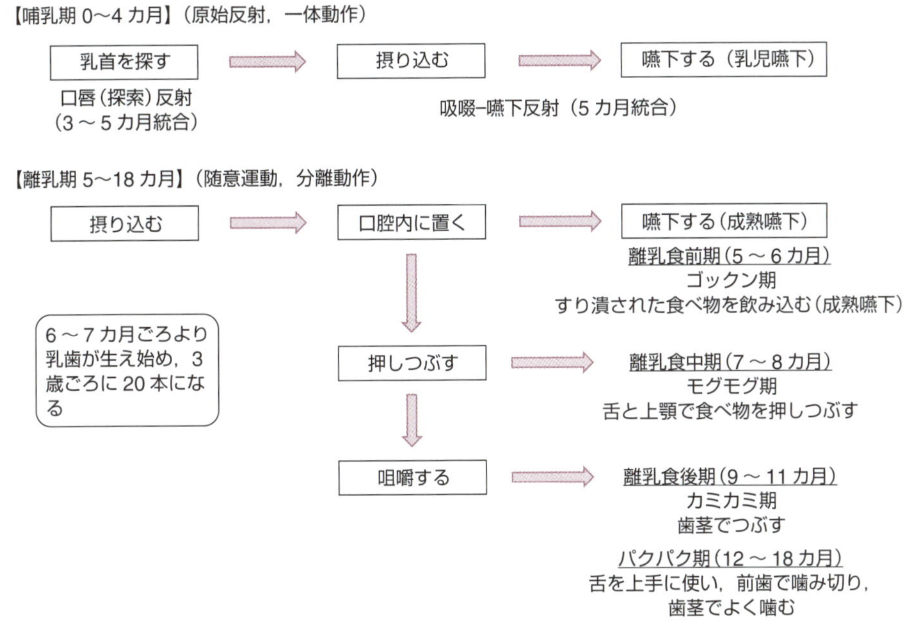

【哺乳期0〜4カ月】（原始反射，一体動作）

乳首を探す → 摂り込む → 嚥下する（乳児嚥下）

口唇（探索）反射
（3〜5カ月統合）

吸啜-嚥下反射（5カ月統合）

【離乳期5〜18カ月】（随意運動，分離動作）

摂り込む → 口腔内に置く → 嚥下する（成熟嚥下）
　　　　　　　　　　　　　　離乳食前期（5〜6カ月）
　　　　　　　　　　　　　　ゴックン期
　　　　　　　　　　　　　　すり潰された食べ物を飲み込む（成熟嚥下）

6〜7カ月ごろより乳歯が生え始め，3歳ごろに20本になる

　　　　　　　　押しつぶす → 離乳食中期（7〜8カ月）
　　　　　　　　　　　　　　モグモグ期
　　　　　　　　　　　　　　舌と上顎で食べ物を押しつぶす

　　　　　　　　咀嚼する → 離乳食後期（9〜11カ月）
　　　　　　　　　　　　　　カミカミ期
　　　　　　　　　　　　　　歯茎でつぶす
　　　　　　　　　　　　　　パクパク期（12〜18カ月）
　　　　　　　　　　　　　　舌を上手に使い，前歯で噛み切り，歯茎でよく噛む

図2　摂食機能の発達

の握りが発達します．

　意図的に物を握り始める3〜5カ月時には，尺側の3指で物を把持しています（尺側握り）．そのころは，母指は内転していますが，5カ月時の手掌体重支持（on hands）中の手掌内での左右への体重移動によって，母指が外転するとともに，手掌外側での体重支持が可能となった結果，橈側の指を自由に動かしやすくなり，**橈側握り**が6カ月時に可能となります．6カ月時までは，物を持ち替えるときに握っている手の指を緩めることができずに，他側の手で物を握って引き抜くことで物を持ち替えますが，6カ月時には**手掌把握反射**が消失（統合）し，握っている手指を緩めることが可能となり，持ち替えがスムーズになります．その後，7カ月時に四つ這い位で，手掌内での左右に加えて前後への体重移動を多く経験することで母指が徐々に**対立位**になり，8カ月時に三指つまみ，9カ月時にピンセットつまみ，10カ月時に側腹つまみ，11カ月時に指腹つまみ，12カ月時に指尖つまみと，**つまみ動作**が発達します．

　1〜1歳6カ月時には，クレヨンなどを手掌回外握りで持ってなぐり書きを行います．手掌回外握りでは，体幹部と頭部の安定をもとにして，肩と肘関節の動きでクレヨンを動かします．2歳になると，手掌回内握りでクレヨンやスプーンを把持するようになります．このときは，肩の安定をもとにして，肘関節と前腕の動きでスプーンなどを動かします．前腕の動きを使えるようになり，スプーンで食べ物をすくうことが可能となります．3歳になると，鉛筆などを握り込むのではなく，手指回内握りで手指を使って把持するようになります．このときは，肩と肘の安定をもとにして，前腕と手関節の動きで鉛筆を動かします．4歳になると，**静的三指握り**で鉛筆を把持するようになります．このときは，前腕の安定をもとに手関節の動きで鉛筆を動かします．しかし，手関節は背屈位にはならず，指の各部の細かく局在的な動きはありません．5歳になると，鉛筆を**動的三指握り**で把持するようになります．このときは，軽度背屈位の手関節の安定をもとに，各指の動きで鉛筆を動かします．

●摂食機能[9, 13, 14]

　図2は，哺乳期と離乳期の変化を表しています．

　0〜4カ月までの**哺乳期**には，乳汁の摂り込み場所である口腔周辺は，狭い口容積，**吸啜窩**（上顎のへこみ），**Bichatの脂肪床**（頬の内側の脂肪の塊）などにより，乳首から乳を吸啜するのに

最適の形をしています．哺乳期の運動は，原始反射による一体動作が特徴です．まず，口唇（探索）反射によって，乳児の口角や頬に乳首が当たると，その方向に頭部を回旋し，上下口唇を丸めて前方に突出し，乳首を捕えるような形で唇を閉じます．乳首が口に入ると，吸啜窩に乳首を押し付けながら，舌で乳首を捕えてリズミカルにチューチューと吸う動きが律動的に生じます．口の中に入った乳汁は，口の中に留まることはなく，すぐに嚥下反射によって嚥下されます（**乳児嚥下**）．哺乳期には，**咬反射**も観察されます．この反射は，口の前方からではなく口角などから直接歯茎に入ってきたものをこの時期にはまだ処理できないため，顎を反射的に閉鎖して口の中に入り込まないようにするために存在していると考えられています．

5～18カ月まで続く**離乳期**は，上記の原始反射が5カ月までに消失（統合）した結果，始まります．離乳期の運動は，分離的な随意運動であることが特徴です．離乳食前期（5～6カ月）は，口に入ったすり潰された食べ物を唾液と混ぜて，ゴックンと飲み込むことを練習する時期です（**成熟嚥下**）．離乳食中期（7～8カ月）は，柔らかな食べ物を舌と上顎で押しつぶしてから飲み込むことを練習する時期です．離乳食後期（9～11カ月）は，柔らかな食べ物を舌を使って歯茎の上に移動させて，歯茎でつぶして飲み込むことを練習する時期です．パクパク期は（12～18カ月）は，舌をうまく使用して，前歯で噛み切り，歯茎でよく噛むことを練習する時期です．離乳食前期の6～7カ月ごろより乳歯が生え始め，3歳ごろに乳歯20本が生え揃います．そして，1歳6カ月ごろに，スプーンを使い始めるようになり，ストローで飲めるようになります．また，2歳になると，こぼさないで1人で食べることが可能となります．

●更衣動作[13,14]（表3）

8カ月時より1歳6カ月は，**衣服着脱の介助に協力する時期**（協力動作時期）であり，1歳6カ月ごろには「パンツをはかせるときに両足を広げる」など徐々に協力できる部分が増えます．2～

表3　更衣動作の発達

月／年齢	更衣動作の発達
8カ月～1歳6カ月	衣服の着脱の介助に協力
2歳	下衣を脱ぐ，靴を履く
3歳	上衣を脱ぐ
4歳	着衣が可能となる
5～6歳	人を意識した服装

表4　排泄動作の発達

月／年齢	排泄動作の発達
4カ月まで	反射的排泄
6カ月	蓄尿開始
8カ月	腹圧の利用開始
1歳前半	事後通告
1歳後半	排尿予告
2歳	排尿自立
4歳	排便自立
5歳	夜尿がなくなる

4歳は，1人で更衣が可能となる時期です．2歳時には，1人で下衣を脱ぐことや，靴を履くことが可能となります．3歳時には，上衣を1人で脱ぐことが可能となります（脱衣期）．4歳時には，服の前後・裏表がわかるようになり，1人で着衣が可能となります（着衣期）．5～6歳は，他人を意識した服装が習慣化する時期であり，靴ひもを縛ることが可能となります．このように，小学校に入学する6歳までには，基本的な更衣動作が1人で遂行可能となります．

●排泄動作[13,14]（表4）

4カ月までは，神経系が十分成熟していないため，膀胱からの信号が脊髄で止まり尿意を感じることがなく，授乳や手足の動きなどの刺激が脊髄から排泄を反射的に誘発してしまう反射的排泄が生じます．6カ月には，排泄抑制機構が働き始め，蓄尿機能が始動します．8カ月には，排便や排尿に腹圧が利用可能となります．1歳前半には，排尿や排便をしたあと，声やオムツを触るなどの行動で排泄の事後通告が可能となります．1歳後半には，直前ですが排尿予告が確実になり，便器で排泄することが定着します．2歳時には排尿が自立し，4歳時には便意を感じたら1人でトイレに

表5 言語能力の発達

月／年齢	言語能力の発達
生後〜1歳ごろ	前言語期
1歳〜1歳6カ月ごろ	一語文期
1歳6カ月〜2歳	二語文期
3〜4歳	成熟期
5〜6歳	完成期

向かうことが可能となり，排便が自立します．そして，5歳ごろには夜尿がなくなります．

● 言語能力[3, 14]（表5）

1）前言語期（生後〜1歳ごろ）

新生児期は，空腹時やオムツが汚れたときなどの生理的な不快状況で泣き声を上げますが，徐々に人の声で静まり，3カ月時には，あやされると声を出して笑うようになります．4カ月時に母親の声と他人の声を聞き分けるようになり，5カ月時には人に向かって声を出すようになります．そして7カ月時には，言葉の始まりであるマ，パ，バなどの音声が出てきます．9カ月時には，喃語（乳児が発する意味のない声）で盛んにおしゃべりをするようになります．10カ月時には，言語理解も進み，「バイバイ」や「さようなら」の言葉に反応するようになります．11カ月ごろには，言葉を1〜2語正しく真似るとともに，「おいで」や「ちょうだい」，「ねんね」などの要求を理解するようになります．

2）一語文期（1〜1歳6カ月ごろ）

1歳になると，意味のある「ママ」や「パパ」を言えるようになります．徐々に言える言葉が増え，13カ月ごろには2語言えるようになり，15カ月ごろには3語言えるようになるとともに，「新聞を取っていらっしゃい」などの簡単な命令を実行可能となります．16〜17カ月ごろには，絵本を読んでもらいたがるようになり，絵本を見て1つのものの名前を言うようになります．また，18〜20カ月ごろには，目，口，耳，手，足，腹を指示するようになります．

3）二語文期（1歳6カ月〜2歳）

2歳ごろになると，「わんわんきた」など二語文を話すようになります．大きい小さいや，長い短いがわかるようになります．また，自分の姓名を言えるようになります．加えて，鼻，髪，歯，舌，へそ，爪を指示するようになります．2歳後半になると，助詞や格変化を用いるようになり，語順も整い，長く複雑な文を使うことも増えてきます．

4）成熟期（3〜4歳）

話し言葉がほぼ成熟し，他者とのやり取りが可能となります．3歳ごろには，3までの数の概念がわかり，高い低いや，赤，青，黄，緑などの色もわかるようになります．4歳ごろには，5までの数の概念がわかり，左右もわかるようになります．

表6 社会性の発達

月／年齢	発達時期	社会性の発達
0〜1カ月	新生児期	新生児微笑．原始反射が優勢であるが，母子の相互関係も生じている．
1〜3カ月	乳児期前期	外発的微笑．母親の働きかけに対する反応が活発化して，母子関係が強まる．
4〜6カ月	乳児期中期	社会的微笑．親しい人とそれ以外の人とで反応に違いが生じる．
7〜12カ月	乳児期後期	喃語でしゃべり，簡単な大人の要求を理解するようになり，身振りを真似するようになり，前言語的コミュニケーションが増す．人見知りが始まり，父母の後追いをするようなる．
1〜3歳	幼児期前期	有意味語を話すようになり，大人の言葉による簡単な指示に従えるようになる．ほかの児に関心が向くようになり，最終的に一緒に遊ぶことが可能となる．
4〜6歳	幼児期後期	他者の考えを理解して，協力可能となる．

5）完成期（5〜6歳）

自己中心的な発話から，相手や状況に合わせた会話が可能となります．また，言葉で自分の行動を調整したり，頭のなかで言葉を用いて考えたりすることが可能となります．

● 社会性[3, 14]（表6）

1）新生児期（0〜1カ月）

原始反射が優位な時期ですが，人の顔により注意が向きやすかったり，空腹時に抱くと顔を乳のほうに向けたり，泣いているときに抱き上げると静まったり，レム睡眠時やリラックス時に生じる新生児微笑が母親の声がけで増えたりするなど，母親のかかわりに対して新生児が反応することで，母子の相互作用が生じます．

2）乳児期前期（1〜3カ月）

人からのかかわりに対する反応が向上し，大人の顔や声や音に反応して外発的微笑が生じます．また，母親の働きかけに対する反応が活発化し，母子関係が強まります．

3）乳児期中期（4〜6カ月）

人に向かって声を出すなど自ら人にかかわるようになり，両親や兄弟などの家族に対して自分から微笑む社会的微笑が出現します．親しい人とそれ以外の人とを見分けて，反応に違いが生じます．また，保護者の話し方で感情を聞き分けること（禁止など）が可能となります．

4）乳児期後期（7〜12カ月）

喃語（9カ月）でしゃべり，簡単な大人の要求を理解するようになり，身振りを真似するようになり，前言語的コミュニケーションが増します．人見知り（10カ月）が始まり，父母の後追いをするようなります．

5）幼児期前期（1〜3歳）

有意味語を話すようになり，大人の言葉による簡単な指示に従えるようになります．また，ほかの児に関心が向くようになり，3歳になると友達と順番に物を使ったり，ままごとで役を演じたり，友達と一緒に遊ぶことが可能となります．

6）幼児期後期（4〜6歳）

他者の考えを理解して協力可能となり，砂場で2人以上で協力して山を作ることなどができるようになります．

Topics　トピックス

・歩行を獲得していない神経運動面に遅れのリスクがある6歳以下の乳幼児に対して，部分免荷トレッドミル介入を行うことによる，初期歩行の開始年齢の早期化や，粗大運動能力の向上の有無が，メタアナリシスを使った系統的文献レビューによって調査されました．結果は，トレッドミル介入によるダウン症候群児の初期歩行の早期化を示唆した一方で，脳性麻痺やリスクの高い幼児の初期歩行の早期化および発達遅滞のリスクのある幼児の粗大運動発達の促進効果を確かめるために，よりいっそうの研究が必要であることを示唆しました[17]．

確認してみよう！

- 粗大運動発達の伸展期（0〜3カ月）には，胎児期の屈曲優位から徐々に抗重力伸展活動が高まり，（ ① ）と（ ② ）を獲得します．回旋期（4〜6カ月）には，伸展活動に抗重力屈曲活動が加わり（ ③ ）が可能となり，（ ④ ）を獲得します．座位期（7〜9カ月）には，抗重力伸展活動が高まり，（ ⑤ ）と（ ⑥ ）を獲得します．立位期には，よりいっそう抗重力伸展活動が高まり，立位と初期歩行を獲得します．歩行／走行期（1歳）には，立位で伸展活動に屈曲活動が加わり（ ⑦ ）が可能となり，（ ⑧ ）を獲得します．（ ⑨ ）（2〜3歳）には，体の一側でのバランス能力が向上し，体の左右の分離した協調的な動きがスムーズになり，（ ⑩ ）を獲得します．平衡反応期（4〜6歳）には，立ち直り反応よりも平衡反応が優位になり，（ ⑪ ）を獲得します．

- 6カ月時には，（ ⑫ ）が消失（統合）し始めることにより，背臥位からの寝返り前半に頭部や上・下肢を床から持ち上げる抗重力屈曲活動や，側臥位から腹臥位になる後半の全身の伸展活動が邪魔されなくなります．また，（ ⑬ ）と（ ⑭ ）が強くなることで，寝返り中に体軸内回旋が行えるようになります．

- 7カ月時には，（ ⑫ ）が消失（統合）して腹臥位での伸展活動を邪魔することがなくなり，四つ這い位で上肢支持が行えるようになります．また，（ ⑮ ）も消失（統合）し，四つ這い位で一側に頭部を向けても後頭側上・下肢の伸展保持が可能になります．また，全身の伸展活動を促す（ ⑯ ）が強くなるとともに，（ ⑰ ）を使用して頸部を伸展位にして上肢の伸展を補強することで，四つ這い位での上肢支持を強めます．

- 手指機能では，5カ月時に，手掌体重支持（on hands）中の手掌内での左右への体重移動によって，母指が（ ⑱ ）するとともに，手掌外側での体重支持が可能となった結果，橈側の指を自由に動かしやすくなり，（ ⑲ ）が6カ月時に可能となります．また，7カ月時に，四つ這い位で手掌内での左右に加えて前後への体重移動を多く経験することで母指が徐々に（ ⑳ ）になり，（ ㉑ ）動作が発達します．

- 更衣動作では，8カ月〜1歳6カ月時には，（ ㉒ ）します．2歳時には，（ ㉓ ）を脱ぐことや靴を履くことが可能となります．3歳時には，（ ㉔ ）を脱ぐことが可能となります．4歳時には，（ ㉕ ）が可能となります．5〜6歳時には，人を意識して服装を選ぶようになります．

解答

①定頸 ②対称的な臥位 ③回旋運動 ④寝返り ⑤座位保持 ⑥四つ這い移動 ⑦回旋運動 ⑧走行 ⑨非対称的両側活動期 ⑩片脚立位保持 ⑪基本的な粗大運動 ⑫緊張性迷路反射（TLR） ⑬体に働く体の立ち直り反応 ⑭体に働く頸の立ち直り反応 ⑮非対称性緊張性頸反射（ATNR） ⑯ランドウ反応 ⑰対称性緊張性頸反射（STNR） ⑱外転 ⑲橈側握り ⑳対立位 ㉑つまみ ㉒衣服着脱の介助に協力 ㉓下衣 ㉔上衣 ㉕着衣

※①と②，⑤と⑥，⑬と⑭はそれぞれ順不同

（藪中　良彦）

引用・参考文献

1) J. H. de Haas（高橋孝文監訳）：乳児の発達―写真でみる0歳児―．医歯薬出版，1977．
2) Berta Bobath（梶浦一郎，大川敦子他訳）：脳損傷による異常姿勢反射活動　原著第3版．第2版，医歯薬出版，1988．
3) 大城昌平編：リハビリテーションのための人間発達学，第2版，メディカルプレス，2010，pp45-50，167-182．
4) 上杉雅之監修：イラストでわかる小児理学療法．医歯薬出版，2013，pp1-40．
5) 田原弘幸，大城昌平，小塚直樹編：小児理学療法学テキスト．改訂第2版，南江堂，2014，pp2-53．
6) 前川喜平：小児リハビリテーションのための神経と発達の診かた．新興医学出版社，2002，pp1-49．
7) Milani-Comparetti A, Gidoni EA: Pattern analysis of motor development and its disorders. Dev Med Child Neurol 19：625-630, 1976.
8) Milani-Comparetti A, Gidoni EA: Routine developmental examination in normal and retarded children. Dev Med Child Neurol 19: 631-638, 1976.
9) 向井美恵：第2章　正常摂食機能の発達．食べる機能の障害　その考え方とリハビリテーション（金子芳洋編集），医歯薬出版，1987，pp9-42．
10) R. P. Erhardt（紀伊克昌訳）：手の発達機能障害．医歯薬出版，1988，pp35-68．
11) M. R. Fiorentino（小池文英訳）：脳性麻痺の反射検査　早期診断と治療の手がかり．第2版，医歯薬出版，1999．
12) 岩崎清隆，岸本光夫：発達障害と作業療法［基礎編］．三輪書店，2001，pp75-99．
13) 岩崎清隆，岸本光夫：発達障害と作業療法［実践編］．三輪書店，2001，pp82-134．
14) 岩崎清隆，花熊　曉，吉松靖文：標準理学療法学・作業療法学　人間発達学．医学書院，2010，pp123-152，164-197．
15) 遠城寺宗徳ほか：遠城寺式・乳幼児分析的発達検査法［九州大学小児科改訂新装版］．慶応義塾大学出版会，2009．
16) Frankenburg WK（日本小児保健協会編）：DENVER II―デンバー発達判定法．日本小児医事出版社，2003．
17) Valentin-Gudiol M, Bagur-Calafat C, et al. : Treadmill interventions with partial body weight support in children under six years of age at risk of neuromotor delay: a report of a Cochrane systematic review and meta-analysis. Eur J Phys Rehabil Med 49 (1): 67-91, 2013.

第11章 上肢機能の発達

上肢機能の発達

エッセンス

- 上肢は，肩関節，上腕，肘関節，前腕，手関節，手指が相互に関連して機能することによって，さまざまな物を操作することが可能です．
- 上肢機能とは，物の**操作を可能とする上肢全体による相互関連機能**を指します．
- 手指が効果的に作用するには，**目と手の協調性，手指感覚機能，体幹部の安定性，肩甲帯の固定機能**と，それに**知的機能**などが関与しています．
- 上肢機能の役割には，**物の把握・保持，物および体重の支持，体のバランス維持，コミュニケーション（意思伝達・表現），識別**があります．
- 上肢機能は，姿勢保持，移動運動の発達を基盤とし，そこに視覚，知的機能が加わり発達していくと考えられています．

上肢機能とは？

上肢は，肩関節，上腕，肘関節，前腕，手関節，手指からなり，相互に関連して機能することにより，スプーン，箸，タオル，衣服，紙，筆記具などの物を操作することが可能です．

上肢機能とは，物の操作を可能とする上肢全体による相互関連機能を指します．肩関節は上腕を方向舵として手を運ぶ方向を決定し，肘関節は伸縮装置として手を使用する場所に運搬し，さらに手関節および前腕は微調整器として手指を使用しやすい位置に調整します．そして，手指が効果的に作用するには，目と手の協調性，手指感覚機能，体幹部の安定性，肩甲帯の固定機能，それに知的機能などが関与しています[1]．

一方，上肢機能の役割には，物の把握・保持，物および体重の支持，体のバランス維持，コミュニケーション（意思伝達・表現），識別があります[2]．

上肢機能の発達とは？

人類は，進化の過程で，腹這い，四つ這い移動から直立歩行を獲得することにより，上肢を移動の手段から解放し，上肢機能を高度に発達させ，道具を操作し，高度な文明を生み出してきました．この人類発展の流れは，人間の乳幼児の発達を考える際にも有効です．つまり上肢機能は，単独で発達していくのではなく，姿勢保持，移動運動の発達を基盤とし，そこに視覚，知的機能が加わり発達していくと考えられています．

物の把握・保持機能の発達

物の把握・保持機能は，上肢機能のなかでも児の遊びや日常生活活動（activities of daily living：ADL）の発達にも影響を及ぼすものと考えられます．この機能は，物に手を伸ばす（リーチ），物をつかむ（握りとつまみ動作），物を操作する（マニピュレーション），物を放す動作（リリース）という手のスキルから構成されています．

本章では，ハルバーソン（HM Halverson）の把握の型，ゲゼル（A Gesell）の発達診断[3]，エアハルト（RP Erhardt）の把持発達過程のクラスター[4]，エクスナー（CE Exner）の手内操作検査[5]，岩崎の発達段階[6]，中村と宮丸らによる幼児の投動作様式[7]，捕球動作様式[8]を参考に，上肢機能の発達について説明します．

把持発達過程のクラスターとは？

エアハルトは，先行研究から把持発達パターンの構成要素を集め，体系化しました．これらのパターンの構成要素を1つの立方体に図示し，月齢の順に垂直に積み上げ配列したチャートを「把持発達過程のクラスター（Developmental Prehension Sequence Clusters）」と命名し，「セクション1：初期不随意性 上肢-手パターン（肢位-反射的）」，「セクション2：到達，把握，操作およびリリースの初期随意運動（認識的方向性）」，「セクション3：前書字動作（クレヨンまたは鉛筆握りと描画）」の3つのセクションに分けました．このチャートには，各月齢レベルの過渡的動作がどのように次のレベルへとつながっていくかが示されています．セクション1と2では，胎児および新生児の時期から15カ月までの把持能力の発達が示されています．セクション3では，1〜6歳までのクレヨンまたは鉛筆握りと描画の発達が示されています（図1）[4]．発達領域の作業療法で手指の機能を評価する際によく利用されています．

手伸ばし（リーチ）の発達

環境と効率的にかかわるには，手指を目的物の位置に正確に運搬する必要があります．手伸ばし（リーチ）の発達とは，当初，触れたものを見ることから，次第に見たものに手を伸ばすことの獲得のプロセスであるといえます．

1）出生時

手や手指を見ることや，手を何かに伸ばすこと

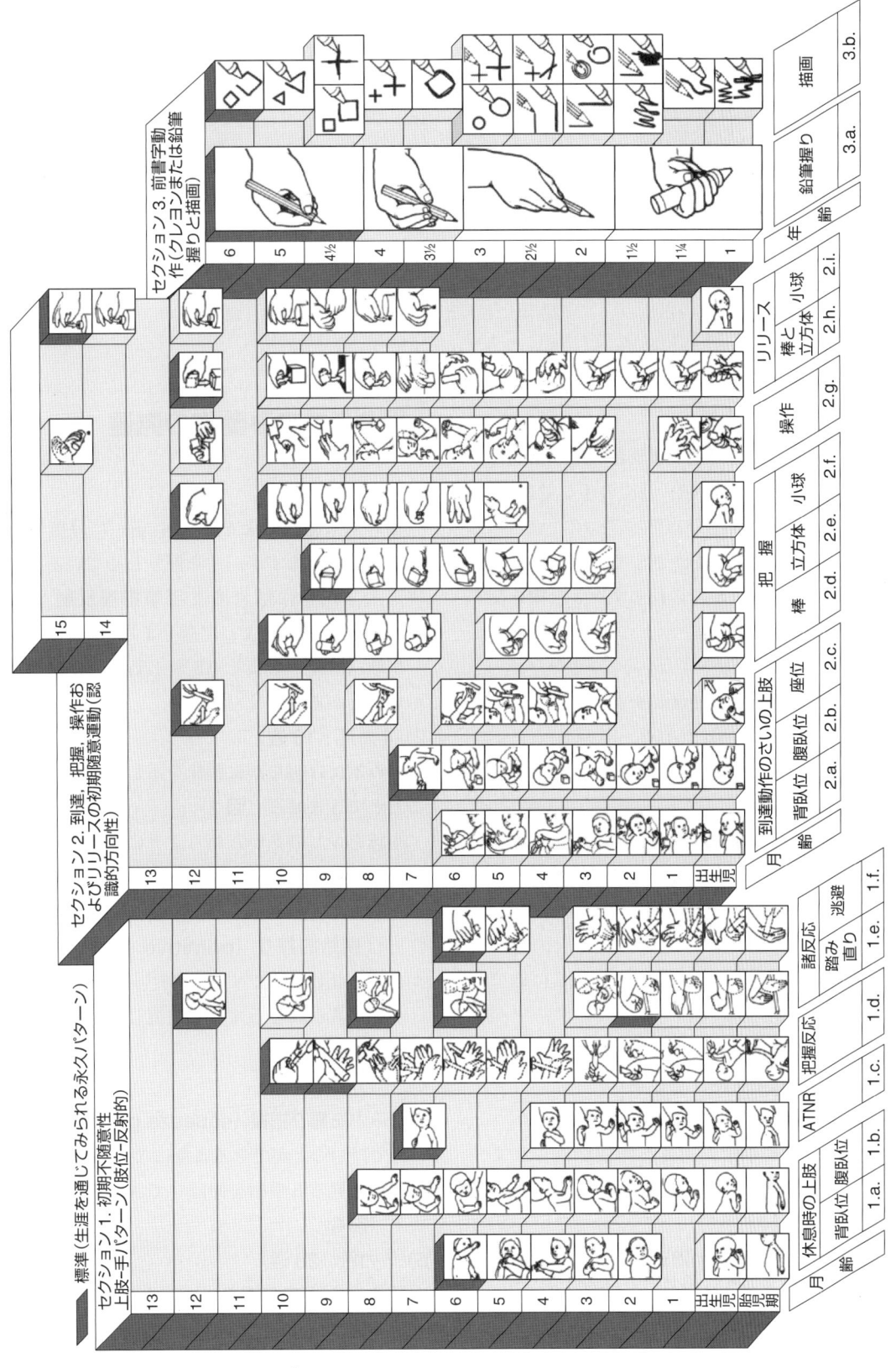

図1 把持発達過程のクラスター[4)]

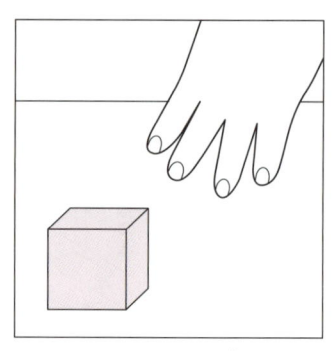

図2 4カ月（16週）[3]
積み木などに興味を示し手を出しますが，触れることはできません．

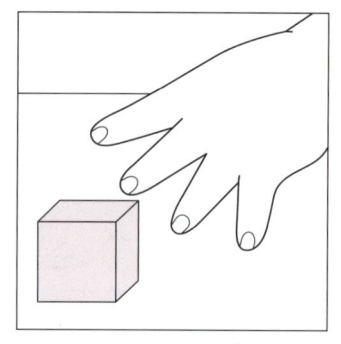

図3 5カ月（20週）[3]
積み木にさわれるようになります．

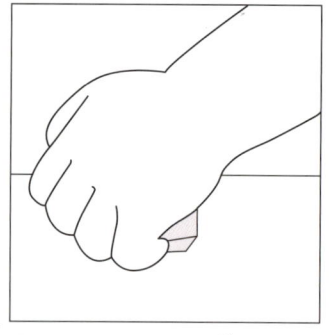

図4 5カ月（20週）[3]
原始的握り．

はありません．

2) 2カ月

片方の目で非対称性緊張性頸反射（asymmetrical tonic neck reflex：ATNR）肢位の手を見ます．

3) 3カ月

背臥位で，自発的に手をかざして短時間見る行動（ハンドリガード）がみられます．手と物を交互に見ます．

4) 4カ月

両手を同時に手背から伸ばします．

5) 5カ月

両手を同時にぎこちなく伸ばします．

6) 6カ月

片手で弧を描くように手を伸ばします．手関節は真っ直ぐに伸びています．手指の過伸展がみられます．

7) 7カ月

片手で体重を支え，もう片方の手を玩具に伸ばすことができます．

8) 8カ月

片手で直線的に手を伸ばします．

9) 10カ月

手関節の伸展や手指の適度な伸展がみられます．

10) 12カ月

把握を容易にするための随意的な前腕部の回外がみられます．

握りとつまみ動作の発達

1) 出生時

積み木（幅がおよそ3～6 cm）には興味を示すこともありますが，手を握りしめている状態です．手掌が物に触れると**手掌把握反射（palm grasp reflex）**によって握ります．

小球（直径がおよそ0.5～1.5 cm）には興味を示すことがありません．

2) 4カ月（16週）

積み木には明らかに興味を示しますが，触れることができません（図2）[3]．

小球を少しのあいだ見るようになります．

3) 5カ月（20週）

積み木には触れることができます（図3）[3]．握り方は**原始的握り（primitive squeeze）**というぎこちない状態です（図4）[3]．

小球が置かれるとすぐに注視し，腕や手の動きが増えます．

4) 6カ月（24週）

積み木を**握り把握（squeeze grasp）**という握り方で持つことができるようになります（図5）[3]．

小球を見ると手指を伸ばしてさわるようになります（図6）．

5) 7カ月（28週）

積み木を**手での握り（hand grasp）**（図7）[3]や**手掌握り（palm grasp）**（図8）[3]という握り方で持つことができるようになります．

小球に対して全部の指を曲げて近づけることが

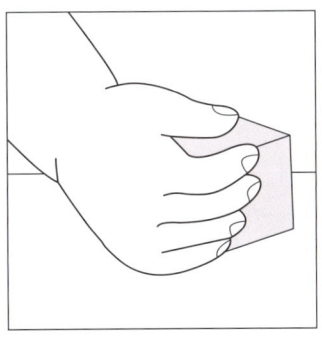

図5 6カ月（24週）[3]
握り把握．

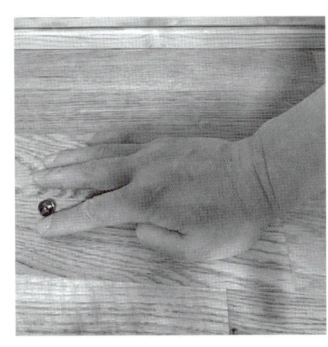

図6 6カ月（24週）
小球を見ると手指を伸ばしてさわります．

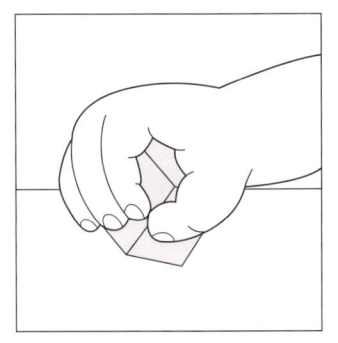

図7 7カ月（28週）[3]
手での握り．

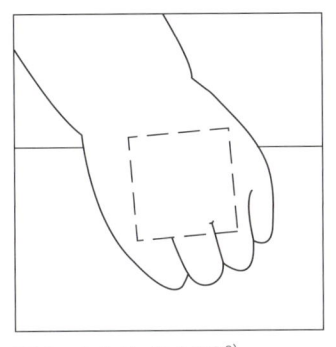

図8 7カ月（28週）[3]
手掌握り．

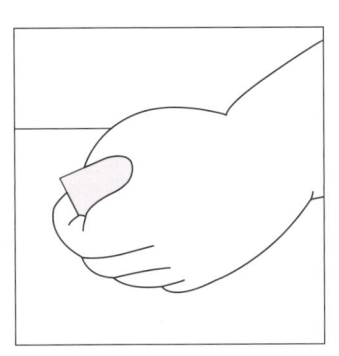

図9 8カ月（32週）[3]
上位手掌握り．または橈側手掌握り．

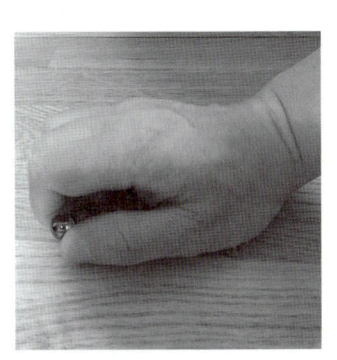

図10 8カ月（32週）
挟み握り．または側腹つまみ．

できるようになります．手掌で小球をつかむこともありますが，まだ母指と他指との対立した動きはみられません．

6）8カ月（32週）

積み木を手指全体を用いた上位手掌握り（superior palm grasp）または橈側手掌握り（radial palm grasp）という握り方で持つようになります（**図9**）[3]．

小球には，全部の指を曲げて近づけますが，母指の動きが増えて，母指と示指の側腹とのあいだで挟むように握る，挟み握りまたは側腹つまみ（lateral pinch）がみられます（**図10**）．

7）9カ月（36週）

積み木を手指の遠位を用いた下位手指握り（inferior forefinger grasp）または橈側手指握りという握り方で持つようになります（**図11**）[3]．

小球には，全部の指を曲げて近づけ，触り，母指と示指とを伸ばしたまま対立させる指腹つまみ（pulp pinch）がみられます（**図12**）．

8）10カ月（40週）

小球には，全指を伸展したまま近づけ，次に示指を曲げて示指と母指を対立させる指腹つまみがみられます．

9）10～13カ月（40～52週）

母指と2本の手指で持つ三指つまみ（three jaw chuck pinch，10～12カ月*）がみられます（**図13**）[3]．

小球では指先で巧みにつまむ指尖つまみ（tip pinch，12カ月）がみられます（**図14**）．

積み木を手指の先端を用いて握る上位手指握り（superior forefinger grasp，13カ月）（**図15**）[3]という握り方で持つようになります．

---

*8カ月以降とする文献もある．

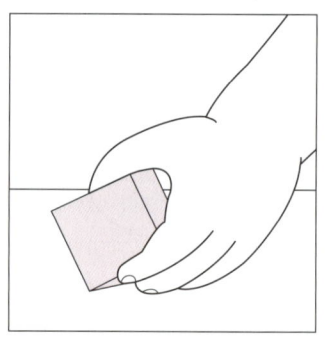

図11 9カ月（36週）[3]
下位手指握りまたは橈側手指握り．

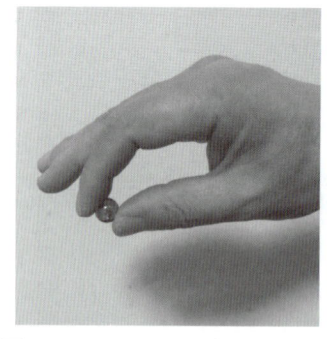

図12 9〜10カ月（36〜40週）
指腹つまみ．

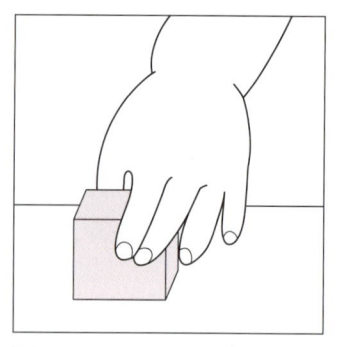

図13 10〜12カ月（40〜48週）[3]
三指つまみ．

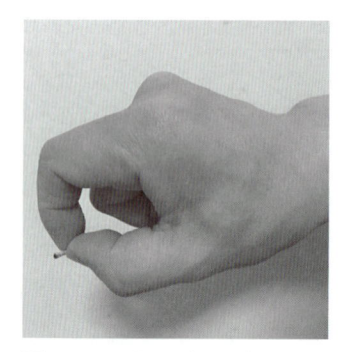

図14 12カ月（48週）
指尖つまみ．

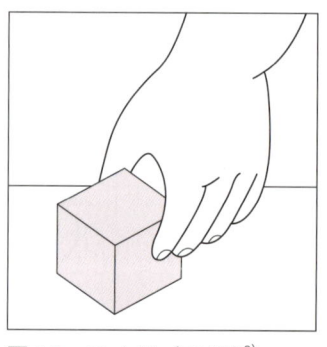

図15 13カ月（52週）[3]
上位手指握り．

手内操作の発達

エクスナーは，**手内操作**（in-hand manipulation）とは，把握後の手内で対象物を調節するプロセスとし，さらに移動，シフト，回転という手内操作の3つのスキルを定義しました[5]．

●移動

移動は手指から手掌あるいは手掌から手指への手の中で起こる対象物の直線運動です．

例：ポケットの中のコインをつまみ上げて手の中に持つことです．または，自動販売機にコインを入れるために手掌から手指へと持ち替えることです（**図16**）．

●シフト

母指と手指の指腹で生じ，把握後あるいはほかの形態の手内操作後の対象物の最終調節をする運動です．

例：遠位指節（DIP）関節付近に保持したコインをさらに遠位の指腹方向に動かすことです．ペン先に母指や手指を近づけるように持ち直すことです．

●回転

物を指腹で回転させる運動のことです．

単純回転は，対象物が手指と母指の指腹のあいだで，母指と手指の交互の運動によって生じる方向転換や回転の動きです．

複雑回転は，手指や母指の運動とは分離し独立して必要となる対象物の回転です．

例：単純回転は，粘土の小球を転がしながらつぶして延ばすこと，あるいは魔法瓶の蓋を回して開けることです．複雑回転は，用紙を挟むために紙ばさみを回転させるときの動きです．

これら手内操作スキルは，同一の手で，1つまたはそれ以上の物を同時に持っている場合には（通常は手掌の中央または尺側で保持），「**安定化付与**」という語句を付け加えます．

例：何枚かのコインを手に持ったままで，その

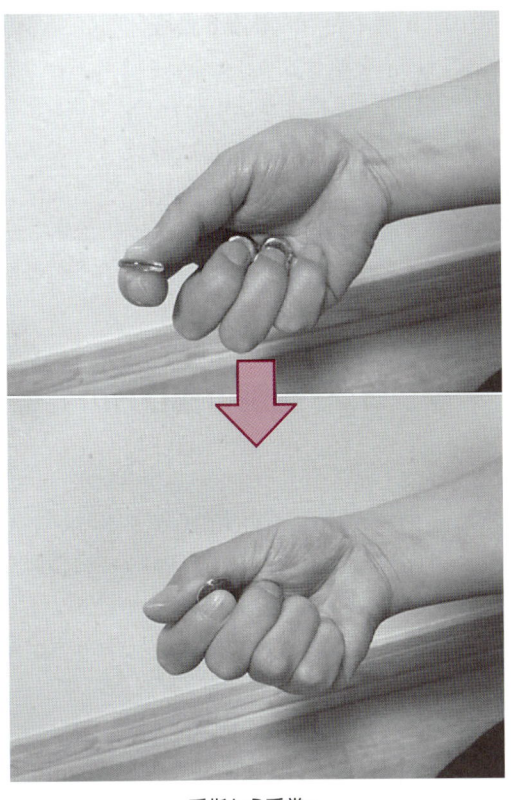

手指から手掌へ　　　　　　　　　　　　　手掌からへ手指へ

図16　手内操作の例（移動）

内の1枚だけを指先に動かすことは「移動－手掌から手指：安定化付与」となります．

操作の発達[9]

1) 1～2カ月

物（ガラガラなど）が手関節のひねりによって動かされます（回転）．物の位置を腕で変えます（移動）．物を振る運動が出現します（振動）．物の操作後は口に入れます（**口唇探索**）．

2) 3～4カ月

1つの物を両手で持ちます（手での保持）．
片方の手からもう片方の手に持ち替えます（手から手への移動）．

3) 5カ月

片手で物をしっかり持って，もう片手でその物に何かします（**1つの物への協調的な動作**）．例：人形を叩く，髪を引っ張る．また，顔にかぶせられたハンカチを手で払いのけます．

4) 6～9カ月

両手に積み木などを持続的に持てるようになります．
2つのブロックを打ち合わせるような，2つの物の手指操作で，それぞれの手に物が保持されます（**2つの物への協調的な動作**）．紙を破いたり，玩具を押して音を出すなど，物の形を変えます（**変形**）．乳幼児がサイコロを取るためにコップを持ち上げるなど，目的を達成するために両手を連続的に使用します（**道具的連続的行為**）．積み木が2個積めるようになります．

5) 11カ月～1歳6カ月

物を口に入れたりくわえたりする行動（**マウジング**）が減少します．積み木が3つ積めるようになります．クレヨンで往復のなぐり描きができるようになります．物の容器への出し入れ，戸の開閉などできるようになります．

6) 1歳7カ月～2歳6カ月

小さなおはじきを手指から手掌に動かす（**手指**

-手掌の移動），手掌から手指に動かす（手掌-手指の移動），ペン先を児の尺側に向けて机の上に置かれたマーカーを持ち上げて描く姿勢をとる（単純回転）などの3つのスキルができるようになります．3つのビーズをひもに通すことができます．積み木が6個ぐらい積めるようになります．ドアのノブを回しながら押せるようになります．ビンの蓋の開け閉めなどができるようになります．

7）2歳7カ月〜3歳
積み木は8個ぐらい積めるようになります．はさみで1回ごとに切ることから，徐々にはさみで連続して紙を切ることができます．

8）3歳1カ月〜3歳6カ月
積み木は10個ぐらい積めるようになります．利き手ではさみを持ち，補助手で紙を持って切ることができます．しかし，切りやすいように紙の位置を調整することはまだできません．卵を割ることができます．折り紙で三角が折れるようになります．大きなボタンは掛けられますが，小さなボタンは介助が必要です．

9）3歳7カ月〜5歳
はさみで簡単な形を切ることができ，円，四角を切ることができます．ボタン掛けもスムーズになり，掛け違いを修正することができるようになります．小さなペグを大人と同じように片手でひっくり返して再度ペグボードに入れること（複雑回転）ができるようになります．箸の使用が始まります．

10）5歳1カ月〜5歳6カ月
針に糸を通せるようになり，牛乳パックを1人で開けるようになります．ナイフでパンにジャムを塗ることができます．大便のあと，お尻が拭けるようになります．

11）5歳7カ月〜7歳
ひもを蝶結びにできるようになり，三つ編みができるようになります．

クレヨン・鉛筆の握り方の発達

エアハルトは，「把持発達過程のクラスター」のセクション3：前書字動作（クレヨンまたは鉛筆握りと描画）において以下のように整理しました[4]．安定点が徐々に遠位にまで波及してくることによって，字や絵を描くための握り方が可能になってきます．

1）手掌回外握り（図17）
1〜1歳6カ月で獲得します．動きの中心は肩，肘関節で，体幹部と頸の安定が必要です．

2）手指回内握り（図18）
2〜3歳で獲得します．動きの中心は肘関節，前腕で，肩の安定が必要です．

3）静的三指握り（図19）
3歳6カ月〜4歳で獲得します．動きの中心は前腕，手関節で，肩，肘の安定が必要です．

4）動的三指握り（図20）
4歳6カ月〜6歳で獲得します．動きの中心は手指，手関節で，前腕の安定が必要です．

Topics トピックス

・道具を操作するには，直接さわらなくてもその道具の先で何が起こっているかを感じる「遠隔触」を有効に利用できることが必要です．この「遠隔触」を十分に感知できるためには，物の形状に適合した手のフォームと最適な把持力で物を把握できることが必要です[10]．児は，箸やはさみなどを操作する前に，手づかみで食べたり，紙を手で丸めたり，ちぎったりします．素材に直接触れる経験は，その食べ物，素材のもつ硬さ，きめ，温度，重さなどの判断をし，把持の仕方や力の入れ加減を調整するので，発達にとって非常に重要です．

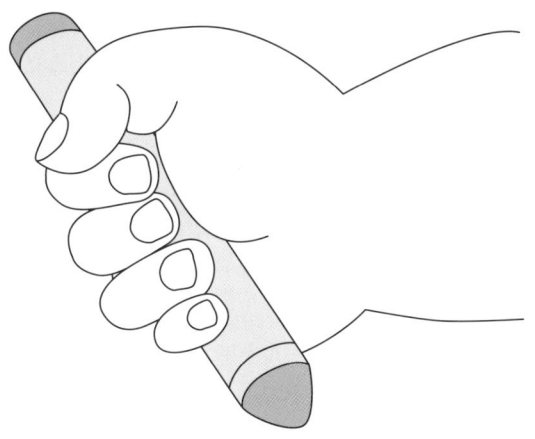

図17　手掌回外握り（1～1歳6カ月）

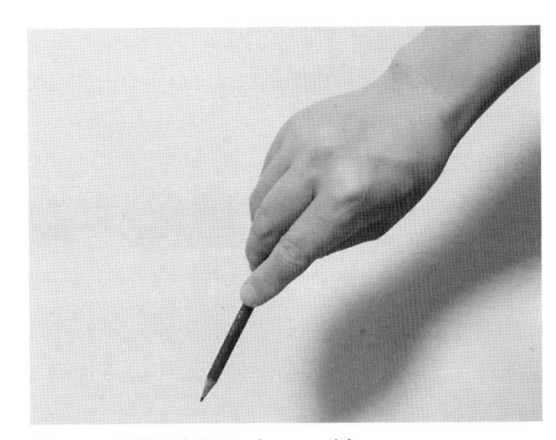

図18　手指回内握り（2～3歳）

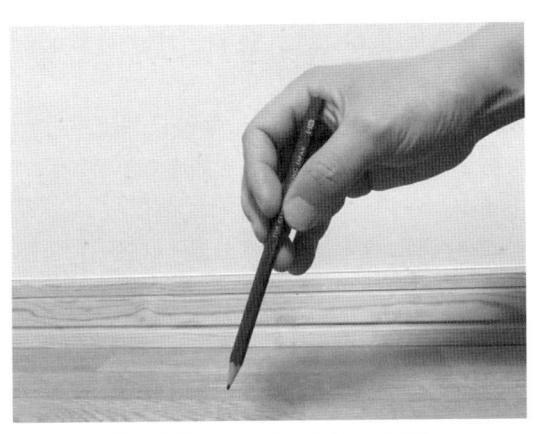

図19　静的三指握り（3歳6カ月～4歳）

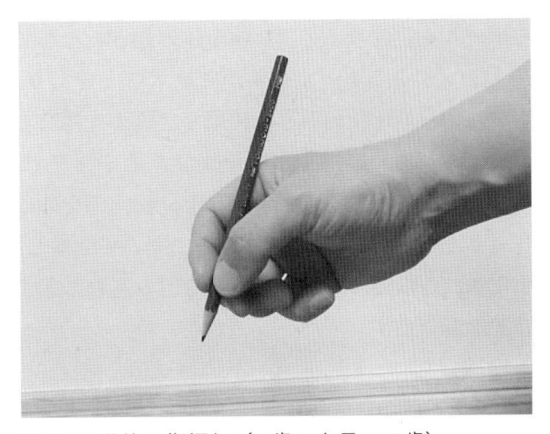

図20　動的三指握り（4歳6カ月～6歳）

放す動作（リリース）の発達

1) 出生時

　手が開いているときに物を握らせることはできますが，意識的に放せません．物は力づくで引き放さなければなりません．

2) 1～2カ月

　物を少しのあいだ保持したあとに意識的ではないリリースがみられます．

3) 3～4カ月

　物を持続して握ったあとに意識的ではないリリースがみられます．片方の手からもう片方の手へ物の持ち換えの準備として，体の正中線で交互に両手の指で物をいじる動きがみられます．

4) 5カ月

　ぎこちない物の持ち換えがみられます．片方の手で握り，もう片方の手が加わり，最初の手を離します．

5) 6カ月

　物の持ち換えがスムーズになります．

6) 7カ月

　物を別の物の表面に押し付けるとリリースができるようになります．把握とリリースが同時にみられ，効率の良い，物の持ち換えができるようになります．

7) 8カ月

　物を大きな容器（幅がおよそ5～8cmの箱）へぎこちなくリリースできます．小さな容器（直径がおよそ1～3cmの薬びん）の中に放すことはできません．

8) 9カ月

　物を大きな容器の中であればコントロールしてリリースができます．

9) 10カ月

　物を小さな容器の中へぎこちなくリリースできます．容器の縁に手を置いて行います．

10) 12カ月

　物を小さな容器へ正確にコントロールしてリリースできます．手関節が伸展している状態です．

投球と捕球の発達 [6〜8]

　ボールを投げることは，腕全体の動きのなかでタイミングよくボールを手から放すことであり，ボールの移動に腕の動きを利用できるようになることです．また，捕球とは正確なタイミングで，ボールが来るであろうと予測した位置に手を伸ばし（リーチ），手指はボールの形に開いて準備し，手に触れた瞬間にボールを手指で包み込むことが必要な動作です．

●投球

1) 1歳7カ月〜2歳6カ月

　上体は投射方向へ正対したままで，支持基底面の変化，体重移動はみられません．手を振り下ろすタイミングとボールを放すタイミングが合わないので，狙いを定めたところへ投げようとすると，肩からの動きは使わず，肘の動きだけを使った「手投げ」になってしまいます．

2) 2歳7カ月〜5歳

　投げる腕と同側の足の前方へのステップを伴います．支持基底面は変化します．球を放すタイミングと腕の動きが同調するようになるので，腕全体を使った投げになるのと同時に，投げる距離が伸びていきます．後半になると，腕の振りに体幹部の前屈を同調させるようになるので，投げる距離がさらに伸びていきます．

3) 5歳1カ月〜7歳

　投げる腕と反対側の足の前方へのステップを伴います．動作に，体幹部の回旋，下肢の体重移動を利用することができるようになります．また，ボールを放すタイミングもよくなるので，投げる距離が伸び，球の方向，高さも安定するようになります．

●捕球

1) 1歳7カ月〜2歳6カ月

　両腕を伸展した構えでボールを待ち，両腕を伸ばす（保護伸展反応）ものの捕球動作はみられず，顔はボールから逃げる様子（逃避反応）がみられます．転がるボールを捕えるくらいで，投げられたボールを捕球することはできません．

2) 2歳7カ月〜5歳

　両腕をすくいあげるようにしてリーチし，ボールを前腕と腹部を使って捕球できるようになります．逃避反応は減少し，後半では腕だけで捕球できるようになります．

3) 5歳1カ月〜7歳

　両手の手掌だけでボールを捕球できるようになります．

　この時期になると，ソフトボールを片手で受けてもう一方の手で投げるというようなキャッチボールができるようになります．

目と手の協調性の発達

　前述のように，リーチ，把持，操作，リリースなど手のスキルは，ほぼ生後 **13カ月** までに完成しましたが，眼球運動は，その半分の，ほぼ **6カ月** の期間でコントロールされます．発達の初期では，**偶発的** に手が物に触れたところを見ますが，徐々に，**目は手を誘導し**，物を見てそこに手を伸ばすようになります．この視覚と上肢機能とが関連づけられるプロセスを **目と手の協調性の発達** といいます．

●第1段階 0〜3カ月：目と手の出合いと正中位指向

　出生時には生理的屈曲の影響で，上肢は屈曲・内転し，手を握りしめていましたが，3カ月ごろには，手は開いたままでいられるようになります．

　1〜2カ月ごろは **非対称性緊張性頸反射（ATNR）** の影響で，背臥位で短時間自分の手を

見ることができます．これが目と手の出合いと考えられています．2〜3カ月ごろになると姿勢が対称的になり**両手を正中線上で合わせることができ，目が自分の手を注視し，追視できる**ようになります．このころ手を目に近づけたり，離したりしながら，動いている自分の手を見るようになります（**ハンドリガード**）．そして両手の指遊びなどにより，自分の上肢の動きを感じるようになり，目，頭部，上肢の運動が協調し始め，視覚と触覚が結びつきます．

●第2段階 4〜6カ月：リーチ，握りの開始

寝返りや座位が可能になり始め，**抗重力伸展活動**が進みます．

頭部，頸部，体幹部の安定は眼球運動もスムーズにし，目で手の動きを追えるようになると，それまで別々に機能していた目と手が連携するようになります．両手で弧を描くように物をリーチし，手が物に触れると握るようになります（6カ月）．

●第3段階 7〜9カ月：上肢機能の発達と目と手の協調性の獲得

座位や四つ這い移動が獲得されると，環境の**探索行動**が活発化します．頻繁な**姿勢変換**が行われ，上肢での体重支持，**保護伸展反応**も活発になり，上肢機能は急激に発達します．頭部，頸部，体幹部の安定は，上肢を姿勢保持から解放するため，眼球運動はさらにスムーズになります．頻繁にリーチをするようになると，リーチの際に対象まで最短距離でリーチできるようになります（8カ月）．

●第4段階 10〜12カ月：目と手のさらなる発達

歩行が獲得され，歩き始めは，体幹部の伸展保持に上肢が使用されます（**ハイガード**）．そのため，一時的に手の機能の発達が停滞したようにみえる時期があります．しかし，立位でのバランスが安定すると，上肢はバランス姿勢から解放されるため，探索行動のさらなる活発化とともに，手指の巧緻性が向上します．この段階になると目は動作の開始時に手を誘導しますが，慣れた動作では目を手元から離すこともあります．

確認してみよう！

- 上肢機能とは，物の（ ① ）を可能とする上肢全体による相互関連機能を指します．
- 上肢機能には，物の（ ② ），物および（ ③ ）の支持，体の（ ④ ）維持，（ ⑤ ）（意思伝達・表現），（ ⑥ ）の大きく分けて5つの役割があります．
- 把持パターンの構成要素を1つの立方体に図示し，月齢の順に垂直に積み上げ配列したチャートを「（ ⑦ ）のクラスター」といいます．このチャートには，各月齢レベルの過渡的動作がどのように次のレベルへとつながっていくかが示されています．
- （ ⑧ ）カ月で，手掌握りができるようになります．
- 把握後の（ ⑨ ）で対象物を調節するプロセスを（ ⑨ ）操作といいます．
- 手指から手掌あるいは手掌から手指への手の中で起こる対象物の直線運動を（ ⑩ ）といいます．
- 物を指腹で（ ⑪ ）させる運動のことを（ ⑪ ）といいます．
- 手指回内握りは，2～3歳にみられ，動きの中心は（ ⑫ ）関節，前腕で，必要な安定点は肩です．
- （ ⑬ ）握りは，4歳6カ月～5歳にみられ，動きの中心は手指，手関節で，必要な安定点は前腕です．
- リーチ，把持，操作，リリースなど手のスキルは，ほぼ出生後（ ⑭ ）カ月までに完成します．
- 眼球運動は，ほぼ（ ⑮ ）カ月の期間でコントロールされます．
- 発達の初期では，（ ⑯ ）的に手が物に触れたところを見ます．徐々に，目は手を誘導し，物を見てそこに手を伸ばすようになります．このように，視覚と上肢機能との関係性の変化の過程が目と手の協調性の発達ということになります．
- 座位における手伸ばし（到達，リーチ）の発達は，（ ⑰ ）カ月ごろは，両手で弧を描くように手を伸ばします．（ ⑱ ）カ月で，一側で最短距離で，物に向かって手を伸ばすことができるようになります．

解答

①操作　②把握・保持　③体重　④バランス　⑤コミュニケーション　⑥識別　⑦把持発達過程　⑧7　⑨手内　⑩移動　⑪回転　⑫肘　⑬動的三指　⑭13　⑮6　⑯偶発　⑰6　⑱8

（押野　修司）

引用・参考文献

1) 古川昭人：9. 上肢機能検査．作業療法学全書 第3巻 作業療法評価（社団法人日本作業療法士協会編著），協同医書出版社，1991，pp190-214.
2) 佐藤 章：第8章 身体機能とその代償—上肢機能を中心に．リハビリテーション医学全書9 作業療法総論（金子 翼，鈴木明子編），第2版，医歯薬出版，1999，pp333-348.
3) 新田 収，笹田 哲，内 昌之：知りたかった！ PT・OTのための発達障害ガイド．金原出版，2012，p20.
4) RP Erhardt（紀伊克昌訳）：手の発達機能障害．医歯薬出版，1988，pp41-64.
5) Jane Case-Smith, Charlane Pehoski 編（奈良進弘ほか訳）：ハンドスキル 手・手指スキルの発達と援助．協同医書出版，1997，pp45-61.
6) 岩崎清隆，花熊 暁，吉松靖文：標準理学療法学・作業療法学専門基礎分野 人間発達学．医学書院，2010，pp74-77.
7) 中村和彦，宮丸凱史，久野譜也：幼児の投動作様式の発達とその評価に関する研究．筑波大学体育科学紀要 10：157-166，1987.
8) 中村和彦，宮丸凱史：幼児の捕球動作様式の発達とその評価に関する研究．筑波大学体育科学紀要 12：135-143，1989.
9) 園田 徹，岩城 哲：子どもの手の機能と発達．医歯薬出版，2010，pp139-157.
10) 鎌倉矩子，中田眞由美：手を診る力をきたえる．三輪書店，2013，pp108-109.

第12章 ADLの発達（遊び・食事・排泄・更衣）

ADLの発達
（遊び・食事・排泄・更衣）

エッセンス

- 日常生活活動（activities of daily living：ADL）は，保護者から児へ暮らしのなかの**文化的習慣を伝える伝承作業**です．
- ADLの発達は，生理的作用，感覚情報への気づき，認知過程，粗大および微細（巧緻）運動の発達，感情や情緒のコントロール，言語の理解と表出など**中枢神経系の発達過程と相関**します．
- ADLの発達過程は，保護者と児との関係のあり方，子育ての方針など育てる側の意向が大きく作用します．
- ADL達成時期は，児の中枢神経系の成熟，身体的成長や性別，保護者や兄弟など生活環境，地域の風土や習慣などの要因が影響します．そのため，**達成時期は，児により差が大きく**なります．したがって，本章で示す達成時期は，標準とされる代表的なものを示してあります．
- ADLの**自立は，児自身が自ら人生の目標を設定して問題解決する力が養われた**ということになります．このような観点から，動作方法とその出現時期の記述だけでなく，保護者との関係性や社会生活への適応時期と行動様式についても述べています．

保護者から児へ伝えるADL

　ヒトを動物学的観点からみた場合，ほかの哺乳動物の発育状態に比べて1年程度早く産まれてきます．誕生時のこの状態は，生理的早産とよばれています．生まれたての新生児は，自ら移動することもできない未成熟な状態から成熟しなければなりません．なぜヒトの児は，動物学的観点からは不利な状態で生まれてくるのでしょうか．

　1つの考え方ですが，成人となり複雑な社会環境で生きていくためには，善悪をはじめとする多彩な行動様式を身につけ社会に適応していかなければなりません．多彩な行動様式を身につけるには，保護者を含む他者からさまざまなことを学び取る必要があります．人が暮らす社会は，コミュニケーションのとり方もさることながら社会的行動に対する規則や法律などが多数あり，非常に複雑な構造をしています[1]．

　これらを学習するには，十分な時間的「ゆとり」が必要です．児は，この時間的ゆとりのなかで保護者や他者からさまざまな出来事への対処方法を教えられ，学び取りながら生活していきます．このような観点から日常生活活動（activities of daily living：ADL）をみつめると，ADL自立には各動作スキルの向上だけでなく，社会的マナー，健康管理，生活習慣などの習得も含まれます．

　したがって，ADLが徐々に自立していく過程では，児の運動機能や認知機能の発達だけでなく，育てられる立場と育てる側の相互作用が，社会的行動の習得に重要な影響を与えることになります．

　そこで，次にADLにおける児と保護者の関係について概観します．

●文化の伝承作業としてのADLの発達

　児を養育する生活環境は現在では核家族化されていますが，そこには生活する地域があり風土が存在します．各世代の同居が少なくなったとはいえ，各家庭の日常生活には，その地域の伝統や風土が色濃く影響しています．地域ごとに違う行事の数々，季節ごとの食材や調理の方法などには先人たちの知恵と技が凝縮しています．

　保護者も，児のADLを援助しながら自立を促進させる過程で，祭りなどの地域との関連性や，近所・親類などの付き合いを知らず知らずに反映させています．とくに，遊びの発達過程は，その様相を強くします．

　また，保護者も，自ら育てられた経験や新たな知識をもとに児の将来像を描きながらADLへ介入します．「栄養をしっかり取って丈夫な体に成長してほしい」，オムツ替えのときには健康チェックしながら「丈夫に育ってほしい」など，保護者の児の将来に対する思いは尽きることがありません．このように，ADL全般への介入時に，保護者はそのときどきの様子を言葉や表情で表現しながら児へ伝えます．つまり，排泄，摂食，整容など身の回りの生理的な制御であっても社会的交流として児と保護者の関係は現れます[2]．

　保護者は児の様子を映し出し，このようになってほしいと文化も含めた生活習慣を伝え，児はこのようにすることが良いことだと学習意欲を促進させていきます．ADLが発達するそれぞれの時期で，児は保護者の賞賛と励ましにより成功体験として受け取ります．それが，児の自信づけや自尊心となります．

●「しつけ」という側面

　食事のマナー，衣類の着替え・歯磨きなどの整容などは，社会で生活するにあたり身につけなければならないことです．保護者もADLへ介入しながらも，生活に必要な規範を学ばせようとします．なぜなら児が将来自立して自ら問題解決して行動できるように，社会生活で必要とされる規範意識や道徳観をもってほしいと保護者が望むからです．

　ADL自立への援助のなかで，生活習慣としての適切なマナーを児にアドバイスすることは必要不可欠であり，この過程が「しつけ」とよばれています．「しつけ」という作業は，保護者の価値観が大きく作用します．たとえば，トイレトレーニングで，できるかぎりオムツを早く外したいと考える保護者もいれば無頓着な保護者もいます．

保護者が望む行動様式を一方的に押しつけると，児に抵抗感や無力感を植えつけることになります．反対に，まったくの放任では，心のよりどころを失い，自立心，責任感が育ちません．

また，児の発達や個性には個人差が大きいため，ある年齢に達したからというだけでしつけを始めても，児の心と体の準備ができているか十分に見極めなければうまくいきません．**表1**におおよそのADL発達一覧表を示します[3,4]．

このように，ADLが自立する過程は，さまざまな要因が重なり合うため，月年齢だけで「できる」「できない」を判断できるものではありません．とくに，育てる側の思いや関係性のとり方が大きくADLに影響を及ぼします[5]．

本章では，遊び・食事・排泄・更衣の発達過程を月年齢だけで示すだけでなく，ADL自立を支援するリハビリテーションプログラムにも役立てたいという思いがあります．そこで，社会生活への適応を目指した各ADLの意義とそれを児に伝える役目を担う保護者など大人との関係性についても述べることにします．

遊びの発達

●遊びとは

児は，初めから「遊ぶこと」や「遊びとは何か」を知っているわけではありません．児は，保護者など大人と遊んでもらった経験をもとに遊び方を学習していきます．遊んでもらった楽しい記憶を児は再現させようとして，「もう一度して」と言葉や身振り，表情などの表現手段を使って遊びを何度も要求します．そして，それを独り遊びで再現したり，児同士の仲間遊びで再現させたりしながら，次に児独自の遊び方を見出します．

遊びは「遊びだから本気になれる．遊びだから本気でない．この矛盾した2つの側面が楽しいという1つの気分に結びつく．それゆえ，遊びは意識のもち方である」と定義されています[6]．では児は，本気になって生き生きと遊びながら何を学習するのでしょうか．

●遊びを通して獲得するもの

遊びの種類をあげると「真似遊び」「ごっこ遊び」「ふり遊び」「構成遊び」「冒険遊び」「感覚遊び」「独り遊び」「運動遊び」「テレビゲーム遊び」などがあります．ほかにもさまざまな遊びの様式があり，ファンタジーを含む創造性，知的能力，手の器用さ，社会性，道具使用，コミュニケーション能力，情緒・友情などの情動作用などが養われるといわれています．重要な要素は，ものを何かに「見立てる」ことや何かの「つもり」になって振る舞うこととであると考えます．「見立てる」「つもり」は，言葉の発達とも大いに関係します．たとえば，木の棒を車に見立てて遊んだり，店員になったつもりで「ごっこ遊び」をしたりすることは，言葉に関係する認知機能を促進し，集団生活に必要な人との対処の仕方も同時に学習します．このため，バリエーションに富んだごっこ遊びを十分に経験することが，その後の人生にも影響します[7]．

●小学校入学前までの遊びの発達過程

一般的に到達しているであろうとされている遊びの内容を以下に示します．年齢や月齢はあくまでも目安です．児の心身の発達は，年齢が小さいほど差が大きくなる傾向にあります．

1）0歳

保護者が提示する玩具は，児の周りの環境への好奇心を刺激してあらゆる学習能力の基礎を発達させます．

①0～2カ月ごろ

手で遊ぶより，見ること，聞くことを好みます（**図1**）．保護者があやすときのオーバーな表情や，オルゴールメリーなど音が鳴り動きのある玩具に比較的長く関心を示します．また，保護者が児の手にガラガラを持たせ振ってみせるなども興味を引きつけられます．

また，手を口に持っていき手しゃぶりをするようになります．

②3～4カ月ごろ

ガラガラなどを持てるようになると盛んに振ります．うまくなると保護者の顔を探して注視してみつけると喜ぶ様子をみせます．

表1　ADL発達一覧表

年齢	遊び	食事	排泄	更衣
0〜3カ月	手で遊ぶより，見ること聞くことを好みます．	3〜4時間ごとに授乳します． 指しゃぶりをします．	1日の排尿は15〜20回，排便は2〜10回です． 溜めておけません．	保護者は，上・下肢を直接持ちながら児の着替えをします．
4〜6カ月	ガラガラを振ったりしゃぶったりします． 保護者の顔を探して喜びます． 両手と口を使って玩具の向きを変えます．	ドロドロ状の離乳食をスプーンから食べます． よく口からこぼれます．	膀胱の容量が増し，排尿回数は15回程度になります．	袖通しで上肢を伸ばします． オムツ汚れが原因で脚蹴りを盛んにします．
7〜9カ月	両手で持ったものを打ちつけます． 「いないいないばあ」を楽しみます．	少し硬めの離乳食（豆腐程度）を食べます． ウエハースなどを手に取って食べます．	膀胱に溜まった尿の感覚が理解できず，排尿前に泣くことがあります．	脱衣することを好みます． 顔にかかった衣類を手で取り払うことができます．
10〜12カ月	ボール遊びができます． 保護者の真似をしたがります．	やや硬めの離乳食（バナナ程度）を歯ぐきでつぶし食べます． 手づかみですべて食べることができます．	1日の排尿回数は10回程度になります． 排便は泥状・軟便から形ができ始めます．	上着の脱衣でバンザイをしたりオムツ交換で下肢を持ち上げたりします．
1歳〜1歳6カ月	なぐり書きや絵本を保護者と楽しみます． 大人と簡単なごっこ遊びをします．	スプーンを無頓着に使います．スプーンをうまく口に運べません． コップで飲みます．	膀胱に溜まった感覚を自覚し始めます． 排便は，1日1〜3回程度で形のある便が出ます．	よく動くため，保護者はしっかり体を押さえます． 靴を脱いだりオムツを下ろしたりします．
1歳6カ月〜2歳	構成的遊びをします． 「あれは何？」とよく質問して保護者と遊びます．	スプーンを両手で使います．食べ物が少なくなると手づかみをします．	排尿を少し我慢できますが，自分の意志でコントロールできません．	シャツ・ズボンを脱ぐことができます． チャックを外すことができます．
2歳ごろ	ごっこ遊びに，見立てと簡単なストーリーの展開ができます．	スプーンを，母指，示指，中指で操作します． フォーク，箸を使い始めます．	反射的な排尿はなくなり，1日5〜6回程度になります． 排便は，いきむ動作をします．	着衣は，片方に両脚を入れたり襟ぐりから腕を出したりします． 脱衣は，簡単にできます．
3歳ごろ	ほかの児と遊べますがケンカもよくします．	スプーンでほぐす，混ぜる，切る，集めるなどをします．	自らの意志で排尿・排便できます． トイレまで我慢できます．	日によりムラがありますが，着脱時ボタンの掛け外しまでできます．
4歳ごろ	遊びにルールができてルールに従って集団で遊びます． 悔しがったりするなどさまざまな葛藤を経験します．	フォーク・箸を使いこなせるようになります． 食事のマナーも身につきます．	昼間，確実に排尿をコントロールできますが，夜尿するときもあります．	衣類の前後を確認して着衣できます． 前あきのズボン・スカートをはくことができます．
5歳ごろ	相手の気持ちや状況を理解して遊びます．	食事の準備，片づけを積極的にします．	生活習慣が身につき，排便のリズムが整います．	更衣習慣がほぼ確立します． ひもの堅結びができます．
6歳ごろ	ルールを相談して決めて遊びます．		後始末がきれいにできるようになります．	装いへの関心が芽生えます．

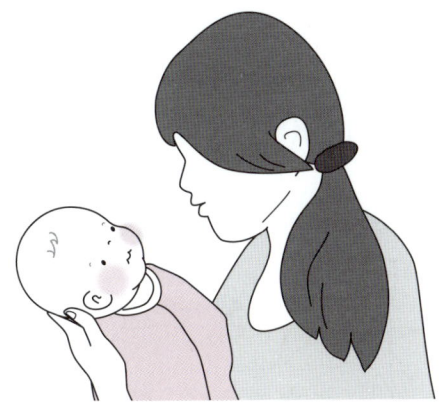

図1　遊びの発達：0〜2カ月ごろ
手で遊ぶよりも，見ること聞くことを好みます．

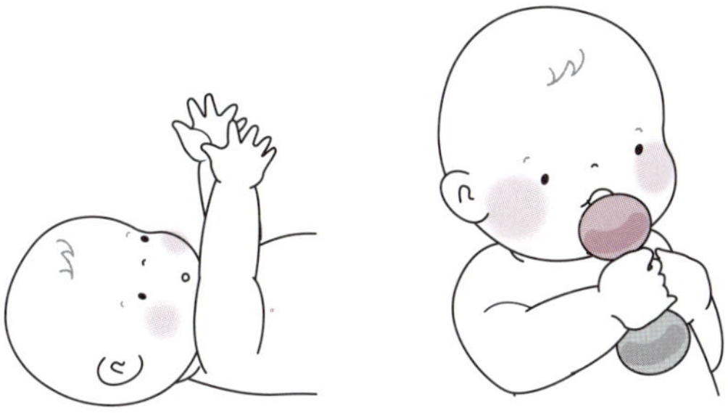

図2　遊びの発達：3〜6カ月ごろ
ガラガラや手を振ったりしゃぶったりします．6カ月ごろには，ガラガラを持ち替えて遊ぶようにもなります．

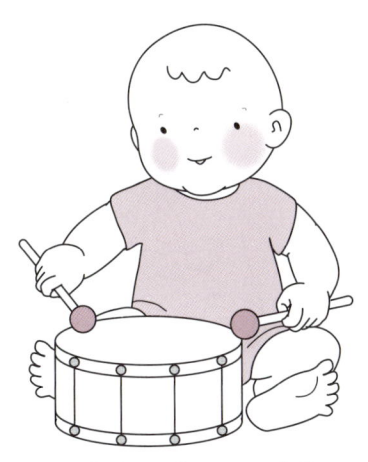

図3　遊びの発達：7〜9カ月
両手で持った棒などを打ちつけて喜びます．

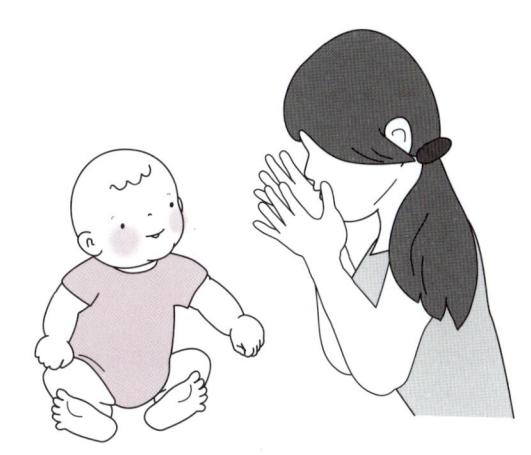

図4　遊びの発達：9カ月ごろ
「いないいないばあ」遊びを楽しみます．

また，**手指や手に持ったガラガラを口に持っていきしゃぶることが多くなります**（図2）．このとき，両手とも参加するようになります．

③5〜6カ月ごろ

両手でガラガラなどの玩具を握ったり持ち替えたりして遊びます．また，**両手と口を使って玩具の向きを変えます**（図2）．座位ができるようになると，人の声や玩具の音に頭部を回してみたり，周囲にあるものに手を伸ばしたりするなど旺盛な好奇心を示します．

④7〜9カ月ごろ

左右の手にそれぞれ持った棒や玩具をテーブルやほかの物に打ちつけてよく遊びます（図3）．また，箱に物を入れたりスイッチなどを押したりと手の器用さも向上します．保護者との「いないいないばあ」を楽しむことができますが（図4），同時に人見知りも出現する時期です．

⑤10〜12カ月ごろ

小さい物をつまんだり柔軟な素材を器用に扱えたりと手先の遊びが増します．この時期に要求を示す指差しが出現します．また，保護者とのボール転がしが持続したり，そのボールをわざと落として拾ってくれるのを期待したりと因果関係を伴う遊びが展開します．このように手や体を器用に使えるようになると，保護者ら大人の真似をしたがるようになります．うまく使えませんがスプーンで食べようとしたりペンで書こうとしたりします．保護者の賞賛と励ましで大人の**真似遊び**をさらに促進します[8]．

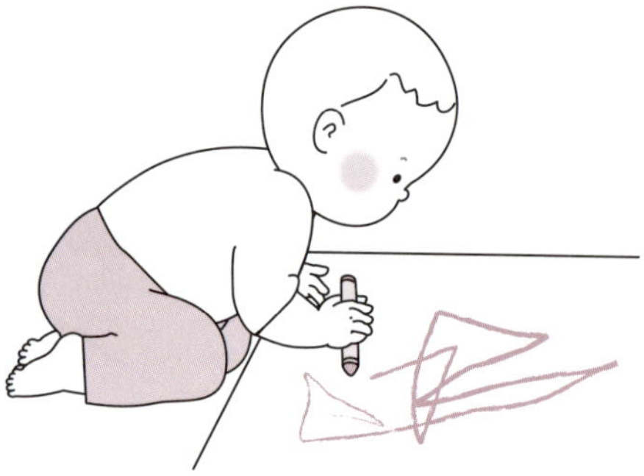

図5　遊びの発達：1歳ごろ
なぐり書きをします．

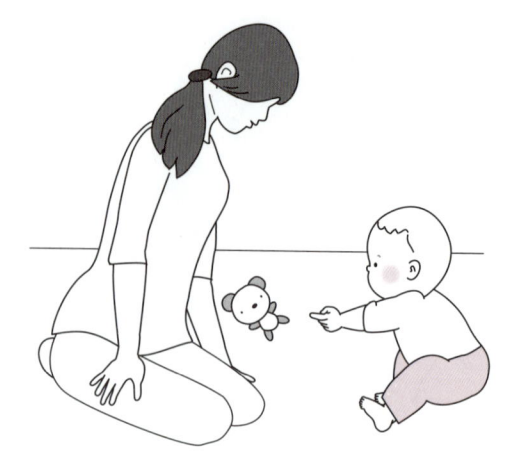

図6　遊びの発達：1歳6カ月ごろ
「あれは何？」とよく質問します．

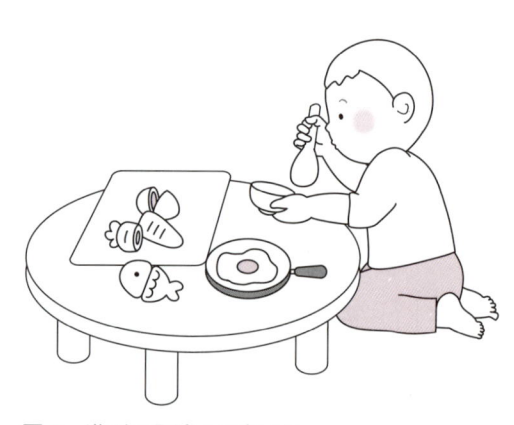

図7　遊びの発達：2歳ごろ
「ごっこ遊び」に「見立て」と簡単な「ストーリー」が出現します．

2）1歳ごろ

独り歩きなどの運動機能が発達して，真似をするだけでなく，ごっこ遊びや少し複雑な作業もできるようになります．**ごっこ遊びは，その時期で児ができているADLの動作がおもに反映されたのであり，ADLの動作を再現した模倣遊びともいえます．**

①1歳～1歳6カ月ごろ

クレヨンでなぐり書きをしたり絵本を保護者と楽しんだりと**言葉を用いた遊び**の展開ができます（**図5**）．兄弟など親しい人と共同で簡単なごっこ遊びができます．また，コップを何度も落として何が起こるか確かめるように，ある行動を繰り返すのもこの時期です．

②1歳6カ月ごろ～2歳前

ごっこ遊びのなかに構成的要素が加わり，物を数個積み上げたり並べたりできます．言葉数も急激に増えて「あれは何？」「なぜ」と質問をよくします（**図6**）．**構成的遊びの発達**は，左右前後などの**方向性を意識する**ことにつながると同時に，物事への時間的見通しをもった行動へと導きます．

3）2歳ごろ

周囲にあるものを利用して児なりに工夫して何かを作り上げて，それを別のものに見立てることができます．このような**見立て遊び**にも徐々に**ストーリー**が出てきます（**図7**）．しかし，児同士が何かを作り上げるというより，**並行的**にそれぞれの児が何かを作っていることが多い時期です．

ごっこ遊びでは，自分に必要なものを作ったり用意したりします．ブロックや積み木などの硬い素材だけでなく，柔軟性のある紙や粘土などの素材を利用してごっこ遊びが広がります．

ブロックや積み木などで遊ぶとき，中に空間のある家などの3次元構造物を作りあげることもできます．物を壊しては作り直すことを繰り返します．

4）3歳ごろ

ほかの児と遊べるようになるとともに頑固なこだわりをみせるときでもあります．多くの児が保育園や幼稚園に入り集団生活を経験します．それぞれの家庭での経験をもとに仲間遊びや集団活動を行うことになり，経験の違いに困惑します．家

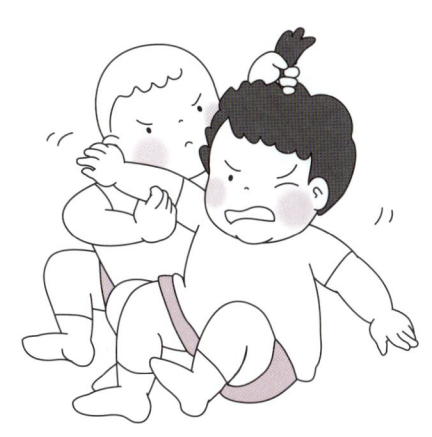

図8　遊びの発達：3歳ごろ
ほかの児と遊べますが，ケンカもよくします．

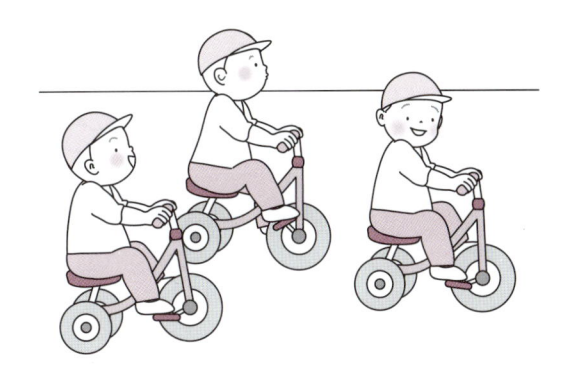

図9　遊びの発達：4歳ごろ
遊びにルールができ集団で遊びます（ドライブごっこの場面）．

庭では保護者が許してくれたことも，仲間や集団ではそうはいかないことが多々あります．この時期，頑固なこだわりを双方がみせてケンカになることもよくあります（図8）．ケンカなどを通して妥協と協調を児は身につけます．

5) 4歳ごろ

児同士での遊びにルールができ，そのルールに従って集団で遊べるようになります（図9）．個人差が存在しますが，遊具や道具を使ったダイナミックな遊びから，手指を使った巧緻的な遊びまで幅広く対応できます．ケンカやトラブルも増え，いろいろな葛藤を経験します．その分，悔しかったり情けなかったりしたことを乗り越え，がんばればできるという経験を味わうのもこの時期からです．また，自然や架空の対象に関心を示し空想するようになり，不思議さ，怖さ，おもしろさなどの感情を表現します．

6) 5歳ごろ

集団生活にも慣れ，活発にいろいろなことに挑戦して遊びます．遊びのなかでほかの児の言葉に耳を傾けて状況を判断して，相手を許したり認めたりする基本が養われます．

生活のリズムを理解して次の行動をとったり，お手伝いや片づけ，下の子の世話もできたりします．このことで褒められるとさらに自立心が増します．

しかし，人に頼らず児自ら何でも解決しようとしますが，それがうまくいかずに悔しさで大泣きすることもあります．また，ほかの児のようにうまく絵が描けずに人から笑われた経験が，描画への苦手意識に結びつくこともあります．

このため，保護者ら大人が，児の気持ちをどのように受け止めるかによって児の心の発達が左右される時期です．

7) 6歳ごろ

児同士で相談してルールを決めて遊べるようになります．そして，その場の状況判断力も育ってきます（図10）．集団での遊びがさらに活発になり，遊びの内容を創意工夫するようになります．そして，その遊びをやり通したという達成感も味わうことができます．また，このような遊びの展開から児同士でしか通用しない約束ごとができて，それを守ろうとします．つまり，児自身の行動を，ある程度自らコントロールできるようになったといえます．

これらのことは，視点を変えれば児の意思・意図が先行した行動がとれるようになったこと示します．「このようにして遊ぼう」「このようにしたい」などこれから児が行うことをイメージでき，その結果を予測できるようになったことで，いよいよ小学校入学前段階に達したことになります．

●小学校就学以降の遊び

小学校入学前後の時期から同性同士で遊ぶようになります．遊びの内容もスポーツやクラブ活動が主になり，学年が進むにつれ競争への関心が高まります．運動競技だけでなく学科学習など多様

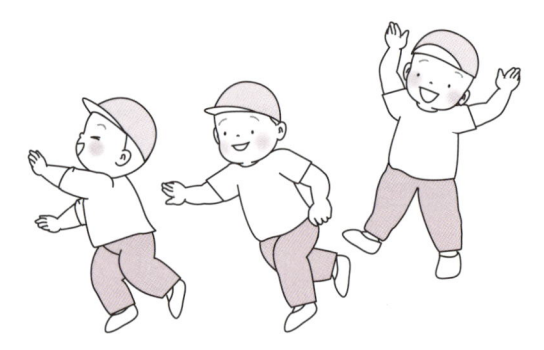

図10　遊びの発達：6歳ごろ
状況判断力が増します（鬼ごっこの場面）.

食事の発達

　生まれたばかりの新生児が生きていくために必要なことは，呼吸することと栄養を摂取することです．食事に関して新生児は，「初めて出合うものを口に入れ確かめる」，そして「生きるために食べる」ということを，口腔という感覚器官を通して本能的に学習します．

　この基本的な食行動から成長するにつれ，食べられるもの・食べられないものの判断，文化的生活習慣にあった食事の仕方，偏りのない食事内容による健康管理，そして，人との関係性を促進する会食などへ発達します[11]．ここでは，現代の食事の事情を概説して，人との関係で発達する食事の発達を，スプーン，フォーク，箸などの食具操作獲得過程まで述べることにします．

●発達過程における現代の食事事情
1）手づかみ食べをする期間の減少

　最近は，手づかみ食べをさせると部屋が汚れるなどの理由から，手づかみ食べの期間が非常に少ないため，うまく飲み込めない児や食べ物での窒息事故が増えています．

　手づかみ食べにより，手と口腔の感覚機能から，食物それぞれの感触，大きさ，硬さ，一口大の大きさを知らず知らずに獲得します．この経験が少なすぎると，硬い食品を食べることが苦手になったり食事の味わいを楽しめなかったりします．

　な場面でほかの児と比較するようになり，相手の秀でた能力を認めながらも児自身の得意なことや不得手なことに気づきます．

　高学年になると，遊び集団を作り，自分たちで決まりごとやルールを作り，それに従って行動できたり，集団のなかでそれぞれの役割ができたりします．ギャングエイジともいわれるこの時期は，閉鎖的な児の仲間集団が発生して付和雷同的な行動がみられることもあります．

　運動機能を競争したり集団で行動したりする活動は，戦略を立てたり役割を認識したりする機会になります．中学生ごろから始まる思春期特有の課題（理想と現実の違い，友人や異性への関心と戸惑い，自己の身体的変化，保護者への反抗など）に対して葛藤しながらも自らの生き方を模索して解決手段を見出す過程につながります[9]．

トピックス❶

模倣と他者の気持ちの存在について

・ごっこ遊びでは，何らかの役割を担当しながら，相手の意図に沿った対応の仕方や振る舞い方を学習します．それは，他者の表情やしぐさや動作からその意図や感情を感じ取り，よりよく理解することにつながります．
・この機能を担う中枢神経系の存在が，イタリアのジャコモ・リゾラッティらにより発見され，ミラーニューロンと名づけられました[10]．他者理解の根底にある脳のメカニズムで，周りで起きることに対して，人が迅速に見通しをもったり他者の感情を体験したり，動作の模倣を可能にしたりする機能があります．

2）孤食という問題

現在，社会では，家族が別々の時間に1人で食事をする孤食という形態が多くなっています．1人で食べることを否定するわけではありませんが，人の発達的観点から数人で食事する共食の利点をあげることにします．
① 1人で食べるより数人で食べるほうが食事の摂取量が多くなります[7]．
② 食べたことのないものに人は恐怖心を覚え拒否する傾向にあります．この結果，偏食が生じます．保護者が食事で同席しておいしそうに食べるだけでも，食べず嫌いや好き嫌いをなくすことに貢献できます．
③ 食事のマナーを身につけることや他者からの援助の受け入れ方を学習する機会になります．

3）偏食について

児が初めて食べるものは，脳がこれまで受けた情報でないため，「不快」と判断する割合が高くなります．味覚経験の少ない児は，「不快」から「まずい」となり，そして「嫌い」になる傾向にあるといわれています．孤食によりこの経験が増えれば偏食となります．また，人は本能的に酸味や苦味を好みませんが，食事の積み重ねによって好まれる味になります．偏食の改善には，児がおいしいと思える食事作りだけでなく，保護者自身の食べ方や児への言葉がけなども有用です[7]．

●食事の発達過程

1）0歳

授乳や離乳食の摂取により保護者との信頼関係を築きながら，食べる喜びと楽しさを味わう時期です．

①授乳期（0〜4カ月ごろ）

保護者に頭部を支えてもらった抱っこの状態で3〜4時間ごとに授乳します．授乳を終えたら縦抱きにして背中を下から上へさすりゲップをさせます．

また，この時期，口でこぶしを吸う手しゃぶりをするようになり，そして徐々に手指を吸う指しゃぶりへと変化します（図11）．初めは，手が直接口に向かうことはなく，頬など口唇周囲に手を当てそれに口が向かってくる探索反射様の動き

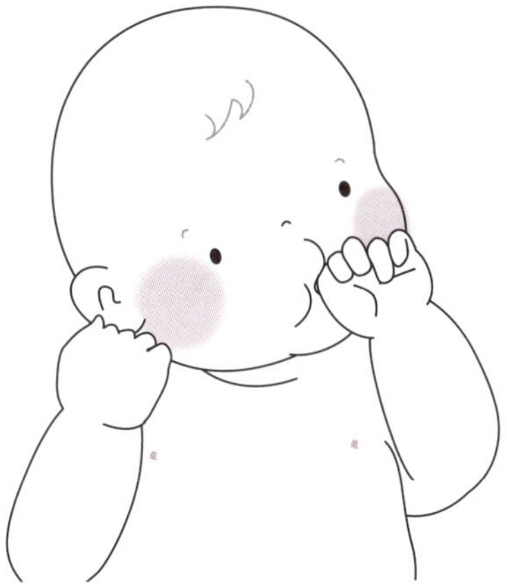

図11　食事の発達：0〜2カ月
授乳時間以外は指しゃぶりをよくします．

を示します．この活動は，頭部のコントロールも安定（定頸）させると同時に，口腔機能や手の機能を発達させる要因の1つになります[12,13]．

3カ月ごろには，両手を哺乳瓶や乳房に添えるようになります．吸う力のほうが飲み込むより強いため，ときどきむせることがあります．

授乳中，保護者は児と視線を合わせ微笑みながら「おいしいね」などの語りかけをすることで乳児とコミュニケーションをとります．

②離乳食初期（5〜6カ月ごろ）

保護者の膝の上に乗って抱っこされてスプーンから食べます．スプーンを唇に当てると口が開きます．ドロドロ状の離乳食を口に入れると，スプーンを噛んだり舌で押し出して口からこぼれたりします（図12）．しかし，ゆっくりていねいにすると，舌を前後させ唇を閉じて飲み込むことができます．1日1回の離乳食の味つけはしません．

スプーンを見ると口を開けて身を乗り出し近づいてきますが，スプーンやコップそのものには関心を示しません．

保護者はスプーン操作に合わせて，「アーン」「ゴックン」などの声かけを頻繁に行います．

③離乳食中期（7〜8カ月ごろ）

独り座りができ，また乳歯も生え出すこの時期は，豆腐程度の硬さがある離乳食を舌と上顎で押しつぶしてから飲み込むことができます．児自ら口を開いて食べる意欲が出て「おいしい」という

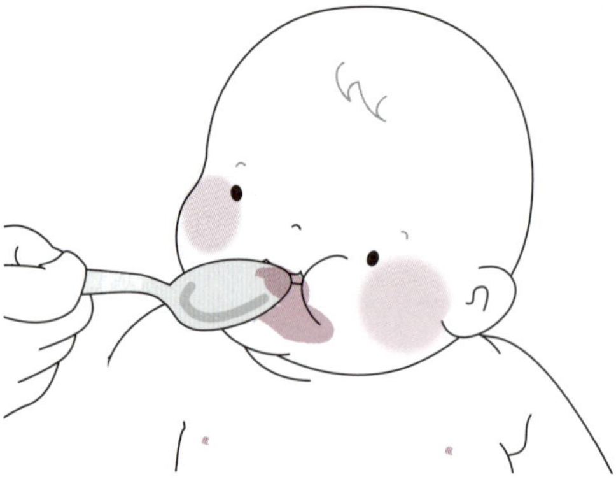

図12　食事の発達：離乳食初期
口からよくこぼれます．

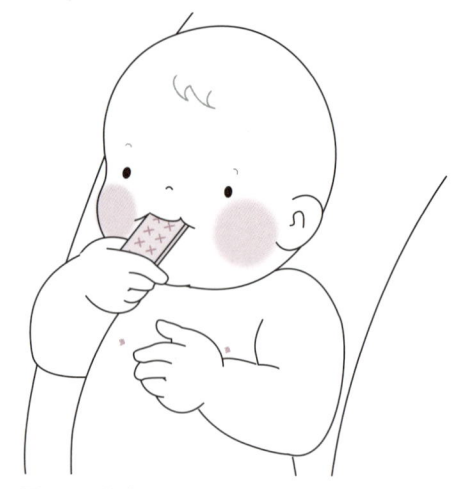

図13　食事の発達：7カ月ごろ
手に持ったウエハースなどをかじります．手の中に残った物までをすべて食べきることはできません．

気持ちも芽生えます．保護者も「モグモグ」「ゴックン」などの声かけをしながら食べさせます．離乳食は，1日2回になります．味つけはしないか薄味程度です．

この時期は好奇心旺盛で手当たり次第に何でもなめる，しゃぶる，噛むなどを行い，口腔感覚で物の性状を確かめます．また，乳児用のウエハースなどを**手に取って食べる**ことができますが，手の中に残った物までをすべて食べきることはできません（図13）．また，形が変化する柔らかい食べ物は，口に持っていくことはなく，手でクチャクチャして遊びます．

コップから飲むと，こぼす量が多く，連続飲みや口に液体を溜めておくことができません．

④離乳食後期（9〜11カ月ごろ）

椅子座位で，奥歯が生えていないので，バナナ程度の硬さの離乳食を歯ぐきで噛んでつぶし，唇を閉じて飲み込むことができます．この時期から離乳食は，1日3回の薄味になります．

自分で食べたいという意欲の高まりとともに，母指と示指によるつまみ動作も可能になります．そして，**手に持った食べ物をすべて食べる**ことができます（図14）．

また，スプーンやコップに興味を示し，手を伸ばして叩いたり，つかんで口に持っていこうとしたりします．

⑤離乳食完了期（12カ月ごろ）

自分でテーブルに向かって座り，食前食後のあいさつをします．柔らかい人参グラッセやフライ

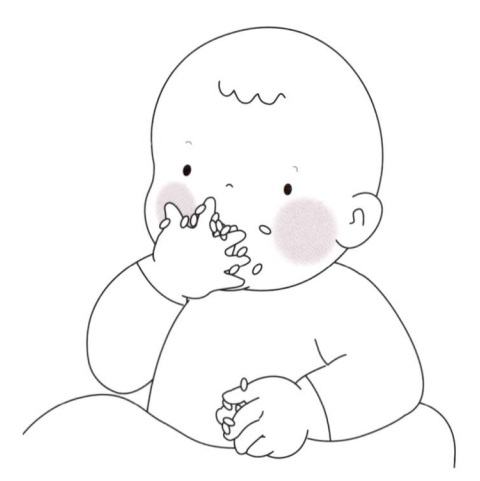

図14　食事の発達：10カ月ごろ
手に持った食べ物をすべて食べることができます．

ドポテトの硬さの物を手づかみしやすい状態にすると食べることができます．この時期から，さまざまな味を経験するようになりますが好き嫌いも表すようになります．

保護者の真似をしてスプーンを使いたがったり，コップで飲もうとしたりします．哺乳瓶からコップへと移行していく時期です．

食具だけでなくペンなどのほかの道具にも関心を示し使いたがりますが，うまくできないので保護者の援助が必要です．

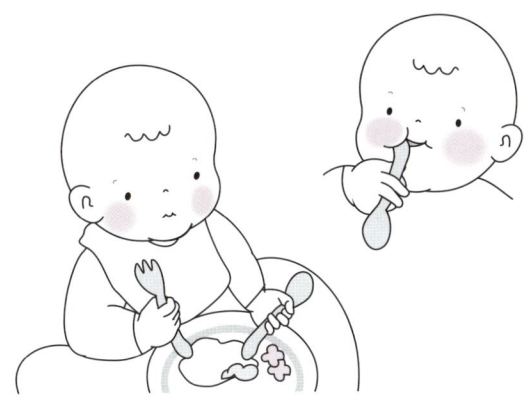

図15 食事の発達：1歳ごろ
無頓着にスプーンなどの食具を使います．

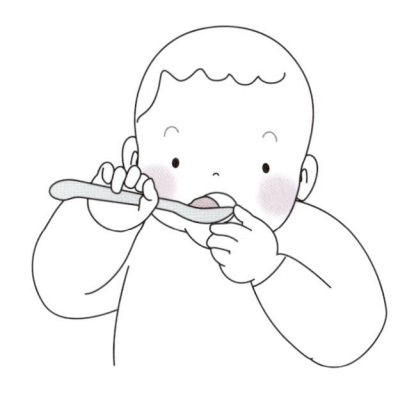

図16 食事の発達：1歳6カ月ごろ
スプーンの向きを調整するために反対側の手も使います．

2）1歳ごろ

　生活のリズムができ，食事も1日3回になります．自分で食べたいという意欲とともにスプーンやフォークなど食具を1人で使いたがります．

① 1歳～1歳6カ月ごろ

　いろいろな食べ物が食べられるようになります．

　その食べ方は，<u>スプーンを回内握りか回外握りをして皿状部分の向きには無頓着です</u>（図15）．そして，食べ物の上に直接突き立てるようにします．左右どちらの手でもスプーンを持ちます．

　運よく皿状部分に乗った食べ物を口に運ぶとき，その途中でスプーンをひっくり返して食べ物を落としてしまうか，上を向いて大きく開けた口にスプーンの側面を押し込むようにして食べます．口からスプーンを抜くときも口の中でスプーンを回したり上肢を大きく振り回したりします．

　このような動作に疲れてくると保護者の介助におとなしく協力します．

　コップは，母指と他指の指先で持つことができます．そして，下唇に当てたコップを傾けながら連続的に飲むことができます．スプーン操作よりコップ飲みのほうが上手です．

② 1歳6カ月～2歳ごろ

　こぼしながらもスプーンやフォークを使ったり手づかみしたりしながら食べることができます．

　スプーンの把持は，左右どちらの手も使いますが皿状部分を上にした回内握りが多くなります．すくって，口に運ぶ過程で，スプーンを把持していない手が食べ物をスプーンから落とさないように援助します．<u>他方の手が先導するスプーン操作を繰り返すことにより，片手でスプーンの向きを調整しながら口へ運ぶ運動感覚を習得します</u>（図16）．この経験により，スプーンの先端が直線的に口に向かうようになります．

　バラバラになった物や食べ物が少なくなると手でつかんで食べます．食具操作を学習しているこの時期は，1人で食べたほうが食事に集中しやすくなります．

3）2歳ごろ

　よく噛んで食べることや食具の操作がうまくなります．

① 2歳～2歳6カ月ごろ

　<u>スプーンを，母指，示指，中指を中心に軽く回内位で握り</u>，手関節の動きも伴って操作できるようになります（図17）．すくう動作では，食べ物により他方の手が出るときもあります．口にスプーンを運ぶとき，スプーンの先端が口にリーチするようになります．

　食べ物が少なくなってくると，皿内の物をかき集めてまとめることが難しく保護者に援助を求めます．

　コップは片手で持ったり反対の手で底を支えたりして飲み，テーブルにもそっと置くことができます．

　この時期から利き手が決まり出します．

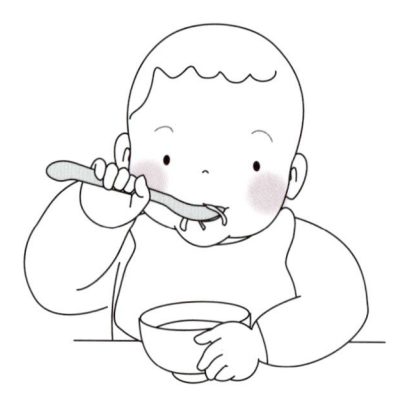

図17 食事の発達：2歳6カ月ごろ
スプーンを，母指，示指，中指を中心に軽く握れるようになります．

② 2歳6カ月〜3歳ごろ

スプーンを，利き手の母指・示指・中指で持つ橈側三指握りを始めます．食べこぼしはあるもののかなり上手に最後まで食べることができます．食べ物によっては，スプーンの皿状部分に載せるとき非利き手も利用します．

スプーン以外のフォークや箸の用途に応じた使い方を始めます．苦手なものでも保護者らの励ましで食べることができ，食べられた喜びを感じ取ります．

4) 3歳ごろ

混ぜる，切る，ほぐす，集めるなどのスプーン操作を繰り返すうちに，手指や手関節の動きを伴った橈側三指握りへと変化します（図18）．また，この時期には，フォークや箸の持ち方も保護者に教えられながら学びます．

非利き手で食器を支えたり，主食とおかずを交互に食べたりします．また，食べ物への関心を示し，食材や献立を尋ねたり調理場面を熱心に覗いたりします．しかし，好き嫌いもはっきりする時期でもあります[14]．

5) 4歳ごろ

フォークや箸を使いこなせるようになります．保護者や友だちと調理を楽しんだり話したりしながら食事をします．苦手の食べ物でも自ら食べようとします．食事のマナーも身についてきます．

6) 5歳ごろ

食事の準備や片づけの手伝いを積極的にします．

保育園や幼稚園で体と食べ物の関係を学習する時期です．

食事前の手洗い，食前・食後のあいさつ，食事の姿勢，歯磨きの習慣，行事ごとの食べ物など社会的マナーや慣習が身につき始めます．

●食具の操作の特性と発達

1) スプーンとフォークの操作の相違点と発達年齢

スプーンを使い出すのは1歳前後からで，フォークは2歳前後で食べ物を突き刺すことができるようになります．フォークを使いこなすほうが，スプーンを使うより難しい動作です．この違いは，どこにあるのでしょうか．

ボーロを食べるときのスプーン操作を例にします．スプーンの皿状部分の縁をボーロに割り込ませ，次に皿にスプーンの底を当てながらスプーン

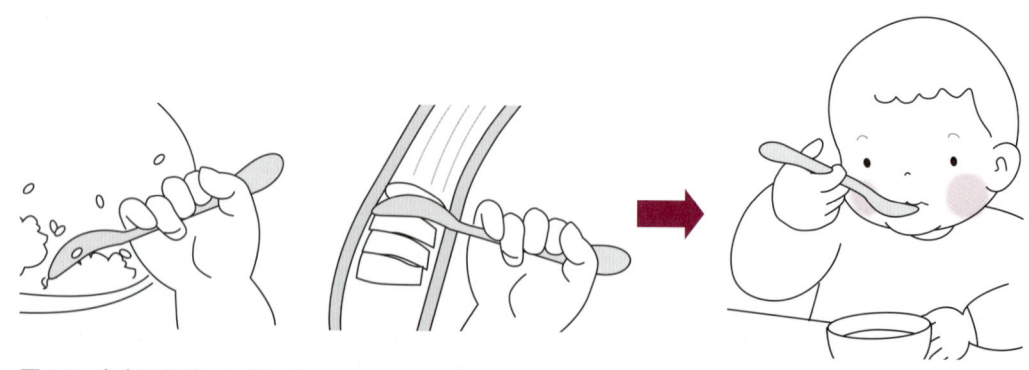

図18 食事の発達：3歳ごろ
かき集める，ほぐす，切るなどのスプーン操作が，3歳ごろの橈側三指握りへと変化させます．

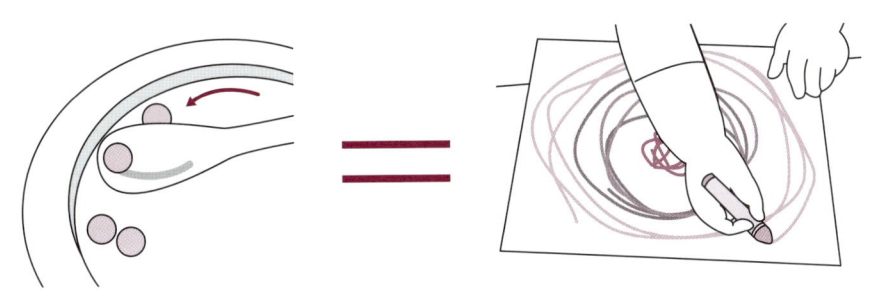

図19 スプーン操作の発達：1歳ごろ
スプーンを皿に沿って移動させて食べ物を載せてすくい上げます．道具操作として，「スプーンを皿面に沿って移動させる」ことと「筆記具を紙面に沿って移動させる」描画活動の運動様式は同じです．

の向きを変えてすくい上げます（**図19**）．また，ボーロをかき集めるときもスプーンの皿状部分は，皿の面に沿って操作します．

フォークで突き刺す場合はどうでしょうか．

たとえば，ソーセージを突き刺すとき，突き刺す場所や突き刺す速さによって，ソーセージが動いて転がってしまいます．フォークは，食べ物の重心の位置を捉えながら，食べ物の硬さや厚みを考慮して突き刺します．つまり，フォークでうまく突き刺せるようになるには，フォークの先端から感覚的フィードバックを受けながらそれをコントロールする必要があります（**図20**）．

このため，フォークをうまく使いこなせるようになるには，2歳前後まで待たなければなりません．しかし，フォークをスプーンのようにすくう食具として利用したりフォークに刺した物を口に運んだりする動作は，1歳前後から出現します．

2）箸の持ち方と操作の発達

3歳ごろになると，保護者は箸の使用を試みます．

箸を持たせるには，鉛筆を，母指，示指，中指による橈側3指で持って描画できているかどうかをみる必要があります．一般的な箸の持ち方は，まず1本を鉛筆と同様に，母指，示指，中指で持ち，他方の箸を環指と母指の付け根で挟むようにします．鉛筆の持ち方と違う点は，環指の運動も必要になることです．

そして，箸で必要とされる操作は，食べ物をつまむだけでなく，裂く，混ぜる，すくう，寄せる，巻く，かき集めるなどの多種多様です．これ

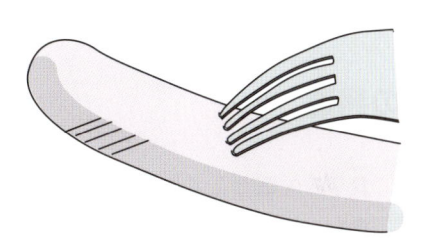

図20 フォーク操作の発達：2歳ごろ
食べ物が動かないようにフォークで突き刺すには，突き刺す感覚的フィードバックが必要です．

らを可能にする条件は，目的に合わせて箸を開いたりつぼめたりしても**2本の箸の先端が揃っている**ことです．

このように箸を器用に使いこなせるためには，かなりの期間が必要です．3歳前後から保護者は箸を使わせたり，それ以前から児自ら使いたがったりします．使い始めの箸操作は，スプーンと同じように使って食べ物を口にかきこんだり突き刺したりするだけです．しかし，このような箸の使い方を十分にすることが，手指のそれぞれ分離した動きを伴い，2本の箸先端を揃えて器用に使いこなすことにつながります（**図21**）．

箸操作の発達は，児の器用さや意欲，そして保護者の方針などが大きく反映します．まずは，食具の使い方よりも食への関心や意欲を育てることが優先されます．

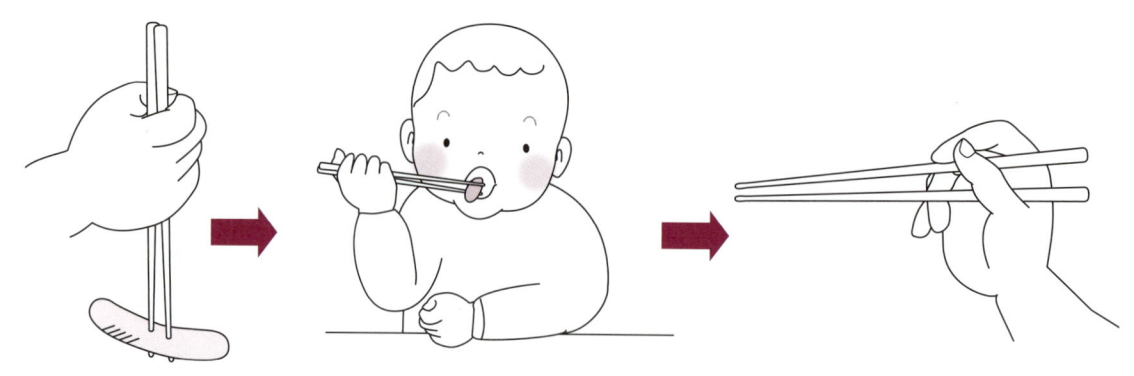

図21 箸操作の発達：3歳ごろ
突き刺す，寄せる，すくうなどの操作からはさむ操作に移行して，次に箸の先端が揃った持ち方と操作へと変化していきます．

排泄の発達

排泄は，食事や睡眠とともに生活における基本活動です．また，排泄されたものは，健康状態の指標になります．それゆえ，排泄の仕方や場所，そして生活習慣としての排泄リズムを意識的に調整することは，社会生活に適応するために必要不可欠です．

トイレトレーニングという言葉がありますが，トレーニングしたからオムツがとれるのでなく，その前に，膀胱やS状結腸・直腸の状態を感じ取り，括約筋のコントロールを行う中枢神経系が発達しなければなりません．逆に，中枢神経系が発達していない時期にトイレトレーニングを行うと，児の不安や焦りにつながり精神発達にも影響します[15]．

排泄動作の自立過程は，児一人ひとりの発達状態を見極めながら，その児にあった援助を焦らずに行う必要があります．ここでは，排尿と排泄のコントロールの発達過程およびトイレトレーニングの一般的な段階づけとその時期について述べます．

● 排尿コントロールの発達過程
1) 新生児〜乳幼児期

新生児は，1日に15〜20回も排尿します．1回の量は，5〜20 mlとほんのわずかで，ほとんど膀胱に尿を溜めることができません．健康的

Topics トピックス❷

食事動作と描画活動の関係について

- 1歳前後から信頼できる他者の模倣を始めます．道具操作の模倣もこの時期です．鉛筆やスプーンなどの道具すべてにおいて，この時期の児は打ちつけるように操作します．
- 筆記具の操作の軌跡は一方向の直線から線の往復へ，2歳前後には曲線から丸の描画へと発達します．これは，紙面に沿って筆記具を動かすという運動感覚を学習したことになります．スプーン操作も皿に沿ってスプーンを動かし食べ物を集めるようになります．
- 3歳ごろになると閉じた円が描写できます．これは筆記具の先とその軌跡をよく見ないとできません．この時期のスプーン操作も適量をすくえたり，こぼさないように口に運んだりできます．これも食べ物とスプーン両方をよく見ているからです（図19）．
- このように道具操作の発達では，児の行動様式全般に結びつく要素も存在しています．

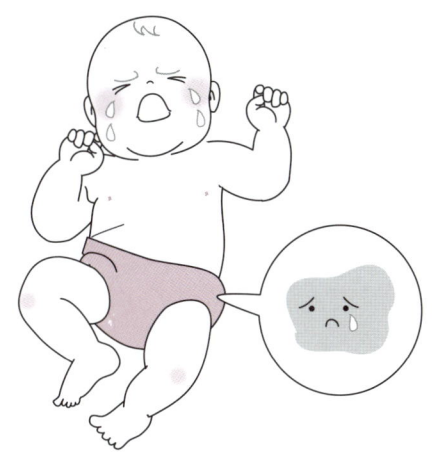

図22 排泄の発達：7カ月ごろ
膀胱にたまった感覚が理解できず，排尿前に泣きます．

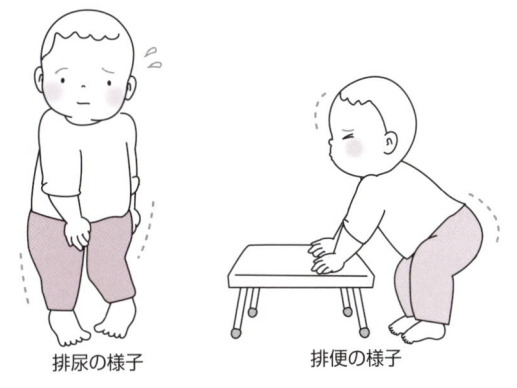

図23 排泄の発達：2歳ごろ
排尿では，もじもじしたり動きが止まったりオムツを触ったりします．排便では，何かをつかんで無意識にいきむ動作をします．

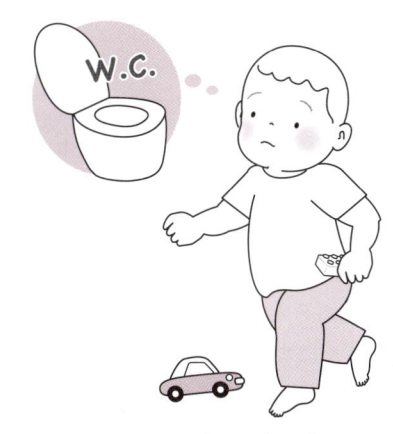

図24 排泄の発達：3歳ごろ
自らの意志で排尿・排便ができます．

な尿の色は，淡いレモン色かムギワラ色もしくはレンガ色をしています．

4カ月ごろから排尿回数は，寝ているときより目覚めているときのほうが多くなります．

成長すると尿の量は増え，回数は徐々に減ってきます．

7カ月前後には，膀胱の容量も増し50〜80 mlぐらいになり，蓄尿の感覚が中枢神経に送られます．1日の排尿回数は，15回程度になります．しかし，この感覚の明確な理解ができず排尿前に泣いたり遊びを止めたりします（図22）．

2) 幼児期

12カ月ごろ，**排尿回数は1日10回程度，1回の量は約180ml** くらいになります．

1歳過ぎより膀胱に尿が溜まった感覚を自覚し始めます．オムツをしていても排尿している感覚がわかるようになります．

1歳6カ月〜2歳ごろには，短時間ですが排尿を我慢することができます．この時期，自分の意志で排尿をコントロールすることまではできません．

2〜3歳ごろになると膀胱の容量が100〜130 mlぐらいになり，排尿したいという感覚が生じます．また，排尿を我慢する，つまり**排尿を抑制する中枢神経系のメカニズムも発達**します．反射的な排尿はなくなり，1日の回数も5〜6回程度になります．

この時期，保護者は児がオムツを触ったり，もじもじしたり，動きが急に止まったりする様子をみて排尿中であると気づきます（図23）．

3〜4歳ごろになると膀胱の容量は，160〜200 mlぐらいまで大きくなります．腎臓で作られる尿量も急激に増え，それに伴って膀胱の容量も急激に大きくなります．体の成長とともに排尿コントロールも可能になり，**膀胱に尿が溜まっている感覚を確実に自覚でき自らの意志で排尿できます**（図24）．また，膀胱内の尿量が少なくても排尿したり，トイレに行くまで我慢したりすることもできます．

3) 夜尿（おねしょ）について

睡眠中に尿意をコントロールできず無意識に排

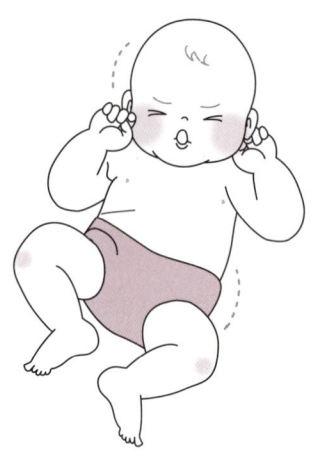

図25 排泄の発達：1歳ごろ
形のある便がでます．いきむしぐさも示します．

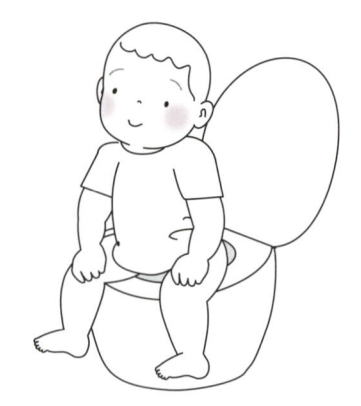

図26 排泄の発達：4歳ごろ
排便に適した姿勢（前傾座位）コントロールを身につける必要があります．

尿してしまう現象です．

3〜4歳ごろオムツが外れ，トイレトレーニングが始まる時期に多くみかけます．

この時期，夜間に分泌される抗利尿ホルモンが少ないため，夜間の尿量が増え排尿してしまうことが原因の1つにあげられます．また，就寝前の水分摂取が多いことや生活リズムが整っていないことも原因であると考えられています．

5〜6歳ごろになると昼間の活動と夜間の睡眠という生活リズムが定着して，10歳ごろに大人と同じような夜間の睡眠リズムが確立するにつれて抗利尿ホルモンの分泌量が増すと，多くの場合，夜尿の問題から解放されます．

● 排便コントロールの発達過程

1）新生児〜乳幼児期

新生児は，1日に2〜10回程度排便をします．授乳期は，消化にかかる時間も少なく，直腸に便を溜めておくこともできないため，個人差もありますが排便回数は多くなります．便の状態は，**1カ月ごろは水様便**です．

6〜12カ月ごろ，離乳食を摂取するようになると消化にかかる時間も少し長くなり，便の状態も**泥状・軟便から形**ができ始めます．この時期，排便時にいきむしぐさを示すため保護者も排便に気づきます（図25）．

2）幼児期

1歳を過ぎると排便回数は，1日1〜3回程度になり，便の状態も形ができて硬くなります．

2歳ごろになると生活のなかで排泄のリズムができてきます．排便したいと感じるとテーブルにつかまり立ちしたり何かをつかんだりして，**無意識にいきむ動作**をします（図23）．これは，腹部の状態の変化に気づいたら腹圧をかけるという対処方法を学習したことになります．しかし，排泄を意識的に我慢できる状態ではありません．

3〜4歳ごろには，排便したいと感じるとトイレまで我慢することができるようになります（図24）．**排尿と同様に中枢神経系として排便を抑制できるまでに発達**したことになります．

しかし，排尿は我慢してトイレでできても，排便をトイレでできない場合があります．これは，排尿と排便のメカニズムの違いによるものです．尿は外尿道括約筋を弛緩させると膀胱が収縮して排出できますが，便は外肛門括約筋を弛緩させると同時に腹圧をかけていきむという活動が必要なためです．直腸と肛門の角度から横隔膜と骨盤底がダイレクトになる前傾座位が効率よく排便できます．

児は，排便に適した姿勢コントロールを身につける必要があり（図26），足底支持ができない便座肢位や過度に股関節が外転したオマル座位をこの時期嫌がる場合もあります．

4〜5歳ごろ生活習慣が身につき排便時刻もほぼ決まってきます．保育園や幼稚園で集団生活を

している児は，さらに排便のリズムと自立が早くなる傾向にあります．

6歳ごろには，後始末などもきれいにできるようになります．

このように排便の自立は，排尿の自立より少し遅れる傾向にあります．

● トイレトレーニングにおける保護者との発達関係

1) 排泄物への認識を促す時期（2歳ごろまで）

児のオムツ交換を行うとき，保護者は「ウンチいっぱい出たね」「すっきりしたね」「きれいになって気持ちいいね」など生まれたときから言葉がけをしています．このように生理的作用に社会的意味をもたせることによって，児は排泄物の対処に戸惑うことなく自分自身にとって重要なものであることを理解する準備になります．語りかけを繰り返し行うことで，排泄に対する安心感と自尊心が養われます．たとえ，排泄に失敗しても罪悪感に囚われることはなくなります．

また，トイレに行くことを嫌がる場合もあります．保護者がトイレを利用する様子を見せることで，好奇心とともに信頼できる大人の模倣をしたいという意欲も高まります．

2) 昼間のトイレトレーニング開始時期（2～3歳ごろ）

膀胱の容量が増して排尿間隔が2～3時間あくようになります．保護者がそのリズムを把握できるようになると，児がモジモジしたりいきんだりする様子を見てトイレに誘導します．

この時期は，着替えや手伝いをやりたがり自立心が芽生えるのに合わせて児自らトイレに行くようになります．また，遊びでも順番を待つなどのルールが理解できる時期であり，トイレも我慢できるようになります．

3) 昼間のトイレ動作習得時期（3～4歳ごろ）

排尿機能は急速に発達しますが，トイレトレーニングは一進一退を繰り返す時期です．排尿・排便は，それぞれの括約筋を緩めなければならず，リラックスした雰囲気と児に安心感を与える保護者の対応が必要です．保護者による失敗へのストレスの与え方や環境の変化も排泄に影響します．

この時期，**排便でのトイレットペーパーの使い方を教わり，徐々にうまく拭き取れるようになります**．また，女児は，排尿後の拭き方も保護者から教わります．

4) 夜尿が減りトイレ動作習慣化の時期（4～5歳ごろ）

児から排尿前にトイレに行きたいと言い出すことができます．しかし遊びなどに夢中になっていると失敗するときもあります．

排便のリズムは，排尿に比べ個人差があります．また，排便を我慢すると便意もなくなります．児と保護者の関係が良好でないと，児は我慢を強いられ排泄リズムも乱れがちになります．

この時期，児は保護者と外出する機会が多くなり，家庭以外のトイレでの排泄を経験します．保護者のトイレ環境や児への潔癖すぎる対応などが，児の発育に影響を与えます．

先輩からのアドバイス ❶

脳と腸がお互いに密接に影響していることを脳腸相関といいます．

私たちは，ストレスを感じると腹痛と便意が生じます．逆に，腸が病原菌に感染するとストレスを感じます．最近では，腸内に常在するビフィズス菌など細菌も脳の機能に影響して，腸内の健康は心の健康につながるとまでいわれています．

排泄には，規則正しい食生活や栄養素も関係します．また，トイレトレーニングには，保護者の教育方針や家庭環境も大きく影響します．それゆえ，規則正しい排泄リズムの獲得は児の心と体の健全な発育に重要で，それを援助する保護者らをPT，OTが指導することが大切です[15]．

5）トイレのマナー習得時期（5〜6歳）

排泄場所の選択や一連の動作手順を学習する時期です．手洗いや後始末，次の利用者のことを考えた対応など保護者の教育方針と関係します．

6）生活習慣として排泄のリズムが確率する時期（5〜8歳ごろ）

生活習慣に排泄を組み込み，後始末なども清潔さを心がけるように保護者は児に働きかけます．

児は，食べ物と排泄の関係など人体の構造と生理的作用も学習します．また，性器への関心も出現します．このように児は，自分の体への関心を知識としてもち始めるため，正しい知識を伝えることが重要になります．

更衣の発達

人は出生直後から産着を着せられ，各ライフステージでも多種多様な衣服を身につけます．衣類や装飾品で体を被い装うことは，人類特有の活動であるとされています．また，学童や学生時代の制服および職種別の制服は，機能と権威の象徴となります．

文化圏により相違がありますが，たいていの場合，入浴以外昼夜を問わず何らかの衣類を身につけ，少なくとも1日に2回は着替えます．

このようにADLで必要不可欠な更衣の意義と動作の特徴，ならびに，種々の更衣を可能にする発達的要素と発達過程について述べます．

●更衣の意義

生理的・物理的機能としての更衣は，体温調整，体の保護，衛生の保持，体の活動性の向上があげられます．

精神的・社会的機能面では，自分らしさを表現したり，冠婚葬祭などで社会への参加を促したりするコミュニケーションとしての役割があります．とくに，変身願望のような本来の自己から変化できたと判断するには，他者がどのように映し出すかが重要な要素になります．

児の更衣の発達過程も同じことがいえます．児の着替えた姿を保護者がどのように映し出すかによって，更衣への関心だけでなく身体像のあり様や自尊心の形成に影響すると考えます．

●更衣における体の動かし方の特徴

更衣するということは，柔軟な素材でできた布地で体を被う，または，被った布地を取り去る活動です．

衣類を着脱する場合，柔軟な素材でできている服地を手やほかの身体部位および衣類の重みを利用して広げます．そして，衣類の中を，腕や首または足部や下肢・殿部が通過できるように，手と体を協調させながら全身で活動します．つまり，**更衣は，衣類の中の空間を通り抜ける活動が主であり，衣類を扱う手の操作は従属的活動となります**[16]．

児は，保護者にさまざまな衣類を着脱させてもらいながら通り抜けるという体の活動を経験します．円滑に衣類の空間を通り抜けるためには，頭部や腕・脚が通過しやすいように衣類からの感覚情報をもとに探索しなければなりません．更衣の発達過程は，児と保護者の共同作業としての衣類の中を探索する活動であると考えられます．

●更衣自立に伴い発達する要素

更衣は，衣類の空間を通り抜ける全身的な探索活動であることから，各姿勢バランスの促進とともに個々の身体部位を無意識的かつ協調的に動かす学習要素を含みます．このことは，更衣における**身体図式**とそれぞれの**身体部位への気づき**が促されたことになります．

また，着衣前には体と衣類の向きを適合させる必要があり，自己の**身体概念**だけでなく，前後・左右・上下などの**空間概念**や**視空間知覚**の学習要素も含まれています[17]．

日々の着替えや風習や季節に応じた衣装を着ることで，生活習慣や生活環境を受け入れる**適応能力**や**情緒的作用**が養われます．

更衣の手順は，そのときどきの姿勢や状況により幾通りにも変化するため，その都度手順を意識することはまれです．したがって，頭部から被る，袖抜きから行うなど更衣の開始手順のみが決まれば，円滑に身体部位を通し入れる，または抜け出す方向を探ることを意識した**探索活動**となります[18]．

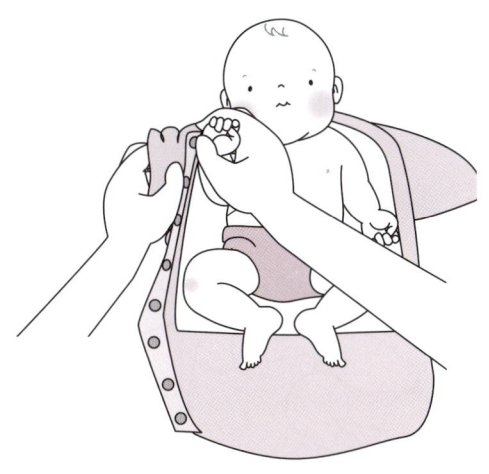

図27　更衣の発達：2カ月ごろまで
保護者は上・下肢を直接持って伸ばしながら着替えをします．

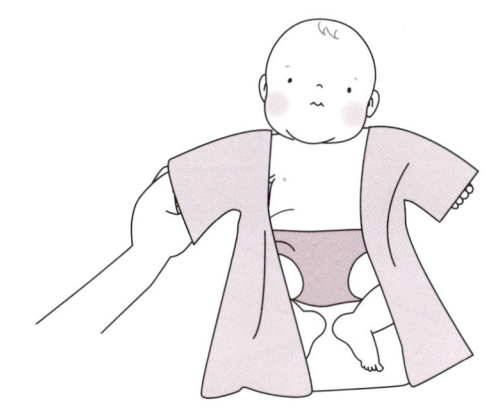

図28　更衣の発達：3～4カ月ごろ
袖通しで上肢を伸ばします．

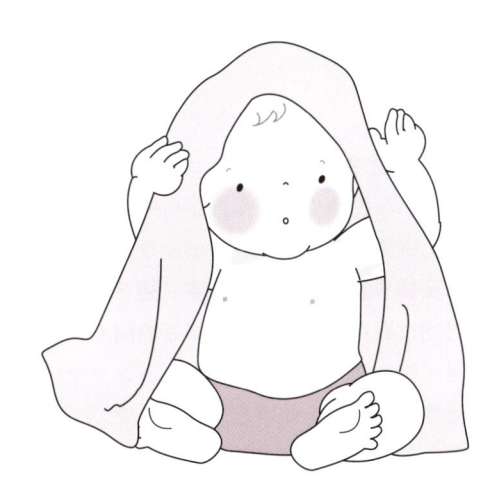

図29　更衣の発達：7か月ごろから
顔にかかった衣類を手で取り払います．

● 更衣の発達過程

　更衣の自立は，脱衣のほうが着衣よりも早くなります．また，臥位・座位・立位のどの肢位でも児と対面して，保護者は更衣を援助することの多いのが特徴です．

1）0歳

①0～3カ月ごろ

　この時期，衣類の着脱を好みません．保護者は，肌着や上着はできるだけシンプルなものを選び着せています．上・下肢は屈曲していることが多いため，**保護者は上・下肢それぞれを伸ばしながら着せます**（図27）．

②4～6カ月ごろ

　着替えは，臥位で行うことがまだ多いのですが，**袖通しで上肢の伸展活動を維持**します（図28）．衣類を脱がせてもらい入浴したりほかの場所に移動したりすることを好みます．

　また，オムツの汚れで脚蹴り（キッキング）が盛んになります．

③7～9カ月ごろ

　着替えは，座位と臥位で行うようになります．入浴を好み，**衣類を脱がされると喜ぶ**ようになります．脚蹴りしながら靴下や靴を脱いだり衣類のひもなどをいじくったりすることを好みます．

　着脱時に動きを止められることを嫌がりますが，まれに袖口を見せると手を伸ばして手を入れたり，脱衣時に袖を持って袖抜きをしたり，両上肢をバンザイして脱衣に協力したりするときもあります．また，顔にかかった衣類を手で取り払うことができます（図29）．

④10～12カ月ごろ

　この時期，臥位を好まなくなります．着衣で袖口から出た手を見つめたり，上着を脱がせようと身頃を上げると，両上肢を予測的にバンザイしたりします（図30）．また，オムツ交換では，下肢を持ち上げて協力します．このように，**保護者から与えられる体への情報に気づいて目的に合わせて定位します．脱衣への協力と関心のほうが着衣よりも高まります．**

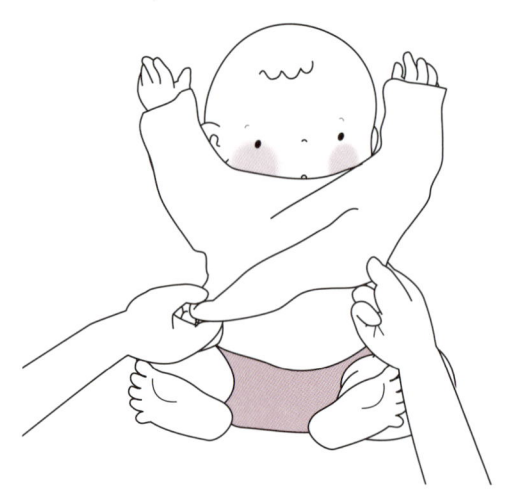

図30　更衣の発達：10カ月ごろから
上着を脱がせるとバンザイをして協力します．

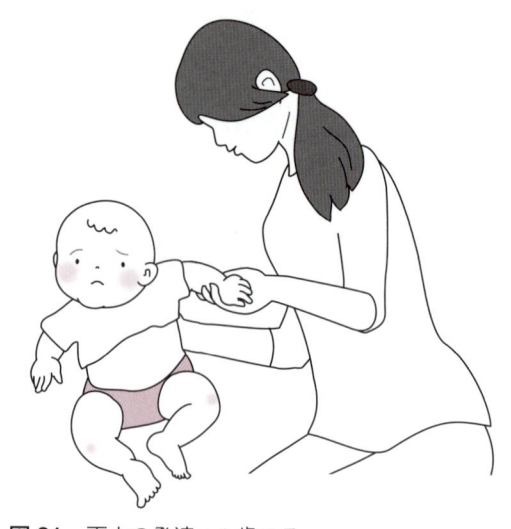

図31　更衣の発達：1歳ごろ
よく動き回るので，保護者はしっかり押さえながら着替えさせます．

2）1歳ごろ

①1歳～1歳6カ月ごろ

四つ這い移動や立位・歩行が可能になりよく動くため，保護者は児の体をしっかり押さえながらオムツ交換や着替えを行います（図31）．

視野内に衣類があると協力する場面も増え，袖口を見て腕を突っ込んできたり，パンツをはかせようとすると下肢を伸ばしたりします．

しかし，着衣より脱衣のほうをおもしろがり，帽子や靴を脱ぎ，オムツを下ろそうとします．

②1歳6カ月～2歳ごろ

立位で更衣する場面が多くなります．着衣の過程にも興味を示し協力的になります．保護者が持った衣服に対して，児はその中に手や頭を入れて体の通り道を探ります．このとき保護者は，「手を前に」など動きの方向を児に伝えるようになります．

脱衣では，シャツ・靴下・手袋を脱ぐことやチャックを外すことができます．ズボン類も前部分をつかみ，押し下げて脱ぎます．脱ぐ動作は連続性に欠け，保護者がその都度「次は手を頭の後ろへ」などの言葉かけが必要です．

2歳近くなると衣類すべてを保護者が見ていないあいだに脱いでいることもあります（図32）．

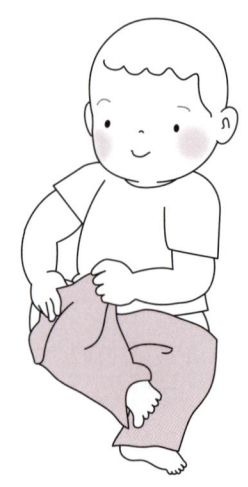

図32　更衣の発達：2歳近く
シャツやズボンを脱ぐことができます．

3）2歳ごろ

①2歳～2歳6カ月

1人で着衣しようとしますが，うまくできず保護者に助けを求めます．パンツの片方に両脚を入れる，襟ぐりから腕を出す，シャツや帽子の前後や裏表を間違えるなどのつまずきがあります（図33）．

保護者が着せると積極的に協力します．保護者と一緒にパンツを持ち上げてはいたり身頃を引っ張って頭部を出したりします．

図33 更衣の発達：2歳6カ月ごろ
着衣で襟ぐりから腕を出したりズボンの片方に両脚を入れるなどつまずきがあります．

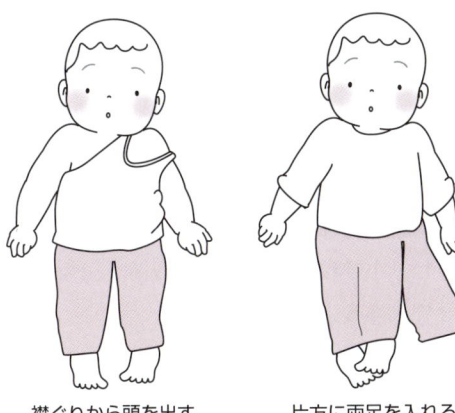

襟ぐりから頭を出す　片方に両足を入れる

脱衣では，靴・靴下・パンツが簡単に脱げるようになります．

② 2歳6カ月～3歳ごろ

靴下・シャツ・パンツなど限られた衣類を1人で着ることができます．手際よく着ることはできず，癇癪を起すことがあります．そして，靴下の甲が下になったりシャツの前後が逆になったりして保護者の修正が必要になります．児1人で着るときは，衣類を体の向きに合わせて揃える必要があります．

大概の衣類は1人で脱ぐことができます．

4) 3歳ごろ

衣類の着脱を1人ですることに大いに関心を示します．

脱衣では，ボタン外しもできるようになります．

着衣では，衣類の前後を間違ったり日によりムラがあったりしますが，パンツ，靴下，シャツ，トレーナー類を着ることができます．ボタン掛けも可能になりますが，いつもできるとは限りません（図34）．ひも結びを試みますが，この時期はまだ困難です．

この時期に保護者は，上着の前後など衣類の向きと体への適合を理解させようと，着る前に「こっちが前」などの言葉かけを強調します．

5) 4歳ごろ

ほぼ1人でボタンの掛け外しも含めて衣服着

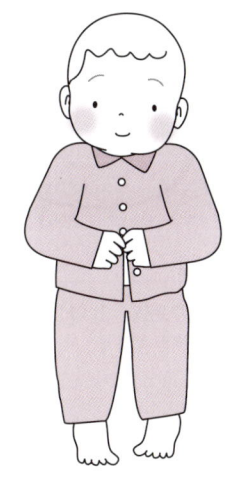

図34 更衣の発達：3歳ごろ
日によりムラがありますが，簡単な衣類の着脱とボタンの掛け外しができるようになります．

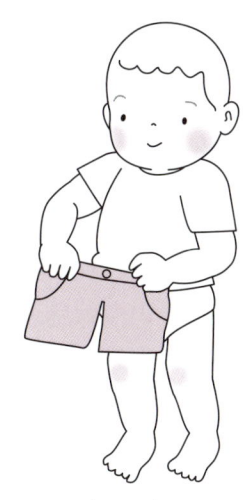

図35 更衣の発達：4歳ごろ
衣類の前後を確認して着衣できるようになります．

脱ができるようになります．衣類の前後を確認して着衣します（図35）．ズボンやスカートは，ウエストが総ゴムでなく前や脇が開いたものを着ることができます．

着衣する衣類を一つひとつ床に並べておくと，よりスムーズに早く着ることができます．

このころより保護者は，脱衣で裏返った衣類を表向きにしたり，脱いだ衣類を洗濯籠など所定の場所に置いたりする後始末の方法も教え出します．

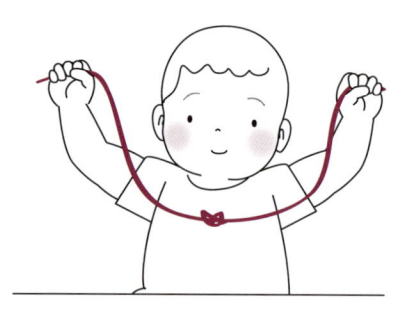

図36 更衣の発達：5歳以降
ひもの堅結びができます．

6）5歳ごろ

日常生活における更衣習慣がほぼ確立します．しかし，ワンピースの背中のファスナーやファッション性のある精巧な衣類などはまだ困難です．

この時期以降に，**ひもの堅結びができる**ようになります（図36）．

● 装いの発達

出来栄えよく美しく装うことは，体の保護を適切に行うだけでなく，自己への関心が促進されると同時に人とのコミュニケーション手段にもなります．自己表現としての装いの発達過程について概説します．

1）小学校低学年

日々着る衣類の選択は，まだ保護者が決めることが多い時期です．

しかし，小学校3年生ごろになると，女子は自分自身で決めるようになります．

衣服の購入は，保護者が選んで買ったり児と一緒に買ったりします．児の装いへの関心は，髪型や靴にも及びます．

2）小学校高学年

このころ女子は，かわいらしい衣類や大人っぽいものを好むようになります．また，お気に入りの服があり，友だちや雑誌などでの装いも気になります．

男子の装いへの関心は，思春期ごろからで女子より遅くなります．

先輩からのアドバイス ❷

ADLのなかの1つが自立して熟練するということは，その対象となる動作の姿勢としての構えがとれることを意味します．

たとえば，長座位で靴下を履く場合，手のリーチとともに足は空間に浮き重心も反対側へ移動します．このときの座位バランスのとり方は，靴下を履く動作を繰り返すなかでより合理的な構えとして無意識的に学習されます．

身体図式とは，「体性感覚を基盤とする姿勢や動きを制御するときに働くダイナミックかつ無意識的プロセス」[18]で何らかの課題が必要であり，課題が熟練することで身体図式も発達します．

ADLの一つひとつの課題が達成されることで，その課題を効率よく行うための各個人特有の姿勢と動き，すなわち身体図式を確立しますので，PT，OTの治療にもつながります．

確認してみよう！

- 遊びの発達：1歳ごろになると，ごっこ遊びの前に（ ① ）遊びが出現します．ごっこ遊びやふり遊びは，物や児自身を何かに見立てるため（ ② ）の機能も急速に発達します．積み木やブロックで何かを作って遊ぶ構成的遊びは，（ ③ ）歳ごろから始まり，前後や左右など（ ④ ）を意識し出します．2歳ごろの（ ⑤ ）遊び時期，砂場の様子を観察すると児はそれぞれ遊んでいます．ごっこ遊びを始める3歳前後は，児同士の（ ⑥ ）もよくみかけます．ルールを理解して遊べるようになるのは（ ⑦ ）歳ごろからです．
- 食事の発達：離乳食は，（ ⑧ ）カ月ごろから始まります．ウエハースなどを手に持って食べ始めるのは，（ ⑨ ）カ月ごろです．保護者など大人の真似をしてスプーンを持って食べようとするのは，（ ⑩ ）カ月ごろです．（ ⑪ ）歳ぐらいになると，スプーンを，母指，示指，中指の橈側3指で握り，あまりこぼさずに食べることができます．（ ⑫ ）歳ぐらいになると，フォークで食べ物をうまく刺して食べることができます．（ ⑬ ）歳ぐらいになると，箸も使いこなせるようになり食事のマナーも身についてきます．
- 排泄の発達：12カ月ごろ児の排尿回数は，1日（ ⑭ ）回程度で1回の量は約（ ⑮ ）mlになります．2〜3歳ごろ膀胱の容量は100〜130mlになり，排尿を抑制する（ ⑯ ）のメカニズムも発達してトイレまで我慢できるようになります．排便が1日1〜3回程度になり便の形もできるようになるのは，（ ⑰ ）歳過ぎからです．3〜4歳ごろの児は，（ ⑱ ）をトイレまで我慢することができますが，（ ⑲ ）はトイレでできない場合もあります．
- 更衣の発達：基本的に衣類の着脱動作の自立は，（ ⑳ ）のほうが（ ㉑ ）より早くなります．（ ㉒ ）カ月ごろ保護者が上着を脱がせようとすると両上肢を予測的にバンザイして協力するようになります．シャツや靴下などを脱ぐことができるのは，（ ㉓ ）歳後半です．（ ㉔ ）歳後半には，シャツ，パンツ，靴下など限られた衣類を1人で着ることができるようになります．ボタン外しは（ ㉕ ）歳ごろでき，ボタン掛けは（ ㉖ ）歳ごろできます．日常生活で更衣の習慣がほぼ確立するのは，（ ㉗ ）歳ごろになってからです．

解答

① 真似　② 言語　③ 1歳6カ月〜2　④ 方向性　⑤ 見立て（並行）　⑥ ケンカ　⑦ 4　⑧ 5　⑨ 7　⑩ 12　⑪ 2〜3　⑫ 2　⑬ 4　⑭ 10　⑮ 180　⑯ 中枢神経系　⑰ 1　⑱ 排尿　⑲ 排便　⑳ 脱衣　㉑ 着衣　㉒ 10〜12　㉓ 1　㉔ 2　㉕ 3　㉖ 4　㉗ 5

（原　義晴）

引用・参考文献

1) 鯨岡 峻：原初的コミュニケーションの諸相．ミネルヴァ書房，1997，pp83-128．
2) 鯨岡 峻：子どもは育てられて育つ．慶應義塾大学出版会，2011，pp24-41．
3) ゲゼル，A.（依田 新，岡 宏子訳）：乳幼児の発達と指導．家政教育社，1980，pp129-333．
4) 津守 真，磯部景子：乳幼児精神発達診断法—3歳〜7歳—．大日本図書，1986，pp111-120．
5) Nancie R. Finnie（梶浦一郎，鈴木恒夫訳）：脳性まひ児の家庭療育，原著第3版．医歯薬出版，1999，pp3-52．
6) 麻生 武：ふりと多重世界．シリーズ 発達と障害を探る，第2巻 遊びという謎（麻生 武，綿巻 徹編），ミネルヴァ書房，1998，pp3-34．
7) 佐東美緒，幸松美智子：小児の発達と看護．ナーシング・グラフィカ小児看護1 第4版（中野綾美編），メディカ出版，2014，pp98-128．
8) 高橋たまき：子どものふり遊びの世界．ブレーン出版，1993，pp47-160．
9) 高橋たまき：乳幼児期の遊び その発達プロセス．新曜社，1989，pp45-121．
10) リゾラッティ，G.，シニガリア，C.（柴田裕之訳）：ミラーニューロン．紀伊國屋書店，2009，pp134-150．
11) 原 義晴：手の機能 それを支える活動と援助．ボバースジャーナル 26：33-39，2003．
12) 須貝京子，原 義晴：母子関係における遊びへの介入と展開—自発性の低下した幼児2症例を通して—．作業療法 20：366-374，2001．
13) 鳥山亜紀：人間発達（上肢・摂食・反射と姿勢反応の発達など）．イラストでわかる小児理学療法（上杉雅之監修），医歯薬出版，2013，pp21-38．
14) 黒澤路子，原 義晴：スプーン操作獲得に向けた描画活動の導入—アテトーゼ型脳性麻痺児2症例を通して—．作業療法 19：163-170，2000．
15) 本間之夫：排泄のメカニズムとその問題．「排泄」ことはじめ（排泄を考える会編），医学書院，2003，pp11-26．
16) 松本恭子，原 義晴：更衣に必要な手の操作—痙直両麻痺児2症例を通して—．作業療法 20：163-170，2001．
17) ザボロージュツ，A. B.（西牟田久雄訳）：随意運動の発達．世界書院，1965，pp92-120．
18) 高草木 薫：適応行動の神経機構．シリーズ移動知，第1巻 適応行動生成のメカニズム（浅間一他編），オーム社，2010，pp48-86．

第13章 感覚・知覚・認知・社会性の発達

> **エッセンス**
>
> - 環境の刺激の情報処理は，**感覚**，**知覚**，**認知**へと進みます．
> - 知覚，認知は，運動をコントロールし学習していくために必要な情報を提供します．
> - 感覚システムの発達は，**体性感覚（触覚）**，**化学感覚（味覚・嗅覚）**，**聴覚**，**視覚**という普遍的な順序で発達し，体性感覚が最も早く出現します．
> - 新生児は，生存していくために必要な情報を外界から選択的に得ることができるだけでなく，適切な反応をすることができます．
> - 手の機能の発達は，視覚情報と自己の体性感覚情報の統合によってなされます．
> - **言語**の獲得には，言葉を産出するための発声の発達だけでなく，**模倣**や**共同注意（joint attention）**などの社会性の発達が重要となります．
> - 社会生活を円滑に営むためには，他者の心を読む能力（**心の理論**）が必要であり，心の理論は5歳までに獲得されます．

感覚・知覚・認知の階層性

感覚とは，感覚受容器が刺激され刺激が生体に入力された状態を指し，その後，それが大脳皮質へと伝えられ知覚となります．知覚された内容は，さらに表象化（イメージ化）され，象徴化，概念化へと発展します．表象化，象徴化，概念化の過程を合わせて認知といいます（図1）．認知には，社会的認知とよばれる対人関係のなかで得られる情報，たとえば表情の認知や視線の認知なども含まれます．

感覚・知覚の重要性

生物にとって自分の周りの環境を知ることは，生きていくために不可欠です．児の発達過程では，運動が発達するにつれて探索行動の幅や範囲が広がるだけでなく，運動をコントロールするための自己身体からのフィードバック情報を得るために，感覚や知覚は重要な役割を担っています．それゆえ，運動と知覚，認知の発達は密接にかかわっています．たとえば，姿勢制御のために必要な情報源として，視覚，体性感覚，前庭感覚があげられます．それらの感覚情報によって姿勢の変化を知覚し，姿勢の調節や運動の修正が行われます．また手の微細（巧緻）動作の発達には，視覚からの情報が重要であることもわかっています．人の感覚システムの発達は，体性感覚（触覚），化学感覚（味覚・嗅覚），聴覚，視覚，という特定の順序で発達していきます．

体性感覚（触覚）の発達

ヒトの胎生期において，最初に出現する感覚は触覚です．胎齢8週ごろには口唇や頬などの口周囲への接触刺激に対して口を開けたり顔を背けたりする行動がみられるようになります．その後，胎齢10～11週には手掌，胎齢12週には足底への接触に対する反応がみられるようになり，胎齢14週までに背中と頭頂を除く体のほとんどの部

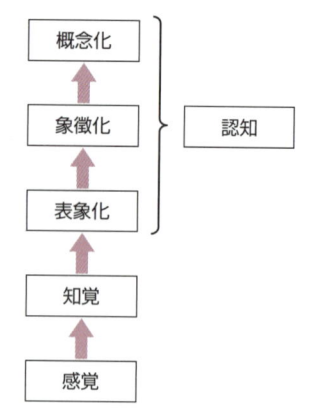

図1 感覚・知覚・認知の階層性

位への接触に対して反応がみられるようになります．これらの反応は圧受容器であるメルケル細胞の出現と発達に依存しています．また，胎齢15～16週までに，γ運動ニューロンの発達により伸張反射や把握反射がみられるようになります．

胎動は胎齢8週ごろに始まります．そのなかでも触覚経験につながる行動として，胎齢13週ごろに手を顔に触れる行動が出現するようになり，胎齢15週には親指を吸う行動，胎齢18週にはへその緒を握る行動が確認できるようになります．

化学感覚（味覚・嗅覚）の発達

子宮内では味覚と嗅覚をはっきりと区別することは難しく，化学感覚と総称されます．妊娠後期の胎児では，羊水のなかに糖などの甘い物質を加えると嚥下回数を増加させ，苦い物質を加えると嚥下回数が減少することがわかっています．新生児では，母親の匂いをほかの女性の匂いよりも好むことや，甘い味，酸っぱい味，苦い味を口にすると成人と同様の表情を示すことがわかっています（図2）[1]．

聴覚の発達

胎内では，母親の心臓や腸の音，母親の声，子宮壁を通して伝わってくる外界の音などが聞こえており，そのなかでも母親の声が最もよく聞こえていると考えられています．これは人の声よりも

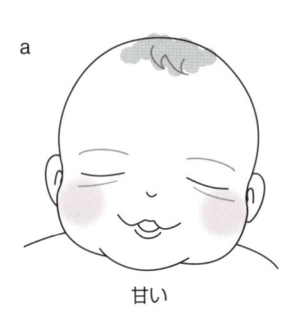

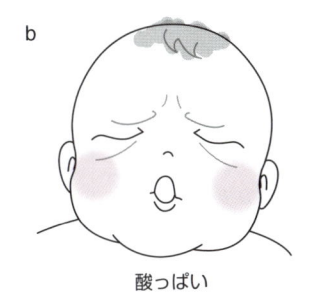

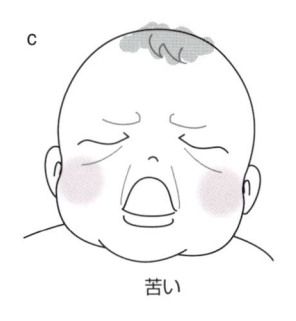

図2 新生児の味覚に対する表出表情[1]

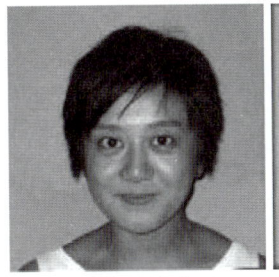

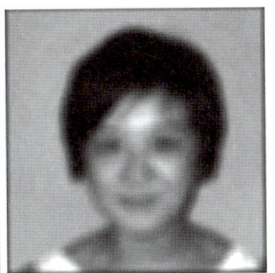

a 甘い　b 酸っぱい　c 苦い

図3 新生児の視力[2,3]

通常の見え方　新生児の見え方

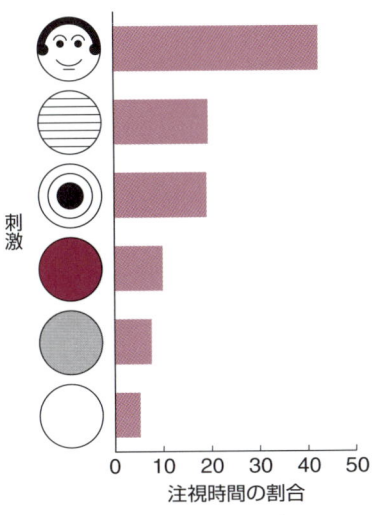

図4 新生児の顔への選好[3]

高い周波数（とくに 2,000 Hz 以上）の音は胎児の耳に届くまでにほとんどが減衰されてしまうこと，また母親の声は母親自身の体を通して直接伝わってくるためと考えられています．胎児の音に対する反応は，聴覚の神経経路が完成する胎齢 24～25 週ごろからみられるようになります．視床皮質路の髄鞘化は生後 7 週から開始し，4 年間続きます．

聴覚認知の特徴として，胎児のときから見知らぬ女性の声と母親の声を区別し，母親の声を好むことが知られています．また，出生後には，外国語よりも母国語に対してより注意を向けることがわかっています．

視覚の発達

胎児は，胎齢 23～24 週には目を開けるようになり，強い光に反応するようになります．そして胎齢 30 週ごろから注視がみられ始めます．新生児でも追視はみられますが，ぎこちなく断続的になりやすいという傾向があります．スムーズな眼球運動を伴った追視（**滑動性追従眼球運動**：smooth persuit）は生後 2 カ月ごろに可能となります．視力は出生後すぐでは 0.03 程度で，健常成人の視力の約 1/30 であるといわれています（図3）[2,3]が，生後急速に発達し，2 カ月には 0.05，5 カ月には 1.0 となり，5 歳にはすべての視覚機能が成人と同じレベルに達するようになります．新生児の視力が成人と比べて低いのは，網膜の中心窩に集まるべき錐体細胞が初めは広く分散しているためであるといわれています．

視覚の神経経路は，胎齢 24 週以降に視床から大脳皮質への投射が始まり，胎齢 28 週までには視覚の神経経路が完成します．視覚経路の髄鞘化は生後から起こり，生後 4 カ月にはほぼ完成します．

出生後早期の視覚認知の特徴として，人の顔を好んで見ること（図4）[1]，視線が逸れた顔よりも自分のほうに視線が向いている顔を好んで見ること，白と黒の縞模様などコントラストの強い視覚対象により注意を向けることなどがあげられます．

臨界期

臨界期（critical period）とは，発達の初期において，その時期を過ぎるとある機能の学習が成立しなくなる限界の時期のことを指します．つまり，生まれてから学習が可能な期間のことです．そのため臨界期を過ぎたあとではその機能を獲得することが困難となるといわれています．この期間では，学習が起こる刺激に対して敏感であることから，感受性期または敏感期（sensitive period）ともよばれます．

たとえば，人の視覚機能の臨界期は出生から3歳ごろまでが最も強いといわれており，この時期に眼帯などで片目を遮断すると視力が低下し，その後，遮断をなくしても視力は発達しなくなります（図5）[4]．この現象は，本来遮断した側の目からの刺激に反応する脳の視覚野にある神経細胞が，遮断していないほうの目からの刺激のみに反応するようになってしまうために起こると考えられています．また，言語獲得の臨界期は10～12歳ごろであると考えられています．

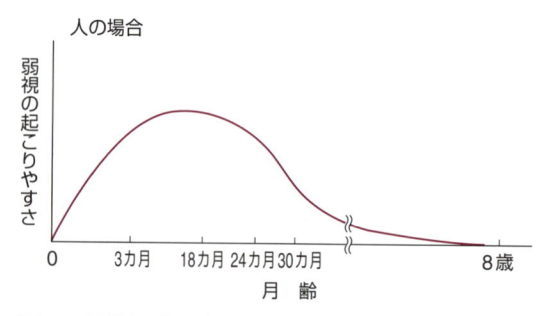

図5 視覚経験の遮蔽時期と弱視の起こりやすさの関係[4]

異種感覚間統合

視覚，聴覚，体性感覚などの各感覚モダリティからの情報をまとめて1つの情報として把握することを異種感覚間統合といいます．生後1カ月の乳児は自分が口の中で触れているおしゃぶりの形状を目で見なくてもどのように見えるのかを把握できることがわかっています（図6）[5]．ほかにも，聴覚と視覚の統合によるマガーク効果（口の動きによって音が異なって聞こえる現象）などがあげられます．マガーク効果は生後4～5カ月児でも起こることが明らかとなっています．

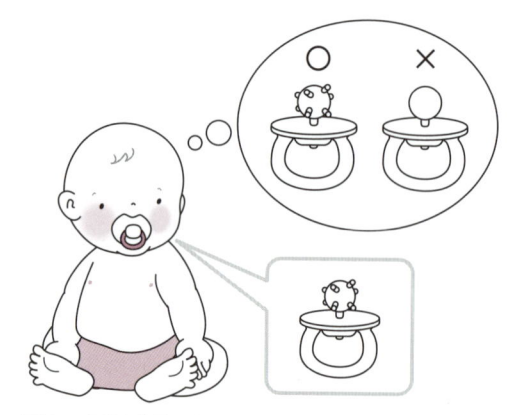

図6 異種感覚間統合の例（文献5を一部改変）
生後1カ月児は口の中で感じているおしゃぶりの形状を目で見なくても把握できます．

音源定位

音の鳴っている場所を特定し，その場所を見る能力のことを音源定位といいます．音源定位は聴覚と視覚の空間的な情報の異種感覚間統合といえるものです．新生児でも左右のどちらかでクリック音を鳴らすとその方向へ顔を向けることがありますが，まだその反応は一定していません．生後5カ月以降，音の鳴るほうへ顔を向けるようになり，7～9カ月以降，側後方の音源を特定して振り向くことができるようになります（図7）[6]．

手と目の協調

手の機能は視覚と関連しながら発達していきます．新生児期には視覚的な対象物を呈示することでプレリーチングとよばれる弾道的な手伸ばし行動がみられることが知られています．生後3カ月ごろになると，自分の手を目の前に持ってきてそれを眺めるという行動（ハンドリガード）がみられるようになり，自分の手の視覚的な認識がなされます．生後3～4カ月には，目の前に呈示された玩具に手を伸ばしてつかみ，口に持っていき

図7 音源定位の発達[6]

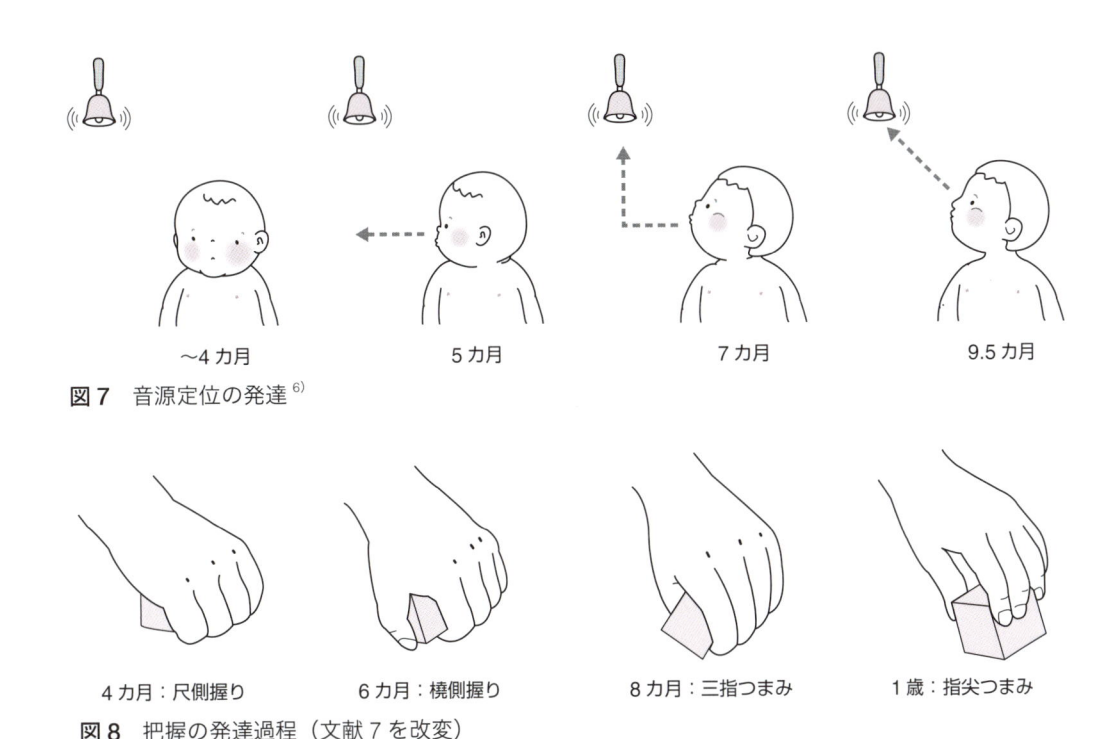

~4カ月　　5カ月　　7カ月　　9.5カ月

4カ月：尺側握り　　6カ月：橈側握り　　8カ月：三指つまみ　　1歳：指尖つまみ

図8 把握の発達過程（文献7を改変）

ます．4～5カ月には両手を正中で触れ合わせることが可能となり，5～6カ月には把持したものを左右の手に持ち替えることが可能となります．把握の発達過程は，尺側優位の全指屈曲の把握から始まり，生後1歳までに母指と示指を中心としたつまみ動作へと発達します（図8）．

手の微細（巧緻）動作の発達

手指で小さい物をつまむ動作は，生後6カ月以降に発達します．8カ月では母指のみで挟むようにつまむ動作ですが，9カ月以降に母指と示指を中心とした対立つまみ動作へと発達します．10～12カ月に示指と母指の指先を使用した対立つまみ動作が可能となります．ペンや鉛筆を持つ動作は，1歳では強く握る傾向がありますが，2歳では全指でつまむような握りとなります．その後3～4歳以降に3指でつまむ成人と同様の握り方になります（第10章参照）．

模倣の発達

他者のする行動を観察しそれを真似ることを模

表1 ピアジェによる模倣の発達過程[8]

生後0～1カ月	反射的，伝染的なもの（共鳴動作）
生後2～3カ月	遂行中の行動の即時模倣（ターンテイキングによるやりとり）
生後4～12カ月	自分の行動レパートリーにある行動で，なおかつ目で見えたり聞くことのできる行動の直接模倣
生後12カ月～	行動レパートリーにあり，自分の目で見えない行動の直接模倣
生後18カ月～	自分の行動レパートリーにない行動の直接模倣
生後2歳～	延滞模倣

倣といいます．児は模倣によってさまざまな運動スキルや知的活動，社会的行動を身につけていきます．模倣の発達過程は，発達心理学者のピアジェ（Jean Piaget, 1896～1980）によって詳細に観察され，表1のようにまとめられました．生後0～1カ月は反射的，伝染的なものであり，新生児が顔の表情を真似る新生児模倣（トピックス参照）などが代表的なものとしてあげられます．生後2～3カ月になると，発声や表情などを真似て他者とやりとりをするようになります．微笑みかけたら微笑み返すという社会的微笑もこ

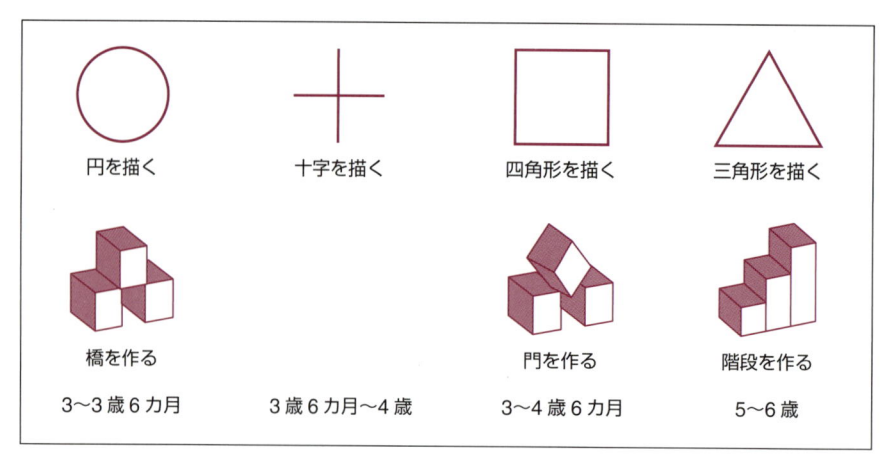

図9 描画，積み木による構成課題

れに含まれます．生後1歳までに，他者の動作と同じ動作をしようと試みるようになりますが，自分の行動レパートリーにある動作に限られます．18カ月以降，自分の行動レパートリーにない動作の模倣が可能になり，2歳以降には，観察直後に真似るのではなく時間が経過してから真似る**延滞（遅延）模倣**が可能になります．

模倣によって，1歳までに拍手やバイバイなどの**身振り**の獲得や，遊びの発展へとつながっていきます．

知的活動の発達

模倣が可能になるとさまざまな知的活動もするようになります．

積み木の発達を例にとると，1歳6カ月までに2個の積み木が積めるようになり，2歳までに4個の積み木を積むようになります．3歳を過ぎると積み木を組み合わせて橋や門を作ることが可能となります．5歳以降になると階段を作ることが可能となります（図9）．

描画の発達では，3～3歳6カ月までに円を描くようになり，3歳6カ月～4歳6カ月までに十字や四角形，5～6歳までに三角形を描くことが可能となります（図9）．

言語の発達

言語の発達は，コミュニケーションの手段としての役割と，物事をシンボルとしての言葉で表すという役割を担っています．そのため，社会性と知能の発達の両方によって支えられて発達していきます．言語の発達について**表2**にまとめます．

表2 言語の発達

月齢	言語発達
出生時	泣く
1～2カ月	クーイング（cooing）
6カ月～	喃語（babbling）
8～12カ月	単語の理解
13カ月～	単語
18カ月～	語彙の爆発
18～24カ月	二語文

トピックス

・出生後間もない新生児が，大人のする行動（口開け，舌出し，手の開閉など）を真似をする行動がみられることがあり，"新生児模倣"とよばれています．新生児模倣は，他者行動への共鳴動作であると考えられていますが，この現象が模倣であるのかどうかについては現在も論争が続いています．

図10　三項関係

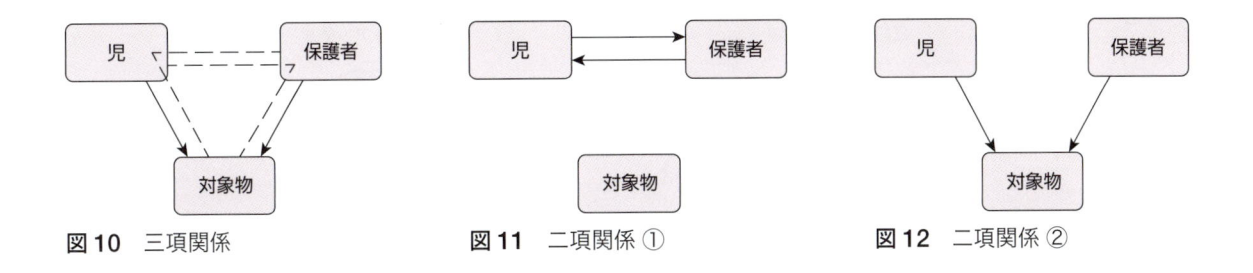

図11　二項関係①

図12　二項関係②

　出生直後には泣くという発声のみですが，徐々に**クーイング**（cooing）とよばれる母音を主体とした発声（「アー」や「ウー」など）がみられるようになります．生後6カ月ごろから**喃語**（babbling）とよばれる子音と母音の組み合わせからなる**CV構造**をもった発声（「ダ」，「バ」など）が可能となります．喃語の発声はクーイングと比べて，発声が短く，ときに繰り返すという特徴があります．1歳までに簡単な単語であれば理解するようになり，身振りなどでコミュニケーションをとることが可能になります．1歳以降，単語を発するようになり，1歳6カ月を過ぎると**語彙の爆発**（vocabulary spurt）が始まります．そして2歳ごろに**二語文**を話すことが可能となります．

共同注意

　共同注意（joint attention）とは，ある対象に対して二者が同時に注意を向けており，お互いが同じものに注意を向けていることを知っている状態のことをいいます．また，児が保護者の見ている対象物に目を向けた場合，その対象物と児と保護者の3つの関係性が成り立つため，**三項関係**ともよばれています（図10）．それとは対照的に，児と保護者が対面でコミュニケーションをする場合（図11）や，児と保護者が別々に注意を対象物に向けている場面（図12）は，**二項関係**とよばれます．

　共同注意を成立させるための行動を共同注意行動といい，他者の**視線追従**や**指さし**（保護者の注意を見てほしいものへ向けさせる），**社会的参照**（ある対象に対する評価を保護者の表情などを見ることで参考にする）などがあります．

　共同注意は，言語の獲得において重要な役割を果たしているだけでなく，社会性やコミュニケーションの発達にとって基盤となるものと考えられています．**自閉症スペクトラム障害**では，共同注意行動の発達に問題があることがわかっています．

心の理論

　心の理論とは，他者に，意図，欲求，信念などの心を帰属させ，それに基づいて他者の行動を予測，理解，説明するような能力のことです．つまり自分とは異なる他者の心を読む能力です．心の理論を測るためのテストとして誤信念課題がよく用いられます．その代表的なものとして，**サリー・アン課題**（図13）[9]や**スマーティー課題**があります．健常児では，4～5歳までに誤信念課題に正答できるようになりますが，**自閉症スペクトラム障害**児では，誤信念課題に正答することが困難であることが知られています．

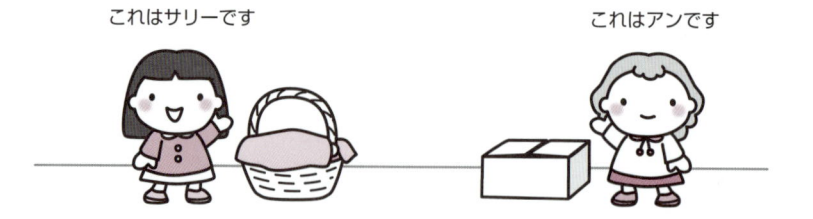

これはサリーです これはアンです

サリーはカゴを持っています アンは箱を持っています

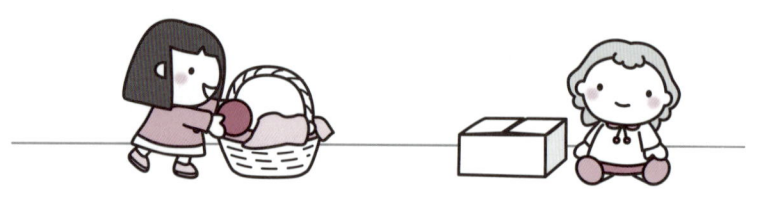

サリーはビー玉を持っています．サリーはビー玉を自分のカゴに入れました

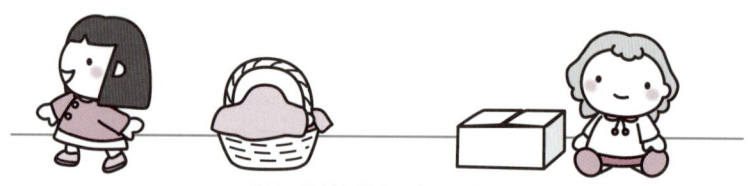

サリーは外に散歩に出かけました

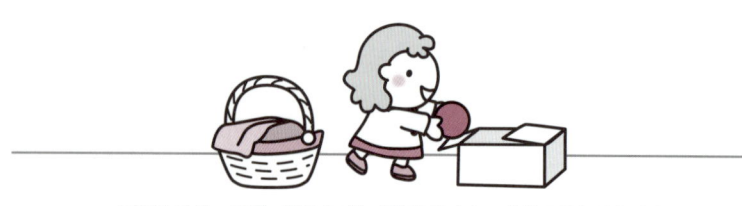

アンはサリーのビー玉をカゴから取り出すと，自分の箱に入れました

さて，サリーが帰ってきました．サリーは自分のビー玉で遊びたいと思いました

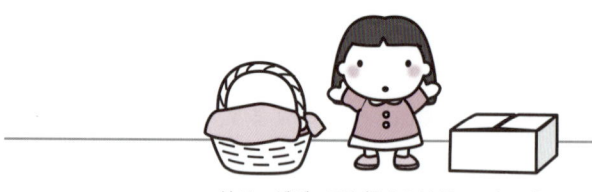

サリーがビー玉を探すのはどこでしょう？

図13　誤信念課題（サリー・アン課題）（文献9を改変）

確認してみよう！

- 感覚は，感覚（ ① ）から生体に入力され，その情報が中枢神経である脳に伝えられることで（ ② ）となり，それが表象化，象徴化，（ ③ ）化されることで認知となります．
- 感覚は，環境からの情報を得るために必要なだけでなく，自己身体からの（ ④ ）情報を得るためにも重要な役割を担っています．
- 感覚のなかで最も早期に発達するのは（ ⑤ ）で，胎齢（ ⑥ ）週ごろに出現します．
- 新生児の視力は，成人の約（ ⑦ ）分の1ですが，生後すぐの時期でも（ ⑧ ）を好んで見ることが知られています．
- スムーズな眼球運動を伴った追視は，生後（ ⑨ ）カ月ごろに可能となります．
- 発達の初期において，その時期を過ぎるとある機能の学習が成立しなくなる限界の時期のことを（ ⑩ ）といいます．
- 音の鳴っている場所を見る能力のことを（ ⑪ ）といいます．この能力は生後（ ⑫ ）カ月ごろから可能となります．
- 児が自分の手を眺める行動を（ ⑬ ）といい，生後（ ⑭ ）カ月ごろにみられます．
- 他者の行動を観察し，その行動を真似をすることを（ ⑮ ）といいます．また他者の行動を観察後，一定の時間が経過したのちに真似ることを（ ⑯ ）といいます．
- 三角形を描いたり，積み木で階段を作ったりすることが可能となるのは，（ ⑰ ）歳以降です．
- 言語の発達では，生後6カ月ごろに（ ⑱ ）が出現し，12カ月ごろに初語が出現します．その後18カ月ごろに（ ⑲ ）という現象が起こり，2歳までに（ ⑳ ）を発することが可能となります．
- 児と保護者が同じ対象物に注意を向け，お互いの注意を共有することを（ ㉑ ）といいます．これは二者の対面でのやりとりのような二項関係に対し，（ ㉒ ）関係とよばれます．
- 他者の意図や信念などを読む能力のことを（ ㉓ ）といいます．この能力は誤信念課題によって測ることができ，通常は（ ㉔ ）歳以降に正答できるようになります．（ ㉕ ）障害児では誤信念課題に正答することが困難であることが知られています．

解答

①受容器　②知覚　③概念　④フィードバック　⑤体性感覚（触覚）　⑥8　⑦30　⑧人の顔　⑨2　⑩臨界期　⑪音源定位　⑫7　⑬ハンドリガード　⑭3　⑮模倣　⑯延滞（遅延）模倣　⑰5　⑱喃語　⑲語彙の爆発　⑳二語文　㉑共同注意　㉒三項　㉓心の理論　㉔4〜5　㉕自閉症スペクトラム

（浅野　大喜）

引用・参考文献

1) John Santrock：Child Development：An introduction. McGraw-Hill Humanities, Boston, 2010.
2) 山口真美：赤ちゃんは顔をよむ．日本視能訓練士協会誌 39：1-8，2010．
3) 山口真美，金沢 創：赤ちゃんの視覚と心の発達．東京大学出版会，2008．
4) 粟屋 忍：形態覚遮断弱視．日本眼科学会誌 91：519-544，1987．
5) Meltzoff AN, Borton RW：Intermodal matching by human neonates. Nature 282：403-404, 1979.
6) Johnson CP, Blasco PA：Infant Growth and Development. Pediatrics in Review 18：224, 1997.
7) Erhardt RP：Developmental hand dysfunction. Maryland：RAMSCO Publishing Company, 1982.
8) 浅野大喜：リハビリテーションのための発達科学入門．協同医書出版社，2012．
9) 大城昌平：リハビリテーションのための人間発達学．メディカルプレス，2010．

参考文献

・Alan Slater, Michael Lewis（ed）：Introduction to Infant Development. Oxford University Press, New York, 2002.
・Monica Nocker-Ribaupierre（ed）：Music Therapy for Premature and Newborn Infants. Barcelona Publishers, 2011.

第14章 学童・青年・成人・老年期の発達

エッセンス

- 学童期の一番の特徴は、身長・体重といった表面的な**体の急激な成長**とそれに伴う骨や筋の成長です。身長の発育のピークは10歳前後にあります。**生理的弯曲**も学童期に完成されます。筋力はその解剖学的横断面積に依存して増加します。学童期には筋断面積は年齢とともに増加し、筋力も増大します。また、神経系機能の発達の1つの指標となる反応時間は、12歳くらいまでに急激な短縮がみられます。社会的には児を取り巻く社会が大きく拡大する時期です。それまでの母親などの保護者を主とする人間関係から、教員や同年代の友人などの保護者以外との人間関係が主体となり、社会性の発達に大きく貢献するようになります。
- 青年期は、児童期から成人期の移行期で、言い換えれば子どもから大人へ心身ともに大きく変化する時期です。その最も特徴的な現象が**「第二次性徴」**です。形態的に男子は男らしく、女子は女らしく丸みをおび、生殖器も急激に発育します。骨格筋量の増加や骨の成長などにより、運動機能もピークを迎えます。また、自分を見つめる対象も、身体的特徴や住所、所属といった表面的な特徴から、性格、気分などの内面的な特徴へ向けられるようになり、**自我が発達**します。
- 成人期では、20～30歳代でピークに達した体が**完成期**を迎え、形態的、機能的に徐々に低下が始まります。**肥満者**の割合も30歳ごろから増加します。その他、骨量や筋量の減少、**収縮期血圧**の上昇、**老視**などさまざまな身体的変化が始まります。社会的には、結婚し家庭をもち、出産を経験し、親となります。また、職業的にも責任のある地位につき、部下をもち充実した生活を送る時期です。しかし、ストレスが増加する時期でもあります。
- ヒトは歳を重ねると**「老化」**という衰退的変化が心身に生じます。具体的な現象としては、①機能的予備能力の低下、②適応反応の低下、③機能回復時間の遅延、細胞・組織の再生能力低下といった変化が生じます。しかし、**結晶性知能**や**手続き記憶**や**意味記憶**のように経験によってより高くなる機能や加齢の影響を受けにくい機能もあります。心理的には自分の役割を見失いがちになり、身体的な衰退も加わり、絶望感を感じる場合もあります。自分の死や配偶者の死といった喪失感を受け入れることも課題となります。

学童期

●学童期とは？

学校教育法では第18条で，親が義務教育に就学させなければならない子として，学齢児童・学齢生徒という用語を使用していますが，一般的には小学校に就学している6～7歳から11～12歳までの児童に対して，「学童期」という用語を用いています．

●学童期の特徴

学童期の一番の特徴は，身長・体重といった表面的な体の急激な成長とそれに伴う骨や筋の成長です．この変化によって運動能力も向上します．また，これまでの家庭中心の生活から学校という社会を中心とした生活に移行していきます．友人や教員など交流範囲も広がり，社会性の発達も大きな進展がみられます．学童期後期では第二次性徴を迎えます．

1) 身体的変化

(1) 形態的変化

身長は小学校入学前に比べ，中学校では40 cm以上伸び，体重は19 kgから倍以上に成長していることがわかります（図1）[1]．また，図2[1]は，1965（昭和40）年生まれ（親の世代）と1995（平成7）年生まれで年間発育量を比較したものです．身長の発育量が最大となる時期は男子が12歳から11歳へ，女子が10歳から9歳へと早くなっています．また，体重は男子が12歳から11歳へ1歳早くなっていますが，女子は11歳で同じです．環境因子の影響があまりない身長の発育において，親の世代より発育のピークが早くなっている傾向がみてとれますし，女子のほうが男子より1～2歳発育が早い結果になっています．このように学童期後半には，身長・体重の大きな変化とともに第二次性徴があり，男子では，ひげ，体毛，陰毛，精通現象がみられ，女子では，乳房，陰毛，月経の開始など，それぞれ男性的，女性的体へと変化していく時期です．

(2) 身体各部の変化

頭部と全身の割合は，6歳では1/6，12歳では1/7と成人の1/8に徐々に近づきます．

成人の脊柱には生理的弯曲があり，頸椎では前弯，胸椎では後弯，腰椎では前弯しており，矢状面から見ると全体でS字カーブになっています．新生児は脊柱全体的に後弯しており，2～3カ月で頸椎前弯，7～9カ月で胸椎後弯，10～12カ月で腰椎前弯が出現しますが，実際に固定化するのは，座る，立つ，歩くなどの抗重力活動を経験してからです．8歳時に胸椎後弯，11歳時に頸椎前弯，13～14歳時に腰椎前弯が固定します[2]（図3）[3]．

骨の発育は成長の程度の指標にもなります．手根骨の化骨の出現時期は年齢によっておおよそ決

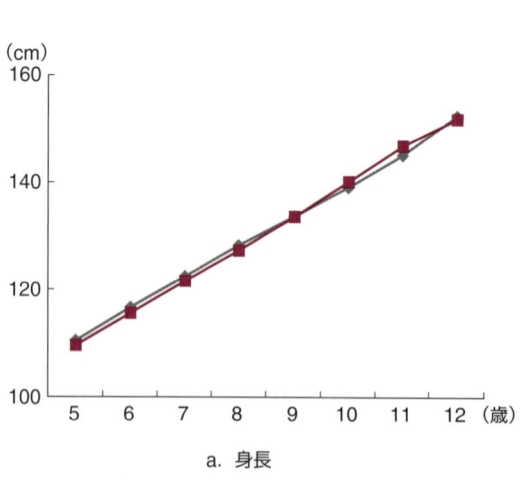

図1 学童期の身長と体重（文献1から作図）
a. 身長
b. 体重
◆─男子 ■─女子

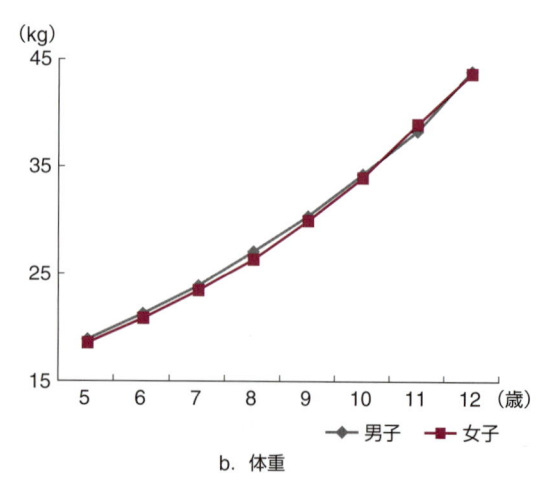

a. 1995年度生まれと1965年度生まれの者の年間発育量の比較（身長）

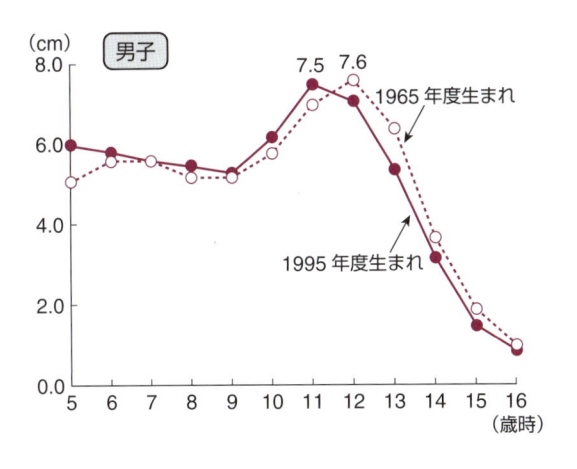

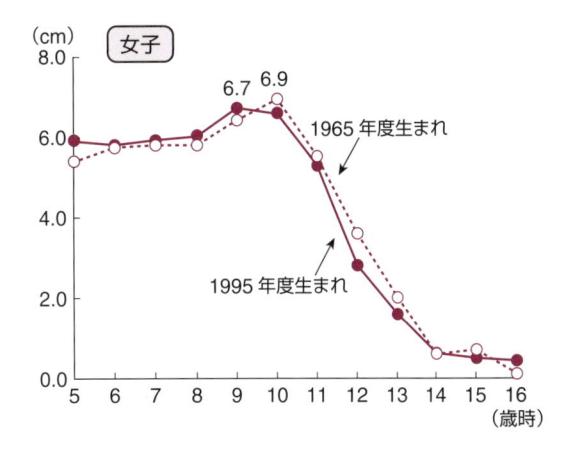

b. 1995年度生まれと1965年度生まれの者の年間発育量の比較（体重）

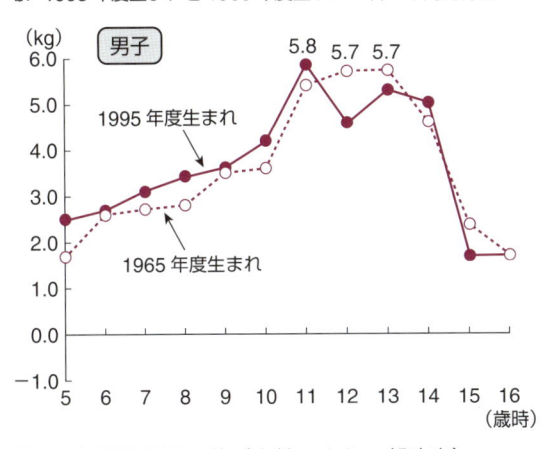

図2　年間発育量の差（文献1より一部改変）

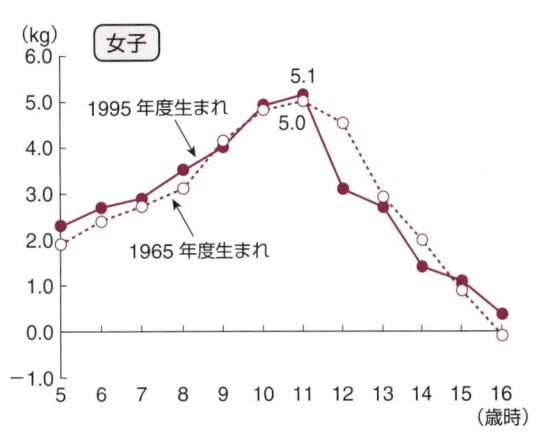

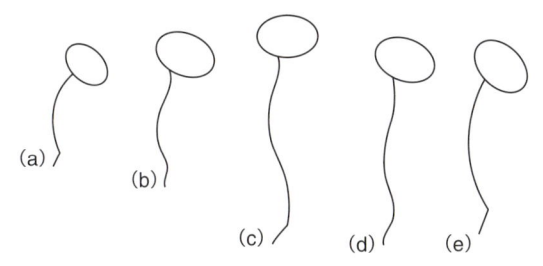

図3　成長に伴う脊柱弯曲の変化[3]
(a) 乳児：2つの一次弯曲．(b) 6カ月：頸部の二次弯曲の出現．(c) 成人：2つの一次弯曲，2つの二次弯曲．(d) 老年：椎間板と姿勢筋による2つの二次弯曲がなくなりつつある．(e) 最終段階：乳児の状態に戻る．

まっており，6歳で**大菱形骨**，12歳で**豆状骨**が形成され完成されます（**表1**）[4]．

歯は，学童期前半ごろより乳歯から永久歯に生え変わり始めます．6歳ごろに第1大臼歯が萌出し始めることから，6歳臼歯ともいいます．

2）運動機能の変化

体力・運動能力調査の結果をみると，握力，上体起こし，長座体前屈，反復横とび，20mシャトルラン，立ち幅とびならびに合計点ともに右上がりに運動能力が増加しています（**図4**）[5]．長座

表1　手の骨の骨化中心の出現と年齢[4]

年齢（歳）	1	1〜3	4	5	6	7	8	6〜11	12
骨化数	2	3	4	5	6	7	8	9	10
見られる骨	有頭骨 有鉤骨	＋橈骨の下端	＋三角骨	＋月状骨	＋大菱形骨	＋小菱形骨	＋舟状骨	＋尺骨の下端	＋豆状骨

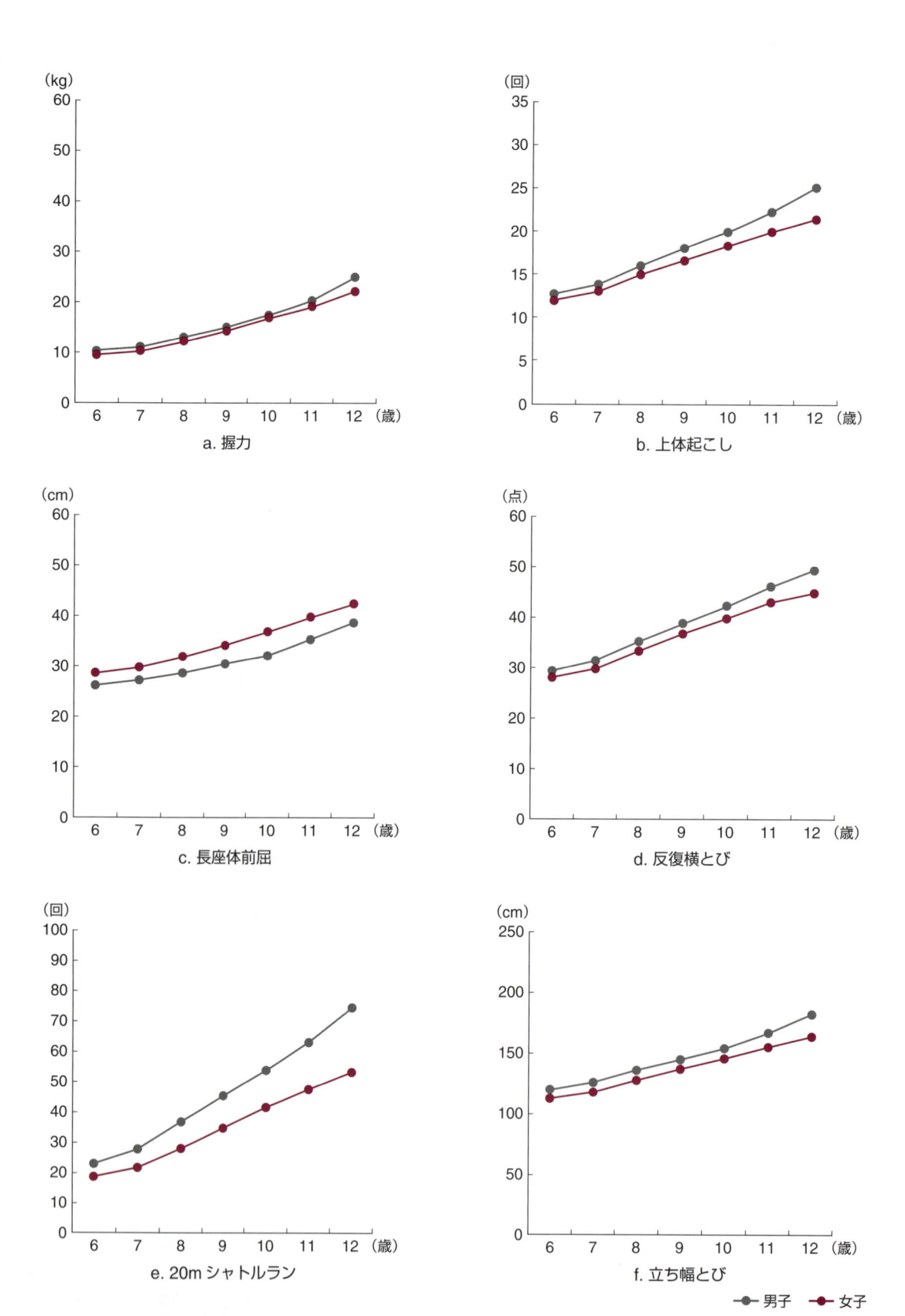

図4 学童期の運動能力[5]

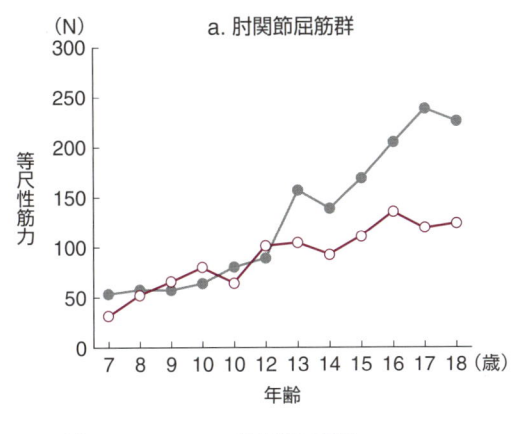

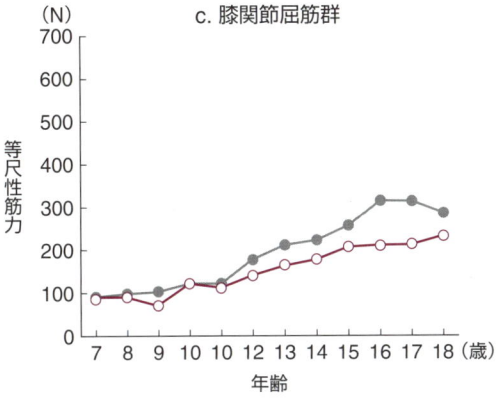

図5 年齢と筋断面積の関係[6]

体前屈を除く5種目においては，総じて男子のほうが女子に比べ運動能力が高い結果になっていますが，10歳ごろから年齢を追うにつれて，その差が拡大していることがわかります．これは第二次性徴の現れる時期と関連があります．また，年齢とともに運動能力が増加する要因としては，筋力の増大，筋線維組成の変化，神経系機能の発達などが考えられます．

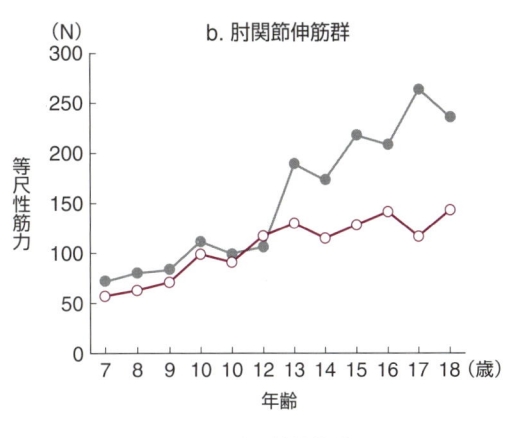

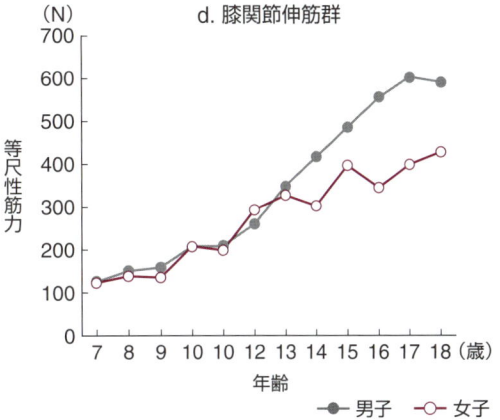

(1) 筋力

筋力はその**解剖学的横断面積**に依存して増加します．児の筋断面積は年齢とともに増加します．したがって，筋力は筋の発育に伴って増大します．また，思春期前はまだFT線維（**Type II 線維**）は十分に発達していません（**図5**）[6]．

(2) 神経系

神経伝導速度に関係する髄鞘形成については，

Topics トピックス❶

小学生の体力低下

・小学生の体力低下が問題視されています．1964（昭和39）年度，1989（平成元）年度，2013（平成25）年度における，10歳の握力，50 m走，ボール投げ，反復横とびについて，3世代で比較・分析した結果，握力および50 m走では男女ともに1989年度の10歳が最も高く，ボール投げにおいては，男子で低下が著しく，2013年度では1964年度と比較して，6 m程度低下していました．原因としては社会的な遊びやスポーツの重要性の軽視，時間・場所・仲間の減少や生活習慣の乱れなどが考えられています．

図6 全身反応時間[7]

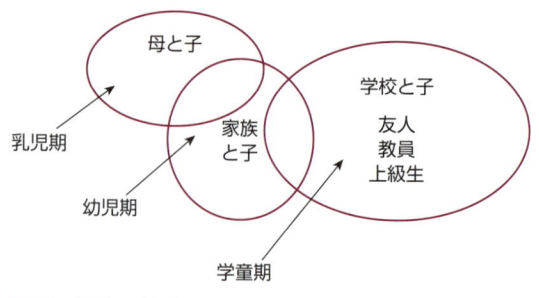

図7 社会の拡大

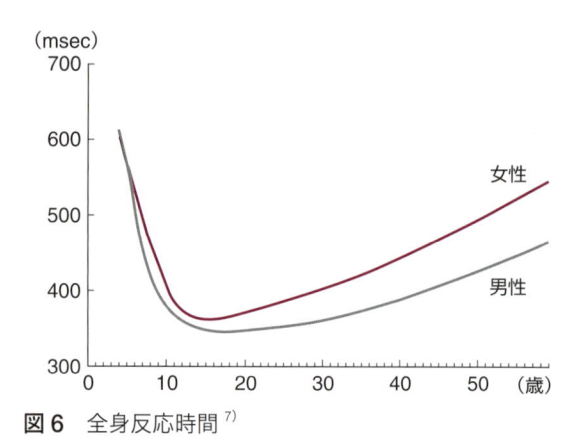

その時期はいくつかの説があります．神経系機能の発達の1つの指標となる**全身反応時間**をみる研究では，12歳くらいまでに全身反応時間の急激な短縮がみられます（図6）[7]．このほか，脳内では樹状突起や軸索の側枝が増加し，シナプスの数が増加し，ネットワークが複雑化していきます．

3）認知機能の変化

認知とは，五感をとおして知覚されたものを統合し，知覚されたものが何かを知ることです．学童期は認知機能が大きく変化する時期です．ピアジェが学童期を具体的操作段階としているように，その思考過程が直観的思考から論理的思考へ具体的な操作を用いながら発達していきます．

4）社会性の変化

学童期は，児を取り巻く社会が大きく拡大する時期です．それまでの母親などの保護者を主とする人間関係から，教員や同年代の友人などの保護者以外との人間関係が主体となり，社会性の発達に大きく貢献するようになります（図7）．

(1) 学校生活における課題

学校生活では，児にとっていくつかの課題があります．

①さまざまな「きまり」

廊下は走らないなど，基本的な約束事から校則まで，さまざまな「きまり」を守ることが社会生活でのルールを守る第一歩となります．

②教科の学習

国語，算数などのいろいろな教科を毎日，系統的に順序立てて学習するようになります．具体的な事象などを中心とした学習から，抽象的な概念の学習へと進んでいきます．

③集団生活

小学校に入学すると，学級の一員としての行動を求められるようになります．前述のさまざまな「**きまり**」に基づいて，授業，全校集会，校外活動は学級という1つの集団単位で行われます．また，集団登校など低学年は高学年に従い，高学年は低学年を見守るという役割もできてきます．

④友人関係

学校生活で児に最も大切なものは友人関係です．低学年では同学年での友人関係が主ですが，学年が上がるにつれ，他学年との交流も増加します．低学年では，「家が近い」「学校の席が近い」など表面的な関係で友人をとらえていますが，高学年になるにつれ，親密性や信頼，忠誠といったより内面的な関係で友人をとらえるようになります．低学年ほど同学年の友人が多く，高学年ほど秘密を話してもよい友人の数や大事な友人の数が増えたとの報告もあります（図8）[8]．

ギャングエイジとは，小学校3，4年生から始まる，仲間意識が強く排他的な同性の仲良し集団のことですが，塾や習い事の増加，公園などの安全な遊び場所の減少など，放課後や休日に友人と一緒に遊ぶ機会が減少している児が増えていることから，ギャング・グループに参加したことがない児が増えてきているとの考えもあります．

5）自己調整力

仲間関係等，社会関係の調整力には**自己調整力（自己主張力と自己抑制力）**の発達が必要になります．幼児期は主たる社会が家族であったため，自己主張に比重が高くても問題はあまり生じませんが，集団生活が中心の学校生活では，自己抑制

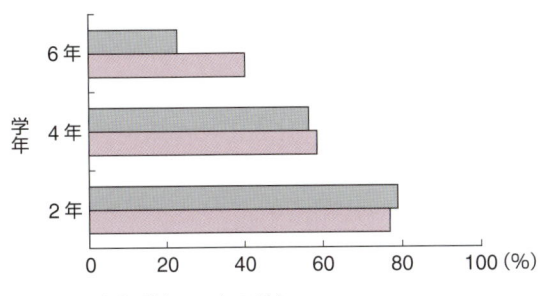

a. 友人が「同学年のみ」の割合

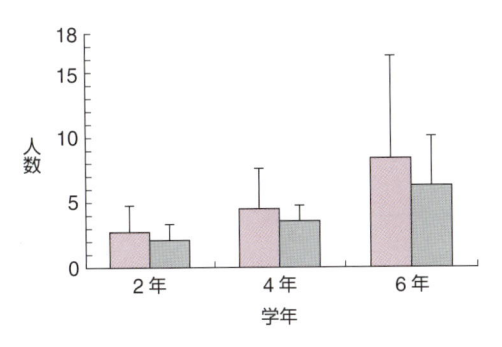

b. 大事な友人の数

図8 友人関係[8]

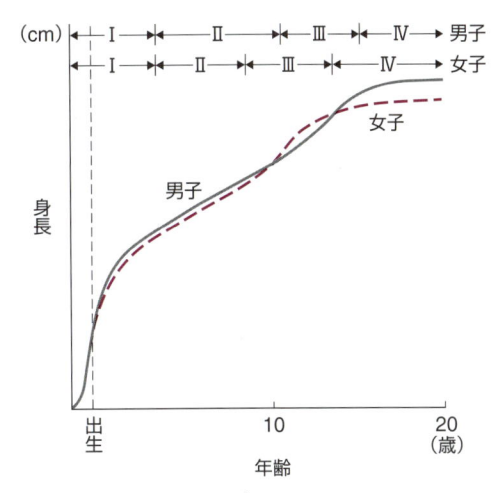

図9 身長の発育曲線[9]

の学習が低学年では必要になります．

近年,「席に座っていることができない」「先生の話が聞けない」「授業中に歩き回る」などの問題行動が小学校入学時にみられることがあります．このようなことが多発し，学級崩壊にもつながるケースが増えてきています．これを**「小1プロブレム」**とよんでいます．

青年期

●青年期とは？

青年期の期間については明確な定義はないようです．ここでは，青年期を，中学入学時の13歳から24歳までとします．青年期は児童期から成人期の移行期で，言い換えれば子どもから大人へ心身ともに大きく変化する時期です．ホールは，心身ともに動揺し，不安定な時期という意味で**「疾風怒涛の時代」**と表現しました．ルソーは母親が産みの苦しみを経験するときを第一の誕生とし，青年期では大人になるための苦悩を経験することから，**「第二の誕生」**としました．レビンは

子どもと大人のどちらにも属さない人として**マージナル・マン（境界人）**と青年期をよびました．

すなわち，成人期への移行期として，社会のなかで自分らしさと役割を自覚し，社会的に自立するための準備の時期ともいえます．よって，社会とのかかわりや人とのかかわりが重要な要素となり，自ら実践することが必要な時期といえます．

●青年期の特徴

1）身体的変化

（1）形態的変化

身長の発育曲線は二重S型を示しており，その特徴から4期に分けることができます（**図9**）[9]．青年期は，そのうちIII期とIV期の途中にあたります．III期は思春期に相当し，急激な発育が起こる時期（第二次発育急伸期）です．IV期になると発育は緩やかになり，成人期へと移行し，やがて発育が停止します．臓器・器官別の発育パターンを，リンパ型，神経型，一般型，生殖型に分類し，それぞれの発育曲線を示したものとしてはスキャモンの発育曲線が有名です[10]．身体的に成熟し，男子は**男らしく**，女子は**女らしく**体が変化していきます．これを**「第二次性徴」**といいます（**図10**）．思春期になると相対的に男子は肩幅が大きく，女子は骨盤幅が大きくなります．また，胸郭の形態も男子は14歳くらいからより扁平になり，女子は12歳くらいから丸みをおびる方向へ向かいます（**図11**）[11]．

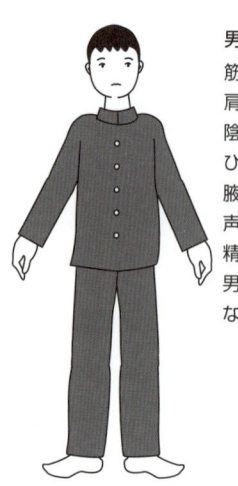

男子
筋肉や骨格が発達する
肩幅が大きくなる
陰毛が生える
ひげ，胸毛は生える
腋毛が生える
声変わりが起こる
精巣が大きくなる
男性的な風貌になる
など

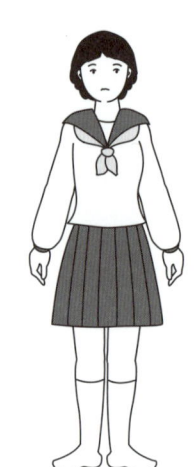

女子
全体的に体が丸みをおびる
骨盤が大きくなる
皮下脂肪が増加する
陰毛が生える
腋毛が生える
初経が生じる
子宮，卵管が発達する
など

図10　第二次性徴と体の変化

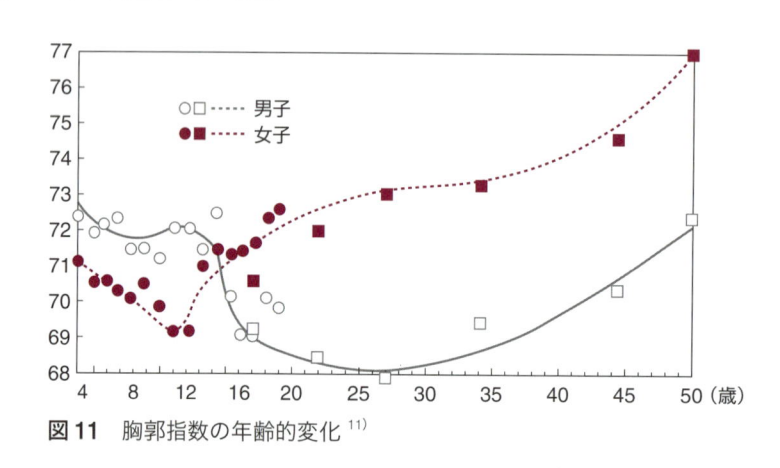

図11　胸郭指数の年齢的変化 [11]

(2) 身体各部の変化
①骨格筋量

「東アジア人の一員として，モンゴロイドに属し，日本列島に居住し，日本の生活習慣および食嗜好をもち，標準食を摂取し，年齢20歳より30歳までの健康な男子である．身長170 cm，体重60 kgであって，解剖学，生理学，化学的数値が日本人の平均値を有するものである」と定義される「標準日本人」男子の骨格筋量は24 kg（体重の40%）とされています[12]．思春期前，思春期，青年期後半男子の骨格筋量において，その腕，体幹部，大腿，下腿のそれぞれの全身骨格筋量に占める割合は，腕9〜10%，体幹部42〜43%，大腿37〜38%，下腿11%とほぼ同じ比率で，体幹部と四肢では一定のバランスで発育することがわかります．また，各部位ごとの骨格筋量は思春期前に比べて，体幹部は思春期で約2倍，青年期後半で約2.5倍増加しています．他の部位においても思春期で約2.1〜2.3倍，青年期後半で約2.6〜2.9倍増加しています（図12，13）[13]．なお，思春期前から思春期にかけての骨格筋量の増加は身長の増加に強く依存しています[13]．

また，**筋力**は**筋生理的断面積**に比例しますが，男女ともに筋の断面積は屈筋伸筋の両方で年齢とともに増加します．13歳くらいから増加の割合に男女の差が拡大していきます．同じように筋力も13歳くらいから男女差が大きくなります[14]．

②骨・歯

青年期にかけて長管骨では，骨端部の軟骨が増殖と骨化を繰り返し，骨の長さが長くなります．骨端に軟骨が存在するかぎり長さは伸び続けますが，骨端線が閉鎖すると伸びが止まります．青年期に閉鎖が生じますが，その年齢については個人差が大きく正確な報告はありません．

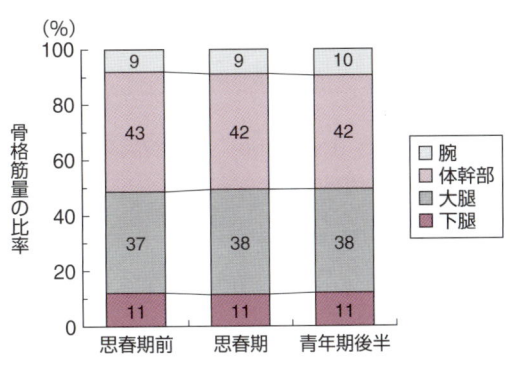

図12 全身骨格筋量に占める各セグメントの比率（文献13より一部改変）

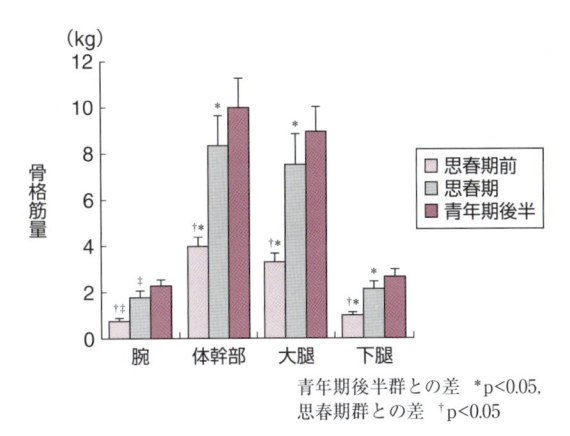

図13 各セグメントにおける骨格筋量（文献13より一部改変）
青年期後半群との差 *p<0.05, 思春期群との差 †p<0.05

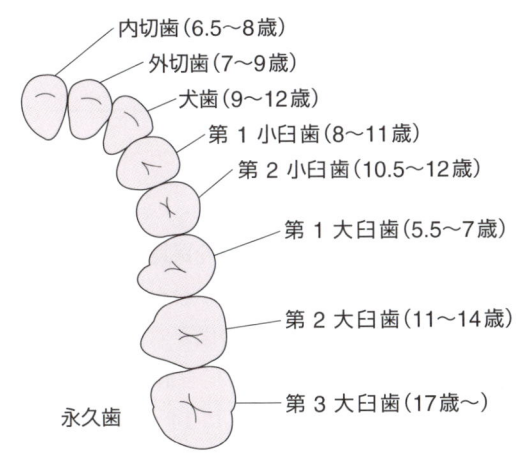

図14 永久歯の萌出

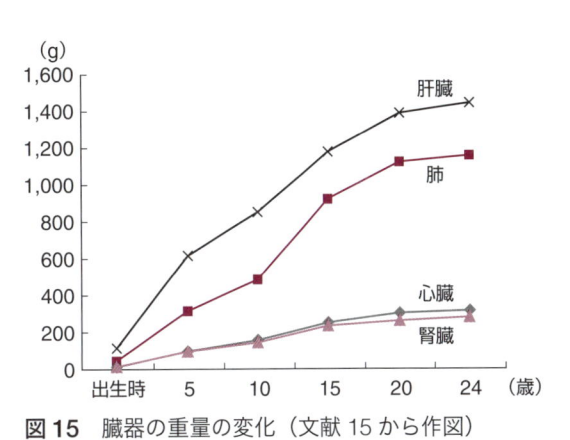

図15 臓器の重量の変化（文献15から作図）

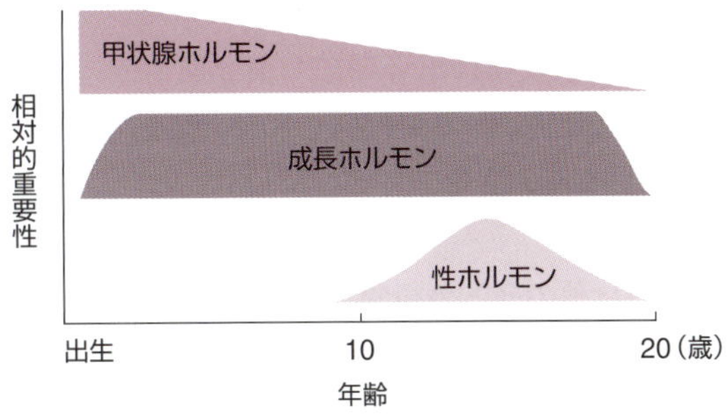

図16 発育促進にかかわるホルモン分泌機構と発育期への寄与[16]

永久歯は32本ですが，13歳くらいまでに第3大臼歯を残して28本の永久歯が萌出します（**図14**）．骨は歯に比べ環境の影響を受けやすく，正しい歯列のためには歯の萌出とともにそれを受け入れる上・下顎骨も発育する必要があります．

③おもな臓器

肝臓は出生時120gで学童期（10歳）に855g，思春期後期（15歳）に1,180gと増加し，24歳で1,445gになります．肺は出生時50g，学童期490g，思春期後期に925g，24歳で1,160gとなります．心臓は出生時19gから学童期162g，思春期後期256g，24歳で320g，腎臓は出生時20g，学童期149g，思春期後期239g，24歳で285gとなり，その傾きに差はあるものの，スキャモンの一般型発育曲線のように思春期にかけて増加率が高い傾向になっています（**図15**）[15]．

④内分泌系

体の発育にかかわるホルモンとしては**甲状腺ホルモン，成長ホルモン，性ホルモン**などがあります．これらの発育促進にかかわるホルモンは年齢によってその寄与度が異なります（**図16**）[16]．また，思春期の身長急伸期には男女ともに女性ホル

表2 小児の発育と年齢[17]

男児	年齢	女児
	8〜9歳	子宮発育の開始
精巣（睾丸）・陰茎発育の開始	10〜11歳	乳房発育の開始（thelarche），骨盤発育の開始
前立腺発育の開始	11〜12歳	恥毛の発生（pubarche），身長増加の促進，母指種子骨の出現，乳頭・乳頭輪の突出，内・外性器の発育，腟粘膜の成熟
恥毛の発生（pubarche），身長増加の促進，母指種子骨の出現	12〜13歳	乳房の成熟，乳頭の着色，腋毛の発生
精巣・陰茎発育の大きな促進，乳腺が大きくなる	13〜14歳	初経（menarche），初めは排卵を伴わない出血
声変わり，腋毛の発生，鼻の下に軟らかい髭が発生する	14〜15歳	周期性，排卵性月経，妊娠能力の出現
精子の成熟	15〜16歳	にきび（acne）
顔・体つき，恥毛の分布が男性型となる，にきび（acne）	16〜17歳	骨端線の融合，成長の停止
骨端線の融合，成長の停止	18〜20歳	

モンの分泌が高まります．この女性ホルモンの分泌は成長ホルモン分泌促進に関与しています．女子のほうが男子に比べ発育スパートが2年ほど早くなっています．

⑤**第二次性徴**

思春期には生殖器官が発達し，生殖能力をもつようになります．表2[17]は男女の性成熟と年齢との関係を表したものです．性成熟をいくつかの時期に分類する際には，Tannerの分類が使用されます．第1期は思春期前で第5期が成人として完成した状態として評価します（図17）[18]．

2）運動機能の変化

（1）筋力

握力は他の筋との相関が高い（腕力：0.84，脚力：0.76，背筋力：0.75）ことは知られています．握力に関与する筋群は前腕の屈筋群や手内筋群であり，比較的局部の筋力を計測していますが，他筋との相関が高いことや測定法が簡単なことから広く一般的に使用されています．握力は男女間では学童期以降男子のほうが高くなっています．12〜13歳くらいからその差は開き始め，両者ともに20代前半から30歳にかけてピークを迎えますが，このときには約20 kgの差があります（図18）[19]．

（2）敏捷性

光刺激を合図にできるだけ早く跳躍台より垂直に飛び上がる課題において，足が台から離れるまでの時間（全身反応時間）と合図から圧が変化するまでの時間（反応開始時間）を計測したところ，全身反応時間は男女ともに14〜15歳が最も早く，反応開始時間は男子が16〜18歳，女子が15〜19歳で最も早いという結果になりました[20]．

（3）平衡機能

閉眼片足立ちの持続時間では，男子は20代前半，女子は20代半ばにピークがあります．

このように，青年期では体が完成に達すると同時にさまざまな運動機能も最大のパフォーマンスが発揮できるようになります．

3）認知機能の変化

（1）具体的操作段階から**形式的操作段階**へ

12歳以降になると具体的な事象の助けを借りなくても，「もし〜ならば…こうなる」というように，仮説演繹的に抽象的なことや，架空のものごとに関して論理的に考えることができるようになります．ピアジェはこれを形式的操作段階とよびました．

（2）自我の発達

抽象的，論理的な思考ができるようになるにつ

乳房

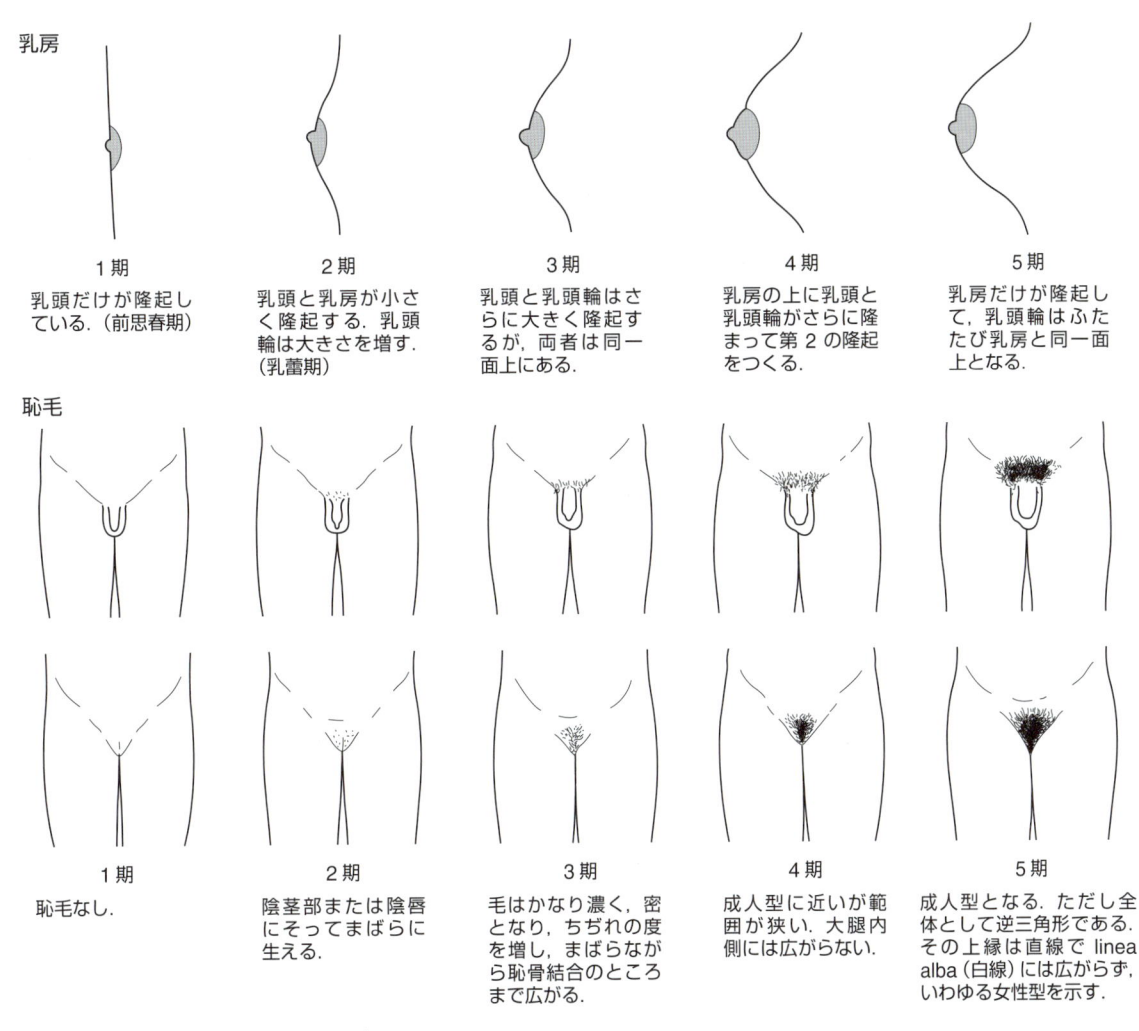

1期
乳頭だけが隆起している．（前思春期）

2期
乳頭と乳房が小さく隆起する．乳頭輪は大きさを増す．（乳蕾期）

3期
乳頭と乳頭輪はさらに大きく隆起するが，両者は同一面上にある．

4期
乳房の上に乳頭と乳頭輪がさらに隆まって第2の隆起をつくる．

5期
乳房だけが隆起して，乳頭輪はふたたび乳房と同一面上となる．

恥毛

1期
恥毛なし．

2期
陰茎部または陰唇にそってまばらに生える．

3期
毛はかなり濃く，密となり，ちぢれの度を増し，まばらながら恥骨結合のところまで広がる．

4期
成人型に近いが範囲が狭い．大腿内側には広がらない．

5期
成人型となる．ただし全体として逆三角形である．その上縁は直線で linea alba（白線）には広がらず，いわゆる女性型を示す．

図17 乳房の発育と恥毛の発生[18]

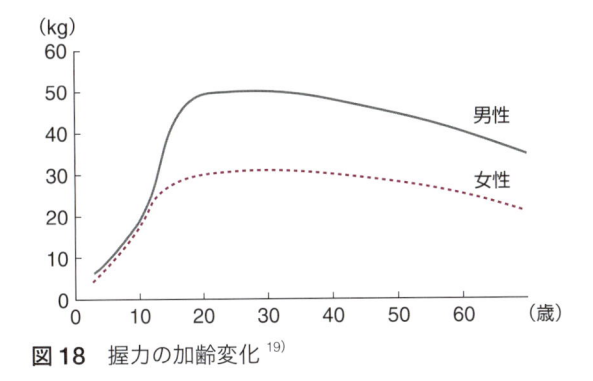

図18 握力の加齢変化[19]

れ，自分を見つめる対象も身体的特徴や住所，所属といった表面的な特徴から，性格，気分などの内面的な特徴へ向けられるようになり，また，他人からどのように見られているか，社会のなかにおける自分の位置といった要素にも関心がいくようになります．

4）社会性の変化
(1) 性役割

青年期では，第二次性徴を経験し，生物学的に男性らしさ女性らしさが明確になってきますが，社会的に「男らしさ」「女らしさ」として期待される役割があります．伊藤は，男性役割と女性役割では男性役割の優位性があり，社会的望ましさと一致するが，女性役割は一致せず，独立した形での期待が存在する．また，男女ともに性に規定された役割のみならず，社会的評価としては人間性（Humanity）が最も高い評価を付されていた，としています（**表3**）[21]．

表3 男らしさ，女らしさとして期待される役割．H-M-F scale[21]

男らしさ（Masculinity）	人間性（Humanity）	女らしさ（Femininity）
1. 冒険心に富んだ	11. 忍耐強い	21. かわいい
2. たくましい	12. 心の広い	22. 優雅な
3. 大胆な	13. 頭の良い	23. 色気のある
4. 指導力のある	14. 明るい	24. 献身的な
5. 信念をもった	15. 暖かい	25. 愛嬌のある
6. 頼りがいのある	16. 誠実な	26. 言葉使いのていねいな
7. 行動力のある	17. 健康な	27. 繊細な
8. 自己主張のできる	18. 率直な	28. 従順な
9. 意思の強い	19. 自分の生き方のある	29. 静かな
10. 決断力のある	20. 視野の広い	30. おしゃれな

(2) 親子関係の変化

学童期では親の価値観に基づいて，親へ依存的，従属的な親子関係が中心でしたが，青年期（とくに思春期）になり自我の目覚めとともに，親の価値観から自分の価値観をもとにした規律を獲得するようになります．ホリングワースはこのことを「心理的離乳」としています．

親との会話の頻度については，青年期では経年的に会話の頻度が減少する傾向にありましたが，母親のほうが父親に比べ話す頻度は高くなるようです[22]．青年期では経年的に親との会話頻度は減少しますが，悩みや心配事に関しては一時的には友人へ移行するものの，親に依存している傾向がみられます[22]．

(3) 友人関係

青年期になると「親友」とよべる友人もできるようになります．その基準としては「お互いに悩みを話せること」「本当の自分を見せることができる」があげられます．いわゆる「自己開示」できる友人を求めるようになります[23]．また，自我の成立とともに個人の価値観をすべて共有することは困難なことになり，一緒にいて楽しい反面，価値観について深く立ち入られたくないという面もあるようです．

成人期

● 成人期とは？

成人期では，成長が停止し，体が**完成期**を迎えます．社会的にも結婚して家庭をもち，出産を経験し，親となります．また，職業的にも責任のある地位につき，部下をもち，充実した生活を送る時期です．ここでは青年期終了後の25歳から老年期の前の64歳までを成人期とします．人生の約半分の期間ですから，前記のような充実期である前半の20年間と，心身ともに右肩上がりで発達してきた青年期から徐々に機能の低下へと変換する後半の20年間とを分けて考える場合もあります．

● 成人期の特徴

1) 身体的変化

成人期では，20～30歳代でピークに達した体が，形態的，機能的に徐々に低下し始めます．最初はきわめてゆっくりした**低下現象**ですが，進行度合いは個人差が大きいため，画一的に定めることはできません．成長時とは異なり，低下の個人差は，**遺伝的要因**よりも運動や栄養，職業などの**環境的要因**によるものが多いと考えられます．

(1) 身長と体重の変化

身長は，男女ともに10歳代後半から20歳代前半をピークに徐々に減少が始まります．身長の変化については，重力，筋の使い方，生活習慣や椎間板の変性，骨の変形，筋力の低下などさまざまな要因が関与しています．腰椎の椎間板の変性と骨密度の関係には負の相関があるとする報告もあります[25]．

体重は男女ともに思春期から20歳代まで増加していますが，その増加は**除脂肪量**ならびに**脂肪量**の両方の増加が要因となっています．成人期では，男性に体重の変化はほとんどみられません

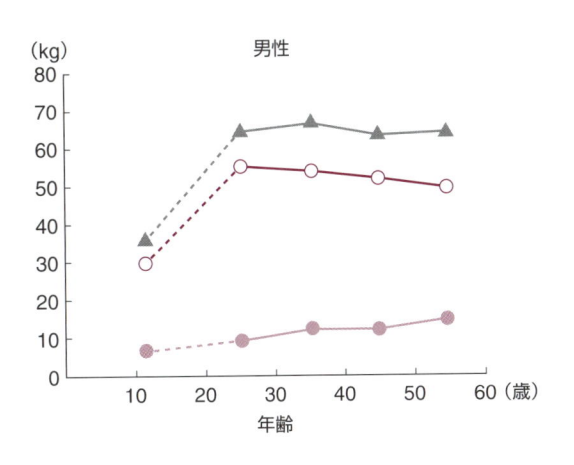

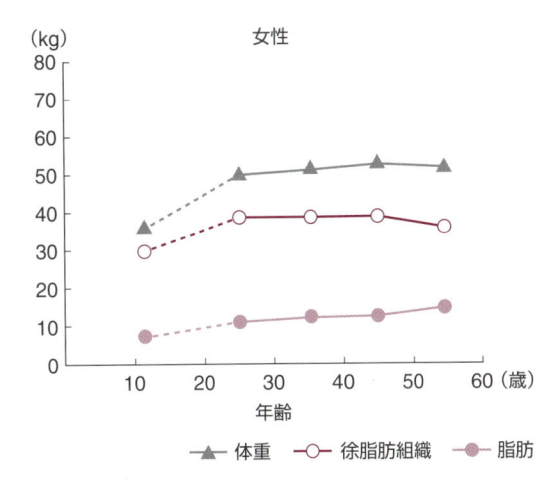

図19 体重と徐脂肪組織，脂肪の関係（文献26より一部改変）

が，除脂肪量が減少して脂肪量が増加しており，その割合に変化がみられます．女性では40歳代までは徐々に増加していますが，除脂肪量は変化しておらず，脂肪量の増加によるものとわかります．その後，40〜50歳代にかけて体重が微減していますが，これは除脂肪量の減少が脂肪量の増加を上回ったことが要因です（図19）[26]．また，腹囲（寛上最小囲）は男女ともに成人期では増加します．これは消化器器官の発達によって差がみられますが，とくに皮下脂肪による変化が大きいとされています．

(2) 体型

BMI〔Body Mass Index, 体重（kg）／身長（m）^{2}：25以上を肥満とする〕は成人の体型の量的変化をみる代表的な指数です．肥満者の割合は男性29.1％，女性19.4％で，男性では30歳以降に急に肥満者が増加しています．また，女性では20歳代から年齢とともに増加しています（図20）[27]．質的分類としては，**クレッチマー**が，肥満型，細長型，闘士型の3つに分類し，それぞれの性格と

の関連を論じています．肥満型（循環気質）は，社交的で明朗，快活な性格を基調とし，細長型（分裂気質）は，非社交的，無口，敏感な性格，闘士型（粘着気質）は，粘り強く，几帳面な反面，怒りやすい性格としています．

また，シェルドンは，クレッチマーによる体型の分類が観念的すぎること，精神疾患患者に基づいていることなどから，正常な男子学生4,000人についての全身写真に基づいて，内胚葉型，中胚葉型，外胚葉型の3つの体型に分類しています（表4）[28, 29]．

(3) 骨・筋

①**骨密度**

ヒトは40〜50歳で骨の減少が始まります．とくに女性では**閉経後**に加速されることはよく知られています．図21[30]は末梢骨の骨密度の加齢変化について示したものです．女性では閉経周辺期から閉経後の時期に骨密度低下の勾配が急峻になり60歳以後ふたたび緩徐になっています．更年期を境に**エストロゲン**が低下することが要因の

Topics トピックス❷

中1ギャップ

・中1ギャップとは，小6に比べ中1でいじめの認知件数や不登校児童数などが大幅に増えることから使われ始めました．ギャップという用語から小6と中1のあいだに大きな段差があるように思われますが，多くの問題が顕在化するのが中1からで，実際は小学校から始まっているといわれています[24]．

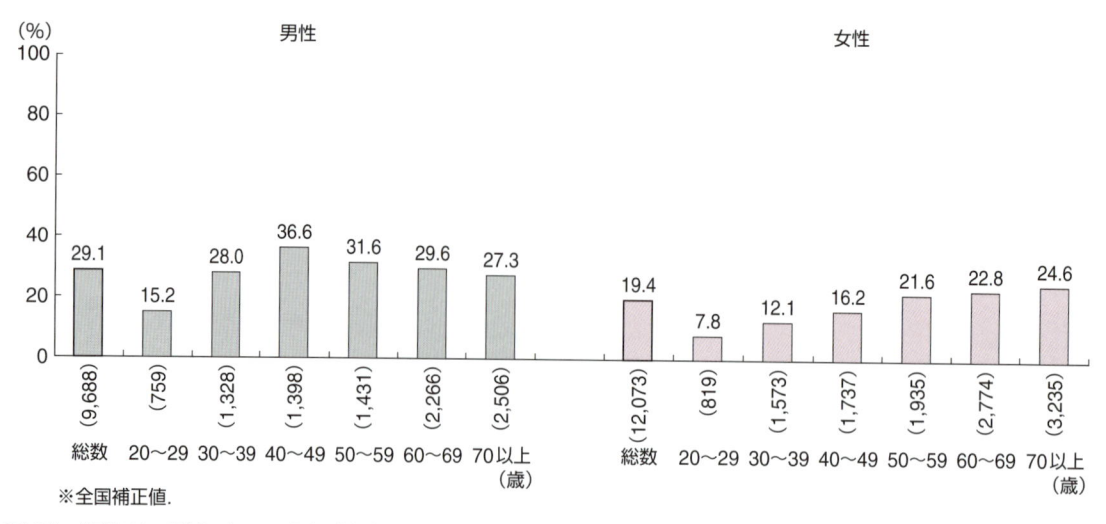

図20 肥満者の割合（2012年）（文献27より一部改変）

表4 シェルドンによる体型分類[28, 29]

体型	特徴
内胚葉型	丸い頭で腹部は胸部より大きい 上腕と大腿には脂肪が多いが，手首と足首は相対的に少ない 内臓が大きく多量の皮下脂肪があり，身体は左右よりも前後で大きい
中胚葉型	いわゆる筋肉型でたくましい肩と胸，豊富な筋肉量の四肢をもつ 前腕と下腿が上腕と大腿に比べて強い 皮下脂肪は少なく，身体は前後より左右が大きい いわゆる理想的体型
外胚葉型	いわゆる細長型でやせた体型 皮下脂肪，筋肉，骨格の発育が十分でない

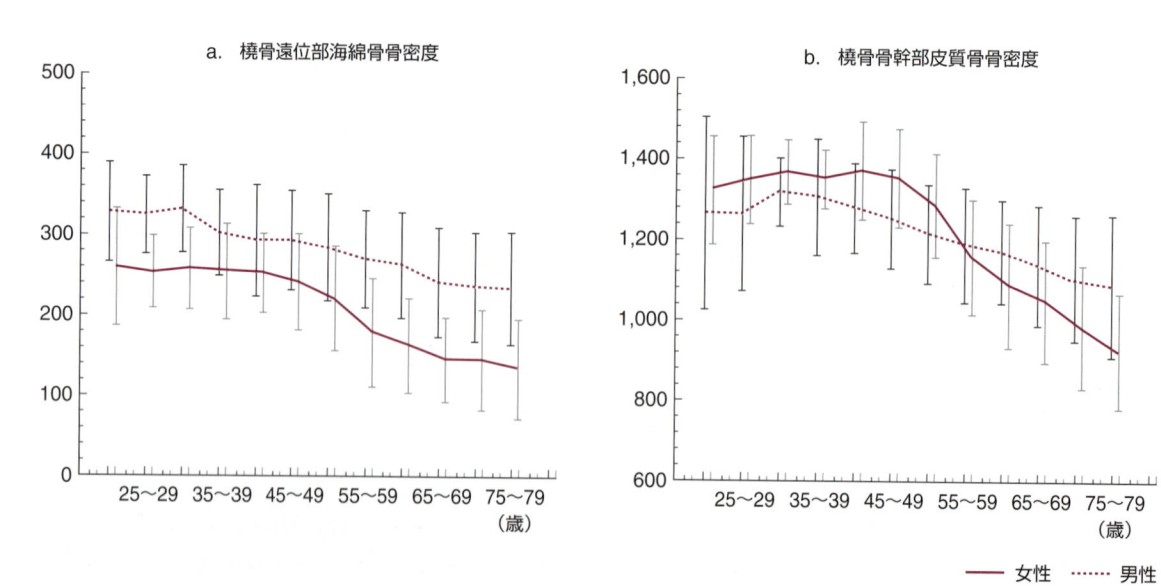

図21 pQCTで測定した橈骨遠位部海綿骨骨密度と橈骨骨幹部皮質骨骨密度の変化[30]

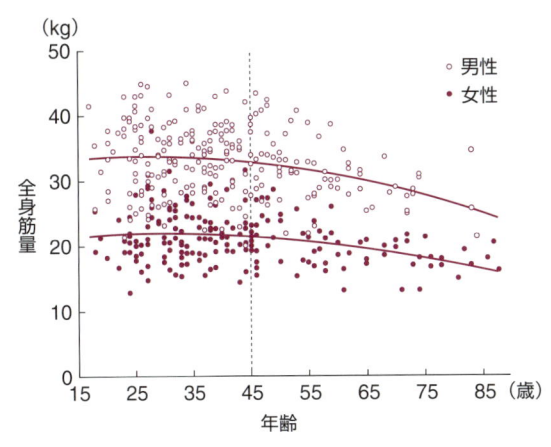

図22 全身筋量の加齢変化（文献32より一部改変）

1つになっています．エストロゲンは**破骨細胞**の機能を抑制する働きがあります．骨量は骨の形成と吸収のバランスによって決定されますので，閉経に伴うエストロゲンの低下は骨吸収を促進することになり，骨量を減少させると考えられます[31]．また，男性では，女性のように骨密度が急激に低下する時期はなく，30歳代以降にほぼ直線的に低下しています．

②筋量と筋力

加齢に伴い，骨格筋の筋量と筋力は低下します．男女ともに45歳くらいから全身筋量の低下が始まります（**図22**）[32]．また，上半身と下半身の筋量の変化をみた場合，男女ともに**下半身の筋量の低下**が著明です[32]．

水平式脚力を計測した結果では，20歳をピークに加齢に伴い直線的に低下します．また，体重あたりの脚パワーについても，直線的に低下するとする報告[33]や，30秒椅子立ち上がりテストでは男女ともに50歳以降に急に低下率が高くなるという報告もあります[34]．

以上のように20歳代にピークがある筋量や筋力は徐々に低下し始めますが，低下が急になるのは40歳代後半からということがわかります．

(4) 全身体力（文部科学省 新体力テストの結果から）

新体力テストとは，文部科学省が「国民の体力・運動能力の現状を明らかにするとともに，体育・スポーツの指導と行政上の基礎資料を得る」

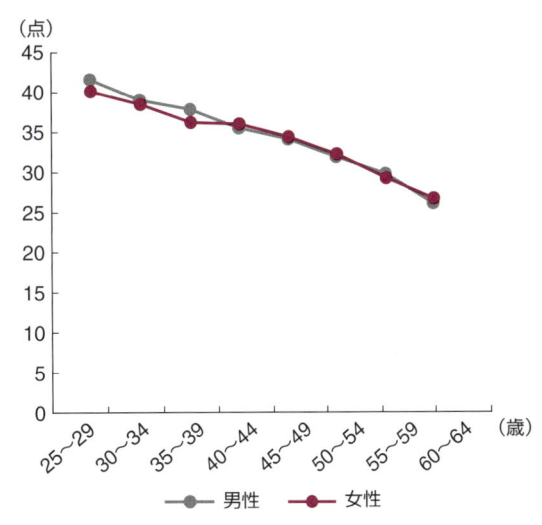

図23 新体力テスト（2013年度）合計点の加齢変化（文献35より作成）

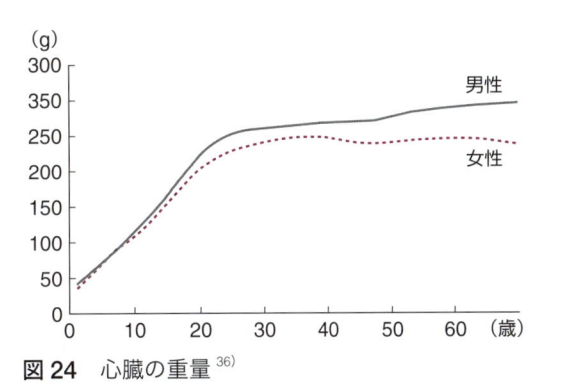

図24 心臓の重量[36]

ことを目的に毎年行っている調査です．20～64歳までの調査項目は，握力，上体起こし，長座体前屈，反復横とび，急歩，20 mシャトルラン，立ち幅とびの7項目で，筋力，柔軟性，敏しょう性，瞬発力，持久力，瞬発力のそれぞれの能力および総合的な体力を評価しようとするものです．総合点では20歳代前半から徐々に減少しているのがわかります（**図23**）[35]．

(5) 循環・呼吸機能

①心臓

ほかの臓器では老化現象として実質細胞の減少，萎縮が徐々に進行して小さくなるのが普通ですが，心臓は年齢に伴って，その重量は増加します（**図24**）[36]．これは，**心筋の特殊性**です．心臓の重量は20歳代くらいまでに著しく増加します．それ以降の増加は脂肪組織の増加や心臓壁の肥

厚，動脈硬化などいわゆる退化現象によるものです．

②血圧

「ヒトは血管とともに老いる」という言葉がありますが，血圧は心機能，血管の弾性，血管の内径，血液の粘度などを反映しているといえます．拡張期血圧は30〜40歳代にかけては高くなる傾向がありますが，40歳代以降はほとんど変化しません．対して収縮期血圧は，30歳代以降，年齢とともに徐々に高くなります（図25）[37]．

(6) 感覚機能

①視覚と聴覚

視覚は出生後，徐々に発達し，約6歳で1.0になり，8〜9歳で最高に達しています．その後は低下をたどり，20歳くらいから調整力の低下が始まり，一般には40歳代くらいから老視が始まります．老視の原因は水晶体の弾性力の低下です．また，聴覚（最小可聴閾値）は20歳前後で最高に達し，その後徐々に低下します．

2) 社会的変化

成人期には，就職，結婚，子育てなど社会人としての大きな変化があります．これらを経験する

a. 収縮期（最高）血圧の平均値（30歳以上）

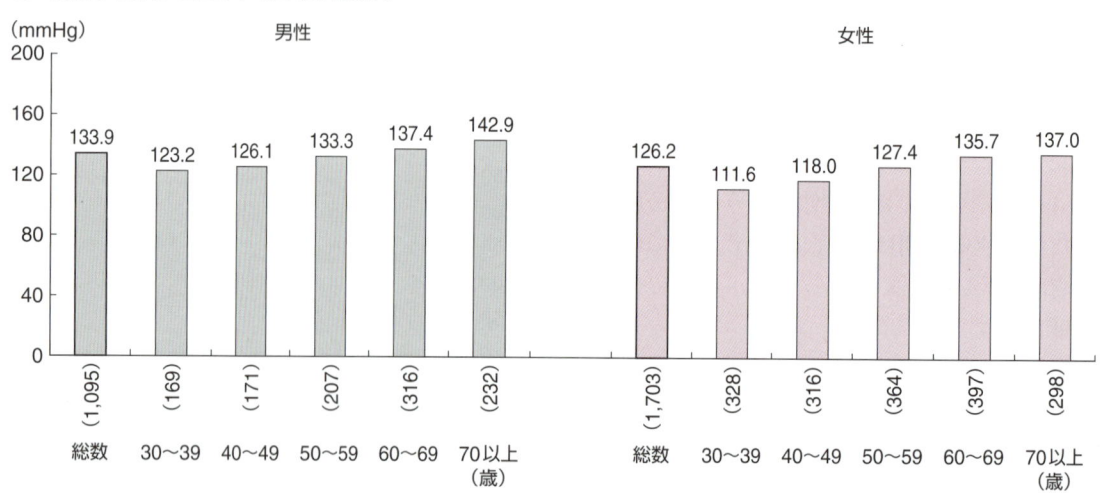

	男性					女性					
総数	30〜39	40〜49	50〜59	60〜69	70以上（歳）	総数	30〜39	40〜49	50〜59	60〜69	70以上（歳）
133.9	123.2	126.1	133.3	137.4	142.9	126.2	111.6	118.0	127.4	135.7	137.0
(1,095)	(169)	(171)	(207)	(316)	(232)	(1,703)	(328)	(316)	(364)	(397)	(298)

b. 拡張期（最低）血圧の平均値（30歳以上）

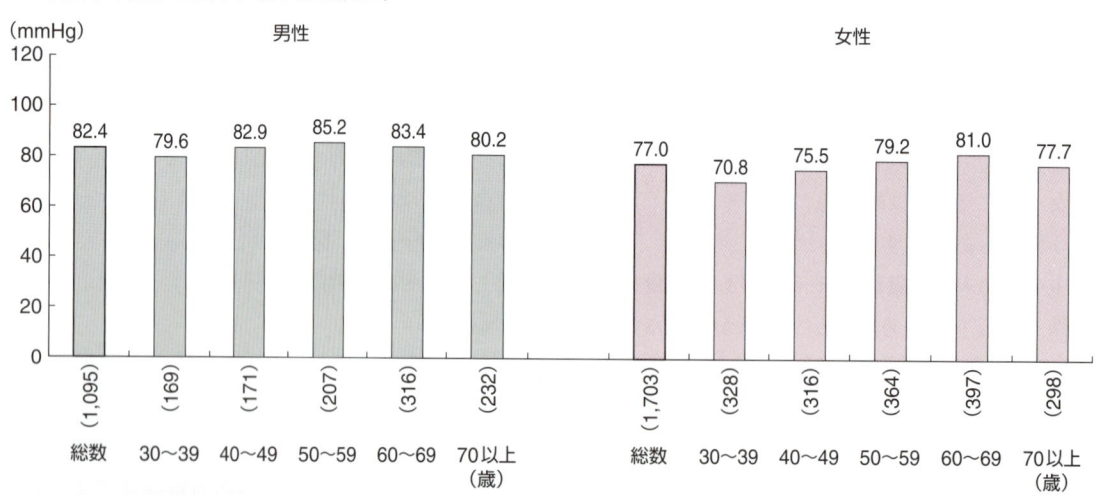

	男性					女性					
総数	30〜39	40〜49	50〜59	60〜69	70以上（歳）	総数	30〜39	40〜49	50〜59	60〜69	70以上（歳）
82.4	79.6	82.9	85.2	83.4	80.2	77.0	70.8	75.5	79.2	81.0	77.7
(1,095)	(169)	(171)	(207)	(316)	(232)	(1,703)	(328)	(316)	(364)	(397)	(298)

※2回の測定値の平均を用いた．1回しか測定できなかった者については，その値を採用した．
※妊婦除外，血圧降下薬服用者除外．

図25　血圧の加齢変化（2010年）（文献37より一部改変）

ことによって大人の仲間入りをし、安定した職業生活、家庭生活を営みます。そして、後半には、身体的な低下も含め、下り坂を意識し始めるようになります。

(1) 発達理論からみた成人期

ユングは人生を太陽の1日の動きにたとえています（**図26**）[38]。人生の正午は40歳前後の時期を指します。東から昇った太陽が頭上（40歳）を過ぎると影の向きが反対になるように、人生においても大きな変化が生じます。つまり、人生の午前中で重要と思っていたこと（結婚、就職、昇進など）が重要でなくなり、重要と思っていなかったこと（定年後の人生、死の受容など）が重要になってきます。外界への適応から自らの心の内面へと意識が変化するようになります。

エリクソンは、成人期は**アイデンティティ**の確立を基盤に、あらゆる他人との親密さを獲得し、次の世代を確立することへ自らのベクトルを向ける時期であるとしています[39]。

レビンソンは、4種の職業各10名への面接から、成人の精神生活が段階的に発達することを提唱しました。17〜65歳までを、青年期、成人前期、中年期、成人後期の4期に分類しています（**図27**）[40]。そのうち、33〜40歳までの「一家を構える時期」は人生のなかでも最も高みを目指す時期であり、よりいっそう高い評価を得られるように努力することが課題です。40〜45歳までの過渡期では、自分の過去の生活を再評価し、新しい生活に向かって踏み出す時期です。45歳以降の時期では過渡期で踏み出した新しい生活を安定させることにエネルギーを費やすことが課題となります。

(2) 成人期と創造性

成人期の創造性をみる指標として、デニスは、芸術、自然科学、人文科学の領域での全生産物に

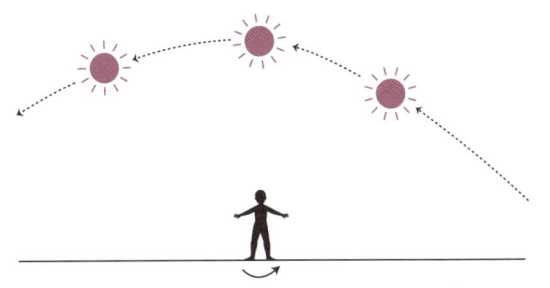

図26 「人生の正午」太陽の変化のモデル[38]

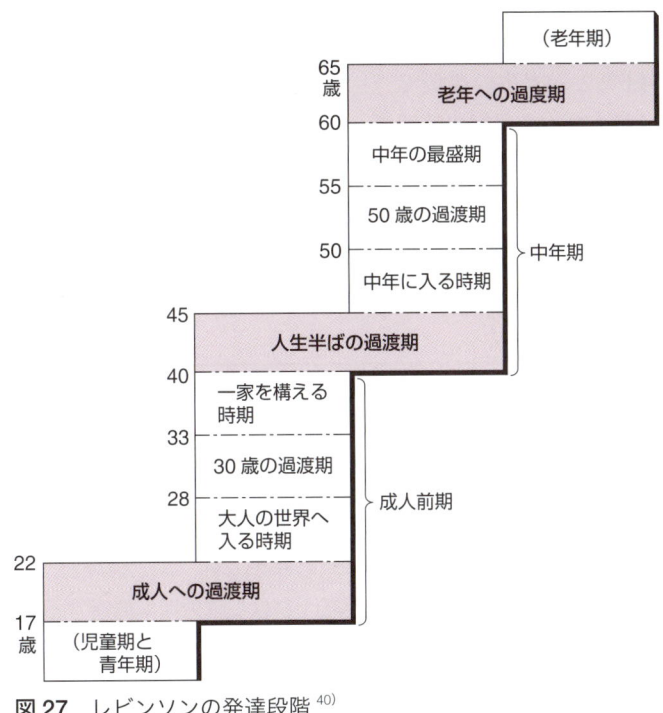

図27 レビンソンの発達段階[40]

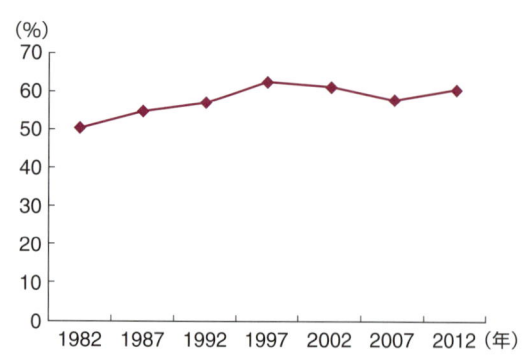

図28 仕事や職業とストレス[42]
仕事や職業生活にストレスを感じる労働者の割合.

ついて研究しました．その結果，人文科学では70歳代でも40歳代と同じくらい産出されています．対して芸術と自然科学では50歳代から徐々に減少の傾向がみられています[41]．創造性に関していえば，20歳代は創造性においては生産性が低く，むしろ成人期のほうが生産性は高くなるようです．

(3) 成人期とストレス

人間関係や仕事，家庭上の問題などがストレッサーとなる心理・社会的ストレスのことを私たちは一般的にストレスといっています．「仕事や職業生活でストレスを感じている」労働者の割合は1982年50.6％から2012年60.9％と30年間で10％増加しています（**図28**）[42]．また，30歳代で65.2％，40歳代で64.6％と，人生のなかで一家を構える時期にあり，最も高みを目指す時期でストレスも高くなっています．その内容をみると，職場の人間関係の問題が41.3％と最も多く，仕事の質の問題（33.1％），仕事の量（30.9％）と続きます．男性では人間関係（35.2％）が最も多く，仕事の質・量と続きますが，そのほかにも，会社の将来性（29.1％），や昇進・昇給の問題（23.2％），定年後の仕事・老後の問題（22.4％）についてもストレスを感じている人の割合が高いようです．女性は人間関係で48.6％とほぼ半数がストレスを感じています．このほかは仕事の量が30.3％，仕事の質が27.0％と男女のあいだではストレスを感じる内容に差があることがわかります．

老年期

●老年期とは？

ヒトが年齢を重ねると，心身にさまざまな変化を生じます．この変化は一般的には**「老化」**という衰退的変化としてとらえられています．しかし，何歳からを老年期とするかについては明確な定義はなく，国連が1956年に65歳以上の人口比率を「高齢化率」と定めたことから，世界的に**65歳以上**を**高齢者**とするようになりました．わが国においても老人福祉法（昭和38年7月11日法律第133号）ではその対象を65歳以上と定め，最近では介護保険の第1号被保険者（原因を問わず要支援，要介護状態となったときに介護保険サービスを受けることができる）を65歳以上の者としているなど，社会制度の境界を65歳と定めている場合が多いようです．また，65～74歳までを**前期高齢者**，75歳以上を**後期高齢者**に分けて使用することが多いようです．

トピックス❸

若年性認知症

・2015年に発表された「新オレンジプラン」には「認知症の人の意思が尊重され，できるかぎり住み慣れた地域のよい環境で，自分らしく暮らし続けることができる社会の実現を目指す」としていますが，大項目には若年性認知症施策の強化もあげられています．厚生労働省の調査では推定平均発症年齢は51.3歳，10万人当たり47.6人（18～64歳），原因疾患では，脳血管障害，アルツハイマー病などが上位にあります．若年性認知症では，その症状だけでなく就労期に発症することが大きな問題です．診断確定時に50.6％の人が就労継続中でしたが，2.5年後には11.7％まで減少したとの報告もあります[43]．

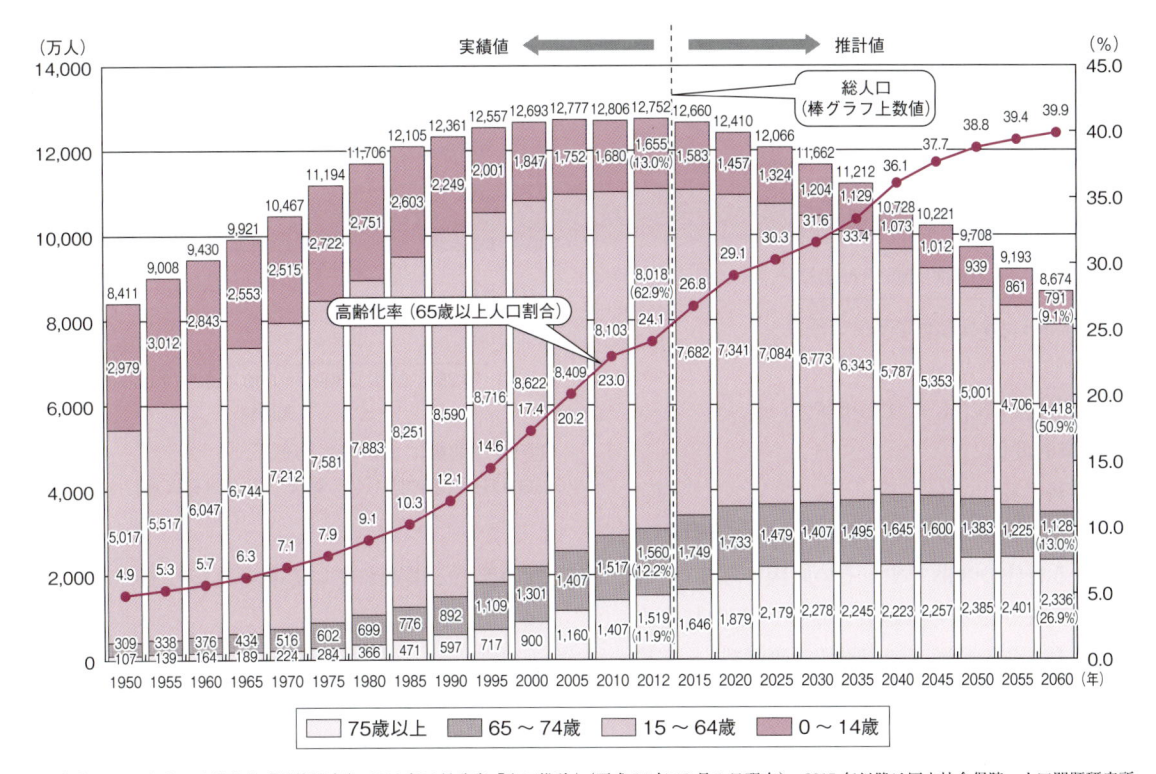

図29 日本の人口推計と高齢化率の推移（総務省）[44]

資料：2010年までは総務省「国勢調査」，2012年は総務省「人口推計」（平成24年10月1日現在），2015年以降は国立社会保障・人口問題研究所「日本の将来推計人口（平成24年1月推計）」の出生中位・死亡中位仮定による推計結果
（注）1950年〜2010年の総数は年齢不詳を含む．高齢化率の算出には分母から年齢不詳を除いている．

● 超高齢社会

一般に高齢化率が7％を超えると「**高齢化社会**」，14％を超えると「**高齢社会**」，そして21％を超えると「**超高齢社会**」とされます．わが国では，2005（平成17）年には20％を超え，2013（平成25）年には25.0％となり，急激に高齢化率が進んでいます．国立社会保障・人口問題研究所によると，2060年には人口の減少もあり高齢化率が39.9％になると推測されています（**図29**）[44]．また，平均寿命は，男性が80.21歳，女性が86.61歳（厚生労働省，2013）と**世界一の長寿国**となりました．

● 老年期の特徴

先にも述べたように老年期の発達学的特徴は老化です．**老化**は，加齢とともに誰にでも生じる**不可逆性**のものですが，その現れ方や進行の程度は個人によってさまざまです．

1）老化による機能低下

具体的な現象としては，①**機能的予備能力の低下**，②**適応反応の低下**，③**機能回復時間の遅延，細胞・組織の再生能力低下**といった変化が生じます[45]．

(1) 機能的予備能力の低下

予備能力とは日常生活に必要な能力と各個人がもつ最大能力の差のことです．各臓器の細胞数の減少や細胞機能の低下などによって，最大能力が低下し，結果，予備能力が低下します．「無理がきかなくなる」「疲れやすくなる」といった現象です．

(2) 適応反応の低下

適応反応とは，外部環境の変化に対して，自ら身体的に適応し恒常性を維持することです．この機能が低下すると，反応時間が遅れたり，身体機能を調節することが難しくなったりします．

(3) 機能回復時間の遅延，細胞・組織の再生能力低下

ヒトは疾病や傷害に対して，自然回復力をもっていますが，その回復時間が延長したり，体内で

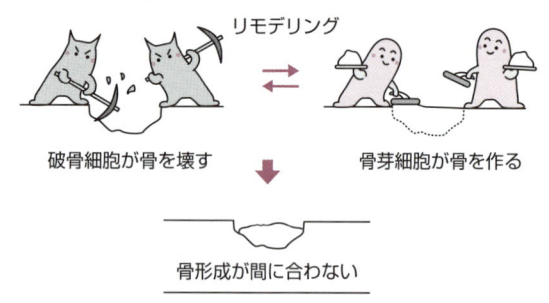

図30 加齢と骨リモデリング不良

の修復機能が低下したりします．

2）身体的変化

（1）姿勢の変化

老年期の姿勢の変化で特徴的なのは，円背で代表される脊柱の弯曲です．その原因としては，椎間板の変性や脊椎の圧迫骨折が多いとされます．仲田は128名の高齢者の姿勢を，伸展型，S字型，屈曲型，手膝上型の4型に分けています[46]．

（2）筋・骨格系

加齢とともに筋量は，上肢，下肢，体幹部ともに低下し，それに伴い，筋力の低下や身体能力の低下が生じます．この加齢による筋量の低下をサルコペニアといいます．また，筋線維のサイズも減少しますが，TypeⅡ線維（速筋線維）のほうがより減少しますので瞬発力の低下にもつながります．

骨は，成人では骨形成と骨吸収のバランス（骨リモデリング）が適切に行われていますが，老化によって骨吸収が骨形成より優位になり，骨量が減少します（図30）．生理的老化でも徐々に減少しますが，病的に減少した状態を骨粗鬆症といいます．

（3）神経系

私たちの脳は，神経細胞とそれに伴うシナプスによって複雑な神経回路を形成しています．ヒトによってその程度は異なりますが，高齢者では，脳溝が深くなり，脳回が狭くなることはよく知られています．その原因は神経細胞の脱落減少によるものですが，神経細胞が傷害されることにより，それに連なるシナプスも傷害され，その結果，神経回路の一部が損傷されます．

末梢神経では，神経線維密度の減少，軸索の変性や脱髄などの神経線維の変性がみられ，伝導速

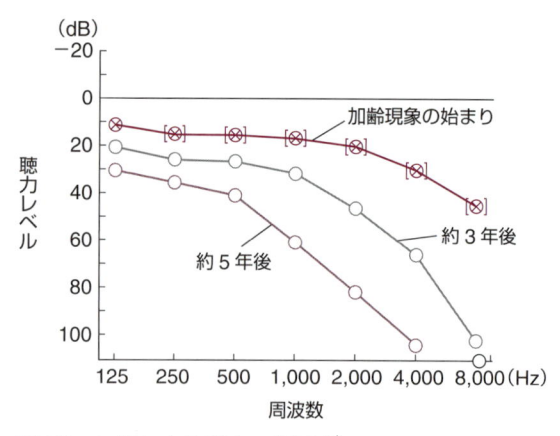

図31 加齢による聴力の低下[47]
2,000 Hz以上の低下から始まり左右対称に進行する．

度の低下と関連していると考えられています．

（4）感覚系

①視覚

一般的に視力の低下が生じます．水晶体が白濁・硬化し，調節異常をきたすために，40歳くらいから老視や色覚の低下（色のコントラストがつきにくい）が生じます．また，60歳くらいからは明暗順応性の低下もみられます．明暗順応性とは，明るいところから急に暗いところに入ると一瞬見えなくなる状態（暗順応）や，逆に暗いところから急に明るいところに入ると，まぶしくて一瞬見えなくなる（明順応）状態のことをいいます．老年期に特有の眼の疾患としては，白内障（水晶体の白濁・黄色化により寒色系の識別がより困難になる），加齢黄斑変性（黄斑部網膜の進行性変性疾患で，視細胞の障害により中心視野が欠損する），糖尿病性網膜症（高血糖が続くことにより，網膜を栄養している血管に病変が生じ，重度な視力障害に進行する可能性もある），緑内障（視神経変化・特徴的視野変化を有し，眼圧下降により進行を防止できる）などがあります．

②聴覚

聴覚の加齢変化は難聴が代表的ですが，聴力の加齢変化は高音域から始まります（図31）[47]．また，難聴の始まりとともに耳鳴も生じることが多いようです[47]．

③味覚・嗅覚

高齢者の味覚異常が増加していますが，味覚の

図32 加齢による肺気量変化[50]

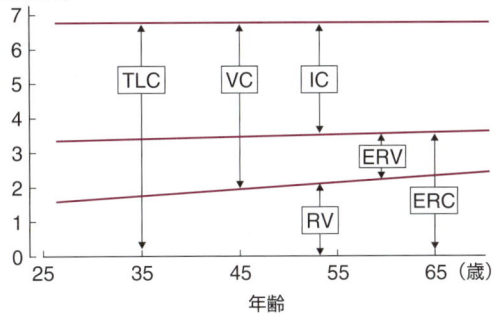

TLC：全肺気量，VC：肺活量，IC：最大吸気量，RV：残気量，
ERV：予備呼気量，ERC：機能的残気量

感覚細胞における加齢変化については未解明の部分も多く，はっきりとはわかっていません．高齢者で併発する全身疾患や薬物療法による影響が大きいと推測されています[48]．嗅覚も，加齢によって閾値の上昇や匂いを区別する能力が低下するといわれています．その原因としては嗅細胞や嗅球の神経細胞の加齢に伴う減少によるところが大きいとされています[49]．

(5) 呼吸・循環機能

加齢によって肺活量は減少し，残気量が増加します（図32）[50]．心臓においても，心拍出量，1回拍出量などが減少します．また，末梢血管抵抗の増加や血管弾力性の低下など心・血管系の機能低下も生じます．

(6) 消化吸収機能

加齢によって，食物通過時間の遅延や，消化酵素・粘液などの分泌量の減少による消化効率の低下，そして腸の蠕動運動の低下などが起こります．また，入口である咀嚼能力に関与する歯や歯肉の問題も生じやすくなります．

腎臓の機能も低下し，糸球体濾過率，尿の再吸収における濃縮能の低下に加え，免疫機能の低下によって感染しやすくなります．また，括約筋の弛緩による腹圧性失禁なども生じやすくなります．

3）運動機能の変化

(1) 筋力

前述したように，筋量が加齢によって減少しますが，それに伴い筋力も20歳代をピークに徐々に低下します．日常生活に重要な股関節や膝関節の伸展パワーにおいて20歳代に比べ70歳代では50%程度に減少するという報告もあります[51]．

(2) 敏捷性

筋線維組成の変化や神経線維の変化に伴い，敏捷性も低下します．ステップ台への足の上げ下ろしスピード課題で，20歳代に比べ，80歳代以降ではほぼ半減するという報告があります[52]．

(3) 持久力

全身持久力の指標である最大酸素摂取量は，20歳代中ごろから低下し始め，加齢とともに直線的に低下し，10年で10%低下します．ただし，この持久力の低下は身体活動量に影響されやすく，高齢者でも日常生活での活動量を増やすことにより，持久力の低下スピードを遅らせることが可能です．

4）知能と加齢変化

「知能とは，推論し，計画を立て，問題を解決し，抽象的に考え，複雑な考えを理解し，すばやく学習する，あるいは経験から学習するための能力を含む一般的な知的能力である．（中略）むしろ我々の環境を理解するための，すなわち，ものごとを『理解し』，それに『意味を与え』，何をすべきか『見抜く』ための，より広く深い能力を表している」とディアリは述べています[53]．

知的能力を評価する手段として知能検査がありますが，そのなかから知能がさまざまな能力の集まりであることがうかがい知れます（図33）[54]．また，知能は1960年代にキャッテルらによって流動性知能と結晶性知能に分けられたことはよく知られています．

知能テストで新しい刺激材料を用いて，制限時間内に柔軟な思考能力（流動性知能）が試されるようなテストは30歳代をピークに成績が下降し始めますが，対して知識や教育経験に関連し，蓄積した知識から答える能力（結晶性知能）をみる語彙テストなどは加齢によってもあまり成績は下降しません．

5）記憶と加齢変化

記憶には，感覚記憶，短期記憶，長期記憶の3種類があります．感覚記憶は，記憶した情報を短

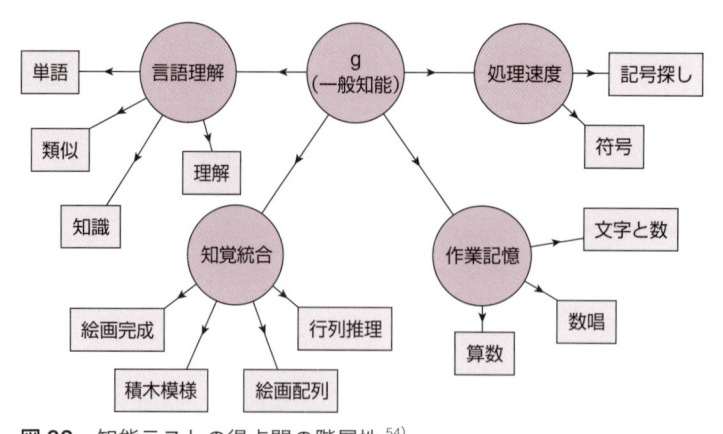

図33 知能テストの得点間の階層性[54]
ウェクスラー成人知能検査第3版（WAIS-Ⅲ）による知能テスト得点間の関係を階層的に示したもの．

期記憶に移行する前の記憶です．短期記憶は，作業用の一時記憶のようなもので，記憶できる容量も少なく，保持できる時間も数十秒です．長期記憶は個人の経験と関連があり，陳述記憶と非陳述記憶に分けられます．陳述記憶は通常，私たちが記憶といっているものです．時間や場所との関連がある**エピソード記憶**と事実や概念の記憶である**意味記憶**があります．また，非陳述記憶では，使い方や行い方といった動作と関連がある**手続き記憶**が代表的です．

エピソード記憶は加齢の影響を受けやすいといわれますが，手続き記憶や意味記憶は同じ長期記憶でも加齢の影響は受けにくいようです．

6）老年症候群

これまで，さまざまな機能の加齢変化について述べましたが，それらによって生じる多彩な症状や徴候のことを**老年症候群**といいます．老年症候群の原因はさまざまですが，放置するとQOLやADLの低下をきたし，要介護状態になるため，早めの対応が重要です（図34）[55]．

7）心理的変化

老年期は職業中心の生活から解放され，家族との生活が中心になる時期です．ともすれば自分の役割を見失いがちになり，身体的な衰退も加わり，絶望感を感じる場合もあります．

8）死の受容

死はヒトにとって必ず訪れるものですが，受け入れるためにはさまざまな心理的変化を経ます．また，個人的にもその過程はさまざまです．キューブラー・ロスは，200人以上の臨死患者への2年半にわたるインタビューをもとにその受容過程を5段階にまとめています．この段階は重複することはあっても入れ替わることなく順次経過していきます[57]．

(1) 第1段階：否認と隔離

末期疾患の告知を受けたほとんどの患者は，その告知の時期に関係なく「それは事実ではありえない」と否認しました．否認は，予期しない衝撃的なニュースを聞かされるときの緩衝装置として働きます．ロスは，患者にとって，否認は常に必要であり，末期よりも初期に必要であり，対して隔離（孤立化）はむしろ末期になって生じやすいとしています．

(2) 第2段階：怒り

否認という第1段階が維持できなくなり，真実を認めざるを得なくなると，「どうしてあの人ではなく，私が」という怒り，憤り，羨望，恨みなどの感情がとって代わります．この怒りはあらゆる方向へ向けられ，見出すものすべてが不平不満のタネとなります．

(3) 第3段階：取り引き

第2段階で憤りをぶつけたあとは，人々や神に対してと何らかの約束を結ぼうとします．よい振舞いをする報酬として，多くの場合は延命の願い

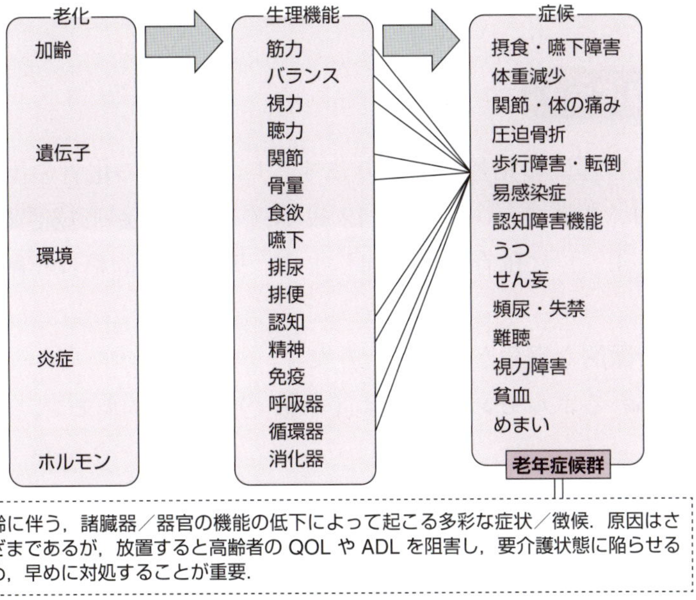

```
老化              生理機能            症候
加齢              筋力              摂食・嚥下障害
                 バランス            体重減少
                 視力              関節・体の痛み
遺伝子            聴力              圧迫骨折
                 関節              歩行障害・転倒
                 骨量              易感染症
                 食欲              認知障害機能
環境              嚥下              うつ
                 排尿              せん妄
                 排便              頻尿・失禁
                 認知              難聴
炎症              精神              視力障害
                 免疫              貧血
                 呼吸器            めまい
                 循環器
ホルモン           消化器            老年症候群
```

> 加齢に伴う，諸臓器／器官の機能の低下によって起こる多彩な症状／徴候．原因はさまざまであるが，放置すると高齢者のQOLやADLを阻害し，要介護状態に陥らせるため，早めに対処することが重要．

図34 老年症候群発生の機序[55]

をし，その次には痛みと不快のない日がほしいという願望になります．

(4) 第4段階：抑うつ

もはや自分の状況を否認できなくなり，さまざまな症候に衰弱が加わってくると患者は抑うつ状態に陥ります．容姿，財産，未来の夢などのこれまでに失ったものに対する反応的抑うつと，患者が愛するすべてのものとこれから決別しなければならない悲しみの感情としての準備的抑うつの2つのタイプに分けられます．

(5) 第5段階：受容

これまでの4つの段階を経てきた最終の段階では，体は衰弱しきり，ウトウトまどろみながら「闘争が終わり，長い旅行の前の最後の休息」のようにある程度静かな期待をもって，近づく自分の終焉を見つめることができる段階です．

9) 喪失体験

老年期において，長年連れ添った配偶者の死が，残された者にどのように影響するかという視点も必要です．健康に及ぼす影響では，「配偶者との死別から1年未満の期間はうつ症状が増加し身体健康面も低下するが，1年以上経過すると回復し，それを維持するためには周囲の人からの情緒的な社会支援が必要である」とする報告があります[58]．

Topics トピックス④

廃用症候群とリハビリテーション栄養管理

・高齢者の廃用症候群では約9割に低栄養を認め，サルコペニアの原因となる加齢・活動低下・低栄養・疾患のすべてを合併する可能性があります．飢餓のときに積極的な筋力増強訓練や持久力増強運動を行うと低栄養が悪化し，筋量や持久力をむしろ低下させます．以上から高齢者の廃用症候群に対しては機能訓練だけではなくリハビリテーション栄養管理を行うことも重要といわれています[56]．

確認してみよう！

- 骨の発育は成長の程度の指標にもなります．（ ① ）の化骨の出現時期はおおよそ決まっており，6歳で（ ② ），12歳で（ ③ ）が形成され完成されます．筋力はその（ ④ ）に依存して増加します．児の筋断面積は年齢とともに増加します．
- 青年期の最も特徴的な現象が（ ⑤ ）です．
- 体の発育にかかわるホルモンとしては（ ⑥ ），成長ホルモン，（ ⑦ ）などがあります．
- 成人期では，身長に比べ体重はあまり変化がないものの（ ⑧ ）は減少し，脂肪量が増加するように，その割合に変化が生じます．（ ⑨ ）〔体重（kg）／身長（m）^{2}：（ ⑩ ）以上を肥満とする〕は成人の体型の量的変化をみる代表的な指数です．その他，（ ⑪ ）血圧の上昇，老視などさまざまな身体的変化が始まります．
- 一般に高齢化率が7％を超えると（ ⑫ ），14％を超えると（ ⑬ ），そして21％を超えると（ ⑭ ）とされます．わが国では，2005（平成17）年には20％を超え，2013（平成25）年には25.0％となり急激に高齢化率が進んでいます．
- 加齢とともに生じる筋量の低下を（ ⑮ ）といいます．
- 骨は成人では（ ⑯ ）と（ ⑰ ）のバランスが適切に行われていますが，老化によって（ ⑯ ）が（ ⑰ ）より優位になり，骨量が減少します．病的に減少した状態を（ ⑱ ）といいます．
- 知能は，1960年代にキャッテルらによって（ ⑲ ）知能と（ ⑳ ）知能に分けられたことはよく知られています．（ ⑲ ）知能は30歳代をピークに成績が下降し始めますが，（ ⑳ ）知能は加齢によってもあまり成績は下降しません．
- 記憶では，エピソード記憶は加齢の影響を受けやすいといわれますが，（ ㉑ ）記憶や（ ㉒ ）記憶は，同じ長期記憶でも加齢の影響は受けにくいようです．

解答

①手根骨　②大菱形骨　③豆状骨　④解剖学的横断面積　⑤第二次性徴　⑥甲状腺ホルモン　⑦性ホルモン　⑧除脂肪量　⑨BMI　⑩25　⑪収縮期　⑫高齢化社会　⑬高齢社会　⑭超高齢社会　⑮サルコペニア　⑯骨吸収　⑰骨形成　⑱骨粗鬆症　⑲流動性　⑳結晶性　㉑手続き　㉒意味

※⑥と⑦，㉑と㉒はそれぞれ順不同

（成瀬　進）

引用・参考文献

1) 文部科学省：平成25年度　学校保健統計調査.
2) 上田礼子：リハビリテーション医学講座②人間発達学. 医歯薬出版, 2008, p37.
3) David Sinclair, Peter Dangerfield（山口規容子, 早川 浩訳）：ヒトの成長と発達. メディカル・サイエンス・インターナショナル, 2001, p148.
4) 高石昌弘ほか：からだの発達―身体発達学へのアプローチ―. 改訂版, 大修館書店, 1998, p31.
5) 文部科学省：平成25年度　体力・運動能力調査.
6) 高石昌弘監修, 樋口 満, 佐竹 隆編著：からだの発達と加齢の科学. 大修館書店, 2012, pp112-115.
7) 東京都立大学：日本人の体力標準値. 第4版, 不昧堂出版, 1989, p178.
8) 國枝幹子, 古橋啓介：児童期における友人関係の発達. 福岡県立大学人間社会学部紀要 15(1)：105-118, 2006.
9) 高石昌弘監修, 樋口 満, 佐竹 隆編著：からだの発達と加齢の科学, 大修館書店, 2012, p4.
10) Scammon, In Harris：The Measurement of Man. University of Minnesota Press, 1930.
11) 東京都立大学：日本人の体力標準値, 第4版, 不昧堂出版, 1989, p47.
12) 田中義一郎：標準日本人（Japanese Reference Man 1988）の研究―Ⅲ―器官・組織別質量に関する研究―. 日本医学放射線学会雑誌 48(4)：93-97, 1988.
13) 吉冨愛子, 安部 孝：子どもの骨格筋量とその分布. ストレングス＆コンディショニング 12(3)：48-50, 2005.
14) 金久博昭ほか：発育期青少年の単位面積当たりの筋力. 体力科学 34：71-78, 1985.
15) 高石昌弘ほか：からだの発達―身体発達学へのアプローチ―. 改訂版, 大修館書店, 1998, p92.
16) 高石昌弘監修, 樋口 満, 佐竹 隆編著：からだの発達と加齢の科学. 大修館書店, 2012, p86.
17) 森川昭廣ほか編：標準小児科学. 第6版, 医学書院, 2006, p11.
18) 森川昭廣ほか編：標準小児科学. 第6版, 医学書院, 2006, p12.
19) 東京都立大学：日本人の体力標準値. 第4版, 不昧堂出版, 1989, p99.
20) 東京都立大学：日本人の体力標準値. 第4版, 不昧堂出版, 1989, pp177-181.
21) 伊藤裕子：性役割の評価に関する研究. 教育心理学研究 26(1)：1-11, 1978.
22) 内閣府：第2回青少年の生活と意識に関する基本調査報告書 http://www8.cao.go.jp/youth/kenkyu/seikatu2/pdf/0-1.html
23) 林 洋一監修：史上最強よくわかる発達心理学. ナツメ社, 2014, pp164-165.
24) 国立教育政策研究所：生徒指導リーフ「中1ギャップ」の真実. 2014.
25) 中村利孝：高齢者の脊椎変形と骨粗鬆症. 日本職業・災害医学会会誌 51(3)：172-176, 2003.
26) 北川 薫ほか：密度法による日本人成人男女の身体組成. 体力科学 42(2)：209-218, 1993.
27) 厚生労働省：平成24年国民健康・栄養調査報告.
28) David Sinclair, Peter Dangerfield（山口規容子, 早川 浩訳）：ヒトの成長と発達. メディカル・サイエンス・インターナショナル, 2001, p143.
29) 猪飼道夫, 高石昌弘：身体発達と教育. 第一法規出版, 1967, p150.
30) 伊東昌子ほか：加齢減少と骨. Radiology Frontier 8(3)：201-207, 2005.
31) 根本友紀ほか：女性における体組成, 骨密度, 動脈壁硬化の加齢変化の特徴. 日本職業・災害医学会会誌 62(2)：111-116, 2014.
32) Ian Janssen et al：Skeletal muscle mass and distribution in 468 men and women aged 18-88yr. J Appl Physiol 89：81-88, 2000.
33) 平野裕一ほか：加齢にともなう脚伸展パワー値の変化とその評価. 体力科学 43(1)：432-439, 2000.
34) 中本敏昭ほか：30秒立ち上がりテスト（CS-30テスト）成績の加齢変化と標準値の作成. 臨床スポーツ医学 20(3)：349-355, 2003.
35) 文部科学省：平成25年度　体力・運動能力調査. http://www.e-stat.go.jp/SG1/estat/List.do?bid=000001055014&cycode=0
36) 東京都立大学：日本人の体力標準値. 第4版, 不昧堂出版, 1989, p94.
37) 厚生労働省：平成22年度　国民健康・栄養調査.
38) 堀 薫夫, 三輪健二編：生涯学習と自己実現. 新訂版, 放送大学教育振興会, 2006, p49.

39) エリク・H・エリクソン（西平 直，中島由恵訳）：アイデンティティとライフサイクル．誠信書房，2013，pp102-106，222-224．
40) ダニエル・J・レビンソン（南 博訳）：講談社学術文庫　ライフサイクルの心理学．講談社，1992．
41) J・W・サントロック（今泉信人ほか訳）：成人発達とエイジング．北大路書房，1992，pp171-178．
42) 厚生労働省：平成24年　労働者健康状況調査　http://www.mhlw.go.jp/toukei/list/h24-46-50.html
43) 独立行政法人高齢・障害・求職者雇用支援機構，障害者職業総合センター：若年性認知症者の就労継続に関する研究II―事業所における対応の現状と支援のあり方の検討―．2012．
44) 内閣府：平成25年版　高齢社会白書．
45) 松本和則，嶋田裕之編：コメディカルのための専門基礎分野テキスト　老年医学．中外医学社，2005，pp29-30．
46) 仲田和正：高齢者の姿勢．医学のあゆみ 236(5)：482-486，2011．
47) 山本昌彦，吉田友英：高齢者の感覚器障害とQOL．Progress Medicine 30(4)：13-17，2010．
48) 五十嵐敦子ほか：味覚の加齢変化．総合臨床 53(10)：2713-2718，2004．
49) 佐藤昭夫：老化の基礎―加齢と感覚系―．老年消化器病 13(2)：117-119，2001．
50) 小川浩正：エイジングによる呼吸機能の変化．呼吸と循環 59(6)：559-564，2011．
51) 福永哲夫：「生活フィットネス」の性年齢別変化．体力科学 52 (Suppl)：9-16，2003．
52) 宮本謙三ほか：加齢による敏捷性機能の変化過程．理学療法学 35(2)：35-41，2008．
53) イアン・ディアリ（繁桝算男訳）：知能．岩波書店，2004，pp29-31．
54) イアン・ディアリ（繁桝算男訳）：知能．岩波書店，2004，p13．
55) 神崎恒一：老年症候群とは．臨床栄養 119(7)：750-754，2011．
56) 若林秀隆：高齢者の廃用症候群の機能予後とリハビリテーション栄養管理．静脈経腸栄養 28(5)：21-26，2013．
57) E・キューブラー・ロス（川口正吉訳）：死ぬ瞬間．読売新聞社，1977，pp66-169．
58) 岡林秀樹ほか：配偶者との死別が高齢者の健康に及ぼす影響と社会的支援の緩衝効果．心理学研究 68(3)：147-154，1997．

感覚運動発達ノート

Sensory-Motor Development

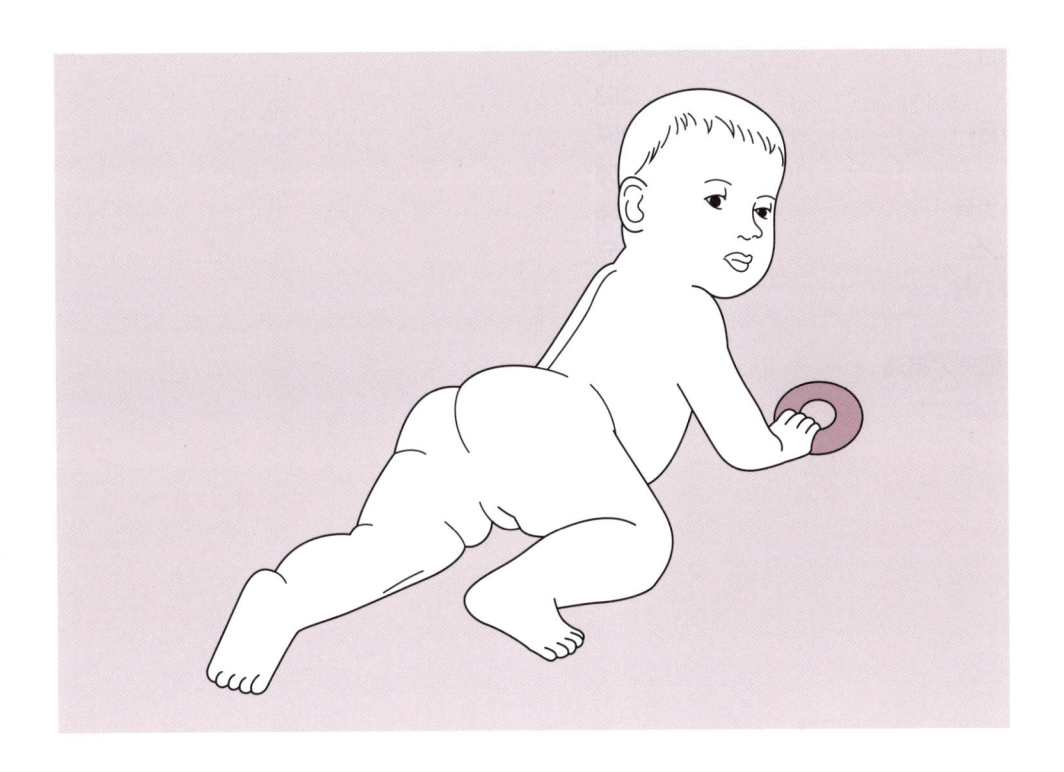

ノートの活用方法

＊講義にそって自分で作り上げましょう．
＊図の解説を書きましょう（250〜260ページ）．
＊自分なりのノートに仕上げましょう．
＊反射／反応の出現・消失（統合）時期は国試の傾向に対応しています．

感覚運動発達ノート・目次

- **感覚運動発達の過程** …………………… 241
- **原始反射と姿勢反射／反応** …………… 242
  - 脊髄レベルの反射 (1) ……………… 243
  - 脊髄レベルの反射 (2) ……………… 244
  - 脳幹レベルの反射 ………………… 245
  - 中脳レベルの反応 ………………… 246
  - 大脳皮質レベルの反応 …………… 247
- **胎児期** …………………………………… 248
- **筋線維の成熟** …………………………… 249
- **感覚から知覚の発達** …………………… 249
- **感覚運動発達** …………………………… 250
  - 新生児期〜2カ月 …………………… 250
  - 3カ月 ………………………………… 251
  - 4〜5カ月 …………………………… 252
  - 6カ月 ………………………………… 253
  - 7〜8カ月 …………………………… 254
  - 9カ月 ………………………………… 255
  - 10〜11カ月 ………………………… 256
  - 12カ月ごろ ………………………… 257
  - 13〜18カ月 ………………………… 258
  - 幼児期 ……………………………… 259
  - つまみ・把持の発達 ……………… 260
- **解答** ……………………………………… 261

感覚運動発達の過程

	背臥位	腹臥位	座位	立位	反射 （出現時期～消失時期）
新生児	ATNR様姿勢	生理的屈曲位	介助座位	初期起立	屈筋逃避反射 在胎28週～1-2カ月
1カ月					交叉（交互性）伸展反射 在胎28週～1-2カ月
2カ月			介助座位		ガラント反射 在胎32週～2カ月
3カ月				介助立位	自動歩行 在胎37週～2カ月
4カ月	ボトムリフティング	前腕体重支持			
5カ月	寝返り	飛行機肢位	上肢支持座位	介助立位	モロー反射 在胎28週～5-6カ月
6カ月					非対称性緊張性頸反射 出生時～4-6カ月
7カ月	正中位指向の完成	手掌体重支持			緊張性迷路反射 出生時～5-6カ月
8カ月			あぐら座位	つかまり立ち	手掌把握反射 在胎28週～4-6カ月
9カ月		四つ這い移動			足底把握反射 在胎28週～9-10カ月
10カ月			横座り	伝い歩き	対称性緊張性頸反射 4-6～8-12カ月
11カ月		高這い移動			頭に働く体の立ち直り反応 出生時-2カ月～5歳
12カ月				床からの立ち上がり　独り立ち	体に働く頸の立ち直り反応 4-6カ月～5歳
13カ月	平衡反応				体に働く体の立ち直り反応 4-6カ月～5歳
14カ月	上肢保護伸展反応（前方） 6-9カ月～生涯持続 傾斜反応（座位） 7カ月～生涯持続			初期歩行	迷路性立ち直り反応 腹臥位・背臥位：3カ月～生涯持続 座位・立位：6-7カ月～生涯持続
15カ月	ステッピング反応 15-18カ月～生涯持続 傾斜反応（立位） 12-21カ月～生涯持続			歩行	視覚性立ち直り反応 腹臥位・背臥位：3カ月～生涯持続 座位・立位：5-6カ月～生涯持続

原始反射と姿勢反射／反応

原始反射
(1) 出生時に存在している反射．
(2) 刺激に対する定型的な運動反応．
(3) 発達するにつれて適応し，反応がみられなくなります．
(4) 随意的運動のさきがけとなる未熟な運動．
(5) 栄養摂取や危険回避など生存に直結する反射．

姿勢反射／反応
(1) 運動を実行するために適切な姿勢が反射／反応によって準備されています．それらの反射／反応の総称です．
(2) 姿勢反射／反応は，神経系の成熟を反映し，発達に応じて変化します．
(3) 姿勢反射／反応には，下位中枢（脊髄・脳幹）統合の姿勢反射と上位中枢（中脳・大脳皮質）統合の立ち直り反応・平衡反応があります．

脊髄レベルの反射（1）

出現時期：在胎 28 週～37 週
消失時期：1-2 カ月～9-10 カ月
存在意義：栄養摂取と危険回避

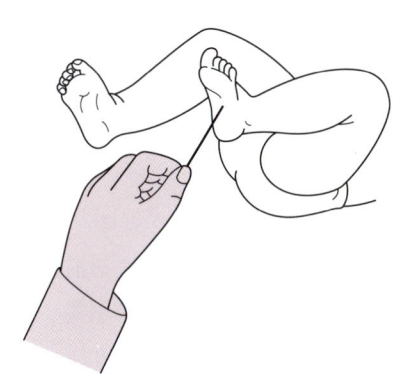

名称：屈筋逃避反射　中枢：脊髄
出現～消失時期：在胎 28 週～1-2 カ月
存在意義：防御反応．残存すると立位・歩行の発達を阻害

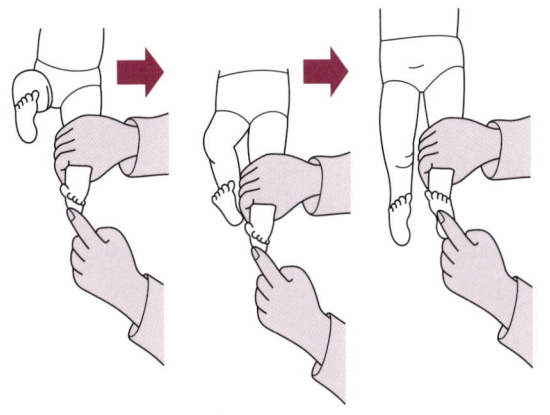

名称：交叉（交互性）伸展反射　中枢：脊髄
出現～消失時期：在胎 28 週～1-2 カ月
存在意義：防御反応．残存すると立位・歩行の発達を阻害

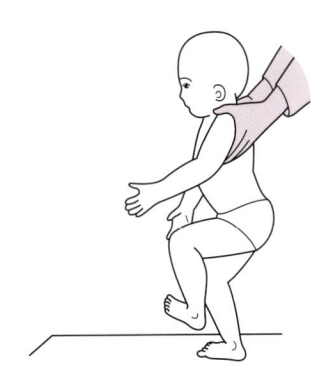

名称：自動歩行　中枢：脊髄
出現～消失時期：在胎 37 週～2 カ月
存在意義：自動的な歩行

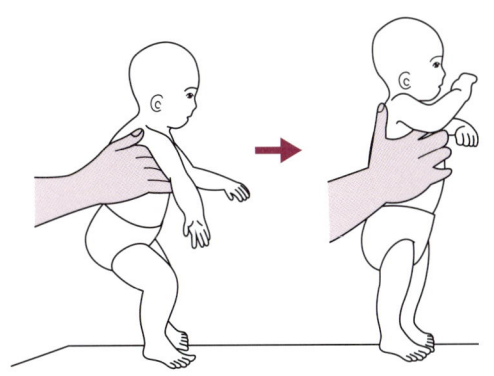

名称：陽性支持反射　中枢：脊髄
出現～消失時期：在胎 35 週～3-8 カ月
存在意義：立位姿勢保持

脊髄レベルの反射（2）

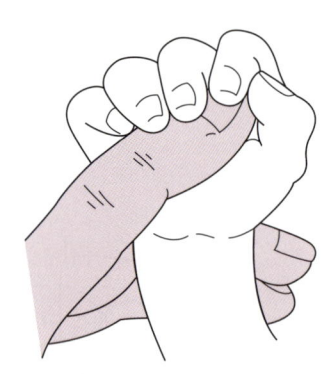

名称：手掌把握反射　中枢：脊髄
出現〜消失時期：在胎28週〜4-6カ月
存在意義：防御反応．残存すると随意的把握を阻害

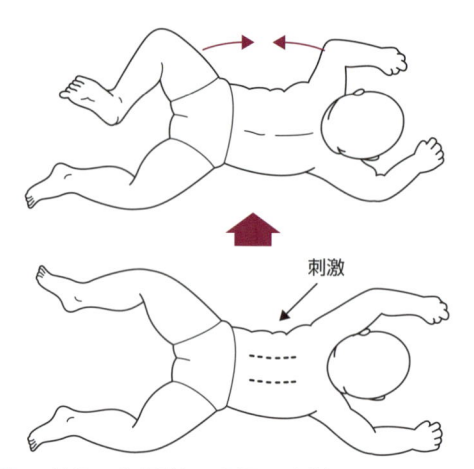

名称：ガラント反射　中枢：脊髄
出現〜消失時期：在胎32週〜2カ月
存在意義：子宮内での運動を通じての前庭系の発達促進．残存すると座位・立位保持困難

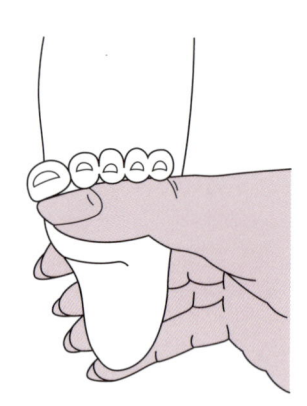

名称：足底把握反射　中枢：脊髄
出現〜消失時期：在胎28週〜9-10カ月
存在意義：防御反応．残存すると立位保持，歩行の発達を阻害

脳幹レベルの反射

出現時期：在胎28週～4-6カ月
消失時期：4-6カ月～8-12カ月
存在意義：生理的屈曲からの解放．残存すると頭部・体幹部のコントロールの発達を阻害

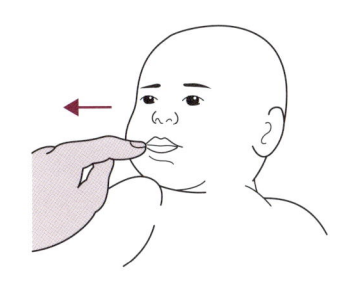

名称：口唇（探索）反射　中枢：脳幹
出現～消失時期：在胎28週～2-3カ月
存在意義：哺乳や頭部の回旋の促進

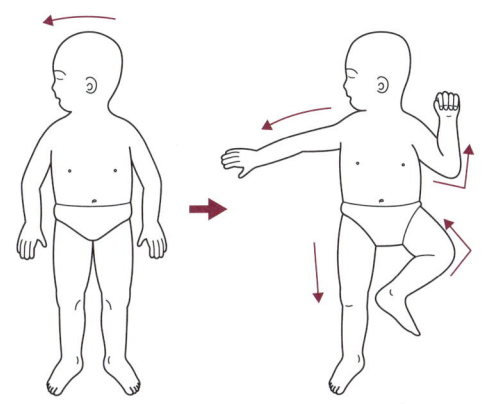

名称：非対称性緊張性頸反射　中枢：脳幹
出現～消失時期：出生時～4-6カ月
存在意義：生理的屈曲からの解放．残存すると寝返りの発達を阻害

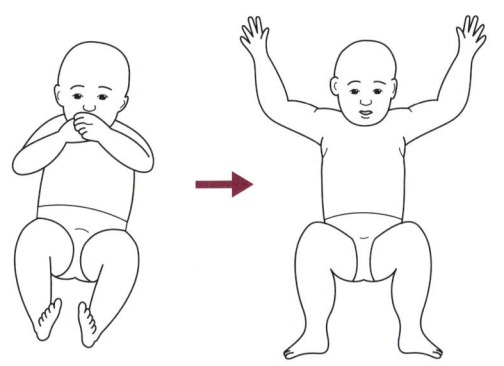

名称：モロー反射　中枢：脳幹
出現～消失時期：在胎28週～5-6カ月
存在意義：防御反応．残存すると頭部・体幹部のコントロールの発達を阻害

刺激

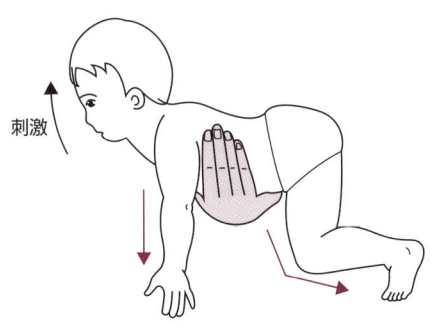

名称：対称性緊張性頸反射　中枢：脳幹
出現～消失時期：4-6～8-12カ月
存在意義：四つ這い保持の発達を促し，残存すると這う動作を阻害

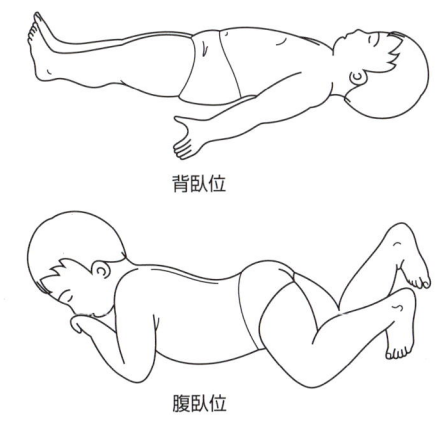

背臥位

腹臥位

名称：緊張性迷路反射　中枢：脳幹
出現～消失時期：出生時～5-6カ月
存在意義：全身が重力に適応するための反射．残存すると抗重力姿勢の発達を阻害

中脳レベルの反応

立ち直り反応
出現時期：3-4〜6-7カ月
消失時期：12-24カ月〜生涯持続
存在意義：頭部，体幹部のコントロールの発達

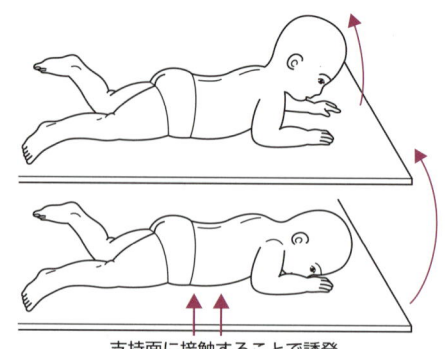

支持面に接触することで誘発

名称：頭に働く体の立ち直り反応　中枢：中脳
出現〜消失時期：出生時 -2カ月〜5歳
存在意義：防御反応，定頸のために重要

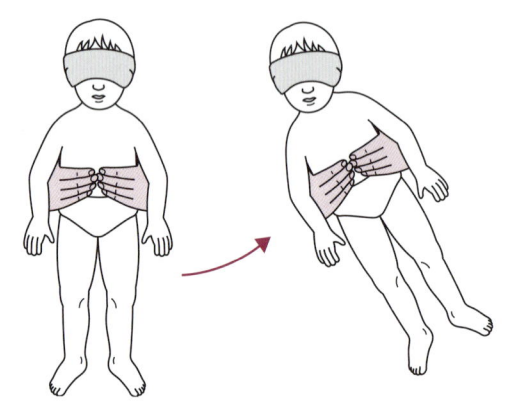

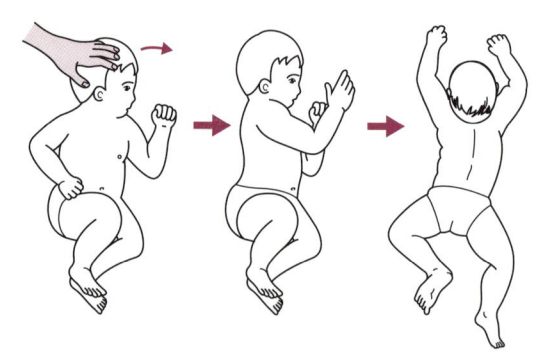

名称：迷路性立ち直り反応　中枢：中脳
出現〜消失時期：腹臥位・背臥位：3-5カ月〜生涯持続，座位・立位：6-7カ月〜生涯持続
存在意義：抗重力姿勢の発達に不可欠

名称：体に働く頸の立ち直り反応
中枢：中脳　出現〜消失時期：4-6カ月〜5歳
存在意義：体幹部のコントロールの発達に不可欠

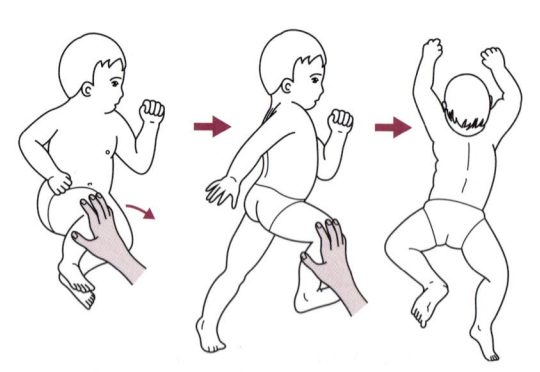

名称：体に働く体の立ち直り反応
中枢：中脳　出現〜消失時期：4-6カ月〜5歳
存在意義：体幹部のコントロールの発達に不可欠

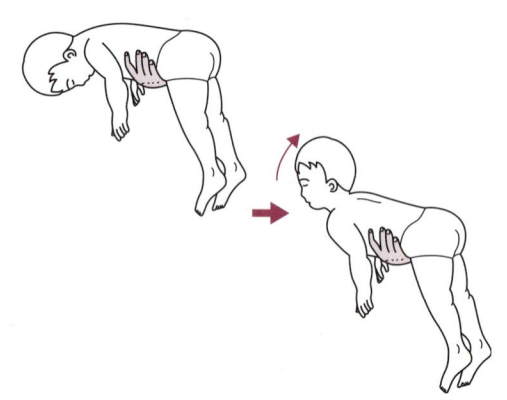

名称：ランドウ反応　中枢：中脳
出現〜消失時期：3-4〜12-24カ月
存在意義：抗重力姿勢の発達に不可欠

大脳皮質レベルの反応

平衡反応
出現時期：6-10 ～ 12-21 カ月
消失時期：生涯持続
存在意義：重力空間での姿勢コントロールの発達

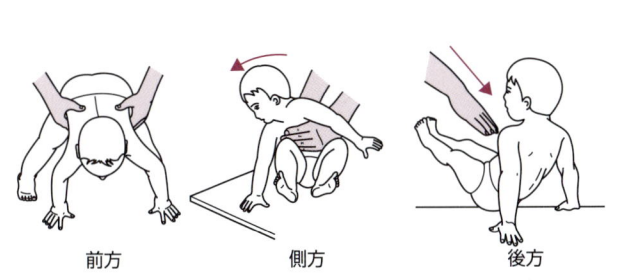

前方　側方　後方
名称：保護伸展反応　中枢：大脳皮質（中脳）
出現〜消失時期：6-10 カ月〜生涯持続
存在意義：姿勢の崩れを防ぐために不可欠

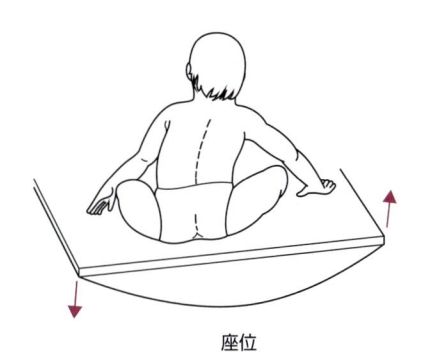

座位
名称：傾斜反応（座位）　中枢：大脳皮質
出現〜消失時期：7 カ月〜生涯持続
存在意義：座位バランスを獲得するために不可欠

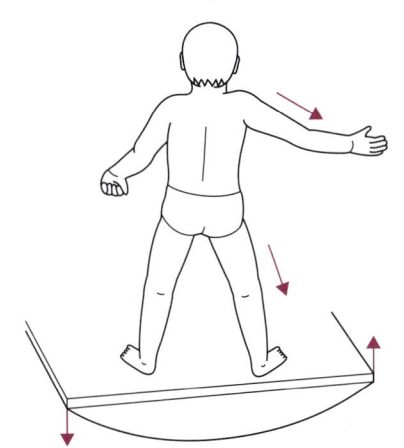

名称：傾斜反応（立位）　中枢：大脳皮質
出現〜消失時期：12-21 カ月〜生涯持続
存在意義：立位バランスを獲得するために不可欠

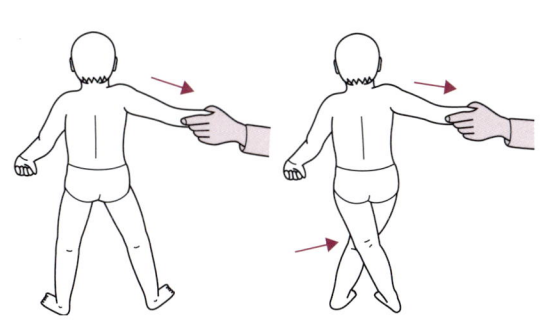

名称：ステッピング反応　中枢：大脳皮質
出現〜消失時期：15-18 カ月〜生涯持続
存在意義：立位バランスを獲得するために不可欠

胎児期

(1) 胎児の発達と成長（急激な身長・体重の増加と神経，筋，皮膚の成熟）．
(2) 感覚システムが発達し，自発運動が盛んに行われます．
(3) 子宮内空間が狭くなるとともに，屈曲姿勢での運動が行われます．
(4) 呼吸器官の成熟．

在胎 8 〜 16 週
(1) 心臓の自動的心拍が生じます
(2) 反射運動に必要な解剖学的構造の完成
(3) 自発運動が出現
(4) 子宮へ向かってのキッキング

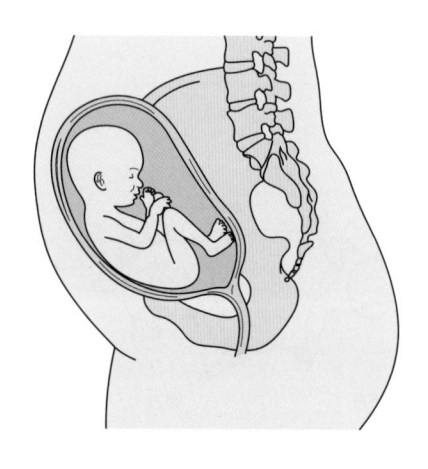

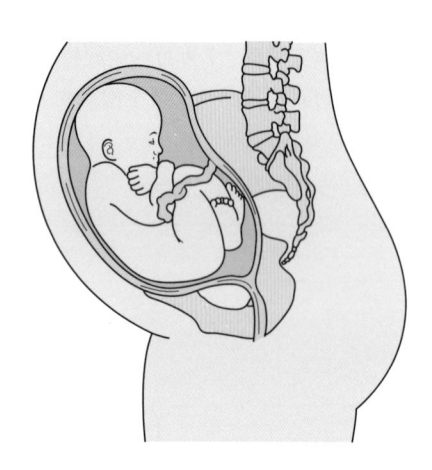

在胎 20 〜 28 週
(1) 視覚・聴覚・嗅覚の感覚システムの発達
(2) 聴覚システムの発達
(3) 筋骨格システムと皮下脂肪の発達に伴う，運動と感覚システムの発達
(4) 屈曲姿勢での運動

在胎 32 〜 40 週
(1) 脳神経細胞の成長
(2) 前庭システムの活性化
(3) 呼吸器官の成熟と肺呼吸の準備

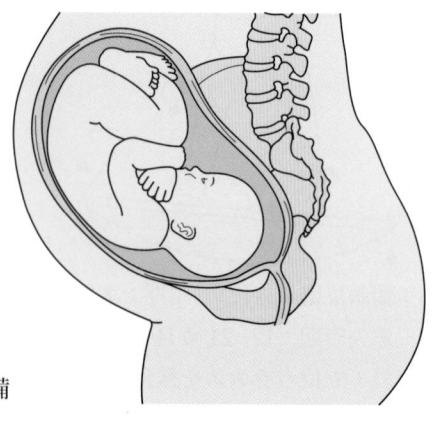

筋線維の成熟

(1) 遅筋線維（Type I 線維：赤筋）：在胎 30 週から出生まで増え，出生時には全筋線維の 40％となります．
(2) 速筋線維（Type II 線維：白筋）：在胎 30 週前後で現れ，31 〜 37 週では全筋線維の 25％，出生時には 45％を占めます．
(3) 他の 15％は未分化の線維となっています．
(4) 出生後 1 年間は，Type I 線維の数が次第に増加し，1 歳までにほぼ成人と同様になります．

感覚から知覚の発達

(1) 在胎 24 〜 25 週には，聴覚・嗅覚・味覚・触覚の感覚器官が発達し，各器官からの刺激を感じるようになります．聴覚が最も発達します．身体図式も発達し始めます．
(2) 触覚・圧覚：出生後 6 日以降になると，触覚・圧覚によって，自分自身と床との接触面や周囲の物に触れたときの抵抗感を感じるようになることで外部環境に気づき，自己の存在に気づき始めます．
(3) 聴覚：①生後 1 週ごろには高音・低音を聞き分けます．②生後 2 カ月には人の声と物音を弁別します．③生後 3 〜 5 カ月には音源定位をします．
(4) 視覚：①生後数時間で凝視（顔や複雑な図柄の認識）します．②生後 1 カ月で視点移動します．③生後 2 カ月で水平追視します．④生後 3 カ月で垂直追視します．⑤生後 9 カ月ごろ（四つ這い移動のできるころ）に奥行知覚（二次元から三次元空間の認識）をします．

感覚運動発達
新生児期～2カ月

発達課題
- ☐ 屈曲優位
- ☐ 生理的屈曲からの解放
- ☐ 中枢部の安定
- ☐ 全身的姿勢・運動パターン
- ☐ 上・下肢の左右両側性活動

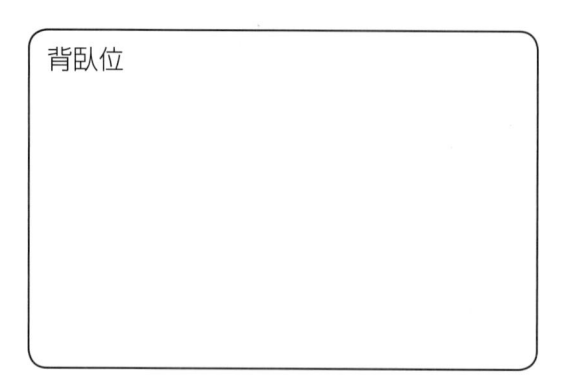

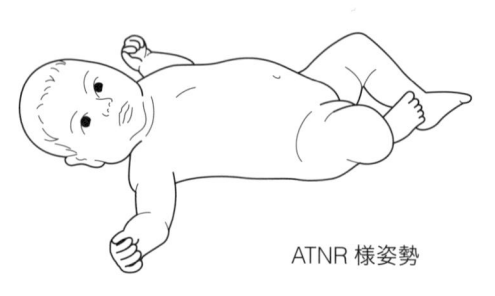

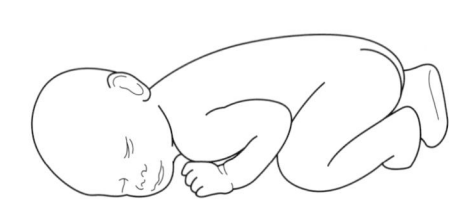

背臥位

ATNR様姿勢

生理的屈曲位

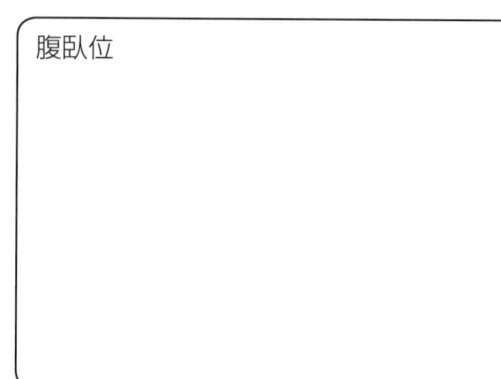

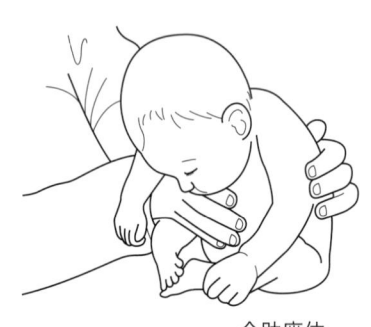

腹臥位

介助座位

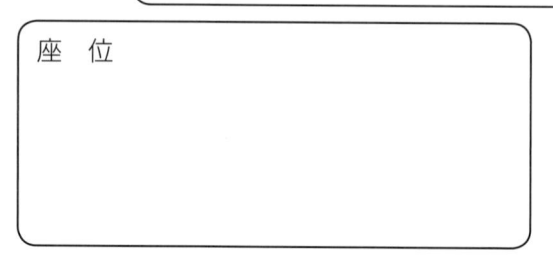

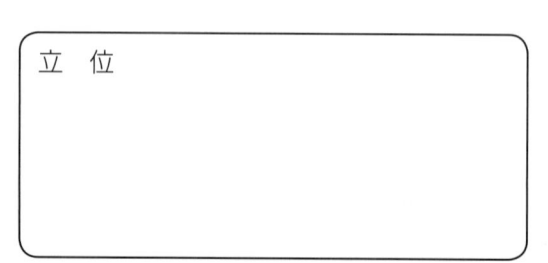

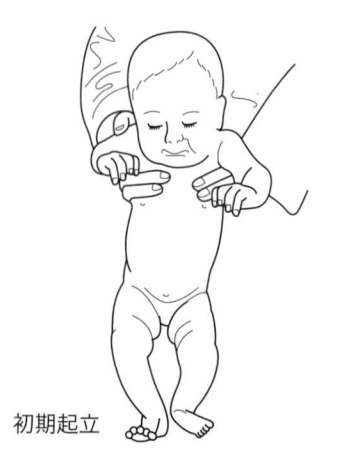

座 位

立 位

初期起立

3カ月

発達課題
- ☐ 上・下肢の左右両側性活動
- ☐ 左右対称性
- ☐ 正中位指向
- ☐ 抗重力伸展活動
- ☐ 体幹部と上肢屈曲位での支持（肩甲帯の運動性と安定性）
- ☐ 中枢部に対する上・下肢の空間保持
- ☐ 感覚情報と身体運動の協調

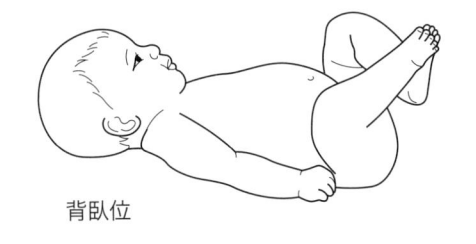

背臥位

背臥位

腹臥位

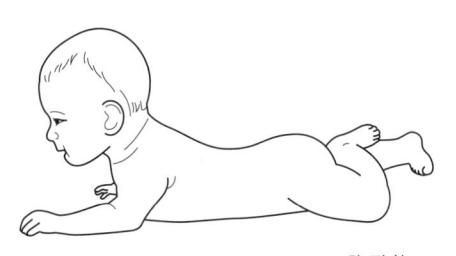

腹臥位

座 位

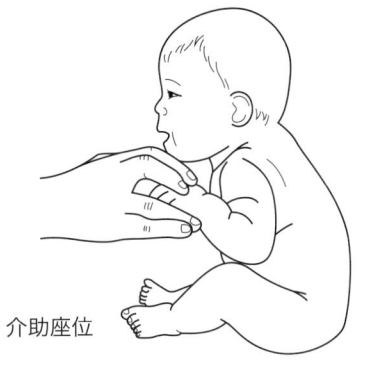

介助座位

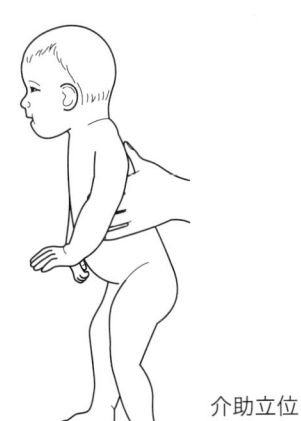

介助立位

立 位

4〜5カ月

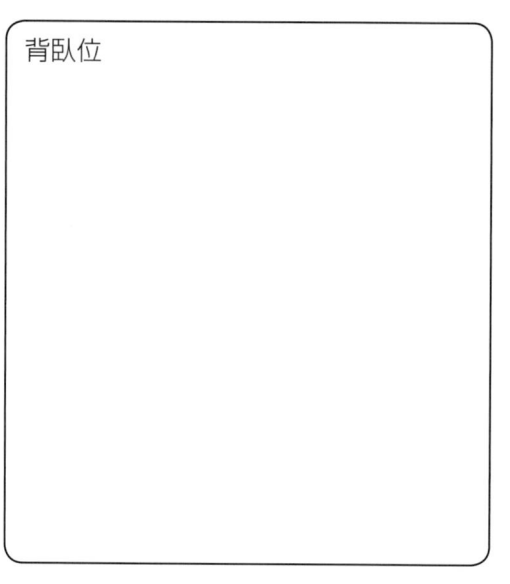

発達課題
- □ 重心移動と体軸内回旋
- □ 中枢部の安定と肘・膝などの中間関節の自由な運動
- □ 一側への重心移動や一側上肢のみによる非対称的活動
- □ 頭部・体幹部コントロールの発達

背臥位

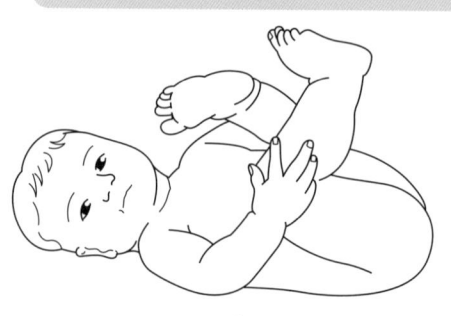

ボトムリフティング

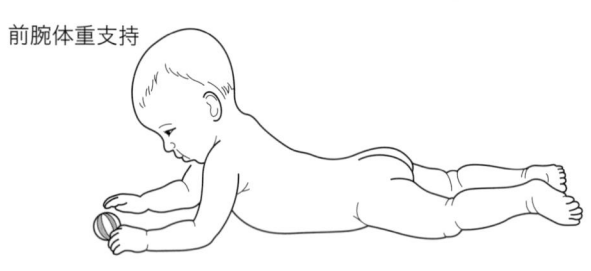

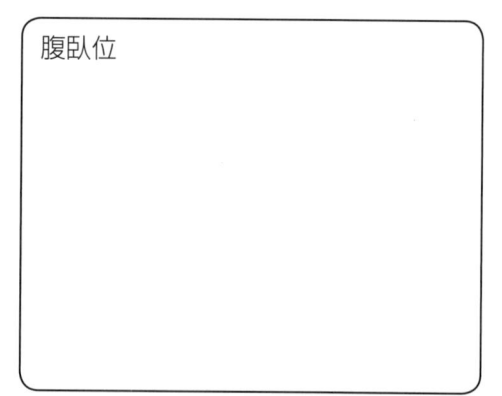

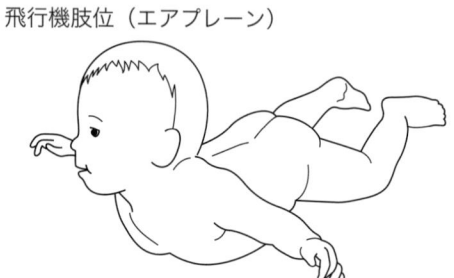

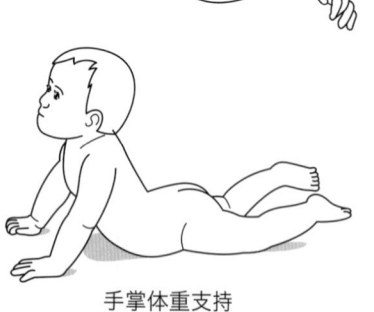

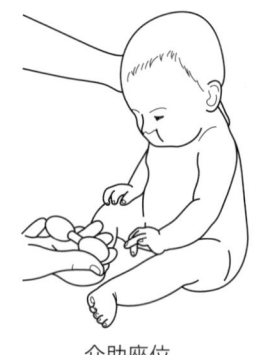

前腕体重支持

腹臥位

飛行機肢位（エアプレーン）

手掌体重支持

介助座位

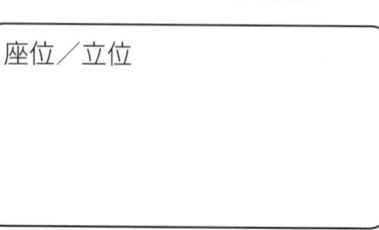

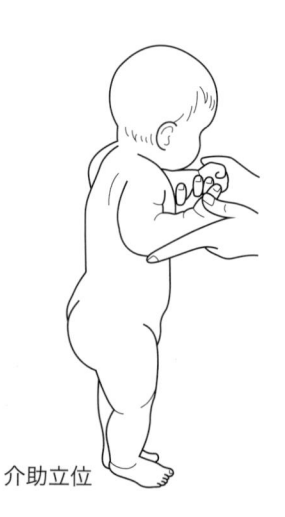

座位／立位

介助立位

6カ月

発達課題
- □ 重心移動と体軸内回旋
- □ 頭部・体幹部・骨盤・下肢の連結
- □ 上・下肢の左右両側間での安定と運動の役割分担
- □ 骨盤・大腿部と上肢伸展での支持
- □ 中枢部と上・下肢の肘・膝などの中間関節との分離的運動

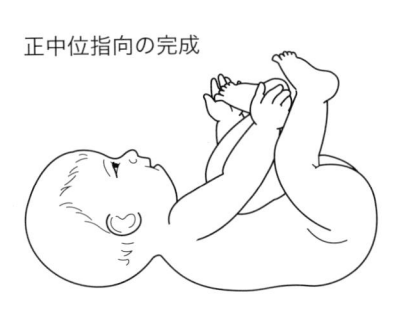

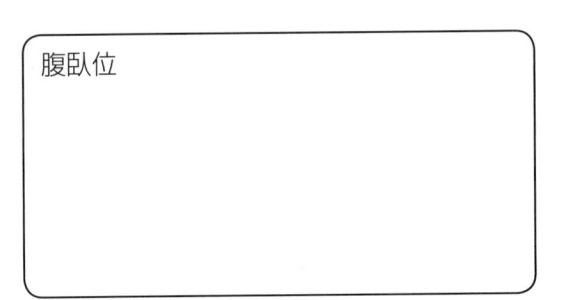

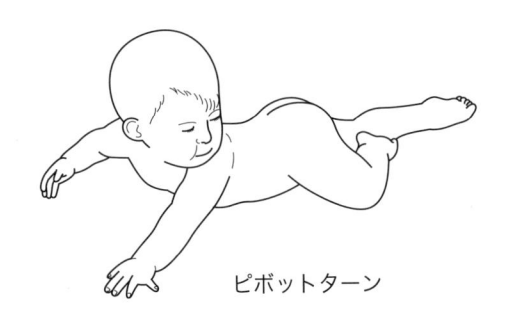

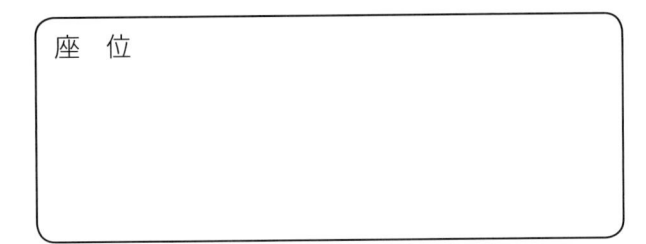

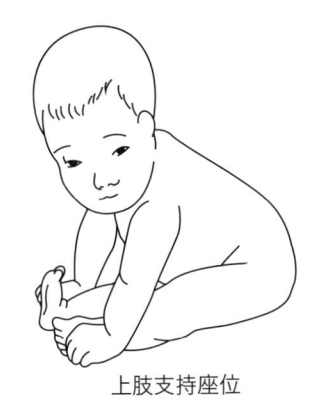

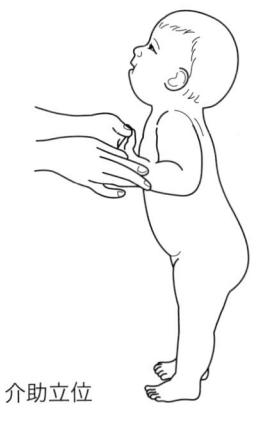

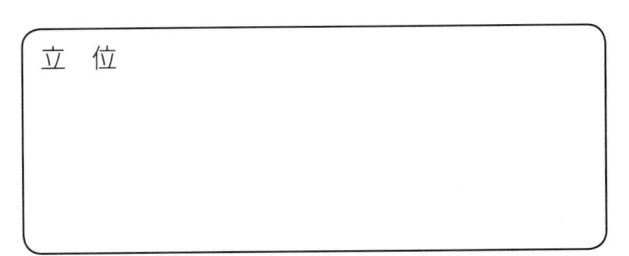

正中位指向の完成

背臥位

腹臥位

ピボットターン

座位

上肢支持座位

介助立位

立位

7〜8カ月

発達課題
- 中枢部の安定した姿勢での重心移動とそれに伴う運動
- 中枢部の安定と末梢部の自由な運動
- 両側の上・下肢を同時に用いた非対称的活動
- 上・下肢の左右両側間での安定と運動の交互性

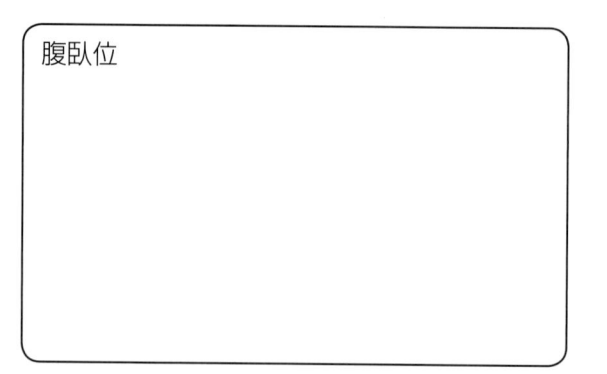

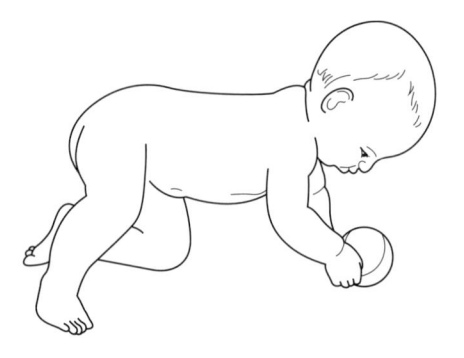

腹臥位

座位から四つ這い位への姿勢変換

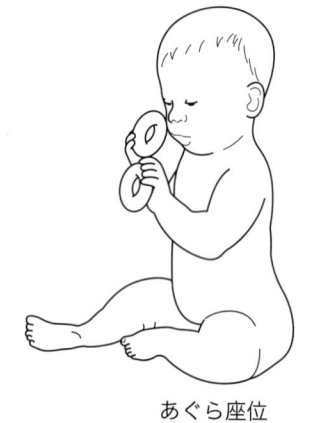

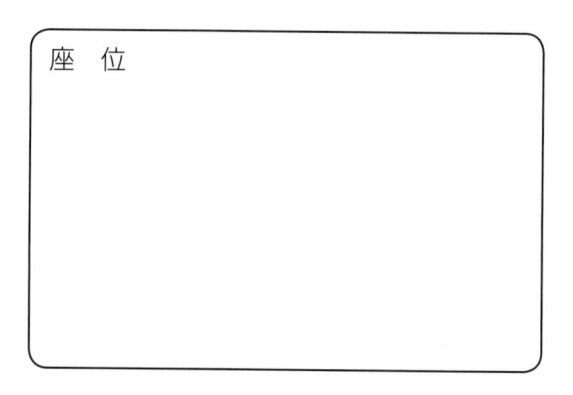

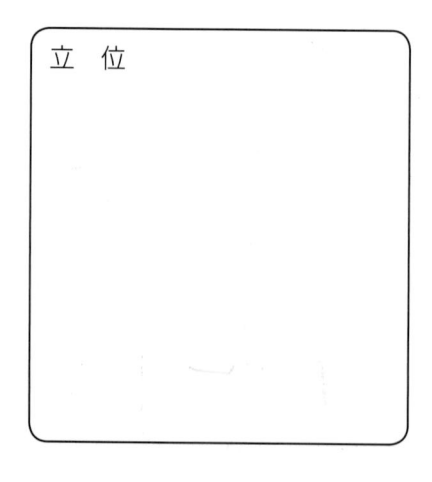

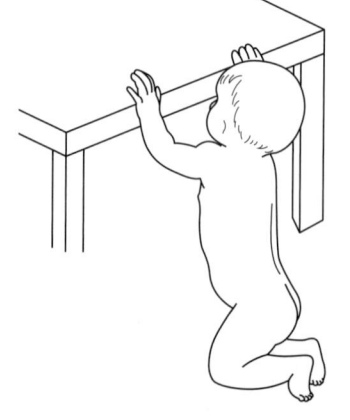

あぐら座位

座位

立位

両膝立ち

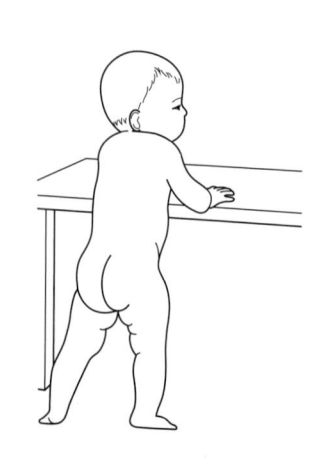

つかまり立ち

9カ月

発達課題
- □抗重力伸展活動の継続
- □四肢での体重支持
- □上肢機能と下肢機能の分化
- □末梢部の分離的運動
- □移動は四つ這い移動と伝い歩きが発達

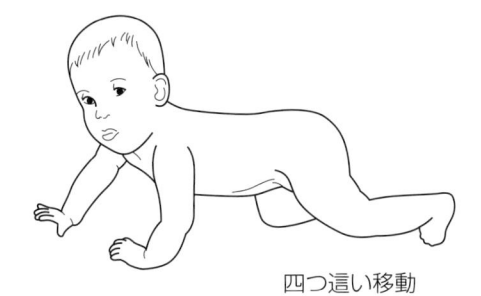

四つ這い移動

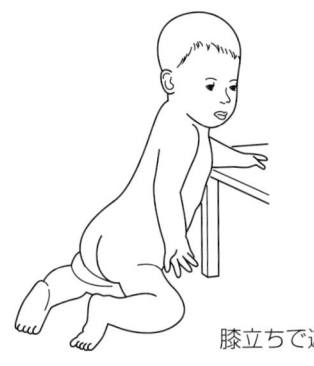

膝立ちで遊ぶ様子

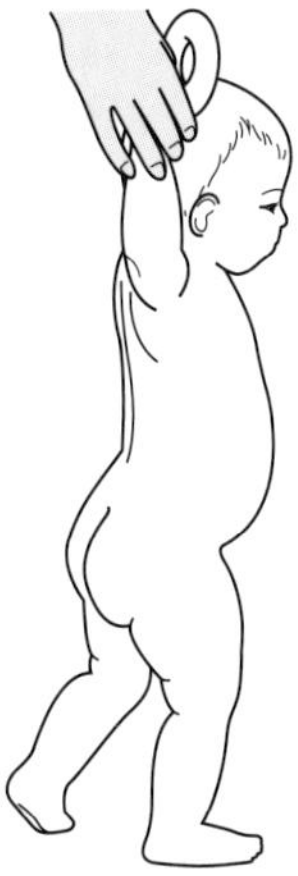

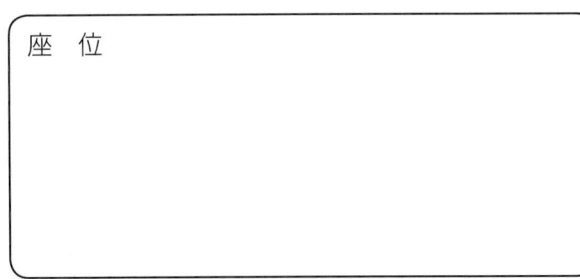

腹臥位 → 四つ這い位

座 位

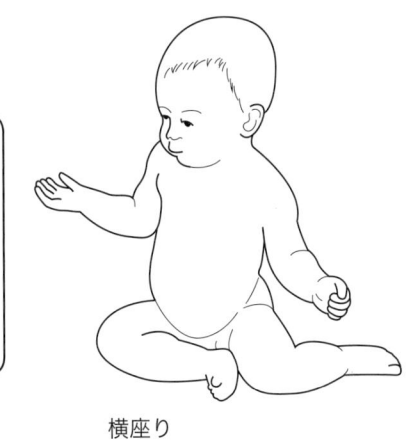

横座り

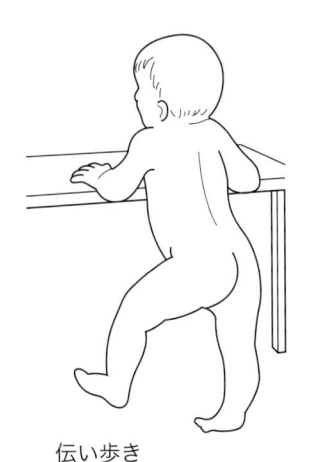

伝い歩き　　歩行

立 位

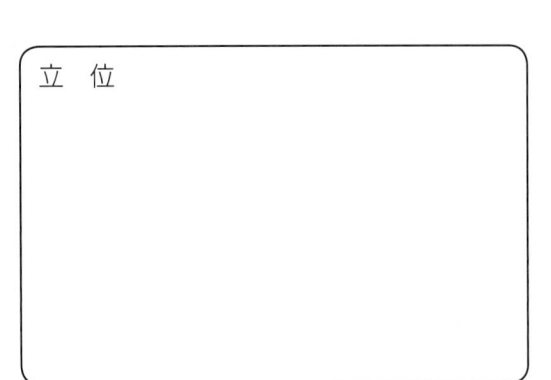

10〜11カ月

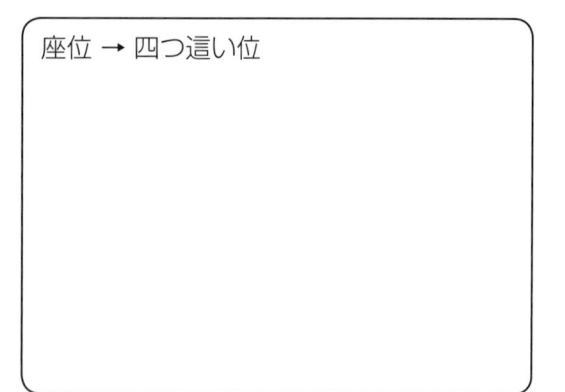

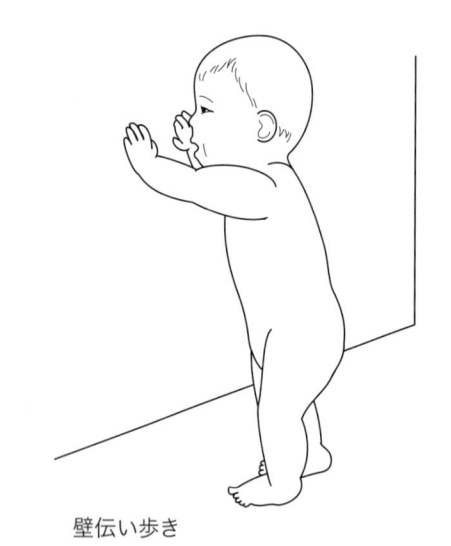

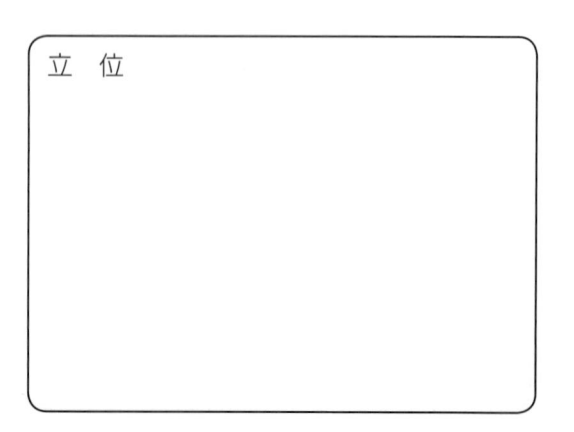

発達課題
- □ 中枢部の不安定な姿勢での重心移動
- □ 中枢部の安定と末梢部の自由な運動
- □ 両側の上・下肢を同時に用いた非対称的活動
- □ 上・下肢の左右両側間での安定と運動の交互性

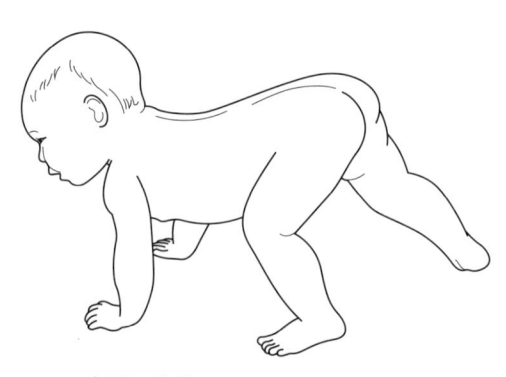

座位 → 四つ這い位

高這い移動

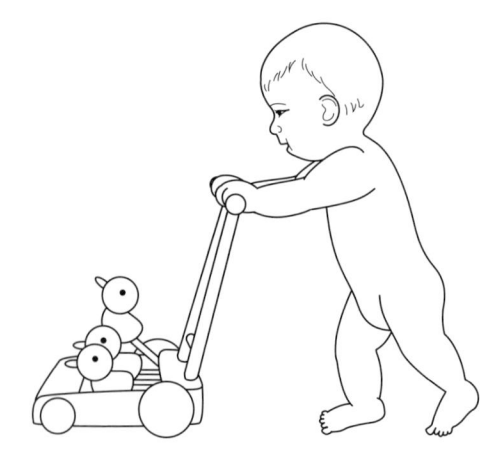

壁伝い歩き

押し車を使用した歩行

立 位

12カ月ごろ

発達課題
- □ 抗重力伸展活動の継続
- □ 下肢での体重支持
- □ 上・下肢および左右の専門性の機能分離
- □ 運動と自由な姿勢変換

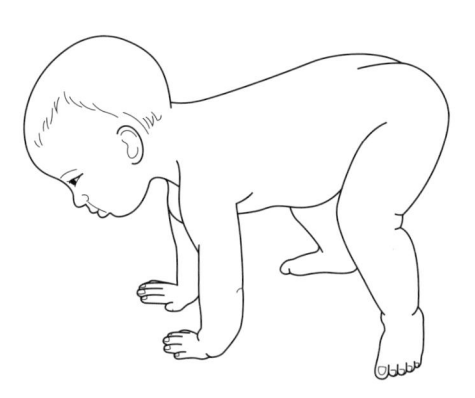

立位への姿勢変換

床からの立ち上がり

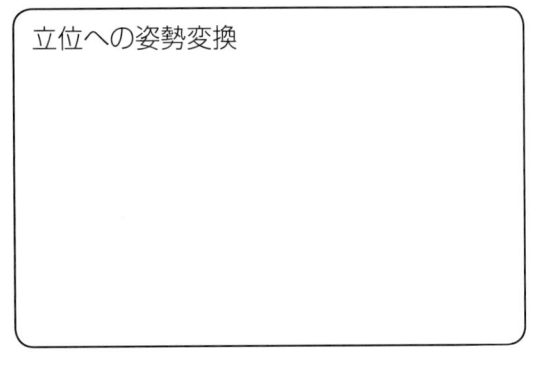

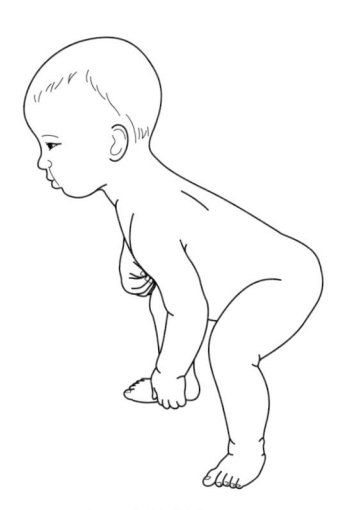

しゃがみ込み

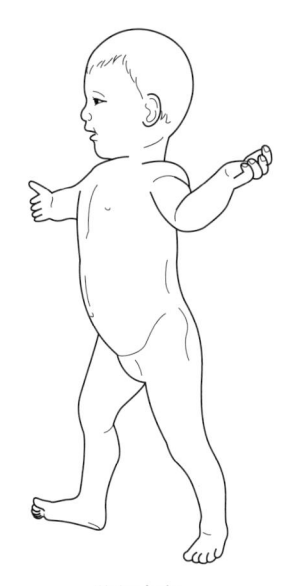

独り立ち

立 位

13〜18カ月

発達課題
- 抗重力伸展活動の継続
- 下肢での体重支持
- 上・下肢および左右の専門性の機能分離
- 運動と自由な姿勢変換
  （12カ月の発達課題の継続）

始 歩

始 歩

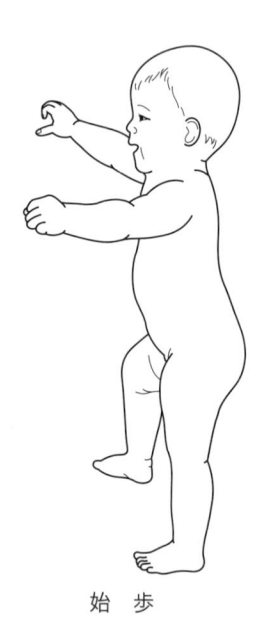

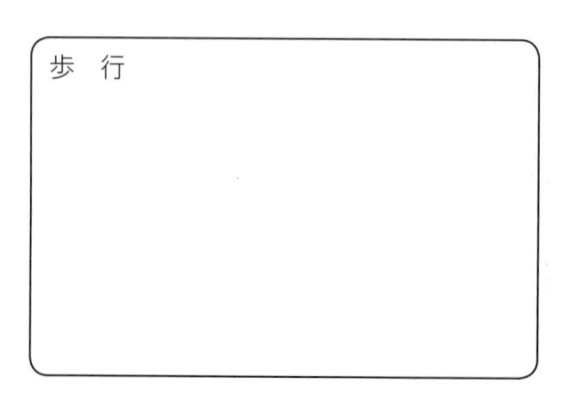

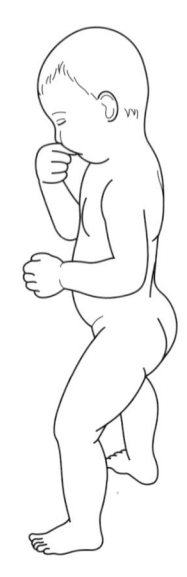

独り立ち

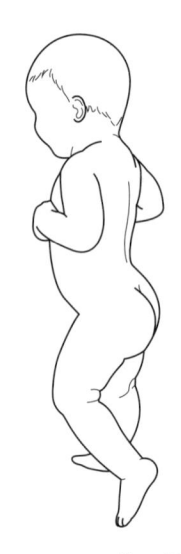

歩 行

歩 行

幼児期

以下の項目を，それが発達する年齢の該当欄（太線内）に書き加えましょう．
□走る　□片足で1秒立つ　□三輪車をこぐ　□スキップをする
□4個の積木で塔を作る　□8個の積木で塔を作る　□丸の模写
□二語文を言う　□姓名を言う　□上着などを脱ぐ
□指示されなくても衣服を着る

＊DENVER II―発達判定法の75％以上の通過率を参考にしてください

	粗大運動	微細（巧緻）運動／言葉	情緒・社会／生活
1歳半	・後ろ歩き	・2個の積木で塔を作る	・コップで水を飲む
2歳	・階段上り ・ページをめくる ・ボールを蹴る ・ボールを投げる	・瓶から干しぶどうを出す	・こぼさずスプーンを使う
2歳半	・その場でジャンプ		
3歳		・簡単な文章を話す	
3歳半			・手を洗ってふく
4歳		・色の区別	・指示されて衣服を着る
4歳半			
5歳			

つまみ・把持の発達

以下の項目を，それが発達する月齢と絵を表に書き入れましょう．
□手掌握り　□側腹つまみ　□指腹つまみ　□指尖つまみ

つまみ・把持		つまみ・把持	
尺側握り （3〜5カ月）			
橈側握り （6カ月）			
ピンセットつまみ （9カ月）			

感覚運動発達ノート

Sensory-Motor Development

解 答

感覚運動発達
新生児期～2カ月

発達課題
- ☐ 屈曲優位
- ☐ 生理的屈曲からの解放
- ☐ 中枢部の安定
- ☐ 全身的姿勢・運動パターン
- ☐ 上・下肢の左右両側性活動

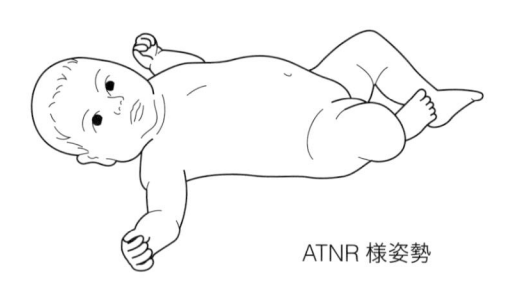

背臥位
非対称姿勢が多く，2カ月ごろより頭部の回旋がみられるようになります．四肢は，最初，生理的屈曲位となっていますが，徐々に伸展運動がみられるようになります．このころ原始反射がさまざまな運動を誘発し，General Movements（GMs）による自発運動がみられます．

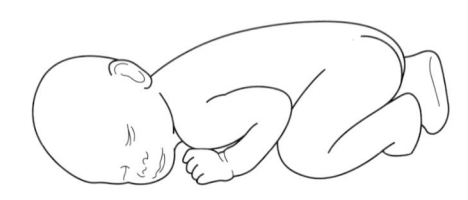

ATNR様姿勢

生理的屈曲位

腹臥位
新生児期から頭部への重力刺激が頸部伸筋の活動を活性化し徐々に強くなり，2カ月で頭部を45°程度上げます．

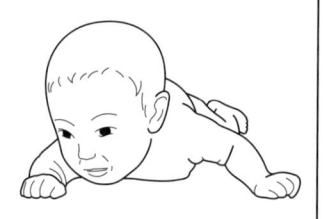

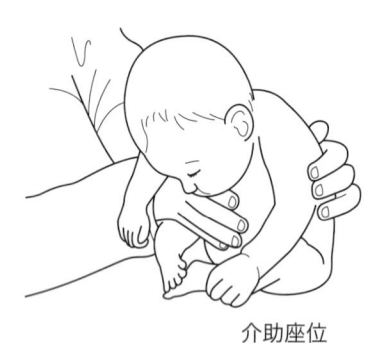

頭部挙上

座位
頭部の保持が困難で，姿勢を保つためには，介助が必要です．2カ月ごろには少し自立して保持しようとしますが，まだ困難です．

介助座位

立位
新生児期に初期起立，自動歩行がみられますが，徐々に減弱し，2～3カ月ごろには失立，失歩行となります．

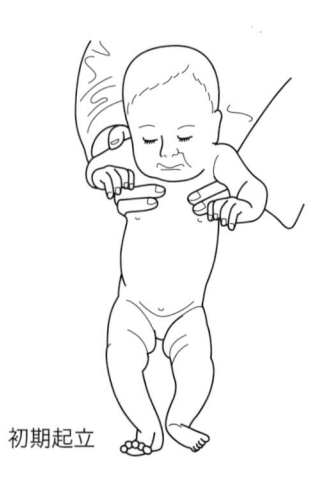

初期起立

3カ月

発達課題
- ☐ 上・下肢の左右両側性活動
- ☐ 左右対称性
- ☐ 正中位指向
- ☐ 抗重力伸展活動
- ☐ 体幹部と上肢屈曲位での支持（肩甲帯の運動性と安定性）
- ☐ 中枢部に対する上・下肢の空間保持
- ☐ 感覚情報と身体運動の協調

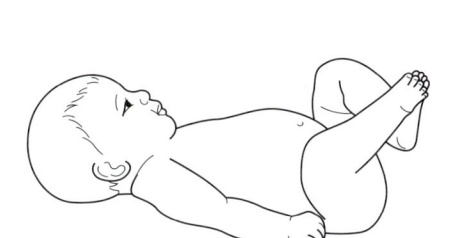

背臥位

背臥位
頸部屈筋の左右同時収縮により頭部正中位保持が可能となり，さらに，上肢の両側活動，下肢のキッキングを促します．

腹臥位
迷路性・視覚性立ち直り反応の発達，肩甲帯の安定性，脊柱の伸展が高まり，前腕体重支持（on elbows）での腹臥位が可能となります．頭部は90°程度まで上がります．頭部の安定化に伴い，視覚・聴覚情報が得られやすくなり，それが運動を広げていきます．これ以降，感覚と運動の関係はさらに協調化し，運動の多様性が発達していきます．

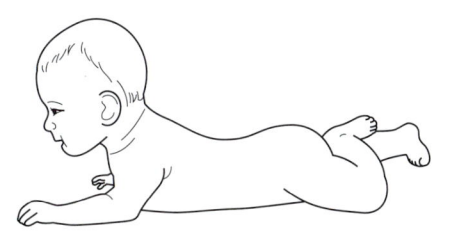

腹臥位

座 位
頭部は定頸により，正中位保持が可能です．引き起こし反射で頭がついてくるようになります．

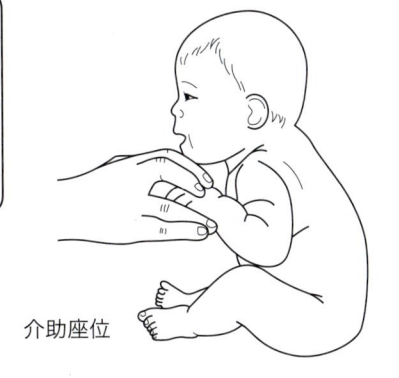

介助座位

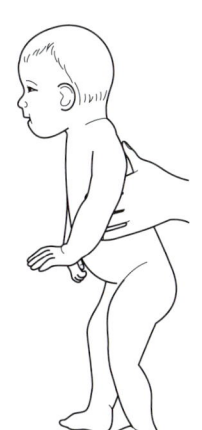

立 位
一度消失（統合）していた立位が再び可能となります．その際足趾の屈曲がみられます．これは足底把握反射の影響です．

介助立位

4〜5カ月

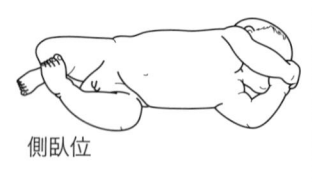

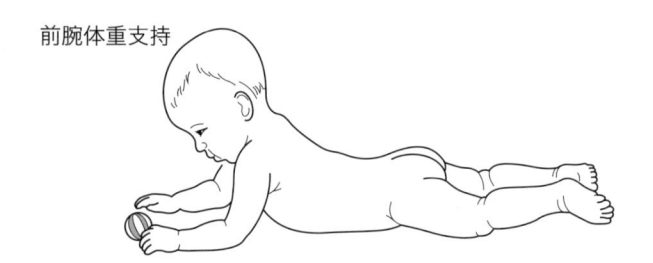

発達課題
- □ 重心移動と体軸内回旋
- □ 中枢部の安定と肘・膝などの中間関節の自由な運動
- □ 一側への重心移動や一側上肢のみによる非対称的活動
- □ 頭部・体幹部コントロールの発達

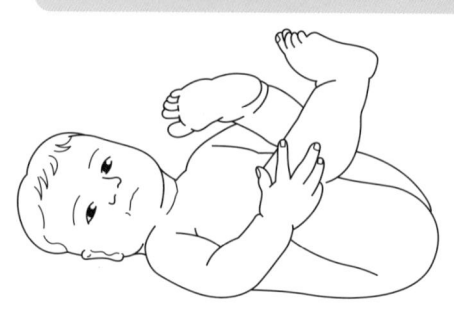

背臥位
頭部が正中位で保持できると体幹筋を活動的に使い始め、骨盤の前傾・後傾運動が活発にみられるようになります。さらに、この活動はボトムリフティングやブリッジ運動、さらには側臥位への寝返りへとつながっていきます。このなかで、身体の触覚、視覚などの探索を通じ身体意識を発達させます。側臥位へは、体に働く頸の立ち直り反応により一体となった寝返りとなります。

側臥位

ボトムリフティング

前腕体重支持

腹臥位
前腕体重支持（on elbows）が可能となり、頭部、体幹部の伸展が発達し、迷路性・視覚性立ち直り反応、ランドウ反応の成熟により、さらに増強していきます。そして、飛行機肢位（エアプレーン）をとるようになります。また、腹臥位での伸展活動は、肩甲帯と上肢のコントロールを高め、手掌体重支持（on hands）を可能としていきます。

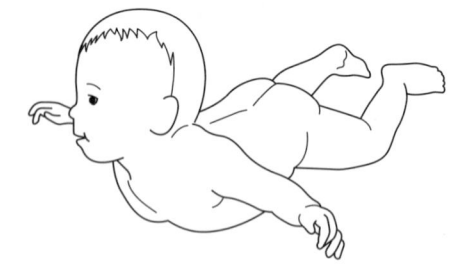

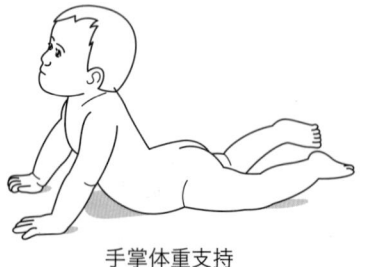

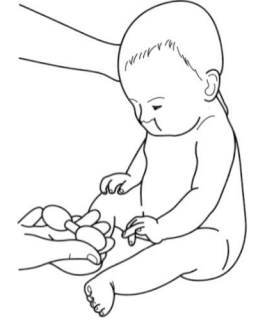

飛行機肢位（エアプレーン）

手掌体重支持

介助座位

座位／立位
座位、立位いずれにおいても、脇もしくは手部への介助で保持可能となっています。

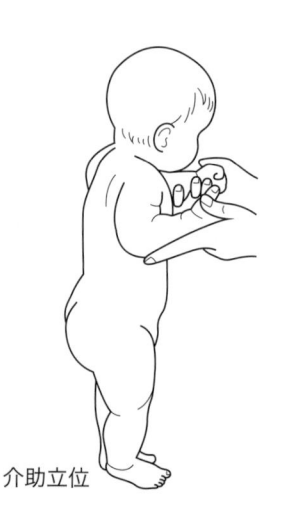

介助立位

6カ月

発達課題
- □ 重心移動と体軸内回旋
- □ 頭部・体幹部・骨盤・下肢の連結
- □ 上・下肢の左右両側間での安定と運動の役割分担
- □ 骨盤・大腿部と上肢伸展での支持
- □ 中枢部と上・下肢の肘・膝などの中間関節との分離的運動

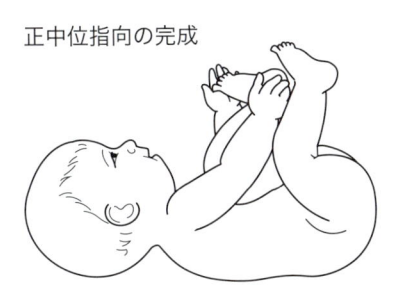

正中位指向の完成

背臥位
頭部挙上，体幹部屈曲が可能となり，腹筋群が活動し抗重力屈曲活動が最大となります．寝返りが可能となり，その際，体に働く体の立ち直り反応の発達が，体幹部の回旋運動を促します．

腹臥位
抗重力伸展活動が活性化され，ランドウ反応も成熟することで，全身の伸展が増強してきます．同時に肩甲帯での安定性が高まり，上肢による支持やピボットターンが可能となります．

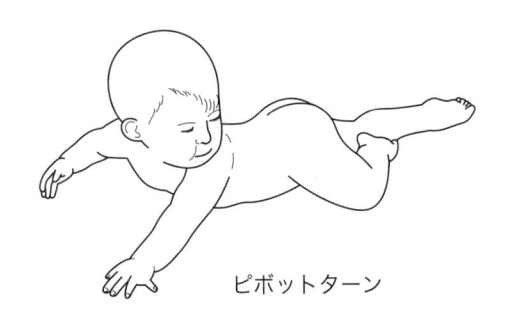

ピボットターン

座位
上肢支持による座位保持が可能です．手掌把握反射の消失と上肢保護伸展反応（前方），座位の傾斜反応の発達が必要です．

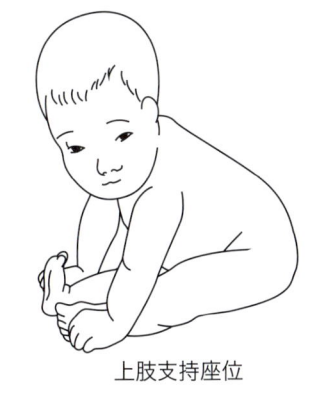

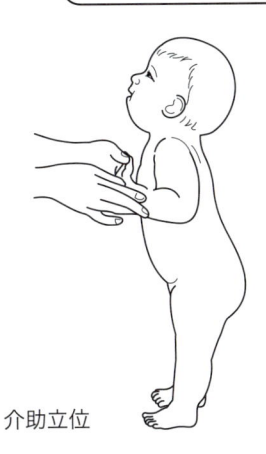

上肢支持座位

介助立位

立位
両手を支持した立位では伸展した下肢に体重を完全に載せます．股関節の伸筋だけでなく，脊柱伸筋，膝関節伸筋も同時に活動し，立位を保持します．

7〜8カ月

発達課題
- 中枢部の安定した姿勢での重心移動とそれに伴う運動
- 中枢部の安定と末梢部の自由な運動
- 両側の上・下肢を同時に用いた非対称的活動
- 上・下肢の左右両側間での安定と運動の交互性

腹臥位
前腕体重支持（on elbows）や手掌体重支持（on hands）の姿勢で側方への体重移動による非対称姿勢となることが多く，さらに腹這い移動から，早ければ四つ這い移動が可能となります．その際，対称性緊張性頸反射（STNR）の消失（統合）と四つ這いでの傾斜反応の発達が必要となります．

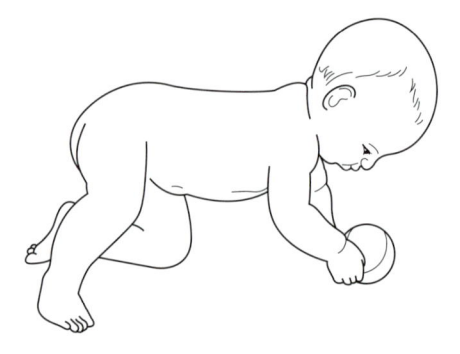

座位から四つ這い位への姿勢変換

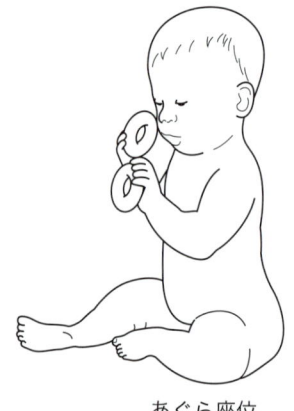

座 位
座位の傾斜反応と上肢保護伸展反応（側方）が発達し，支えなしで座ることができます．そのなかで上肢を使った遊びを行います．そして，座位 ⇔ 四つ這い位の姿勢変換を繰り返すようになります．

あぐら座位

立 位
この時期は立ちたいという欲求が強く，四つ這い移動でテーブルなどにたどり着くと，膝立ちやつかまり立ちとなります．この四つ這い位から立位への姿勢変換を経験しながら，股・膝・足関節のさまざまな関節運動と重心移動に伴う姿勢保持能力を学習していきます．

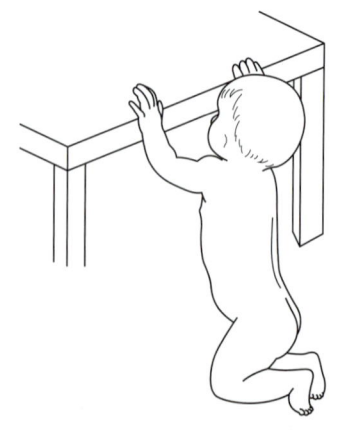

両膝立ち 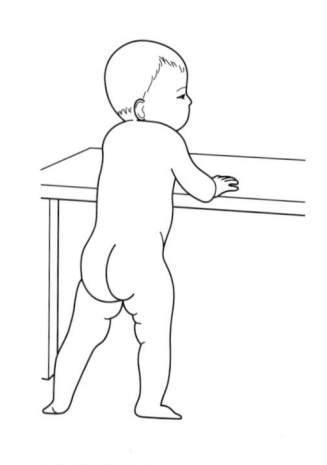　　つかまり立ち

9ヵ月

発達課題
- □ 抗重力伸展活動の継続
- □ 四肢での体重支持
- □ 上肢機能と下肢機能の分化
- □ 末梢部の分離的運動
- □ 移動は四つ這い移動と伝い歩きが発達

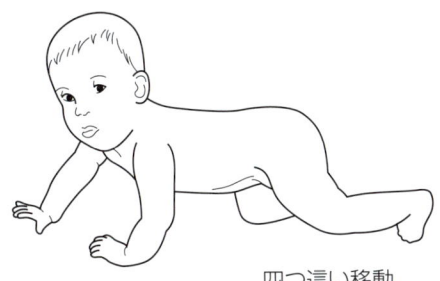

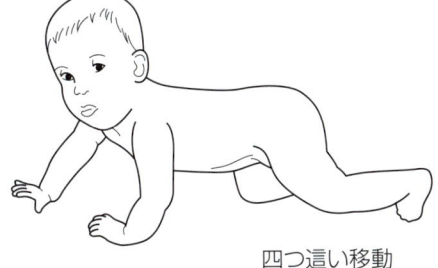

四つ這い移動

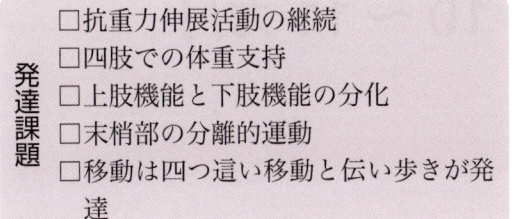

腹這い移動 → 四つ這い移動

この時期には腹這い移動はほとんどみられず，四つ這い移動することが多くなります．そして，四つ這い位から膝立ちや片膝立ちとなって遊ぶ様子がよくみられるようになります．そのためには，膝立ちでの傾斜反応の発達と下肢のコントロールされた運動が必要になります．

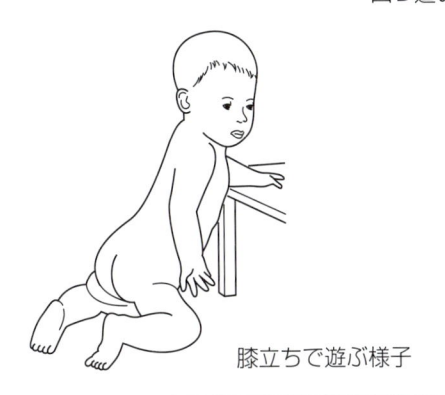

膝立ちで遊ぶ様子

座位

この時期は体幹部のコントロールが発達してきており，下肢が多様な構えをとれるようになることで，あぐら座位，長座位，横座りなどさまざまな座位が可能となります．それに伴い，上肢のリーチ範囲や操作能力も高まっていきます．

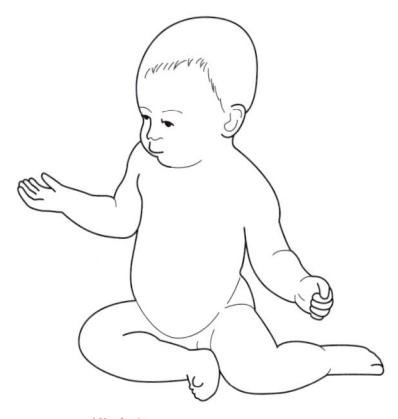

横座り

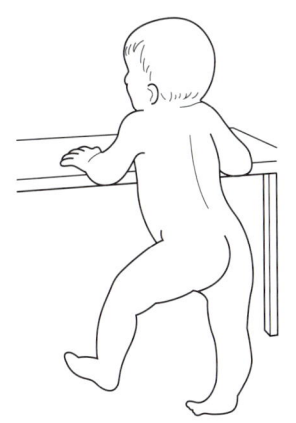

伝い歩き 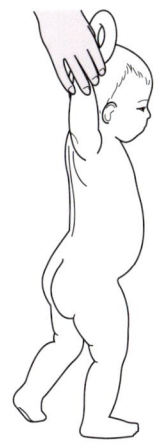　歩行

立位

積極的に立ち上がり，家具や椅子の周りを伝って歩きます．この時期は，まだ，支持基底面を広くとるように下肢を広げ，一方の手を家具に置いて，立位の不安定さを補っています．また，この時期には，介助者の指をつかませると独りで立って歩くこともできるようになります．

10〜11カ月

発達課題
- □ 中枢部の不安定な姿勢での重心移動
- □ 中枢部の安定と末梢部の自由な運動
- □ 両側の上・下肢を同時に用いた非対称的活動
- □ 上・下肢の左右両側間での安定と運動の交互性

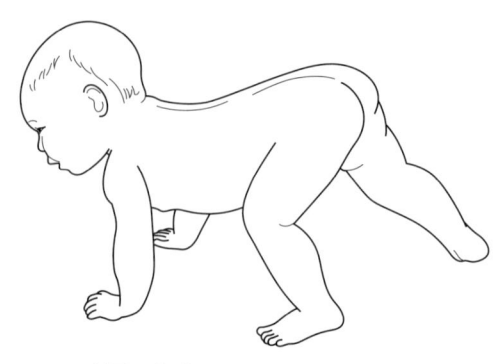

座位 → 四つ這い位
座位でじっとしていることは少なく，座位から四つ這い位，そしてその逆への姿勢変換が自在となります．さらに，四つ這い移動から高這い移動を行いながら，常に動き回っていることが多い時期です．そのためには，完全な座位傾斜反応，四つ這い傾斜反応の発達や，上肢保護伸展反応（後方）の発達が必要となります．

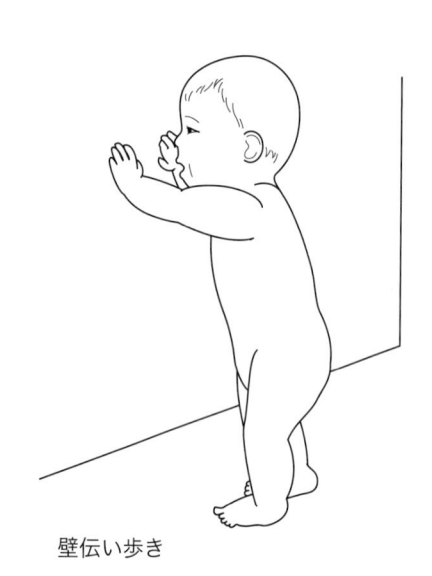

高這い移動

壁伝い歩き

立位
つかまり立ちや伝い歩きが上達してくると，下肢のみでバランスをとれるくらい立位の傾斜反応が発達してくるため，壁伝いに歩いたり，押し車を押しながら歩いたりすることもできるようになります．ただし，初期では体がやや前傾して車をコントロールできずに車が先行することもあります．

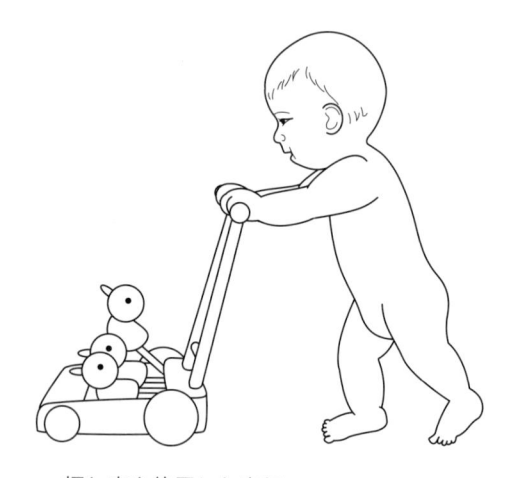

押し車を使用した歩行

12カ月ごろ

発達課題
- □抗重力伸展活動の継続
- □下肢での体重支持
- □上・下肢および左右の専門性の機能分離
- □運動と自由な姿勢変換

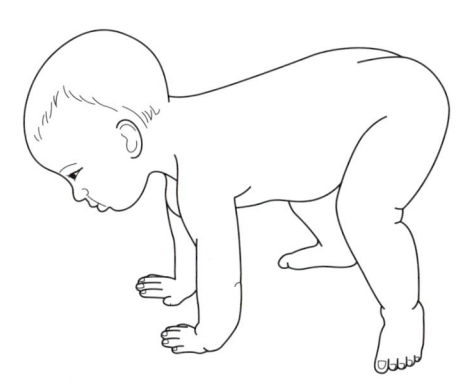

立位への姿勢変換

床から立ち上がったり，四つ這い位から壁や台につかまり立ちをしたりします．また逆に，立位からしゃがみ込んで座るなど，立位と他姿勢への変換を繰り返し行います．

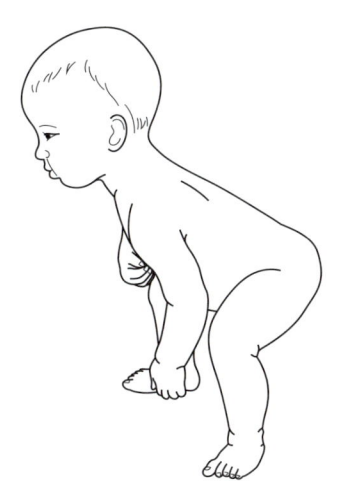

床からの立ち上がり

しゃがみ込み

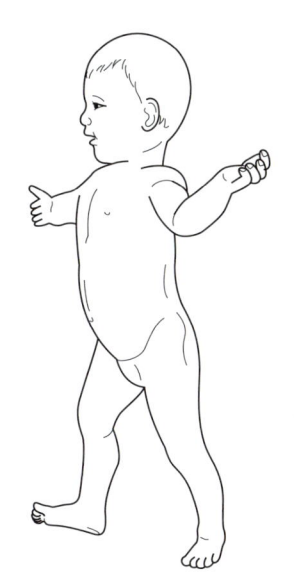

独り立ち

立 位

高度なバランスが必要となるしゃがみ込み・独り立ちが可能となります．立位の傾斜反応が発達してきます．

立位姿勢の特徴
- □ハイガード（high guard）　□体幹部の過剰伸展
- □下肢屈曲位　□ワイドベース（wide base）

13〜18カ月

発達課題
- □ 抗重力伸展活動の継続
- □ 下肢での体重支持
- □ 上・下肢および左右の専門性の機能分離
- □ 運動と自由な姿勢変換
 （12カ月の発達課題の継続）

始　歩
ステッピング反応の発達により急激な一側への重心移動が起こり，第1歩が生じます．下肢の交互運動により，左右の足が前に出て歩行を獲得します．

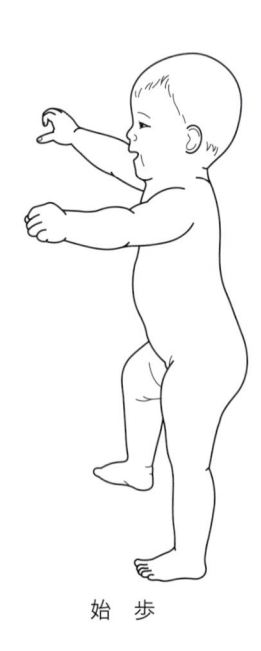

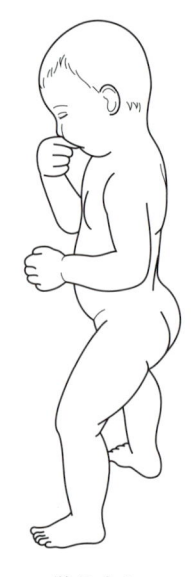

独り立ち

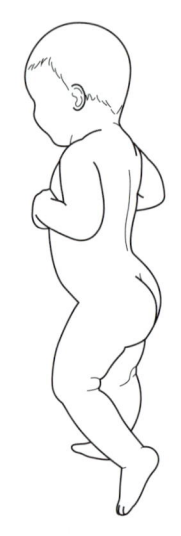

始　歩

歩　行

歩　行
始歩では，両上肢を挙上した肢位（ハイガード）で，立位バランスが発達するにつれ，両上肢は下降していきます．両下肢も初めは屈曲して，支持基底面を広くとったワイドベースを示し，体幹部の抗重力筋を過剰に働かせてぎこちなく歩きますが，発達とともに徐々になめらかな歩行となります．

幼児期

以下の項目を，それが発達する年齢の該当欄（太線内）に書き加えましょう．
□走る　□片足で1秒立つ　□三輪車をこぐ　□スキップをする
□4個の積木で塔を作る　□8個の積木で塔を作る　□丸の模写
□二語文を言う　□姓名を言う　□上着などを脱ぐ
□指示されなくても衣服を着る
＊DENVER II—発達判定法の75％以上の通過率を参考にしてください

	粗大運動	微細（巧緻）運動／言葉	情緒・社会／生活
1歳半	・後ろ歩き	・2個の積木で塔を作る	・コップで水を飲む
2歳	・階段上り ・ページをめくる ・ボールを蹴る ・ボールを投げる ・走る	・瓶から干しぶどうを出す ・4個の積木で塔を作る	・こぼさずスプーンを使う
2歳半	・その場でジャンプ	・二語文を言う	・上着などを脱ぐ
3歳	・片足で1秒立つ ・三輪車をこぐ	・簡単な文章を話す ・姓名を言う ・8個の積木で塔を作る	
3歳半			・手を洗ってふく
4歳		・色の区別	・指示されて衣服を着る
4歳半		・丸の模写	・指示されなくても衣服を着る
5歳	・スキップをする		

つまみ・把持の発達

以下の項目を，それが発達する月齢と絵を表に書き入れましょう．
□手掌握り　□側腹つまみ　□指腹つまみ　□指尖つまみ

つまみ・把持		つまみ・把持	
尺側握り （3〜5カ月）		側腹つまみ （10カ月）	
手掌握り （6〜7カ月）		指腹つまみ （11カ月）	
橈側握り （6カ月）		指尖つまみ （12カ月〜）	
ピンセットつまみ （9カ月）			

（浪本　正晴）

感覚運動発達ノート

氏名＿＿＿＿＿＿＿＿＿＿

索 引

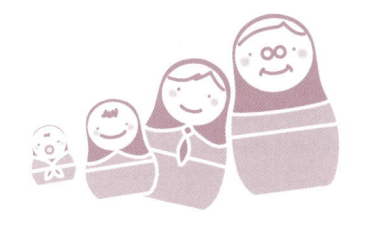

和文

あ

アイコンタクト　10
アイデンティティ　30, 229
　　──の拡散　30
相反する心理状態の均衡状態　27
あぐら座位　18, 113, 119, 121
　　──からの姿勢変換　120
握力　222
足の台のせ反射　19
遊びの発達　181, 183, 184, 185, 186
頭に働く体の立ち直り反応　72, 108, 155, 158
アテトーゼ型脳性麻痺　70
アルバータ乳幼児運動発達検査法　41, 52
安定化付与　170
安定した側臥位　96
安定した独り歩き　141, 146

い

育児指導　13
異種感覚間統合　206
胃食道逆流症　4
椅子座位　121
異速性　1, 6
一語文期　161
一般型　1, 10
遺伝的要因　224
イド　36
移動　170
意味記憶　213, 234

う

ウェクスラー児童用知能検査 第4版　41, 57
運動学習　141
運動発達　13
運動発達曲線　55
運動発達表　8

え

エアハルト把持発達過程のクラスター　166
エアプレーン　91, 96, 97, 100
エーデルマン　38
エクスナー　170
　　──の手内操作検査　166
エストロゲン　225
エディプス・コンプレックス　37
エピソード記憶　234
エリクソン　25, 26, 229
遠隔触　172
遠城寺式・乳幼児分析的発達検査法　6, 41, 46, 155
遠城寺式・乳幼児分析的発達検査用紙　48
延滞（遅延）模倣　208
円背　232

お

横隔膜ヘルニア　7
応用歩行　146, 147
押し車　132
男らしさ　223
おねしょ　193
音源定位　206
　　──の発達　207
女らしさ　223

か

回外握り　189
下位手指握り　169, 170
介助立位　96
回旋運動　154
回旋期　154
階段を下りる　141, 148
階段を上る　141, 148
回転　170
回内握り　189
概念化　204
開排位　84
外発的微笑　162
外表奇形　7
解剖学的横断面積　217
カウンタームーブメント　115
カウンターローテーション　115, 155

化学感覚（味覚・嗅覚）　203
下顎のコントロール　157
踵接地　148
家具から家具への移動　142
学習　1, 4
学習曲線　4
学習障害　4
学童期　1, 2, 29, 36
　　──の運動能力　216
下肢保護伸展反応　74
　　──（下方）　95
　　──（後方）　131
課題志向型アプローチ　9
片膝立ち　115, 116, 122
堅結び　200
学校教育法　214
滑動性追従眼球運動　205
下半身の筋量の低下　227
構え　121
体支持持続時間　133
体に働く体の立ち直り反応　73, 155, 158
体に働く頸の立ち直り反応　72, 93, 155, 158
体の急激な成長　213, 214
体の立ち直り反応　73
体のバランス維持　165, 166
体の防御機能　64
ガラント反射　67, 155
加齢　4
加齢黄斑変性　232
感覚　203, 204
感覚運動　33
感覚運動的段階　33
環境的要因　224
玩具で誘導した伝い歩き　131
玩具を持ってのつかまり立ち　118
感受性期　206
完成期　162, 213, 224
間接検査法　41, 42

き

騎乗座位　121
キッキング　80
キッキング動作　84, 85

275

機能回復時間の遅延　231
機能的な運動　107
機能的予備能力の低下　231
基本的信頼　28
基本的な粗大運動　155
　　──の獲得　153
きまり　218
虐待　4
ギャングエイジ　218
吸啜-嚥下反射　69, 81, 155
吸啜窩　159
キューブラー・ロス　234
境界人　219
教科の学習　218
競争への関心　186
協働　10
共同注意　203, 209
協力動作時期　160
筋骨格系の発育　141
筋生理的断面積　220
緊張性の反射　68
緊張性迷路反射　70, 71, 80, 93, 155
勤勉性　29

く

クーイング　209
空間性　30
具体的操作段階　35, 222
屈曲姿勢　79, 80
屈筋逃避反射　66
頸の立ち直り反応　72, 73
熊歩き　16
クレッチマー　225

け

経験期間　146
形式的操作段階　35, 222
傾斜反応　75, 131
鶏状歩行　112
ケイデンス　144
軽度発達障害　7
ゲゼル　37
　　──の発達診断　166
血圧の加齢変化　228
血液の粘度　228
血管の弾性　228
血管の内径　228
結婚　31
結晶性知能　213, 233
ケンカ　185
言語　153, 203
健康診査　13
肩甲帯の固定機能　165, 166
言語能力　153
　　──の発達　161

言語の発達　208
原始的握り　168
原始反射　64
原始反射,姿勢反射／反応の中枢レベルと出現・消失（統合）時期　65
原始歩行　68

こ

語彙の爆発　209
更衣動作　153
　　──の発達　160
更衣の意義　196
更衣の発達　196, 197, 198, 199
更衣の発達過程　197
高音域　232
後期高齢者　230
交叉（交互性）伸展反射　66
抗重力屈曲活動　93
抗重力伸展活動　175
甲状腺ホルモン　221
口唇期　36
口唇探索　171
口唇（探索）反射　68, 69, 155
口唇裂　7
構成的遊びの発達　184
高度なバランスの獲得　64
咬反射　160
肛門期　36
高齢化社会　231
高齢者　230
高齢社会　231
股関節屈曲・内転　80
国際生活機能分類　43
心の理論　36, 203, 209
孤食　187
個人差　1, 6
誤信念課題　209, 210
個体と環境の相互作用　1
　　──の原則　7
骨吸収　232
骨形成　232
ごっこ遊び　181, 184
骨粗鬆症　232
骨盤後傾位　80
骨密度　225
骨リモデリング　232
言葉の始まり　155
言葉の発達　181
言葉を用いた遊び　184
子どもの能力低下評価法　41, 56
コミュニケーション（意思伝達・表現）　165, 166
コミュニケーション機能分類システム　55

孤立感　31

さ

座位　95, 111, 113, 119
　　──から膝立ち　123
　　──から四つ這い位　112, 114, 122
　　──の完成　74
　　──の傾斜反応　75, 130
　　──の発達　17
罪悪感　29
座位期　154
鰓弓症候群　7
細胞・組織の再生能力低下　231
座位保持　153, 154
支えなし立位（初期）　133
左右対称　13
　　──な姿勢　79
　　──な姿勢保持　82
左右非対称な姿勢　79
左右への体重移動　85
サリー・アン課題　209, 210
サルコペニア　232, 235
三項関係　209
三指つまみ　158, 169, 170

し

シーソー反応　76
シェマ　33
　　──が内面化　34
ジェネラルムーブメント　82
シェルドンによる体型分類　226
自我　36
　　──の発達　213, 222
視覚　203, 204
視覚性立ち直り反応　71, 72, 97, 108, 155
時間性　30
識別　165, 166
軸索の変性　232
思考（知能）の発達段階のモデル　32
自己主張力　218
自己中心性　36
自己調整力　218
自己抑制力　218
支持基底面　116
支持面　83, 84, 85, 88
自主性　29
思春期　3, 30
思春期以後　36
思春期スパート　3
姿勢反射／反応　63, 64, 71, 131, 153, 154
　　──の有無　63

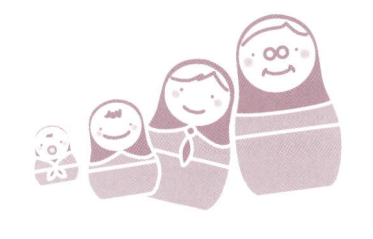

索 引

和文

あ
アイコンタクト　10
アイデンティティ　30, 229
　　――の拡散　30
相反する心理状態の均衡状態　27
あぐら座位　18, 113, 119, 121
　　――からの姿勢変換　120
握力　222
足の台のせ反射　19
遊びの発達　181, 183, 184, 185, 186
頭に働く体の立ち直り反応　72, 108, 155, 158
アテトーゼ型脳性麻痺　70
アルバータ乳幼児運動発達検査法　41, 52
安定化付与　170
安定した側臥位　96
安定した独り歩き　141, 146

い
育児指導　13
異種感覚間統合　206
胃食道逆流症　4
椅子座位　121
異速性　1, 6
一語文期　161
一般型　1, 10
遺伝的要因　224
イド　36
移動　170
意味記憶　213, 234

う
ウェクスラー児童用知能検査 第4版　41, 57
運動学習　141
運動発達　13
運動発達曲線　55
運動発達表　8

え
エアハルト把持発達過程のクラス　166
エアプレーン　91, 96, 97, 100
エーデルマン　38
エクスナー　170
　　――の手内操作検査　166
エストロゲン　225
エディプス・コンプレックス　37
エピソード記憶　234
エリクソン　25, 26, 229
遠隔触　172
遠城寺式・乳幼児分析的発達検査法　6, 41, 46, 155
遠城寺式・乳幼児分析的発達検査用紙　48
延滞（遅延）模倣　208
円背　232

お
横隔膜ヘルニア　7
応用歩行　146, 147
押し車　132
男らしさ　223
おねしょ　193
音源定位　206
　　――の発達　207
女らしさ　223

か
回外握り　189
下位手指握り　169, 170
介助立位　96
回旋運動　154
回旋期　154
階段を下りる　141, 148
階段を上る　141, 148
回転　170
回内握り　189
概念化　204
開排位　84
外発的微笑　162
外表奇形　7
解剖学的横断面積　217
カウンタームーブメント　115
カウンターローテーション　115, 155

化学感覚（味覚・嗅覚）　203
下顎のコントロール　157
踵接地　148
家具から家具への移動　142
学習　1, 4
学習曲線　4
学習障害　4
学童期　1, 2, 29, 36
　　――の運動能力　216
下肢保護伸展反応　74
　　――（下方）　95
　　――（後方）　131
課題志向型アプローチ　9
片膝立ち　115, 116, 122
堅結び　200
学校教育法　214
滑動性追従眼球運動　205
下半身の筋量の低下　227
構え　121
体支持持続時間　133
体に働く体の立ち直り反応　73, 155, 158
体に働く頸の立ち直り反応　72, 93, 155, 158
体の急激な成長　213, 214
体の立ち直り反応　73
体のバランス維持　165, 166
体の防御機能　64
ガラント反射　67, 155
加齢　4
加齢黄斑変性　232
感覚　203, 204
感覚運動　33
感覚運動的段階　33
環境的要因　224
玩具で誘導した伝い歩き　131
玩具を持ってのつかまり立ち　118
感受性期　206
完成期　162, 213, 224
間接検査法　41, 42

き
騎乗座位　121
キッキング　80
キッキング動作　84, 85

機能回復時間の遅延　231
機能的な運動　107
機能的予備能力の低下　231
基本的信頼　28
基本的な粗大運動　155
　　――の獲得　153
きまり　218
虐待　4
ギャングエイジ　218
吸啜-嚥下反射　69, 81, 155
吸啜窩　159
キューブラー・ロス　234
境界人　219
教科の学習　218
競争への関心　186
協働　10
共同注意　203, 209
協力動作時期　160
筋骨格系の発育　141
筋生理的断面積　220
緊張性の反射　68
緊張性迷路反射　70, 71, 80, 93, 155
勤勉性　29

く

クーイング　209
空間性　30
具体的操作段階　35, 222
屈曲姿勢　79, 80
屈筋逃避反射　66
頸の立ち直り反応　72, 73
熊歩き　16
クレッチマー　225

け

経験期間　146
形式的操作段階　35, 222
傾斜反応　75, 131
鶏状歩行　112
ケイデンス　144
軽度発達障害　7
ゲゼル　37
　　――の発達診断　166
血圧の加齢変化　228
血液の粘度　228
血管の弾性　228
血管の内径　228
結婚　31
結晶性知能　213, 233
ケンカ　185
言語　153, 203
健康診査　13
肩甲帯の固定機能　165, 166
言語能力　153
　　――の発達　161

言語の発達　208
原始的握り　168
原始反射　64
原始反射，姿勢反射／反応の中枢レベルと出現・消失（統合）時期　65
原始歩行　68

こ

語彙の爆発　209
更衣動作　153
　　――の発達　160
更衣の意義　196
更衣の発達　196, 197, 198, 199
更衣の発達過程　197
高音域　232
後期高齢者　230
交叉（交互）伸展反射　66
抗重力屈曲活動　93
抗重力伸展活動　175
甲状腺ホルモン　221
口唇期　36
口唇探索　171
口唇（探索）反射　68, 69, 155
口唇裂　7
構成的遊びの発達　184
高度なバランスの獲得　64
咬反射　160
肛門期　36
高齢化社会　231
高齢者　230
高齢社会　231
股関節屈曲・内転　80
国際生活機能分類　43
心の理論　36, 203, 209
孤食　187
個人差　1, 6
誤信念課題　209, 210
個体と環境の相互作用　1
　　――の原則　7
骨吸収　232
骨形成　232
ごっこ遊び　181, 184
骨粗鬆症　232
骨盤後傾位　80
骨密度　225
骨リモデリング　232
言葉の始まり　155
言葉の発達　181
言葉を用いた遊び　184
子どもの能力低下評価法　41, 56
コミュニケーション（意思伝達・表現）　165, 166
コミュニケーション機能分類システム　55

孤立感　31

さ

座位　95, 111, 113, 119
　　――から膝立ち　123
　　――から四つ這い位　112, 114, 122
　　――の完成　74
　　――の傾斜反応　75, 130
　　――の発達　17
罪悪感　29
座位期　154
鰓弓症候群　7
細胞・組織の再生能力低下　231
座位保持　153, 154
支えなし立位（初期）　133
左右対称　13
　　――な姿勢　79
　　――な姿勢保持　82
左右非対称な姿勢　79
左右への体重移動　85
サリー・アン課題　209, 210
サルコペニア　232, 235
三項関係　209
三指つまみ　158, 169, 170

し

シーソー反応　76
シェマ　33
　　――が内面化　34
ジェネラルムーブメント　82
シェルドンによる体型分類　226
自我　36
　　――の発達　213, 222
視覚　203, 204
視覚性立ち直り反応　71, 72, 97, 108, 155
時間性　30
識別　165, 166
軸索の変性　232
思考（知能）の発達段階のモデル　32
自己主張力　218
自己中心性　36
自己調整力　218
自己抑制力　218
支持基底面　116
支持面　83, 84, 85, 88
自主性　29
思春期　3, 30
思春期以後　36
思春期スパート　3
姿勢反射／反応　63, 64, 71, 131, 153, 154
　　――の有無　63

姿勢変換　107, 129, 130, 175
視線追従　209
指尖つまみ　158, 169, 170
自然淘汰　38
疾風怒涛の時代　219
実用性　42
失歩行　87
失立　79, 87
　　──・失歩行　88
失立期　19
自動歩行　19, 68, 82
死の受容　234
自発運動評価　41
指腹つまみ　158, 169, 170
シフト　170
自分とは何者　30
自閉症スペクトラム障害　209
始歩　143
脂肪量　224
社会性　153
　　──の発達　161
　　──の変化　218
社会的参照　209
社会的発達　153
社会的微笑　162, 207
社会の拡大　218
しゃがみ　124
しゃがみ座り　18
尺側握り　158
若年性認知症　230
収縮期血圧　213
重心　83, 84, 85, 88
重心移動　111
集団生活　185, 218
手根骨の化骨　214
手指–手掌の移動　171
手指回内握り　157, 158, 172, 173
手指感覚機能　165, 166
手指機能　153
　　──の発達　158
手指操作能力分類システム　55
手掌–手指の移動　171
手掌回外握り　157, 158, 172, 173
手掌回内握り　157, 158
手掌体重支持　96, 97, 100, 110, 155
手掌握り　168
手掌把握反射　66, 67, 155, 159, 168
主題　27
出現　63, 64
　　──の左右差　63
主動筋と拮抗筋の相反的様式　145
手内操作　170, 171
授乳期　187
順序性　1, 6
小1プロブレム　219

上位手指握り　169, 170
上位手掌握り　169
上肢機能の発達　175
消失（統合）　63, 64
上肢の介助による立位保持　99
上肢の挙上肢位の推移　148
上肢保護伸展反応　74
象徴化　204
象徴的遊び　35
象徴的思考段階　35
小児の発育と年齢　222
初期起立　19
初期歩行　129, 136, 137, 141, 143, 144, 145, 153, 154, 157
初期歩行期の立位・歩行姿勢の特徴　149
食事の発達　186, 187, 188, 189, 190
除脂肪量　224
自律性　28
心機能　228
心筋の特殊性　227
神経型　1, 10
神経細胞群選択説　38
神経線維密度の減少　232
新生児期　1, 2, 162
　　──の評価　44
新生児の顔への選好　205
新生児の視力　205
新生児の味覚に対する表出表情　205
新生児微笑　162
新生児模倣　207
人生周期　27
人生周期説　25, 27
身体図式　200
身体動揺　141
身体発育曲線　5
心的装置理論　36
伸展期　154
新版K式発達検査　41, 50, 51
親密性　31
信頼性　42, 43
心理社会的危機　27
心理社会的発達段階　27

す

随意運動　64
遂行　56
水晶体の弾性力　228
水様便　194
スキップ　141, 148
スキャモン　10
　　──の臓器別発育曲線　1, 11
ステッピング反応　75, 76, 142, 155, 157

ストレス　230
スプーン　190
スプーン操作の発達　191
スマーティー課題　209

せ

生活環境　141
生活習慣病　7
生活年齢　8
生活年齢課題　8
性器期　36, 37
正座　121
成熟　1, 4
成熟嚥下　160
成熟期　32, 161
成熟優位説　37
生殖型　1, 10
静止立位保持　157
成人期　1, 2, 31, 224
精神分析　26
精神分析学　36
正中位指向　9, 14, 79, 84, 88, 91, 92, 99
　　──の完成　99
成長　1, 4
成長曲線　1, 2
成長障害　4
成長ホルモン　221
静的三指握り　158, 159, 172, 173
青年期　1, 2, 30
性ホルモン　221
生命維持　64
生理的屈曲位　13, 15
生理的弯曲　213, 214
世界一の長寿国　231
脊髄　66
脊柱も屈曲　80
世代性　31
摂食運動　10
摂食・嚥下能力分類システム　56
摂食機能　153
絶望感　32
前概念的思考段階　35
前期高齢者　230
前言語期　161
潜在期　36, 37
全身反応時間　218, 222
漸成的発達論　26
前庭感覚　204
前腕体重支持　92, 93, 155
前腕に非対称な感覚　95

そ

走行　141, 146, 154, 157
相互関連性　1

──の原則　7
操作　166
　　──の発達　171
早産　64
喪失の時期　3
壮年期　31
側臥位での側屈　97
足底全面接地　144, 148
足底把握反射　19, 21, 67, 129, 131, 157
側腹つまみ　158, 169
粗大運動　1, 13
粗大運動能力尺度　41, 52
粗大運動能力分類システム　41, 54
粗大運動発達　146, 154

た

第一次循環反応　33
第一次発育急伸期　3
第一次反抗期　3
胎芽　1
胎外環境および重力下環境への適応　64
胎芽期　11
体幹屈曲　80
体幹部・下肢の特徴　148
　　──の推移　149
体幹部の安定性　165, 166
第三次循環反応　34
胎児　1
　　──の発達過程　11
胎児期　11, 154
体軸内回旋　14, 93
　　──のないつかまり立ち　131
　　──のない伝い歩き　133
　　──のない寝返り　100
　　──を伴った走行　153
　　──を伴った歩行　153
体軸内回旋運動　99
対称性緊張性頸反射　71, 93, 155
対称的な臥位姿勢　154
対称的な活動　84
対称的な姿勢　83, 92
体性感覚　203, 204
胎生期　1, 2
体操座り　121
ダイナミックシステム論　37
第二次循環反応　33
第二次性徴　3, 213, 214, 219, 222, 223
第二次発育急伸期　3
第二の誕生　219
対立位　159
大菱形骨　215
高這い　122

高這い移動　16, 130
立ち上がり　115, 116, 124, 132
　　──・立位　116
立ち直り反応　71
脱髄　232
脱落減少　232
妥当性　42, 43
田中ビネー知能検査Ⅴ　41, 58
多様な姿勢　129
男根期　36, 37
探索行動　175
探索しながら移動　146
探索反射　81
単純回転　172

ち

チームアプローチ　10
知覚　203, 204
　　──の束縛　35
遅速のリズム　6, 10
知的機能　165
知能の発達　25
着床　11
中1ギャップ　225
中心部から末端部　2
中枢神経系の発達　141
聴覚　203
腸管回旋異常　7
超高齢社会　231
長座位　18, 113, 119, 121
　　──で後方を向く　120
超自我　36
直接検査法　41, 42
直観　35
直観的思考段階　35

つ

椎間板の変性　232
つかまり立ち　117, 118, 129
　　──からの伝い歩き　142
　　──での上肢リーチ　118
伝い歩き　107, 124, 125, 129, 132, 134, 142
爪先接地　144, 148
つまみ動作　159
つもり　181

て

低下現象　224
定頸　69, 153, 155
泥状・軟便　194
停滞感　31
テーレン　37
「手が膝に触れる」動作　92
適応反応の低下　231

手続き記憶　213, 234
手での握り　168
手と口の協調運動　9
手と目の協調　206
手の届く範囲外へのリーチ　120

と

トイレットペーパーの使い方　195
トイレトレーニング　194
投球　174
道具的連続的行為　171
統合性　32
豆状骨　215
同性同士で遊ぶ　185
橈側三指握り　190
橈側手指握り　169, 170
橈側手掌握り　169
橈側握り　155, 158, 159
動的三指握り　158, 159, 172, 173
糖尿病性網膜症　232
頭部から尾部　2
頭部挙上　80, 84, 86, 88
頭部の90°挙上　92, 93
頭部の安定性　88
頭部の回旋　82
頭部のコントロール　92
頭部は一側に回旋　80
頭部を床に垂直に保持　86

な

内部奇形　7
喃語　161, 209

に

握りの開始　175
握り把握　168
二項関係　209
二語文　209
二語文期　161
二次障害　7
日常生活活動　179, 180
日本版デンバー式発達スクリーニング検査　6, 9
日本版ミラー幼児発達スクリーニング検査　41, 48
日本版ミラー幼児発達スクリーニング検査採点用紙　49
乳児嚥下　160
乳児期　1, 2, 28, 36
乳児期後期　162
乳児期前期　162
乳児期中期　162
乳児用の椅子　102
乳幼児精神発達質問紙（津守式）　41, 50

人間発達期　1
　　──の区分　3
認知　203, 204
認知機能の変化　218
認知症　7

ね

寝返り　99, 100, 107, 153, 154
　　──の獲得に必要な要素　9

の

脳回　232
脳幹　66
脳溝　232
脳腸相関　195
能力　56
ノーガード　141, 146, 148

は

把握の発達過程　207
パーセンタイル曲線　3
ハイガード　22, 135, 141, 143, 144, 145, 148, 157, 175
背臥位　92, 93, 96, 97, 99, 108, 112
　　──から腹臥位への寝返り　99
　　──での平衡反応　99
　　──でのリーチ動作　97
　　──の傾斜反応　75
　　──の発達　13
胚芽期　11
背屈反応　76, 157
排泄動作　153
　　──の発達　160
排泄の発達　192, 193, 194
排尿コントロールの発達過程　192
排便コントロールの発達過程　194
ハヴィガースト　2
白内障　232
破骨細胞　227
はさみ脚肢位　85, 93, 98, 118
箸　190
恥・疑惑　28
把持した玩具を口に運ぶ　92
箸操作の発達　191, 192
把持発達過程のクラスター　167
初めての寝返り　93
発育　1, 4
発育曲線　3
発育不全　4
発生的認知理論　33
発達　1, 4
　　──の原則　6
　　──の周辺概念　4
発達援助　13
発達課題　4

発達検査　42
発達障害　4
発達年齢課題　8
発達領域間の相互関連性　10
発達理論　26
腹這い移動　16, 107, 110, 114
バランス反応　74
ハルバーソンの把握の型　166
反射的な活動　33
ハンドリガード　168, 175, 206
ハンドリング　94
反応性　42
判別的な尺度　41, 42

ひ

ピアジェ　25, 32, 207
引き起こし反射　70, 81, 95, 96, 99
飛行機肢位　15, 91, 96, 97, 100, 107
微細（巧緻）運動　1, 13, 111, 153
膝立ち　122
　　──・立ち上がり　115
　　──の傾斜反応　75
非漸成的発達論　37
非対称性緊張性頸反射　14, 70, 80, 93, 111, 155, 174
非対称的な姿勢　80, 82, 99
非対称的両側活動　154
人見知り　162
ピボットターン　16, 91, 98, 99, 100, 101, 109
肥満者　213
評価的な尺度　41, 42
標準化　41, 42
標準成長曲線　2
表象化　204
表象的思考段階　33, 35
敏感期　4, 22, 206
ピンセットつまみ　158

ふ

フィードバック情報　204
フィジティームーブメント　44
フォーク　190
フォーク操作の発達　191
不可逆性　231
腹臥位　93, 95, 97, 98, 100, 108, 112
　　──の発達　15
複雑回転　172
不信　28
プッシュアップ　102, 107
不変量の「保存」　35
ブリッジ　91, 92, 93
　　──による側方への重心移動　92
　　──を利用した寝返り　100
ブリッジ姿勢　14

プレリーチング　206
フロイト　26
分化・統合　1
　　──の原則　7
分離的伸展　116

へ

閉経後　225
平衡反応　71, 74, 158
平衡反応期　154
ベイリー乳幼児発達検査　41, 51
ヘッドコントロール　88
片脚立位　153, 154
変形　171
偏食　187

ほ

ボイタ　74
方向性　1, 6
方向転換　91
ボールを投げる　141, 148
歩隔　141
捕球　174
捕球動作様式　166
歩行　112, 126, 129, 135
歩行／走行期　154
歩行率　144
保護伸展反応　74, 131, 175
　　──（後方）　74
　　──（前方）　74, 155
　　──（側方）　74
保護的頭部回旋　155
母指外転　155
母指が対立位　157
ポジショニング　94
ホッピング反応　76, 157
ボトムリフティング　91, 96
哺乳期　159

ま

マージナル・マン　219
マウジング　171
真似遊び　183

み

未熟　4
未熟児　4
見立て遊び　184
見立てる　181
ミディアムガード　141, 144, 145, 148
身振り　208
ミラーニューロン　186
ミラニーの発達チャート　41, 52, 53

む

無意識にいきむ動作　194

め

明暗順応性　232
迷路性立ち直り反応　72, 97, 108, 155
目と手の協調運動　9
目と手の協調性　165, 166
　——の獲得　175
　——の発達　174
目と手のさらなる発達　175
目と頭部の協調運動　9

も

物および体重の支持　165, 166
「物の永続性」の理解　34
物の把握・保持　165, 166
「物の保存」の成立　34
物を持って移動　146
模倣　203, 207
　——の発達過程　207
モロー反射　69, 70, 80, 155

や

夜尿　193

ゆ

友人関係　218
指さし　209

よ

幼児期　1, 2
幼児期後期　162
幼児期前期　162
幼児後期　29, 36
幼児前期　28, 36
幼児の投動作様式　166
陽性支持反射　68, 82, 157
横歩き　146
横座り　18, 119, 120, 121
　——からの姿勢変換　120
よじ上り　117, 123, 124
装いの発達　200
予測的で戦略的なさまざまな歩行　146
予測的な尺度　41, 42
四つ這い位　15, 109, 111, 129
　——から高這い　122
　——から座位　122, 130
　——から座位へ　110
　——の傾斜反応　75, 130
四つ這い移動　16, 98, 107, 114, 115, 121, 129, 130, 153, 154, 157

ら

ライジングムーブメント　44, 45, 82
ライトタッチ　143
ライフステージ　7
ランドウ反応　73, 97, 129, 135, 155

り

リーチ　92
　——の開始　175
　——の発達　166
リコイル　82
立位　95, 103, 118, 129, 135, 154
　——の発達　19
立位期　154
立位姿勢と歩行の発達　137
立脚初期　144
離乳期　160
離乳食　10
離乳食完了期　188
離乳食後期　188
離乳食初期　187
離乳食中期　187
リハビリテーション栄養管理　235
流動性知能　233
療育　13
療育アプローチ　8
療育サービス　7
両脚支持期　141
両上肢の非対称な活動　92
両前腕や両肘で体重を支持　93
両足ジャンプ　141, 148
両手で足を触る練習　101
両膝立ち　116
緑内障　232
リラックスした背臥位の姿勢保持　82
臨界期　4, 22, 206
リンパ型　1, 10

る

るい痩　3
ルール　185

れ

歴史性　30
歴年齢　8
劣等感　29
レディネス　37
レビンソン　229
　——の発達段階　229
連続性　1, 6

ろ

老化　4, 213, 230, 231

老化現象　4
老視　213, 228
老年期　1, 2
老年症候群　234
ローガード　135
ロッキング　16, 94, 107, 109, 111

わ

ワイドベース　22, 141, 143, 144, 145, 157
割り座　18, 119, 120, 121, 123

数字　欧文

1つの物への協調的な動作　171
2つの物への協調的な動作　171
3つの統合されたアーチ　110
90°まで頭部挙上　85
180°追視　93
activities of daily living　179, 180
ADL　179, 180
ADL発達一覧表　182
AIMS　41, 52
airplane position　15, 91, 96, 107
airplane posture　91, 96
Alberta Infant Motor Scale　41, 52
astasia　19
asymmetrical tonic neck reflex　70, 93, 111
ATNR　14, 70, 80, 82, 84, 93, 111, 155, 174
attitude　121
automatic walking　19, 68
babbling　209
bear walking　16
Bichatの脂肪床　159
BMI　225
BOB　73
body righting reaction　73
body righting reaction acting on the body　73
body righting reaction acting on the head　72, 108
BOH　72, 108
bottom lifting　91, 96
CFCS　55
chair-sitting　121
communication function classification system　55
cooing　209
counter-rotation　115, 155
crawling　16, 114, 115
creeping　16, 110, 114
critical period　22, 206
crook-sitting　121

crossed extension reflex 66
CV 構造 209
DENVER II 一発達判定法 41, 46, 155
DENVER II 記録票 47
dorsiflexion reaction 76
Dubowitz 新生児神経学的評価法 41, 44, 45
dynamic systems theory 37
ego 36
eating and drinking ability classification system 56
EDACS 56
Erhardt RP 166
Erikson, Erik H. 25, 26
Exner CE 166
fidgety movements 45
flexor withdrawal reflex 66
Freud, Sigmund 26
FT 線維 217
Galant reflex 67
general movements 44, 82
General Movements Assessment 41
Gesell A 37, 166
GMFCS 41, 54
　──における運動発達曲線 55
GMFM 41, 52
GMs 44, 82
　──のフィジティームーブメント 83
GMs Assessment 41
Gross Motor Function Classification System 41, 54
Gross Motor Function Measure 41, 52
Halverson HM 166
hand grasp 168
Havighurst RJ 2
head control 88
head up 80
high guard 22, 135, 141, 143, 144, 157
hopping reaction 76
ICF 43
id 36
inferior forefinger grasp 169
in-hand manipulation 170
International Classification of Function, Disability and Health 43
Japanese version of Miller Assessment for Preschoolers 48
JMAP 48
joint attention 203, 209
labyrinthine righting reaction 72, 97, 108
Landau reflex 73
lateral pinch 169
life cycle 27
life cycle theory 25, 27
light touch 143
long-sitting 121
low guard 135
MACS 55
manual ability classification system 55
medium guard 141, 144
midline orientation 9, 14, 79, 84, 91, 92
Moro reflex 69
mount-sitting 121
neck righting reaction 72
neck righting reaction acting on the body 72, 93
no guard 141, 146
NOB 72, 93
on elbows 92, 93, 155
on hands 96, 110, 155
one hand reach 108
optical righting reaction 71, 97, 108
palm grasp 168
palm grasp reflex 67, 168
PEDI 41, 56
　──の介助者による援助および調整尺度の項目 58
　──の機能的スキル尺度の項目 57
Pediatric Evaluation of Disability Inventory 41, 56
Piaget, Jean 25, 32
pivot turn 16
plantar grasp reflex 19
positive supporting reflex 68
postural reflex, postural reaction 71
primary standing 19
primitive reflex 64
primitive squeeze 168
prone on elbows 93
prone on forearms 93
pulp pinch 169
Puppy Position 94
radial palm grasp 169
ride-sitting 121
ring sitting 18
rocking 94
rooting reflex 68
schema 33
scissors position 85, 93, 98, 118
see-saw reaction 76
sensitive period 22, 206
side-sitting 121
sit up on one's heels 121
square-sitting 121
squeeze grasp 168
steppage gait 112
stepping reaction 75
STNR 71, 93, 155
sucking-swallowing reflex 69
superego 36
superior forefinger grasp 169
superior palm grasp 169
symmetrical tonic neck reflex 71, 93
tailor-sitting 121
the neurological assessment of the preterm and full-term newborn infant 44
Thelen, Esther 37
Theory of Neuronal Group Selection 38
three jaw chuck pinch 169
tilt a board reaction 75
tip pinch 169
TLR 70, 80, 84, 93, 155
　──の影響 81
TNGS 38
tonic labyrinthine reflex 70, 93
traction reflex 70, 95
Type II 線維 217
vocabulary spurt 209
Vojta 74
Wechsler Intelligence Scale for Children-Fourth Edition 57
wide base 22, 141, 143, 144, 157
WISC-IV 41, 57
writhing movements 45, 82
W-sitting 121, 123

【監修者略歴】
上杉 雅之(うえすぎ まさゆき)

1988年　行岡医学技術専門学校（現・大阪行岡医療大学）卒業
同　年　高槻市立療育園勤務
2001年　佛教大学社会学部卒業
2006年　神戸大学大学院博士課程前期課程修了
2009年　神戸大学大学院博士課程後期課程修了
同　年　神戸国際大学リハビリテーション学部教授

イラストでわかる人間発達学　　　ISBN978-4-263-21945-4

2015年9月25日　第1版第1刷発行
2020年1月10日　第1版第10刷発行

監修者　上　杉　雅　之
発行者　白　石　泰　夫
発行所　医歯薬出版株式会社

〒113-8612　東京都文京区本駒込1-7-10
TEL.(03)5395-7628(編集)・7616(販売)
FAX.(03)5395-7609(編集)・8563(販売)
https://www.ishiyaku.co.jp/
郵便振替番号 00190-5-13816

乱丁，落丁の際はお取り替えいたします　　印刷・あづま堂印刷／製本・皆川製本所
© Ishiyaku Publishers, Inc., 2015. Printed in Japan

本書の複製権・翻訳権・翻案権・上映権・譲渡権・貸与権・公衆送信権（送信可能化権を含む）・口述権は，医歯薬出版（株）が保有します．
本書を無断で複製する行為（コピー，スキャン，デジタルデータ化など）は，「私的使用のための複製」などの著作権法上の限られた例外を除き禁じられています．また私的使用に該当する場合であっても，請負業者等の第三者に依頼し上記の行為を行うことは違法となります．

JCOPY＜出版者著作権管理機構　委託出版物＞
本書をコピーやスキャン等により複製される場合は，そのつど事前に出版者著作権管理機構（電話 03-5244-5088，FAX 03-5244-5089，e-mail：info@jcopy.or.jp）の許諾を得てください．